国家卫生和计划生育委员会“十二五”规划教材
全国高等医药教材建设研究会规划教材
中医、中西医结合住院医师规范化培训教材

临床综合诊断技术

主　编　王肖龙　赵　萍
副主编　吕　宾　许银姬　杨继兵　胡运莲
编　委（按姓氏笔画为序）

王肖龙（上海中医药大学附属曙光医院）
吕　宾（浙江中医药大学附属第一医院）
刘　勇（四川医科大学附属中医医院）
刘再毅（广东省人民医院）
许银姬（广州中医药大学第二附属医院）
杨继兵（南京中医药大学附属医院）
李　挺（上海交通大学医学院附属仁济医院）
李　锋（复旦大学附属中山医院）
张　嫣（成都中医药大学附属医院）
金　涛（上海中医药大学附属曙光医院）
赵　萍（广州中医药大学第一附属医院）
胡运莲（湖北中医药大学）
须　冰（上海中医药大学附属岳阳中西医结合医院）
钱义明（上海中医药大学附属岳阳中西医结合医院）
高燕鲁（山东中医药大学第二附属医院）
常　泰（首都医科大学附属北京中医医院）
潘莹莹（广州中医药大学第一附属医院）

人民卫生出版社

图书在版编目（CIP）数据

临床综合诊断技术/王肖龙，赵萍主编.—北京：人民卫生出版社，2015

ISBN 978-7-117-20742-3

Ⅰ.①临… Ⅱ.①王…②赵… Ⅲ.①诊断学-医学院校-教材 Ⅳ.①R44

中国版本图书馆 CIP 数据核字(2015)第 092124 号

临床综合诊断技术

主　　编：王肖龙　赵　萍
出版发行：人民卫生出版社（中继线 010-59780011）
地　　址：北京市朝阳区潘家园南里 19 号
邮　　编：100021
E - mail：pmph @ pmph.com
购书热线：010-59787592　010-59787584　010-65264830
印　　刷：三河市潮河印业有限公司
经　　销：新华书店
开　　本：787×1092　1/16　　印张：26
字　　数：649 千字
版　　次：2015 年 6 月第 1 版　2015 年 6 月第 1 版第 1 次印刷
标准书号：ISBN 978-7-117-20742-3/R · 20743
定　　价：56.00 元

出版说明

为了贯彻落实国务院《关于建立住院医师规范化培训制度的指导意见》，国家卫生和计划生育委员会、国家中医药管理局《住院医师规范化培训管理办法（试行）》《中医住院医师规范化培训实施办法（试行）》《中医住院医师规范化培训标准（试行）》的要求，规范中医、中西医结合住院医师规范化培训工作，全国高等医药教材建设研究会、人民卫生出版社在教育部、国家卫生和计划生育委员会、国家中医药管理局的领导下，组织和规划了中医、中西医结合住院医师规范化培训国家卫生和计划生育委员会“十二五”规划教材的编写工作。

为做好本套教材的出版工作，全国高等医药教材建设研究会、人民卫生出版社在相关部委局的领导下，成立了国家卫生和计划生育委员会中医、中西医结合住院医师规范化培训教材评审委员会，以指导和组织教材的编写和评审工作，确保教材编写质量；在充分调研全国近80所医疗机构及规培基地的基础上，先后召开多次会议对目前中医、中西医结合住院医师规范化培训的课程设置、培训方案、考核与评估等进行了充分的调研和深入论证，并广泛听取了长期从事规培工作人员的建议，围绕中医、中西医结合住院医师规范化培训的目标，全国高等医药教材建设研究会和人民卫生出版社规划、确定了16种国家卫生和计划生育委员会“十二五”规划教材。教材主编、副主编和编委的遴选按照公开、公平、公正的原则，在全国65家医疗机构800余位专家和学者申报的基础上，近300位申报者经教材评审委员会审定和全国高等医药教材建设研究会批准，聘任为主审、主编、副主编、编委。

全套教材始终贯彻“早临床、多临床、反复临床”，处理好“与院校教育、专科医生培训、执业医师资格考试”的对接，实现了“基本理论转变为临床思维、基本知识转变为临床路径、基本技能转变为解决问题的能力”的转变；着重培养医学生解决问题、科研、传承和创新能力；造就医学生“职业素质、道德素质、人文素质”；帮助医学生树立“医病、医身、医心”的理念，以适应“医学生”向“临床医生”的顺利转变。根据该指导思想，教材的编写体现了以下五大特点：

1. 定位准确，科学规划 以实现“5+3”住院医师规范化培训目标为宗旨，以体现中医医疗的基本特点为指导，明确教材的读者定位、内容定位、编写定位，对课程体系进行充分调研和认真分析，以科学严谨的治学精神，对教材体系进行科学设计，整体优化，并确定合理的教材品种。

2. 遵循规律，注重衔接 注重住院医师规范化培训实际研究，以满足我国医药卫生事业的快速发展和中医师临床水平不断提升的需要，满足21世纪对中医药临床专业人才的基本要求作为教材建设的指导思想；严格遵循我国国情和高等教育的教学规律、人才成长规律和中医药知识的传承规律，立足于住院医师在特定培训阶段、特定临床时期的需求与要求，把握教材内容的广度与深度，既高于院校教育阶段，又体现了与专科医师培养阶段的差异。

3. 立足精品，树立标准 教材建设始终坚持中国特色的教材建设的机制和模式；坚持教材编写团队的权威性、代表性以及覆盖性；全程全员坚持质量控制体系，通过教材建设推动和完善中医住院医师规范化培训制度的建设；促进与国家中医药管理局中医师资格认证中心考试制度的对接；打造一流的、核心的、标准化的中医住院医师规范化培训教材。

4. 强化技能，突出思辨 以中医临床技能培训和思维训练为主，重在培养医学生中医、中西医结合的临床思维能力和独立的临证思辨能力，强调培训的整体性和实践性，旨为各级医疗机构培养具有良好的职业道德、扎实的医学理论、专业知识和专业技能，能独立承担本学科常见疾病诊治工作的临床中医、中西医结合医师。

5. 创新形式，彰显效用 ①全套教材设立了“培训目标”，部分教材根据需要设置了“知识链接”、“知识拓展”、“病案分析（案例分析）”等模块，以增强学生学习的目的性、主动性及教材的可读性；②部分教材提供网络增值服务，增加了相应的病案（案例）讲授录像、手法演示等，以最为直观、形象的教学手段体现教材主体内容，提高学生学习效果。

全国高等医药教材建设研究会
人民卫生出版社
2015年2月

国家卫生和计划生育委员会
中医、中西医结合住院医师规范化培训
教材书目

序号	教材名称	主编
1	卫生法规	周 嘉 信 彬
2	全科医学	杨惠民 余小萍
3	医患沟通技巧	张 捷 高祥福
4	中医临床经典概要	蒋 健 李赛美
5	中医临床思维	柳 文 王玉光
6	中医内科学	高 颖 方祝元 吴 伟
7	中医外科学	刘 胜 陈达灿
8	中医妇科学	罗颂平 谈 勇
9	中医儿科学	马 融 许 华
10	中医五官科学	彭清华 忻耀杰
11	中医骨伤科学	詹红生 冷向阳
12	针灸推拿学	王麟鹏 房 敏
13	中西医结合传染病防治	周 华 徐春军
14	中西医结合急救医学	方邦江 刘清泉
15	临床综合诊断技术	王肖龙 赵 萍
16	临床综合基本技能	李 雁 潘 涛

国家卫生和计划生育委员会
中医、中西医结合住院医师规范化培训教材
评审委员会名单

主任委员

胡鸿毅　陈贤义

副主任委员（按姓氏笔画为序）

方祝元　刘清泉　杜　贤　杨关林　陈达灿
钟　森　高　颖

委　　员（按姓氏笔画为序）

马　融　王　阶　王启明　方邦江　吕　宾
向　楠　刘　胜　李　丽　李灿东　杨思进
连　方　吴　伟　冷向阳　张　瑞　张允岭
陈昕煜　罗颂平　周　华　周景玉　房　敏
唐旭东　彭清华　樊粤光

秘　　书

何文忠　张广中　张　科

前言

为深入实施《国家中长期教育改革和发展规划纲要（2010-2020年）》和国务院《关于建立住院医师规范化培训制度的指导意见》，全面实施以“5+3”为主体的临床医学人才培养体系，培养高素质、高水平、应用型的中医药临床人才，以适应我国医疗卫生体制改革和发展的需要，更好地服务于人民群众提高健康水平的需求，在国家卫生和计划生育委员会和国家中医药管理局的指导下，全国高等医药教材建设研究会、人民卫生出版社经过广泛调研，组织来自全国40多所临床机构900位专家教授编写了国内首套“国家卫生和计划生育委员会中医、中西医结合住院医师规范化培训规划教材”。

本教材和大学本科阶段《诊断学》课程相衔接。《诊断学》教学重点在于训练学生将问诊、体格检查及辅助检查所收集到的资料，经过归纳整理、综合分析和推理判断，做出合乎患者客观实际的结论；而本教材则更强调基于循证医学证据的诊断方法及步骤选择，强调诊断过程的合理及高效，并为后续选择治疗方案、分析疗效和判断预后服务。

本教材根据临床常用的诊断思维方法确定编写章节安排。“症状”是患者就诊的原因，是表达疾病的信号，是医师接触患者首先遇到的临床资料。因此，本书上篇从症状入手，有助于规范化培训医师形成正确的临床思维。人体各系统有其特殊的解剖结构和生理功能及疾病特点，因而在诊断各系统疾病时适用的诊断方法也不尽相同。本书下篇从系统和疾病入手，可以使规范化培训医师在不同科室轮转中迅速熟悉相关科室的疾病特点及常见疾病的诊断标准。

本教材各编委的具体分工如下（以编写内容为序）：杨继兵（第一~五章）；金涛（第六、九、十五、十九~二十章）；吕宾（第七~八、十~十二章）；须冰（第十三~十四章、十六章、第二十九章临床及实验室检查部分）；高燕鲁（第十七~十八章、第三十一章临床及实验室检查部分）；钱义明（第二十一~二十二章、第三十二章临床及实验室检查部分）；李锋（第二十三章、第三十章临床及实验室检查部分）；李挺（第二十四~二十五章、第三十三章临床及实验室检查部分）；许银姬（第二十六章临床及实验室检查部分）；王肖龙（第二十七章临床及实验室检查部分）；胡运莲（第二十八章临床及实验室检查部分）；常泰（第二十六章、第三十二章放射部分）；刘勇（第二十七~二十八章放射部分)；刘再毅（第二十九～三十一章、第三十三章放射部分)；张嫱（第二十七章超声部分)；赵萍（第二十八～三十一章超声部分)；潘莹莹（第三十二～三十三章超声部分)。此外，金涛医师、潘莹莹医师和姚铁立医师在编写过程中做了大量的组织、协调、统稿及服务工作，在此一并表示衷心的感谢。

由于住院医师规范化培训教材的编写工作实属首次，编写时间短促，编者水平有限，书中难免有不尽完善的缺点甚至错误，祈盼广大读者不吝指正。

《临床综合诊断技术》编委会

2014 年 11 月

目录

上篇　常见症状诊断思路

下篇　各系统疾病诊断

上篇　常见症状诊断思路

第一章　咳嗽与咳痰

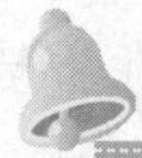

【培训目标】

1. 识记：咳嗽咳痰的定义、分类及常见病因。
2. 领会：症状、体征、辅助检查对咳嗽咳痰病因诊断的意义。
3. 运用：咳嗽咳痰的诊断思路。

咳嗽（cough）是呼吸系统疾病最常见的症状，也是一种保护性反射动作，通过咳嗽反射能有效地清除呼吸道内的分泌物和从外界进入呼吸道内的异物，但频繁的咳嗽将会给工作、学习等带来影响；咳痰（expectoration）是将呼吸道内病理性分泌物借助咳嗽反射而排出口腔外的动作，属病态现象。

根据咳嗽病程可分为三大类：①急性咳嗽，发病少于 3 周；②亚急性咳嗽，发病在 3～8 周；③慢性咳嗽，持续时间 8 周以上。

一、常见病因

引起咳嗽的原因很多，达数百种，但以呼吸系统为主，少部分咳嗽病因来自其他系统（表 1-1）。

表 1-1　咳嗽的常见病因

按病变部位分类	常见病因
上呼吸道疾病	感冒、急性咽炎、急性喉炎、过敏性鼻炎、上气道咳嗽综合征、喉结核、喉癌
支气管疾病	急性支气管炎、支气管扩张、支气管内膜结核、咳嗽变异型哮喘、肺癌
肺部疾病	肺结核、肺炎、变态反应性曲霉病
胸膜疾病	胸膜炎、胸膜间皮瘤、气胸等
纵隔疾病	纵隔气肿、纵隔肿瘤等
其他	左心衰、ACEI 药物副作用、气道异物、吸入刺激性气体、胃食管反流、肝脓肿、膈下脓肿影响胸膜或肺、白血病、尿毒症、结缔组织病变等

二、诊断思路

（一）分析咳嗽是否是疾病信号

如仅偶尔干咳嗽或仅是清嗓动作，无其他伴随症状，可见于正常健康人群或吸烟人群。及时判断是否是疾病信号很重要，因为从流行病学角度看，频繁咳嗽可使含有致病原的分泌物播散，引起疾病播散；也可使胸内压增高，加重心脏负担。剧烈的咳嗽可致呼吸道出血、自发性气胸、呕吐。长期咳嗽是促进肺气肿发生的重要因素。

（二）结合咳嗽的特点、伴随症状及体征、相关病史判断病因

1. 相关病史　注意询问与咳嗽相关病史：①有否心肺系统慢性疾病，有否结核病史；②特殊职业史，有粉尘、化学物质、鸟粪及动物接触史，可考虑为硅沉着病、铍中毒、石棉沉着病或农民肺等；③注意有否吸烟史，慢性吸烟性咳嗽患者烟后出现1个月以上的咳嗽应考虑肺癌的可能，吸烟者咳嗽伴体重下降，可考虑肺结核、肺癌或HIV感染；④注意有否ACEI类服药史，如服用可引起咳嗽。

2. 咳嗽的特点　结合患者年龄、性别（表1-2），发病的病程，咳嗽性质（表1-3），咳嗽程度，咳痰出现的时间节律（表1-4），咳嗽的音色（表1-5），咳痰性质与量（表1-6），发病的诱发因素，诊疗经过等帮助识别病情。

表1-2　不同年龄性别对鉴别诊断疾病意义

年龄及性别	咳嗽特点	可能疾病
婴幼儿	呛咳	异物吸入
青壮年	长期咳嗽	肺结核或支气管扩张
40岁以上男性	长期咳嗽有吸烟史	慢性支气管炎、慢性阻塞性肺疾病或肺癌
青年女性	长期咳嗽	支气管内膜结核

表1-3　不同性质咳嗽对鉴别诊断疾病意义

干性咳嗽	急性咽喉炎、急性支气管炎初期、胸膜疾病、支气管异物、服用ACEI后、肺癌、二尖瓣狭窄呛咳
湿性咳嗽	常见于慢性支气管炎、支气管扩张、肺炎、肺脓肿、空洞型肺结核

表1-4　咳嗽时间节律对鉴别诊断疾病意义

咳嗽时间节律	可能疾病
突然发生的咳嗽	吸入刺激性气体所致急性咽喉炎、气管与支气管异物
阵发性咳嗽	支气管异物、支气管哮喘、支气管肺癌、百日咳等
长期慢性咳嗽	慢性支气管炎、支气管扩张、慢性肺脓肿、空洞型肺结核
晨咳或夜间平卧时加剧并伴咳痰	慢性支气管炎、支气管扩张和肺脓肿等
夜间咳嗽	左心衰竭、肺结核

表 1-5 咳嗽音色变化对鉴别诊断疾病意义

咳嗽音色	可能疾病
声音嘶哑	声带炎、喉炎、喉癌，以及肺癌、扩张的左心房或主动脉瘤压迫喉返神经
犬吠样咳嗽	多极度衰弱或声带麻痹
无声（或无力）咳嗽	慢性支气管炎、支气管扩张、慢性肺脓肿、空洞型肺结核
鸡鸣样吼声	百日咳
金属调的咳嗽	纵隔肿瘤或支气管肺癌等，直接压迫气管

表 1-6 咳嗽咳痰量变化对鉴别诊断疾病意义

痰性质与量	可能疾病
痰量较少	急性呼吸道炎症
黏液泡沫样	慢性阻塞性肺疾病
痰量常较多	支气管扩张、空洞型肺结核、肺脓肿
痰量常较多可出现分层现象	支气管扩张与肺脓肿
痰有恶臭气味	厌氧菌感染
黄绿色痰	铜绿假单胞菌感染
痰白黏稠、成拉丝状	白念珠菌感染
痰量常较多	支气管扩张、空洞型肺结核、肺脓肿
稀薄浆液性痰中含粉皮样物	棘球蚴病（包虫病）气管扩张与肺脓肿
粉红色泡沫痰	肺水肿
淡红色或乳白色有弹性、质韧的树枝状物	纤维素性支气管炎
大量浆液泡沫样痰	弥漫性肺泡癌

3. 伴随症状与体格检查　咳嗽是疾病的信号，须详细问诊，结合咳嗽特点，分析伴随症状，全面体格检查，尤其重点进行胸肺检查，以探求咳嗽病因（表1-7）。

表 1-7 咳嗽咳痰特点及伴随症状对鉴别诊断疾病的临床意义

咳嗽咳痰特点	伴随症状或体征	可能疾病
干咳或黏液痰	喷嚏，流涕，鼻塞，畏寒，发热；或咽痛、声哑；鼻黏膜、咽部充血，扁桃体肿大等	普通感冒
干咳	发热，咽痛，声音嘶哑；咽部充血	急性咽炎
犬吠样咳	发热，咽喉疼痛	喉头水肿
干咳或黏液痰	闻及干、湿啰音	急性支气管炎
咳铁锈色痰（血痰或脓痰）	寒战、胸痛、稽留热；肺实变体征，闻及湿性啰音	肺炎球菌性肺炎
晨咳痰多，分层、恶臭	发热，寒战，胸痛，咯血	急性肺脓肿

续表

咳嗽咳痰特点	伴随症状或体征	可能疾病
干咳，痰少	发热或不发热，胸痛，可闻及胸膜摩擦音	干性胸膜炎
干咳，痰少	发热或不发热，胸闷，气喘，胸水体征，气管向患侧移位，呼吸音低或消失，语音传导减弱	渗出性胸膜炎
干咳，痰少	患侧胸痛，呼吸困难；患侧叩诊鼓音等	气胸
咳粉红色泡沫痰，或夜间咳嗽为主	胸闷、气急、心悸；端坐呼吸，唇紫绀，两肺布满湿啰音或散在哮鸣音等	急性左心衰竭
反复咳嗽≥2年，每年3月左右，合并感染痰量增多	逐渐加重的呼吸困难，合并感染时有发热，痰中带血；两肺闻及干、湿啰音	慢性支气管炎
发作性或持续性咳嗽，白天为主，入睡后较少	鼻窦炎、鼻息肉或慢性咽炎等病史；清喉现象，鼻后滴漏；鼻黏膜充血，咽后壁黏液附着、鹅卵石样外观	上气道咳嗽综合征
干咳，夜间或凌晨加重	吸入冷空气、运动可诱发，或伴喘息；有明显发作期与缓解期；春秋季多见	咳嗽变异性哮喘
刺激性干咳、痰少	低热、盗汗；可闻及局限性哮鸣音	支气管内膜结核
痰量多（黏液痰或脓痰）；分层现象	咯血、胸闷、乏力、消瘦、杵状指等；感染加重有发热，闻及固定性湿啰音	支气管扩张
早期干咳痰少；病程发展可咳脓痰、血痰	低热或中等度发热、盗汗、咯血、胸痛、消瘦等；杵状指、管状呼吸音；部分患者有肺外结核表现	肺结核
刺激性干咳（金属音）；痰少或持续带血（肺泡癌有大量黏液痰），继发感染呈脓痰	咯血、胸痛、呼吸困难、胸闷、声音嘶哑；进行性消瘦、杵状指、右锁骨上淋巴结肿大；Horner综合征、类癌综合征等	肺癌
夜咳较明显，痰少泡沫状	劳力性呼吸困难；二尖瓣面容、梨形心、心尖区DM、颈静脉反流征（+）、下肢凹陷水肿等	风湿性二尖瓣狭窄
干咳或咳少量白色黏痰；餐后或夜间阵发性	反酸、胸骨后烧灼感、胸痛，可有喘息、呼吸困难	胃食管反流

（三）合理选择辅助检查项目验证假设

为明确咳嗽病因，可在分析症状体征特点基础上选下列相关实验室和其他辅助检查（表1-8）。

表 1-8　咳嗽咳痰需选做的实验室检查和其他辅助检查

考虑相关病因	选做的实验室检查和其他辅助检查
支气管扩张	气管造影或胸部高分辨 CT
明确肺部感染病因	血常规、超敏 C 反应蛋白；痰涂片或细菌培养等（如抗酸杆菌涂片或培养、普通细菌培养、痰找阿米巴滋养体等）；PPD 试验，结核抗体等；胸片或胸部 CT，必要时行纤维支气管镜检查等
肺癌	痰找脱落细胞检查、纤维支气管镜检查、胸部 CT、PET-CT 等
咳嗽变异型哮喘	肺功能加支气管扩张试验或纤维支气管镜
上气道咳嗽综合征、鼻咽癌、喉炎等	鼻、咽镜检查；疑为鼻咽癌宜予间接喉镜检查；疑为喉炎或喉癌，应做喉镜检查
胃食管反流	24 小时食管内 pH 测定、钡餐或胃镜检查
胸腔积液等胸膜病变	B 超胸水探查定位、胸腔穿刺取胸腔积液做相关检查，必要时胸膜活检或胸腔镜检查
心力衰竭	血压测量、X 线胸片、ECG、超声心动图等

（杨继兵）

第二章 咯 血

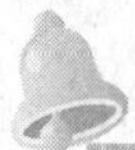

【培训目标】

1. 识记：咯血的定义、分类及常见病因。
2. 领会：症状、体征、辅助检查对咯血病因诊断的意义。
3. 运用：咯血的诊断思路。

咯血（hemoptysis）是指喉及以下的呼吸道任何部位出血，经咳嗽动作从口腔排出。

一、常见病因

引起咯血的原因很多，但以呼吸系统和循环系统疾病为主（表2-1）。约5%～15%的咯血患者全面检查后仍不能明确病因，称为隐源性咯血。

表2-1 咯血的常见病因

按病变部位分类	常见病因
支气管疾病	支气管扩张、支气管肺癌、支气管内膜结核和慢性阻塞性肺疾病
肺部疾病	肺结核、肺炎链球菌性肺炎、肺脓肿、肺淤血
心血管疾病	风湿性二尖瓣狭窄、左心衰竭、肺动脉高压等
血液系统疾病	血小板减少性紫癜、白血病、再生障碍性贫血、血友病、弥散性血管内凝血等
传染性疾病	流行性出血热、肺钩端螺旋体病、肺型鼠疫
结缔组织病和风湿病	结节性多动脉炎、血管炎、系统性红斑狼疮、韦格纳肉芽肿等
医源性	抗凝治疗、纤维支气管镜检查损伤、支气管-肺活检、导管及手术治疗等
其他	慢性肾衰竭、肺出血肾炎综合征、外伤、吸入有毒气体、药物中毒、子宫内膜异位症、替代性月经等

二、诊断思路

（一）确定是否为咯血

出血是来自呼吸道、消化道，还是鼻、口咽部，可以通过有无明显病因及前驱症状，

出血的颜色及血中有无混合物等以鉴别。咯血与呕血的鉴别如下（表2-2）。

表2-2 咯血与呕血的鉴别

	咯血	呕血
病史	肺结核、支气管扩张、肺癌、心脏病等	消化性溃疡、肝硬化
出血前症状	喉部痒感、胸闷、咳嗽等	上腹不适、恶心、呕吐等
出血方式	咯出	呕出，可为喷射状
出血颜色	鲜红	棕黑色或暗红色，有时鲜红色
血内混有物	泡沫和（或）痰	食物残渣、胃液
黑便	无（如咽下血液时可有）	有，可在呕血停止后仍持续数日
酸碱反应	碱性	酸性

（二）判断咯血的病情轻重急缓

咯血的量因病变性质及损伤血管的情况不同而异（表2-3），少则痰中带血，多则大口涌血，一次数百毫升。每日咯血量在100ml内者，属小量咯血；咯血量在100～500ml者，属中等量咯血；咯血量超过500ml或一次咯血大于100ml者，属大量咯血。大咯血者常因窒息而死亡，是内科急症之一。有时患者起初出血量很少，但随后却发生致命性的大出血，因此对于所有咯血病例均需重视。

如患者伴有呼吸困难和（或）循环障碍，属于病情危急，常见于二尖瓣狭窄、急性肺水肿、肺动脉栓塞等疾病，当在急诊或病房紧急救治。

（三）结合病史及伴随症状、体征评估原发病

1. 询问相关病史　①心、肺、血液等系统慢性疾病史；②传染病史及疫水疫区接触史，如结核病接触史。肺并殖吸虫病（肺吸虫病）、流行性出血热、钩端螺旋体病等有严格的地区性，且肺并殖吸虫病患者有生食溪蟹、蝲蛄史；③中年以上男性患者如有吸烟史，咯血痰或小量咯血，除考虑慢性支气管炎外，尚需警惕支气管肺癌的可能性。

2. 全面体格检查　尤其重点进行心肺检查（表2-3）。

表2-3 咯血特点对鉴别诊断疾病的临床意义

咯血特点	伴随症状	阳性体征	可能疾病
大量	发热盗汗或大汗，咳嗽，脓痰	局部湿啰音，叩诊局部鼓音	空洞型结核、肺脓肿
量较大，骤停	发热，脓痰	杵状指肺部固定湿啰音	支气管扩张
中等量以上	呼吸困难，咯血后减轻	二尖瓣面容、心脏叩诊呈梨形、心尖部舒张期杂音	二尖瓣狭窄（也可见少量痰中带血）
咯血量中等	发热，咳嗽，黄疸，皮肤黏膜出血	各原发病相应的体征	钩端螺旋体病、流行性出血热、血液系统疾病
咯血量小到中等	发热，胸痛，或有血尿等	肺部可闻湿啰音	风湿免疫性疾病、肾小球病变

续表

咯血特点	伴随症状	阳性体征	可能疾病
多次反复少量咯血	消瘦，咳嗽，胸痛	杵状指，锁骨上淋巴结肿大，肺部金属音调样干啰音	支气管肺癌
咯暗红色血痰	胸痛，呼吸困难下肢疼痛	肺部湿啰音，下肢静脉血栓	肺梗死
粉红色泡沫痰	呼吸困难	端坐位，唇紫绀，肺部中等量以上湿啰音	急性左心衰（肺水肿）
混有黏液或脓痰/血痰相混	发热	局部可闻管性呼吸音或湿啰音	支气管或肺部炎症
痰中带血	低热，盗汗，消瘦	散在湿啰音	浸润型肺结核、急性和慢性支气管炎症

（四）合理选择辅助检查项目验证假设

为明确或验证咯血病因，可在分析症状体征特点基础上选下列相关实验室和其他辅助检查（表2-4）。

表 2-4　咯血应选做的实验室检查和其他辅助检查

考虑相关病因	选做的实验室检查和其他辅助检查
肺炎、肺脓肿、支气管扩张	胸部高分辨CT、痰细菌培养加药敏等
支气管肺癌	痰找脱落细胞、纤维支气管镜检查、胸部CT或进一步CT引导下经皮肺穿刺活检
肺结核	痰找抗酸杆菌、结核药敏试验、结核菌素试验等，并做胸部CT
风湿性二尖瓣狭窄、先天性心脏病	超声心动图、ECG、X线胸片
肺血管畸形、肺动脉栓塞等	胸部CT增强检查，或选择性支气管动脉造影；肺栓塞加做肺灌注通气扫描D-二聚体、血气分析等
风湿免疫疾病	自身抗体、类风湿因子、抗中性粒细胞胞浆抗体等免疫性指标
血液系统疾病	血液常规、出凝血功能检查，必要时做骨髓检查
钩体病、肺吸虫病	钩端螺旋体血清免疫反应、肺吸虫抗原皮内试验
原因不明	纤维支气管镜、CT引导下经皮肺穿刺活检

（杨继兵）

第三章

呼 吸 困 难

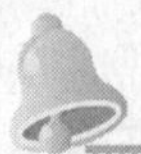

【培训目标】

1. 识记：呼吸困难的定义、分类及常见病因。
2. 领会：症状、体征、辅助检查对呼吸困难病因诊断的意义。
3. 运用：呼吸困难的诊断思路。

呼吸困难（dyspnea）是指患者主观上感到空气不足，呼吸费力；客观上表现为呼吸频率、节律与深度的异常，严重时出现鼻翼煽动（nasal alae flap）、发绀（cyanosis）、端坐呼吸（orthopnea）及辅助呼吸肌参与呼吸活动。

一、常见病因

引起呼吸困难的原因也繁多，一般分为五种基本类型，主要为肺源性呼吸困难及心源性呼吸困难（表3-1）。

表3-1　呼吸困难的常见病因

按病变部位分类		常见病因
呼吸系统疾病	肺部疾病	肺炎链球菌性肺炎、肺淤血、肺水肿、肺不张、肺栓塞、细支气管肺泡癌、弥漫性肺间质纤维化、严重急性呼吸综合征、卡氏肺囊虫肺炎等
	呼吸道梗阻	喉部炎症、水肿、肿瘤或异物所致的上呼吸道狭窄或梗阻；支气管哮喘、慢性阻塞性肺疾病所致下呼吸道痉挛或狭窄
	胸廓活动障碍	严重胸廓脊柱畸形、气胸、大量胸腔积液、胸膜增厚和胸廓外伤
	神经肌肉疾病	脊髓灰质炎病变累及颈髓、急性多发性神经根炎和重症肌无力累及呼吸肌、药物（如氨基糖苷类）导致呼吸肌麻痹
	膈肌活动受限	膈麻痹、高度鼓肠、大量腹水、腹腔巨大肿瘤、胃扩张和妊娠末期
心血管系统		各种原因所致的重度心力衰竭。特别是左心衰竭、心脏压塞、原发性肺动脉高压等

续表

按病变部位分类	常见病因
中毒	尿毒症、糖尿病酮症酸中毒、吗啡中毒、巴比妥类中毒、亚硝酸盐中毒、有机磷中毒和一氧化碳中毒
血液系统疾病	重度贫血、高铁血红蛋白血症和硫化血红蛋白血症等
神经精神因素	中枢神经系统病变，如脑出血、脑肿瘤压迫、脑外伤、脑炎、脑膜脑炎以及二氧化碳潴留所致呼吸功能障碍。精神因素所致呼吸困难如癔症

二、诊断思路

（一）判断有否呼吸困难及呼吸困难程度

对初诊患者除了解有无主观气短或呼吸费力外，还应同时观察有无客观表现。呼吸困难在客观上表现为呼吸费力，重则出现鼻翼煽动、发绀、端坐呼吸，并可有呼吸频率、深度与节律的改变。呼吸困难的性质和强度可不同，受生理、心理、社会和环境诸多因素的影响，症状轻重不等，但该症状的出现往往反映了呼吸功能不全及心功能不全，常由于通气不足、通气/血流比例失调、气体交换障碍以及肺淤血等所引起。呼吸困难程度的分级标准有几种，根据《慢性阻塞性肺疾病诊治指南》（2013 年修订版）并参照英国改良版医学研究会呼吸问卷对呼吸困难程度进行评级（表 3-2）。值得注意的是，如患者呼吸困难伴有意识障碍，发绀和（或）循环障碍，属于病情危急，常见于中毒、呼吸衰竭、心功能不全等疾病，当在急诊或病房紧急救治。

表 3-2　呼吸困难程度评级标准

呼吸困难评价等级	呼吸困难程度
0 级	只有在剧烈活动时才感到呼吸困难
1 级	在平地快步行走或步行爬小坡时出现呼吸困难
2 级	由于气短在平地步行时比同龄人慢或需要停下来休息
3 级	在平地行走 100m 或数分钟后需停下来喘气
4 级	因为严重呼吸困难而不能离开家或在穿脱衣服时出现呼吸困难

（二）结合病史及症状及体征评估原发病

1. 发病情况　是突发性还是渐进性，一般突然发病者见于急性中毒、肺部急性感染、气胸、气管异物、支气管哮喘、急性左心衰竭等；缓慢发病者见于慢性呼吸道疾病，如肺结核、慢性阻塞性肺疾病、支气管扩张等。

2. 不同类型呼吸困难的特点

（1）肺源性呼吸困难：注意询问和观察是吸气性呼吸困难、呼气性呼吸困难还是呼气、吸气均感困难（表 3-3）。

表 3-3 肺源性呼吸困难特点

呼吸困难类型	临床表现	常见疾病
吸气性呼吸困难	表现为三凹征；常伴有频繁干咳及高调的吸气性喘鸣音	①喉部疾患，如急性喉炎、喉水肿、喉痉挛、白喉、喉癌等；②气管疾病，如气管异物、气管恶性肿瘤、或气管受压（甲状腺肿大、淋巴结肿大或主动脉瘤压迫）
呼气性呼气困难	呼气时间延长而缓慢，伴有广泛哮鸣音	支气管哮喘、慢性阻塞性肺疾病
混合性呼吸困难	吸气与呼气均感费力，有呼吸音减弱或消失，可有病理性呼吸音	重症肺炎、重症肺结核、肺不张、弥漫性肺间质纤维化、严重急性呼吸综合征、卡氏肺囊虫肺炎、大量胸腔积液、气胸和胸膜增厚

（2）心源性呼吸困难：心功能不全所致的呼吸困难有三种常见的表现形式（表3-4）。

表 3-4 左心衰致呼吸困难特点

呼吸困难类型	临床表现
劳力性呼吸困难	在体力活动时呼吸困难出现或加重，休息时减轻或缓解
端坐呼吸	平卧时加重，端坐位时减轻，患者被迫采取端坐位或半卧位以减轻呼吸困难
夜间阵发性呼吸困难	患者被迫坐起喘气和咳嗽，表现为面色青紫、大汗、咳浆液性粉红色泡沫样痰，查体两肺底湿啰音，心率增快，可出现奔马律

（3）中毒性呼吸困难：中毒性呼吸困难特点（表3-5）。

表 3-5 中毒性呼吸困难特点

临床表现	常见病因
深大而规则呼吸，可伴有鼾声，称库斯莫尔（Kussmaul）呼吸	代谢性酸中毒
呼吸减慢，也可呈潮式呼吸	呼吸抑制药物
呼吸频率加快	急性感染、接触有毒物质

（4）神经精神性呼吸困难：神经精神性呼吸困难特点（表3-6）。

表 3-6 神经精神性呼吸困难特点

临床表现	常见病因
呼吸变慢而深，并常伴有呼吸节律的异常，如呼吸遏止（呼吸突然停止）、双吸气（抽泣样呼吸）等	中枢神经系统病变，如脑出血、脑肿瘤压迫、脑外伤、脑炎、脑膜脑炎、脑水肿等
呼吸频速表浅，常因换气过度而发生呼吸性碱中毒，偶或伴有叹气样呼气，在叹气之后自觉轻快	精神或心理原因呼吸困难

（5）血源性呼吸困难：如重度贫血由于红细胞减少，红细胞携氧量降低，导致呼吸困难；在急性大出血或休克时，也可因缺血与血压下降刺激呼吸中枢而致呼吸困难。

3. 诱发、加重及缓解因素　劳累后出现呼吸困难，常是心功能不全的早期症状，亦可见于慢性阻塞性肺疾病、肺尘埃沉着病和先天性心脏病者。体位改变后呼吸困难加重，见于心功能不全（于卧位时加重）及一侧胸腔积液（向健侧卧位时加重）及左房黏液瘤患者（在直立位置时加重，在仰卧位置时被缓解）。

4. 相关病史　病史询问中应当注意：①有无心、肺及其他系统慢性疾病史；②年龄、性别：儿童呼吸困难的常见病因有呼吸道异物、哮喘、先天性疾病（如肺囊肿、先天性心脏病）、急性感染性疾病等；青壮年呼吸困难的常见病因有胸膜疾病、结核、风湿性心脏瓣膜疾病等；冠心病、肺气肿、肿瘤所致的呼吸困难多见于老年人；癔症性呼吸困难多见于青年女性；③药物、毒物摄入及外伤史。

5. 体格检查　全面体格检查，重点检查生命体征、胸肺和心脏。结合伴随症状及体征判断咳嗽的病因（表3-7）。

表3-7　呼吸困难伴随症状对鉴别诊断疾病的临床意义

呼吸困难类型	伴随症状特点	临床疾病举例
肺源性呼吸困难	伴发热，寒战，咳脓痰或咯血，肺部湿性啰音	肺炎、肺脓肿
	伴发热，大量咯血，肺部湿性啰音	浸润性肺结核
	伴发热，大量咯血，肺部局限湿性啰音	支气管扩张
	呼气性呼吸困难，伴咳嗽、咳痰，桶状胸，肺部湿性啰音	慢性支气管炎、阻塞性肺气肿并发感染
	呼气性呼吸困难，唇发绀，伴咳嗽，咳痰，胸闷，窒息感，两肺哮鸣音，发作时类似肺气肿体征，奇脉	支气管哮喘
	消瘦、杵状指、右锁骨上淋巴结肿大，肺部局限性金属音调样干啰音，Horner 综合征、类癌综合征等	支气管肺癌
	咳嗽，咳痰，咯血，消瘦，杵状指，Velcro 啰音	特发性肺间质纤维化
	吸气性呼吸困难，三凹征	气管内异物
	伴发热，胸痛或胸闷，气管移位，胸腔积液体征	胸膜炎
	唇发绀，气管移位，叩诊鼓音，气胸体征	自发性气胸
心源性呼吸困难	窒息感，心悸、下肢水肿，伴咳粉红色泡沫样痰，肺水肿体征、心脏浊音界扩大改变等	心功能不全
	伴胸痛，胸闷，心悸，心浊音界烧瓶样改变，心音低钝遥远，肝颈静脉反流征阳性，奇脉	心包积液
	潮式呼吸，间停呼吸，伴昏迷，伴神经系统定位体征，病理反射、脑膜刺激征	见于脑出血、脑膜炎、肺性脑病、肝性脑病等
精神或心理原因呼吸困难	呼吸频速表浅，常因换气过度而发生呼吸性碱中毒；偶或伴有叹气样呼气，在叹气之后自觉轻快，神志清楚	癔症等

续表

呼吸困难类型	伴随症状特点	临床疾病举例
中毒性呼吸困难	库斯莫尔（Kussmaul）呼吸，口中烂苹果气味，糖尿病表现	糖尿病酮症酸中毒
	呼吸减慢，全身出汗，口中或呼吸大蒜味，瞳孔针尖样缩小，肺部湿啰音	有机磷农药中毒
	呼吸减慢，也可呈潮式呼吸	安眠药中毒
血源性呼吸困难	皮肤黏膜苍白，心悸，胸闷，或失血性休克表现等	各种原因导致的重度贫血

（三）合理选择辅助检查项目验证假设

为明确呼吸困难病因，可在分析症状体征特点基础上选下列相关实验室和其他辅助检查（表3-8）。

表3-8 呼吸困难应选做的实验室检查和其他辅助检查

考虑相关病因	选做的实验室检查和其他辅助检查
急性支气管炎、肺炎、肺脓肿、支气管扩张	胸部高分辨CT、血常规、超敏C反应蛋白、痰细菌培养加药敏等
支气管肺癌、结节病	痰找脱落细胞检查、胸部CT、纤维支气管镜检查、肺穿刺活检等
肺结核	痰找抗酸杆菌、结核抗体试验、结核菌素试验等，并做胸部CT
慢性阻塞性肺疾病、间质性肺疾病	动脉血气分析、胸部CT、纤维支气管镜检查、肺功能检查
充血性心力衰竭、心包积液、冠心病、风湿性二尖瓣狭窄、心肌炎、心肌病等	心电图、超声心动图、胸部CT、冠状动脉造影、心酶谱、BNP等
肺血管畸形、肺动脉栓塞等	胸部CT增强检查，或选择性支气管动脉造影；肺栓塞加做D-二聚体、血气分析等
喉及气管部分梗死（异物、炎症水肿、痉挛、喉癌等）	喉镜、血常规、X线胸片、动脉血气分析
化学药物中毒、药物中毒、酸中毒	血常规、肝肾功能、动脉血气分析、特殊毒理学检查，相关药物血药浓度分析等
重度贫血大出血休克	血常规、肝肾功能、动脉血气分析、血型及骨髓象检查等

（杨继兵）

第四章 发绀

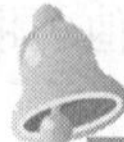

【培训目标】

1. 识记：发绀的定义、发生机制及常见病因。
2. 领会：症状、体征、辅助检查对发绀病因诊断的意义。
3. 运用：发绀的诊断思路。

发绀（cyanosis）是血液中脱氧血红蛋白增多，致使皮肤与黏膜呈青紫色改变的一种表现，部分发绀是由于血液中存在异常血红蛋白衍化物导致。临床上发绀大多与动脉血氧饱和度下降并见，但在真性红细胞增多症时，SaO_2 虽大于 85%，亦会有发绀出现；相反，重度贫血（血红蛋白 <60g/L）患者，即使 SaO_2 有明显降低，亦难发现发绀，因为血红蛋白量少，即使大部分被还原，也达不到使皮肤与黏膜呈现青紫色的临界值，应注意鉴别。

一、常见病因

发绀多由血液中脱氧血红蛋白增多（表 4-1）或存在异常血红蛋白衍化物（表 4-2）造成。

表 4-1　血液中脱氧血红蛋白增多导致的发绀机制与特点

	特点	分类	常见病因
中心性发绀	全身性，除四肢与面颊外，亦见于黏膜（包括舌及口腔黏膜）与躯干的皮肤，但皮肤温暖	肺性发绀	由呼吸功能衰竭导致，常见于各种严重呼吸系统疾病，如呼吸道（喉、气管、支气管）阻塞、肺部疾病（肺炎、阻塞性肺气肿、肺间质纤维化、肺淤血、肺水肿）和胸膜疾病（大量胸腔积液、自发性气胸）等
		心性混血性发绀	发绀型先天性心脏病（如法洛四联症、艾生曼格综合征等）

续表

	特点	分类	常见病因
周围性发绀	常见于肢体末梢与下垂部位如肢端、耳垂与鼻尖且皮温低，若加温或按摩使其温暖，发绀可消退	淤血性周围性发绀	右心衰竭、缩窄性心包炎、局部静脉病变（血栓性静脉炎、上腔静脉综合征、下肢静脉曲张）等
		缺血性周围性发绀	常见于重症休克、如血栓闭塞性脉管炎、雷诺病等
混合性发绀	兼有中心性发绀和周围性发绀的特点		肺淤血、心力衰竭或支气管-肺病变

表 4-2 血液中存在异常血红蛋白衍化物导致的发绀

发绀机制	发绀病因
高铁血红蛋白血症（血中高铁血红蛋白含量达 30g/L）	亚硝酸盐、氯酸钾、次硝酸铋等氧化剂中毒
先天性高铁血红蛋白血症（血中高铁血红蛋白含量过高）	自幼即有发绀，有家族史，而无心肺疾病及引起异常血红蛋白的其他原因
硫化血红蛋白血症（血中硫化血红蛋白含量达 5g/L）	便秘或服用含硫的氨基酸药物

二、诊断思路

（一）确定是否为发绀

对初诊患者，应先判断发绀是否存在。良好的自然光线是早期发现发绀的必备条件。注意排除皮肤色素沉着、黄染或水肿等因素掩盖发绀的发现。

（二）判断发绀的病情

急性发绀多见于急性呼吸道梗阻、急性肺栓塞、休克、急性左心衰、化学性发绀等，需病房或急诊紧急处理。缓慢性发绀多见于发绀型先天性心脏病和慢性肺部疾病。

（三）结合病史及伴随症状、体征评估原发病

1. 询问相关病史

（1）发病年龄与起病时间：新生儿发绀最常见的原因是心肺部病变，主要见于肺不张或先天性心血管病（如法洛四联症）。青少年时期发绀提示发绀型先天性心血管病、严重风心病。成人和老年人的发绀多因肺部疾病引起。另注意询问有无严重的肺部疾病，如肺气肿、支气管哮喘、间质性肺疾病、支气管扩张等。

（2）发绀的诱因：肺性发绀大多起病前有相应表现，多数活动后发绀加重；法洛四联症患者站立易诱发，蹲下可缓解。雷诺病患者因寒冷，精神刺激诱发末端肢体出现苍白-发绀-潮红三相皮色改变。随月经周期出现发绀，则为特发性阵发性高铁血红蛋白血症的特点。急性起病而无心肺疾病表现的发绀，应注意询问有无进食变质蔬菜、应用或接触过某些化学药物等。

（3）发绀部位及特点：如为全身性发绀，则当询问有无心悸、气急、胸痛、咳嗽、昏厥、尿少等心、肺疾病症状。周围性发绀则当注意是上半身或某个肢体或肢端，有无局部肿胀、疼痛、肢凉、受寒情况，如肢端发绀常见于末梢动脉痉挛、血栓闭塞性脉管炎、雷

诺病等。

(4) 有关药物或化学物质摄入史：如无心、肺表现，发病又较急，则应询问有无摄取相关药物、化学物品、变质蔬菜和在持久便秘情况下过多食用蛋类与硫化物病史。

2. 全面体格检查　尤其重点生命体征、皮肤黏膜检查。结合症状及阳性体征，识别发绀类型，以利及时处理。①伴呼吸困难：突然发作的高度呼吸困难，常见于急性呼吸道梗阻、气胸等；活动时呼吸困难，常见于各种原因所致的心功能不全及肺疾患。②伴杵状指（趾）：说明发绀严重、病程较长，主要见于发绀型先天性心脏病及某些慢性阻塞性肺部疾病。③伴衰竭表现和意识障碍，常见于某些药物或化学物质急性中毒、休克、急性肺部感染或急性心功能不全等。④试用诊断性治疗，如大部分肺性发绀吸入纯氧 15 分钟后，发绀可明显减轻或消失，周围性发绀略有减轻，而心性发绀与异常血红蛋白血症所致的发绀无改变。

(四) 合理选择辅助检查项目验证假设

为明确发绀病因，可在分析症状体征特点基础上选下列相关实验室和其他辅助检查（表 4-3）。

表 4-3　发绀可能病因及选做的实验室检查和其他辅助检查

考虑相关病因	选做的实验室检查和其他辅助检查
肺性发绀（急性支气管炎、肺炎、急性呼吸窘迫综合征、肺癌、支气管哮喘、慢性阻塞性肺疾病、支气管扩张、气胸、胸腔积液等）	胸部高分辨 CT、肺功能、胸部 B 超、心电图、支气管镜、肺穿刺活检、血管造影、血常规、超敏 C 反应蛋白、痰细菌培养加药敏等
心性混血性发绀（心力衰竭）	心电图、超声心动图、胸部 CT、动脉血气分析、心肌酶谱、BNP 等
异常血红蛋白血症：高铁血红蛋白血症（中毒性、先天性、特发性）、硫化血红蛋白血症	动脉血气分析、胸部 X 线、心电图、分光镜检查等
雷诺病、局部静脉病变、血栓闭塞性脉管炎	血管超声、自身抗体、血常规、超敏 C 反应蛋白等
冷球蛋白血症、真性红细胞增多症等	血常规、外周血细胞计数、骨髓象检查等

（杨继兵）

第五章

胸 痛

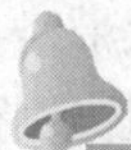

【培训目标】

1. 识记：胸痛的定义及常见病因。
2. 领会：症状、体征、辅助检查对胸痛病因诊断的意义。
3. 运用：胸痛的诊断思路。

胸痛（chest pain）是临床上常见症状，由于痛阈个体差异性大，故胸痛的剧烈程度与病情的轻重并不完全一致。

一、常见病因

引起胸痛的病因主要为胸部疾病，其中80%左右的胸痛是由心脏原因导致，应引起重视（表5-1）。

表5-1 胸痛的常见病因

按病变部位分类	常见病因
胸壁疾病	①皮肤及皮下组织病变：蜂窝织炎、乳腺炎等；②肌肉病变：外伤、劳损、肌炎等；③肋骨病变：肋软骨炎、肋骨骨折、肋骨挫伤等；④肋间神经病变：肋间神经痛、带状疱疹等；⑤颈椎病压迫颈脊神经后根等
心血管疾病	①冠心病：心绞痛、心肌梗死，尤其是急性冠脉综合征；②心包、心肌病变：心包炎、肥厚型心肌病等；③血管病变：胸主动脉瘤、主动脉夹层、肺梗死等；④心脏神经症
呼吸系统疾病	①支气管及肺部病变：支气管肺癌、肺炎、肺结核累及胸膜；②胸膜病变：胸膜炎、自发性气胸、胸膜肿瘤等
其他	①食管疾病：食管炎、食管癌等；②纵隔疾病：纵隔气肿、纵隔肿瘤；③腹部疾病：肝脓肿、胆囊炎、胆石症、膈下脓肿等；④过度通气综合征

二、诊断思路

（一）确定是否为胸部疾病导致胸痛

因为非胸部内脏疾病也可引起胸痛，如膈下脓肿、肝脓肿、慢性胃炎、脾梗死等腹腔器官病变，宜转送相关科室诊治。

（二）判断胸痛的病情

对生命体征变化，呼吸循环功能障碍者，结合全胸片、心电图、心酶谱结果，宜病房或急诊紧急救治。

（三）结合病史及伴随症状、体征评估原发病

1. 胸痛特点

（1）胸痛的部位：胸壁疾病所致的胸痛常固定于病变部位，局部常有压痛；胸壁皮肤炎症局部可伴有红、肿、热、痛等改变。带状疱疹引起的胸痛，表现为成簇的水疱沿一侧肋间神经分布伴剧痛，疱疹不超过体表正中线。流行性胸痛时可出现胸、腹部肌肉剧烈疼痛，并可向肩、颈部放射。非化脓性肋软骨炎多侵犯第1、2肋软骨，患部隆起，但局部皮肤正常，有压痛。心绞痛与急性心肌梗死的疼痛常位于胸骨后或心前区，疼痛常牵涉至左肩背、左臂内侧达无名指及小指。食管、膈和纵隔肿瘤的疼痛也位于胸骨后，常伴进食或吞咽时加重。自发性气胸、急性胸膜炎和肺梗死的胸痛，多位于患侧的腋前线及腋中线附近。肺尖部肺癌（肺上沟癌、Pancoast 癌）以肩部、腋下痛为主，向上肢内侧放射。

（2）胸痛的性质：带状疱疹呈阵发性的灼痛或刺痛。肌痛常呈酸痛。骨痛呈刺痛。食管炎常呈灼痛或灼热感。心绞痛常呈压榨样痛，可伴有窒息感。急性心肌梗死疼痛更为剧烈并有恐惧、濒死感。夹层动脉瘤常呈突发性胸背部撕裂样痛。干性胸膜炎常呈尖锐刺痛或撕裂痛，伴呼吸时加重，屏气时消失。肺梗死为突然剧烈刺痛或绞痛，常伴有呼吸困难与发绀。原发性肺癌、纵隔肿瘤可有胸部闷痛。

（3）胸痛持续时间：平滑肌痉挛或血管狭窄缺血所致疼痛为阵发性，如心绞痛发作时间短暂，心肌梗死疼痛持续时间长且不易缓解。炎症、肿瘤、栓塞或梗死所致疼痛呈持续性。

（4）胸痛的诱因与缓解因素：心绞痛常因劳累、体力活动或精神紧张而诱发，含服硝酸甘油可迅速缓解，而对心肌梗死的胸痛则无效。心脏神经症的胸痛在体力活动后反而减轻。胸膜炎、自发性气胸的胸痛则可因深呼吸与咳嗽而加剧。胸壁疾病所致的胸痛常于局部压迫或因胸廓活动时加剧。食管疾病的胸骨后疼痛常于吞咽食物时出现或加剧。反流性食管炎的胸骨后烧灼痛，在服用抗酸剂后减轻或消失（表5-2）。

表5-2　胸痛伴随症状对病情判断的临床意义

伴随症状	常见病因
咳嗽、咳痰	气管、支气管、肺或胸膜疾病
咯血	肺结核、肺炎、肺脓肿、肺梗死或支气管肺癌
呼吸困难	肺炎链球菌性肺炎、自发性气胸、渗出性胸膜炎、过度换气综合征或其他重症心、肺疾病等
吞咽困难	提示食管疾病

续表

伴随症状	常见病因
面色苍白、大汗、血压下降或休克	多考虑急性心肌梗死、主动脉夹层、主动脉窦瘤破裂或大块肺栓塞等严重病变
上腔静脉阻塞综合征	纵隔疾病

（5）缓解因素：胸壁局部病变可做局部普鲁卡因封闭，胸痛暂时消失提示与心脏无关；含服硝酸甘油后，心绞痛迅速缓解，而对急性心肌梗死则无效；气胸患者可行诊断性胸腔穿刺，既可解除患者呼吸困难又可确诊。

2. 胸痛的伴随症状与体征　全面体格检查，尤其重点生命体征、胸肺、心脏检查。结合伴随症状及阳性体征，识别胸痛类型，以利及时处理（表5-3）。

表5-3　胸痛特点对诊断疾病的意义

特点	胸壁疾病	胸膜病变	肺部疾病	心绞痛、心肌梗死	食管、纵隔疾病
部位	固定于病变处；带状疱疹沿神经走向，不越过正中线	患侧腋中线肺底部位	患侧胸部	胸骨后或心前区，可牵涉至左肩、左臂内侧	胸骨后
性质	隐痛或剧痛；带状疱疹呈刀割样痛或灼痛	干性胸膜炎为尖锐刺痛	肺炎、肺脓肿时为剧痛，肺癌为闷痛或锥痛	压榨样痛伴窒息感，心肌梗死时更剧烈	食管炎为烧灼痛；纵隔肿瘤为闷痛
持续时间	不定。带状疱疹可持续数周	粘连性胸膜炎为长期钝痛	持续存在，肺炎或肺脓肿炎症吸收后可缓解	心绞痛短暂（<15分），心肌梗死时长（数小时或数日）	纵隔肿瘤呈持续性且逐渐加重
体征	带状疱疹可见局部皮肤潮红，成簇水疱，不超过中线	胸膜炎时可闻及胸膜摩擦音，或气管向健侧移位，叩诊浊音；气胸时气管向健侧移位，叩诊鼓音	肺部可闻及干湿性啰音	血压偏高，心浊音界扩大等基础心脏病体征	体征不明显
影响因素	压迫局部或胸廓活动时加剧	咳嗽、深呼吸时加剧	咳嗽、深呼吸时加剧	心绞痛诱因明显，含硝酸甘油迅速缓解；心肌梗死诱因不明显，含硝酸甘油不缓解	吞咽食物时出现或加剧

3. 相关病史

（1）发病年龄：青壮年胸痛，应注意结核性胸膜炎、自发性气胸、心肌炎、心肌病，40岁以上者应多考虑心绞痛、心肌梗死与肺癌等。小儿与青少年胸痛如发生于夏秋季，须考虑流行性胸痛。

（2）既往史与个人史：注意既往有无心脏病、高血压、动脉硬化病史；有无肺及胸膜疾病史和胸部手术史；有无大量吸烟史等。

（四）合理选择辅助检查项目验证假设

为明确胸痛病因，可在分析症状体征特点基础上选做下列相关实验室检查和其他辅助检查（表5-4）。

表5-4　胸痛需选做的实验室检查和其他辅助检查

考虑相关病因	选做的实验室检查和其他辅助检查
肺炎、肺脓肿	胸部高分辨CT、血常规、超敏C反应蛋白、痰细菌培养加药敏等
支气管肺癌、纵隔肿瘤	痰找脱落细胞检查、胸部CT、纤维支气管镜检查、肺穿刺活检等
肺结核	痰找抗酸杆菌、结核抗体试验、结核菌素试验等，并做胸部CT
慢性阻塞性肺疾病、间质性肺疾病	动脉血气分析、胸部CT、纤维支气管镜检查、肺功能检查
心包积液、心肌梗死、心肌炎、心肌病等	心电图、超声心动图、胸部CT、冠状动脉造影、心酶谱、BNP等
肺梗死	胸部CT增强检查，或选择性支气管动脉造影；D-二聚体、血气分析等
主动脉夹层	超声心动图、胸部CT、MRI检查
胸腔积液、气胸	血常规，胸部CT等
肝胆和膈下病变	血常规，肝肾功能、腹部超声等

（杨继兵）

第六章

心　悸

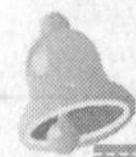

【培训目标】

1. 识记：心悸的定义及常见病因。
2. 领会：症状、体征、辅助检查对心悸病因诊断的意义。
3. 运用：心悸的诊断思路。

心悸（palpitation）是一种自觉心脏跳动的不适感或心慌感。当心率加快时患者常感到心脏跳动不适，心率缓慢时则感到搏动重而有力。心悸可伴或不伴有心律失常。

一、常见病因

一般认为心脏活动过度（心脏搏动增强）和（或）各种心律失常以及患者神经敏感性增高是心悸发生的基础（表6-1）。

表6-1　心悸的常见病因

病因		常见疾病举例
器质性心脏疾病	心肌肥厚、缺血、缺氧、炎症、损伤、坏死瘢痕形成	高血压、冠心病、风湿性心瓣膜病、先天性心脏病、心肌炎、心肌病、心力衰竭等
	遗传性心律失常	长QT综合征、Brugada综合征、儿茶酚胺敏感性室性心动过速、早期复极等
心外疾病	全身各系统疾病	发热、甲亢、低血糖、嗜铬细胞瘤、贫血、COPD、急性胰腺炎、急性脑血管病等
	电解质紊乱	
	医源性因素	药物（如肾上腺素、麻黄碱、咖啡因、阿托品、甲状腺素片等）、手术等
	自主神经功能紊乱、神经症	
其他	生理因素	剧烈运动、疲劳、精神刺激、烟、酒、浓茶、咖啡等
	理化因素、中毒	

二、诊断思路

（一）寻找心悸的诱因

询问起病情况及诱因。一些常见诱因如浓茶、咖啡、烟酒、精神刺激、药物、疲劳等不仅可以使合并各种基础疾病的患者产生心悸和（或）心律失常，亦可使健康人产生上述情况。心肌炎患者往往在心悸、心律失常症状发生之前1～3周有上呼吸道感染。

（二）判断是否存在和心悸相关的心律失常

心悸是心律失常的常见症状，但心律失常的患者不一定都有心悸表现。心律失常引起的心悸与心律失常出现及存在时间的长短有关，如过早搏动，在一个较长的代偿期之后的心室收缩，往往强而有力，会出现心悸。突然发生的阵发性心动过速心悸往往较明显，而慢性心律失常，如持续性心房颤动可因逐渐适应而无明显心悸。引起心悸的常见心律失常如下（表6-2）。

表6-2　常见心律失常

分类	常见心律失常
心动过速	窦性心动过速、阵发性室上性或室性心动过速等
心动过缓	二度及以上房室传导阻滞、窦性心动过缓或病态窦房结综合征
心律不齐	过早搏动、心房颤动

如果接诊患者时其处于心悸发作的当时，可立即进行心电图检查。如果患者就诊时并未发生心悸，当结合既往心悸发生的特点和发作时的心电学检查综合判断。心悸如具有下列特点，提示心悸可能和心律失常相关：①患者描述心悸发作时自测脉搏或心律的异常；②心悸发作呈突发突止，采用刺激迷走神经的方法可缓解者，多为阵发性心动过速；③心悸发作时如伴有头晕、乏力、胸痛、呼吸困难或原有呼吸困难加重、黑蒙、晕厥、抽搐，当考虑心律失常引起的血流动力学异常。

（三）判断是否存在引起心悸的基础心脏疾病及心外疾病

心悸常见于心脏病患者，但心悸患者不一定有器质性心脏病；反之，器质性心脏病患者也可不发生心悸。各系统疾病均可能产生心悸。

1. 从病史上判断　接诊心悸患者当详细询问是否存在基础的心脏疾病或其他系统疾病，以提供进一步诊查的线索。

2. 从伴随症状上判断　一些伴随症状可以提示诊断线索（表6-3）。

表6-3　心悸的常见伴随症状及病因

伴随症状	常见疾病
心前区疼痛	缺血性心脏病（如心绞痛、心肌梗死）、心肌炎、心包炎、神经症等
呼吸困难	急慢性心功能不全、COPD
发热	感染性心内膜炎、风湿热、心肌炎、心包炎、其他系统感染或非感染性疾病
消瘦多汗、纳亢	甲亢等
面色苍白无力	贫血等
失眠多梦、焦虑	心脏神经症等

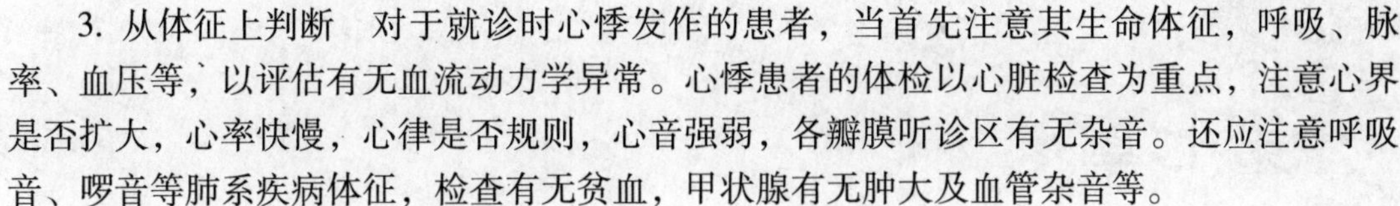

3. 从体征上判断 对于就诊时心悸发作的患者，当首先注意其生命体征，呼吸、脉率、血压等，以评估有无血流动力学异常。心悸患者的体检以心脏检查为重点，注意心界是否扩大，心率快慢，心律是否规则，心音强弱，各瓣膜听诊区有无杂音。还应注意呼吸音、啰音等肺系疾病体征，检查有无贫血，甲状腺有无肿大及血管杂音等。

（四）合理选择辅助检查项目验证假设

判断是否存在心悸相关心律失常需要心电学依据的支持，心电图及24小时动态心电图是常规检查。有必要的患者可以酌情选择电生理检查。为了证实是否存在器质性心脏病，可以选择X线摄片、超声心动图、冠脉CTA/冠脉造影等检查项目，可疑急性冠脉综合征者需参考心肌酶谱及肌钙蛋白等指标，如考虑心外疾病需选择相关的检查项目如血清三碘甲状腺原氨酸（T_3）、甲状腺素（T_4）、促甲状腺激素（TSH）测定有助于甲状腺功能亢进症的诊断等。

（金 涛）

第七章

恶心与呕吐

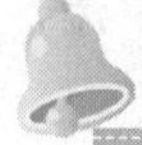

【培训目标】

1. 识记：恶心呕吐的定义、发生机制及常见病因。
2. 领会：症状、体征、辅助检查对恶心呕吐病因诊断的意义。
3. 运用：恶心呕吐的诊断思路。

恶心、呕吐是临床常见症状。恶心为上腹部不适和紧迫欲吐的感觉，可伴有迷走神经兴奋的症状，如皮肤苍白、出汗、流涎、血压降低及心动过缓等，常为呕吐的前奏。呕吐是通过胃的强烈收缩迫使胃或部分小肠的内容物经食管、口腔而排出体外的现象。恶心、呕吐可由多种迥然不同的疾病和病理生理机制引起，两者可相互伴随或不相互伴随。此外，临床上尚有干呕症状。干呕指患者有呕吐的声音、动作，但有声而无物吐出，或仅有涎沫而无食物吐出。呕吐可以是病理现象；也可以是保护性生理过程，即借呕吐将进入胃内的有害物质排出体外。临床上遇到食物中毒患者，常在毒物被吸收前用催吐方法使毒物排出。剧烈而频繁的呕吐会影响正常进食和消化活动，引起大量消化液的丧失，造成水盐代谢和酸碱平衡的紊乱以及营养障碍，甚至可能引起自发性食管破裂（Boerhaave 综合征）或食管贲门黏膜撕裂综合征（Mallory-Weiss Syndrome）而造成上消化道出血为主的症候群，损害人体健康，故必须及时分析呕吐病因给予适当的治疗。

一、常见病因

引起呕吐的原因很多。由神经反射引起，刺激来自周围组织器官，传入延髓呕吐中枢所致的呕吐称为周围性呕吐，此类刺激最常来自消化道胃肠黏膜，亦可来源于舌根、咽部、腹膜、子宫等其他部位。而呕吐中枢受到刺激，如颅内压增高或颅内病变直接压迫及药物毒物刺激延髓呕吐中枢，使之兴奋性增高所致的呕吐，称为中枢性呕吐，多见于中枢神经系统疾病、药物或化学毒物作用、内源性中毒。此外，前庭功能障碍、精神疾病等亦可诱发呕吐（表 7-1）。

表7-1 呕吐的常见病因

常见病因		常见疾病
周围性呕吐	咽部受到刺激	吸烟、剧咳、鼻咽部炎症或溢脓等
	胃、十二指肠疾病	急慢性胃肠炎、消化性溃疡、功能性消化不良、急性胃扩张或幽门梗阻、十二指肠壅滞等
	肠道疾病	急性阑尾炎、各型肠梗阻等
	肝胆胰疾病	急性肝炎、肝硬化、肝淤血、急慢性胆囊炎和胰腺炎等
	腹膜及肠系膜疾病	急性腹膜炎
	其他	肾输尿管结石、急性肾盂肾炎、急性盆腔炎、异位妊娠破裂、急性下壁心肌梗死、心力衰竭胃肠道淤血、青光眼、屈光不正等
中枢性呕吐	神经系统疾病	颅内感染：如各种脑炎、脑膜炎、脑脓肿 脑血管疾病：如脑出血、脑栓塞、脑血栓形成、高血压脑病及偏头痛等 颅脑损伤：如脑挫裂伤或颅内血肿 癫痫，特别是持续状态
	全身性疾病（内源性中毒）	尿毒症、肝昏迷、糖尿病酮症酸中毒、甲亢危象、甲状旁腺危象、肾上腺皮质功能不全、低血糖、低钠血症及早孕均可引起呕吐
	外源性药物及毒物	催吐药物、麻醉剂、某些抗生素、抗癌药、洋地黄、吗啡等 乙醇、重金属、一氧化碳、有机磷农药、鼠药等中毒
前庭障碍性呕吐		迷路炎、梅尼埃病、晕动病等
神经性呕吐		胃神经症、癔症、神经性厌食等

二、诊断思路

（一）呕吐的病程与发病情况

急性起病的呕吐患者需警惕某些急症，如中毒（食物、乙醇、药物、毒物、一氧化碳等）、消化道急症（炎症、梗阻、穿孔、缺血）、某些胃肠外急症（急性心肌梗死、肾绞痛、胰腺炎、胆系感染、酮症酸中毒、高钙血症）、中枢神经系统急症（脑血管疾病、中枢感染性疾病等）。此类呕吐的患者应根据意识状态、生命体征、皮肤黏膜等情况初步判断是否存在脱水、休克、窒息等需要紧急处理的情况。呕吐伴意识障碍的患者需特别注意呕吐物进入气道而窒息。

慢性反复发作的呕吐见于：消化道不全梗阻、动力异常、肠系膜上动脉综合征、慢性颅压升高、偏头痛、妊娠、功能性疾病等。慢性呕吐需要注意营养状态。

（二）呕吐的临床表现

1. 呕吐的特点

（1）喷射性呕吐：多见于颅内炎症水肿出血、占位性病变、脑膜炎症粘连等所致颅内压增高。此外，青光眼和第Ⅷ对脑神经病变也可出现喷射性呕吐。

（2）呕吐前有无恶心先兆：颅内高压引起的呕吐通常不伴有恶心先兆，吐后不感觉轻松。胃源性呕吐有恶心先兆，吐后感觉轻松。无恶心、呕吐不费力、全身状态好者，多见于神经症呕吐。

（3）呕吐时间与进食的关系：育龄妇女晨起呕吐见于早期妊娠，亦可见于尿毒症、慢性酒精中毒或功能性消化不良；鼻窦炎患者因起床后脓液经鼻后孔流出刺激咽部，亦可致晨起恶心、干呕。晚餐或夜间呕吐见于幽门梗阻。

进食过程中或餐后即刻呕吐，可能为幽门管溃疡或精神性呕吐；进食后立刻呕吐，恶心很轻，吐后又可进食，长期反复发作而营养状态不受影响，多为神经官能性呕吐；餐后1小时以上呕吐称延迟性呕吐，提示胃张力下降或胃排空延迟；餐后较久或数餐后呕吐，见于幽门梗阻，呕吐物可有隔夜宿食；餐后近期呕吐，多由食物中毒所致；餐后迟发性呕吐，伴有上腹部饱胀不适，有时伴有上腹部痉挛性疼痛，呕吐物中常含胆汁，呕吐后腹部症状迅速缓解，多为十二指肠压迫或狭窄。肠系膜上动脉压迫综合征多发生于近期消瘦、卧床、脊柱前凸患者，前倾位或胸膝位时呕吐可消失。

（4）呕吐物性状：带发酵、腐败气味提示胃潴留；带粪臭味提示低位小肠梗阻；不含胆汁说明梗阻平面多在十二指肠乳头以上；含多量胆汁则提示在此平面以下；含有大量酸性液体者，多为胃泌素瘤或十二指肠溃疡；无酸味者可能为贲门狭窄或贲门失迟缓症所致；上消化道出血常呈咖啡色呕吐物。

（5）呕吐伴随症状：①伴腹痛、腹泻者多见于急性胃肠炎或细菌性食物中毒、霍乱、副霍乱及各种原因的急性中毒；②伴右上腹痛及发热、寒战或有黄疸者应考虑胆囊炎或胆石症；③伴头痛及喷射性呕吐者常见于颅内高压症或青光眼；④伴眩晕、眼球震颤者，见于前庭器官疾病；⑤伴腹肌紧张压痛、反跳痛，肠鸣音变化等常见于急腹症；⑥伴腹痛、腹胀和肛门停止排便排气者，考虑消化道梗阻；急性感染所引起的呕吐常伴有发热、头痛、肌痛、腹痛、腹泻等，尚可伴有头晕、头痛、肌肉酸痛、出汗等；⑦伴眩晕、头痛、耳鸣、听力下降等见于内耳前庭疾病。

应用某些药物，如抗生素、抗癌药物等，则呕吐可能与药物副作用有关。已婚育龄妇女早晨呕吐者应注意早孕。

2. 体格检查

（1）一般情况：应注意神志、营养状态、有无脱水、循环衰竭、贫血及发热等。

（2）腹部体征：应注意胃型、胃蠕动波、振水声等幽门梗阻表现；肠鸣音亢进、肠型等急性肠梗阻表现；腹肌紧张、压痛、反跳痛等急腹症表现。此外，还应注意有无腹部肿块、疝等。

（3）其他：①眼部检查注意眼球震颤、眼压测定眼底有无视盘水肿等；②有无病理反射及腹膜刺激征等。

（三）辅助检查的选择

频繁、剧烈的呕吐患者需检查电解质、血气分析等有无呕吐所致的电解质酸碱平衡紊乱（如低钾血症、碱中毒等），慢性呕吐的患者注意其营养状态的检查（表7-2）。

表 7-2　恶心、呕吐可能病因的相关检查

可疑疾病	可选检查
胃肠道梗阻	腹部平片、CT、胃镜
胃肠道及全身感染	留取标本送病原学检查、血常规检查
药物或毒物相关	留取标本做毒物筛查或血药浓度鉴定
中枢神经系统或前庭功能异常	头颅 CT、MRI，前庭功能检查
重要脏器功能障碍	肝肾功能、电解质、血糖、血气分析、甲状腺功能、肿瘤标志物等可有选择地进行 ERCP、超声内镜、CT 等检查
早孕	HCG

（吕宾　张烁）

第八章

腹　痛

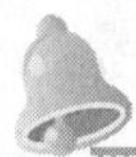

【培训目标】

1. 识记：腹痛的定义及常见病因。
2. 领会：症状、体征、辅助检查对腹痛病因诊断的意义。
3. 运用：腹痛的诊断思路。

腹痛是指由于各种原因引起的腹腔内外脏器的病变，而表现为腹部的疼痛。多数由腹部脏器疾病引起，但腹腔外疾病及全身性疾病也可引起。腹痛的性质和程度，既受病变性质和刺激程度的影响，也受神经和心理因素的影响。

一、常见病因

临床上一般将腹痛按起病缓急、病程长短分为急性腹痛和慢性腹痛，常见病因如下（表8-1）。

表8-1　腹痛的常见病因

分类	常见病因	常见疾病
急性腹痛	腹腔器官急性炎症	急性胃肠炎、急性胰腺炎、急性胆囊炎、急性阑尾炎等
	空腔脏器阻塞或扩张	肠梗阻、肠套叠、胆道结石、泌尿系统结石梗阻等
	脏器扭转或破裂	肠扭转、肠绞窄、胃肠穿孔、肠系膜或大网膜扭转、卵巢囊肿蒂扭转、肝破裂、脾破裂、异位妊娠破裂等
	腹膜炎症	胃肠穿孔、自发性腹膜炎等
	腹腔内血管阻塞	缺血性肠病、夹层腹主动脉瘤和门静脉血栓形成等
	腹壁疾病	腹壁挫伤、脓肿及腹壁皮肤带状疱疹等
	胸腔疾病所致的腹部牵涉痛	肺炎、肺梗死、心绞痛、心肌梗死、急性心包炎、胸膜炎、食管裂孔疝、胸椎结核等
	全身性疾病	腹型过敏性紫癜、糖尿病酸中毒、尿毒症、铅中毒、血卟啉病等

续表

分类	常见病因	常见疾病
慢性腹痛	腹腔脏器慢性炎症	慢性胃炎、十二指肠炎、慢性胆囊炎及胆道感染、慢性胰腺炎、结核性腹膜炎、溃疡性结肠炎、克罗恩病等
	消化道运动障碍	功能性消化不良、肠易激综合征及胆道运动功能障碍等
	消化性溃疡	胃、十二指肠溃疡等
	腹腔脏器扭转或梗阻	慢性胃、肠扭转，十二指肠梗阻等
	脏器包膜的牵张	肝淤血、肝炎、肝脓肿、肝癌等
	中毒与代谢障碍	铅中毒、尿毒症等
	肿瘤压迫及浸润	各类恶性肿瘤等

二、诊断思路

（一）根据腹痛的部位推测病变脏器

腹痛根据发生机制可分为内脏性腹痛、躯体性腹痛和牵涉痛三大类。

（1）躯体性腹痛：来自腹膜壁层及腹壁的对物理、化学刺激敏感，感受的痛觉信号经体神经传至脊神经根，反映到相应脊髓节段所支配的皮肤引起疼痛。其特点是：①定位准确，可在腹部一侧；②程度剧烈而持续；③可有局部腹肌强直；④腹痛可因咳嗽、体位变化而加重。常见于各种腹壁疾病，亦见于空腔脏器穿孔和实质脏器破裂所致急性腹膜炎时，腹腔液体刺激壁层腹膜所致的疼痛。

（2）内脏性腹痛：由内脏感觉神经末梢分布的内脏器官及脏层腹膜对物理化学等刺激不敏感，但当空腔脏器管腔膨胀，张力增加和包膜受牵拉挤压而紧张时可产生明显腹痛。其疼痛特点为：①疼痛部位对称但常不确切，接近腹中线；②疼痛感觉模糊，多为痉挛、不适、钝痛、灼痛；以各种绞痛最为典型；③常伴恶心、呕吐、出汗等其他自主神经兴奋症状。

（3）牵涉痛：内脏性疼痛牵涉到身体体表部位，即内脏痛觉信号传至相应脊髓节段，引起该节段支配的体表部位疼痛。特点是定位明确，疼痛剧烈，有压痛、肌紧张及感觉过敏等。临床常根据腹痛出现的部位判断病变脏器（表8-2）。值得注意的是，部分胸腔疾病可产生腹部牵涉性痛，如肺炎、肺梗死、心绞痛、心肌梗死、急性心包炎、胸膜炎、食管裂孔疝、胸椎结核等。所以，在根据疼痛部位判断病变脏器时需要结合伴随症状与体征，如是否有腹部局部的压痛反跳痛，是否有呼吸系统或循环系统症状、胸部体格检查是否有阳性体征等。

表8-2 腹部脏器的常见牵涉痛部位

内脏	牵涉痛部位
胃	上腹部
小肠	脐部
升结肠	下腹部与耻骨上区

续表

内脏	牵涉痛部位
乙状结肠与直肠	会阴部与肛门区
肝与胆囊	右上腹及右肩胛
肾与输尿管	腰部与腹股沟部
膀胱底	耻骨上区及下背部
膀胱颈	会阴部及阴茎
子宫底	耻骨上区及与背部
子宫颈	会阴部

临床上不少疾病的腹痛涉及多种发生机制，如阑尾炎早期疼痛在脐周或上腹部，常有恶心、呕吐，为内脏性疼痛。随着疾病的发展，持续而强烈的炎症刺激影响相应脊髓节段的躯体传入纤维，出现牵涉痛，疼痛转移至右下腹麦氏（McBurney）点；当炎症进一步发展波及腹膜壁层，则出现躯体性疼痛，程度剧烈，伴以压痛、肌紧张及反跳痛。

（二）判断腹痛病因

1. 起病情况及诱因　急性起病者要特别注意各种急腹症的鉴别，因其涉及内、外科处理的方向，应仔细询问、寻找诊断线索。急性腹痛又称为急腹症，是指腹腔内、盆腔和腹膜后组织和脏器发生了急剧的病理变化，从而产生以腹部为主要症状和体征，同时伴有全身反应的临床综合征。常见的急腹症包括：急性阑尾炎、溃疡病急性穿孔、急性肠梗阻、急性胆道感染及胆石症、急性胰腺炎、腹部外伤、泌尿系结石及异位妊娠子宫破裂等。缓慢起病者涉及功能性与器质性及良性与恶性疾病的区别。

胆囊炎或胆石症发作前常有进油腻食物史；急性胰腺炎发作前则常有酗酒、暴饮暴食史；部分机械性肠梗阻多与腹部手术有关；腹部受暴力作用引起的剧痛并有休克者，可能是肝、脾破裂所致。

2. 腹痛的特点

（1）腹痛部位与疾病的关系：见牵涉痛部位。

（2）腹痛性质和程度：①阵发性绞痛：腹痛突然发生，短时间内即达到高峰，持续一定时间后可自行缓解，间隔一定时间后又反复发作；见于空腔脏器痉挛、扩张或梗阻，如肠梗阻、胆石症、泌尿系统结石等；②持续性胀痛：见于腹内脏器炎症（如急性阑尾炎、盆腔炎、肝脓肿）和空腔脏器梗阻而不伴平滑肌痉挛（如麻痹性肠梗阻、急性胃扩张等）；③隐痛或钝痛：多由胃肠张力变化或轻度炎症引起；胀痛可能为实质脏器包膜牵张；④剧烈刀割样疼痛：多为脏器穿孔或严重炎症所致，如胃、十二指肠穿孔、急性胰腺炎；⑤持续性拧痛：见于肠扭转、卵巢囊肿蒂扭转等；⑥刺痛：为发炎的浆膜互相摩擦而产生的一种疼痛，多见于腹膜炎、肝脾周围炎等；⑦钻顶样疼痛：系蛔虫钻胆时引起oddi括约肌痉挛所致；⑧烧灼样痛：胃酸内容物刺激胃十二指肠黏膜。腹痛性质和程度结合疼痛部位有助于病因诊断（表8-3）。

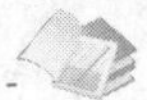

表 8-3 常见腹痛特点及临床意义

腹痛部位、性质	临床意义
突发的中上腹剧烈刀割样痛、烧灼样痛	胃、十二指肠溃疡穿孔
周期性、节律性、慢性中上腹隐痛，可伴泛酸	慢性胃炎及胃、十二指肠溃疡
上腹部持续性钝痛或刀割样疼痛呈阵发性加剧	急性胰腺炎
脐周围、下腹部绞痛，常伴有恶心、呕吐、腹泻、便秘、肠鸣音增强等	肠绞痛
右上腹绞痛，放射至右背与右肩胛，常伴有黄疸、发热，肝可触及或 Murphy 征阳性	胆绞痛
绞痛，腰部并向下放射，达于腹股沟、外生殖器及大腿内侧，常有尿频、尿急，小便含蛋白质、红细胞等	肾绞痛
阵发性剑突下钻顶样疼痛	胆道蛔虫症
持续性、广泛性剧烈腹痛伴腹壁肌紧张或板样强直	急性弥漫性腹膜炎

（3）发作时间：餐后痛可能由于胆胰疾病、胃部肿瘤或消化不良所致；周期性、节律性上腹痛见于胃、十二指肠溃疡；子宫内膜异位者，腹痛与月经来潮相关；卵泡破裂者，腹痛发作在月经间期。

（4）与体位的关系：某些体位可使腹痛加剧或减轻，有可能成为诊断的线索。如胃黏膜脱垂患者左侧卧位可使疼痛减轻；十二指肠壅滞症患者膝胸或俯卧位可使腹痛及呕吐等症状缓解；胰体癌患者仰卧位时疼痛明显，而前倾位或俯卧位时减轻；反流性食管炎患者烧灼痛在躯体前屈时明显，直立位时减轻。

3. 腹痛的伴随症状和体征　腹痛伴发热、寒战提示有炎症存在，见于急性胆道感染、胆囊炎、肝脓肿、腹腔脓肿，也可见于腹腔外感染性疾病。腹痛伴黄疸可能与肝胆胰疾病有关，急性溶血性贫血也可出现腹痛与黄疸。腹痛伴休克时有贫血者可能是腹腔脏器破裂、胃肠穿孔、绞窄性肠梗阻、肠扭转、急性出血坏死性胰腺炎等，腹腔外疾病如心肌梗死、肺炎也可有腹痛与休克，应特别警惕。腹痛伴呕吐提示食管、胃肠病变，呕吐量大提示胃肠道梗阻；伴反酸、嗳气者提示胃、十二指肠溃疡或胃炎；伴腹泻者提示消化吸收障碍或肠道炎症、溃疡或肿瘤。腹痛伴血尿可能为泌尿系疾病（如泌尿系结石）所致。

4. 其他病史

（1）腹痛与年龄、性别、职业的关系：幼儿常见原因有先天畸形、肠套叠、蛔虫病等；青壮年以急性阑尾炎、胰腺炎、消化性溃疡等多见；中老年以胆囊炎、胆石症、恶性肿瘤、心血管疾病多见；育龄妇女要考虑卵巢囊肿蒂扭转、宫外孕等；有长期铅接触史者要考虑铅中毒。

（2）既往病史：询问相关病史对于腹痛的诊断颇有帮助，如有消化性溃疡病史要考虑溃疡复发或穿孔；育龄妇女有停经史要考虑宫外孕；有酗酒史要考虑急性胰腺炎和急性胃炎；有心血管意外史要考虑血管栓塞。

（三）辅助检查对鉴别诊断的意义

1. 血、尿、便的常规检查　血白细胞总数及中性粒细胞增高提示炎症病变。尿中出现大量红细胞提示泌尿系统结石、肿瘤或外伤。有蛋白尿和白细胞提示泌尿系统感染。脓血便提示肠道感染，血便提示狭窄性肠梗阻、肠系膜血栓栓塞、出血性肠炎等。

2. 血液生化检查　血清淀粉酶增高需考虑胰腺炎。血糖与血酮的测定可用于排除糖尿病酮症引起的腹痛。肝、肾功能及电解质的检查对判断病情亦有帮助。

3. 腹腔穿刺液的常规及生化检查　腹痛诊断未明而发现腹腔积液时，必须做腹腔穿刺检查，有助于腹腔内出血、感染的诊断。

4. X 线检查　膈下发现游离气体的需考虑胃肠道穿孔。肠腔积气扩张、肠中多数液平则可诊断肠梗阻。输尿管部位的钙化影可提示输尿管结石。腰大肌影模糊或消失的提示后腹膜炎症或出血。胆囊、胆管造影，内镜下的逆行胰胆管造影及经皮穿刺胆管造影对胆系及胰腺疾病的鉴别诊断甚有帮助。

5. 实时超声与 CT 检查　对肝、胆、胰疾病的鉴别诊断有重要作用。肝脓肿、肝癌等可在超声检查定位下行肝穿刺确诊。

6. 内镜检查　可用于胃肠道疾病的鉴别诊断。

7. B 超检查　主要用于检查胆道和泌尿系结石、胆管扩张、胰腺及肝脾肿大等。对腹腔少量积液、腹内囊肿及炎性肿物也有较好的诊断价值。

8. 心电图检查　对年龄较大者，应做心电图检查，以了解心肌供血情况，排除心肌梗死和心绞痛。

（吕宾　张烁）

第九章

呕血、黑便、便血

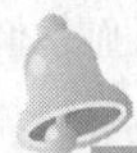

【培训目标】

1. 识记：呕血、黑便、便血的定义及常见病因。
2. 领会：症状、体征、辅助检查对呕血、黑便、便血病因诊断的意义。
3. 运用：呕血、黑便、便血的诊断思路。

消化道出血可表现为呕血、黑便或便血，是临床常见的严重证候。上消化道出血指屈氏韧带以上的食管、胃、十二指肠、上段空肠以及胰管和胆管的出血。屈氏韧带以下的肠道出血称为下消化道出血。也有人将屈氏（Treitz）韧带以下至回盲部的出血称为中消化道出血。

一、常见病因

呕血、黑便或便血可因消化道本身的各种炎症、机械性损伤、血管病变、肿瘤等因素引起，也可因邻近器官的病变和全身性疾病累及消化道所致（表9-1）。

表9-1　呕血、黑便、便血的常见病因

按病变部位分类		常见病因
上消化道疾病	食管疾病	食管炎（反流性食管炎、食管憩室炎）、食管癌、食管溃疡、食管贲门黏膜撕裂症、器械检查或异物引起损伤、放射性损伤、强酸和强碱引起化学性损伤等
	胃、十二指肠疾病	消化性溃疡（包括胃肠吻合术后的空肠溃疡和吻合口溃疡等）、急慢性胃炎（包括药物性胃炎）、憩室炎、十二指肠炎、残胃炎、胃黏膜脱垂、胃癌、急性胃扩张、各种消化道肿瘤（包括残胃癌、淋巴瘤）、息肉、血管瘤、神经纤维瘤、膈疝、胃扭转、钩虫病等
下消化道疾病	小肠疾病	缺血性肠病、急性出血性坏死性肠炎、肠结核、克隆病、空肠憩室炎或溃疡、肠套叠、小肠肿瘤、胃肠息肉病、小肠血管瘤及血管畸形等

续表

按病变部位分类		常见病因
	结肠疾病	细菌性痢疾、阿米巴痢疾、慢性非特异性溃疡性结肠炎、憩室、息肉、癌肿和血管畸形等
	直肠疾病	直肠损伤、非特异性直肠炎、结核性直肠炎、直肠肿瘤、直肠类癌、邻近恶性肿瘤或脓肿侵入直肠等
	肛管疾病	痔、肛裂、肛瘘等
肝、胆、胰的疾病		食管胃底静脉曲线破裂出血、门静脉高压性胃病肝硬化、门静脉炎或血栓形成的门静脉阻塞、肝静脉阻塞(Budd-Chiari 综合征)、胆道感染、胆石症、胆道肿瘤可引起胆道出血，血液进入消化道而产生黑便或便血。胰腺癌、急性重症胰腺炎也可引起上消化道出血，但均少见
消化道邻近器官疾病		胸或腹主动脉瘤破入消化道，纵隔肿瘤或脓肿破入食管等
全身性疾病	血液疾病	凝血与止血功能障碍，如白血病、再生障碍性贫血、血小板减少性紫癜、过敏性紫癜、弥散性血管内凝血(DIC）等
	结缔组织病	血管炎、SLE、结节性多动脉炎等
	各种应激	严重感染、手术、创伤、休克、某些严重疾病引起的应激性溃疡等
	急性传染病	肾综合征出血热、钩端螺旋体病、急性重症肝炎等
	其他某些疾病的并发症	尿毒症、肺心病等

二、诊断思路

（一）判断出血情况

1. 判断呕吐物或粪便是否含血　含血的呕吐物可成鲜红、暗红或咖啡色。其颜色取决于出血量及血液在胃内停留的时间。出血量大或血液在胃内停留时间短，呕吐物呈鲜红色或暗红色混有血块；如果出血量少或血液在胃内停留时间长，血红蛋白经酸作用后变成酸化正铁血红蛋白，呕吐物为咖啡色或棕褐色。

含血的粪便性状取决于出血量及粪便在肠内停留的时间。出血量大或肠蠕动快者呈紫红色或暗红色稀便；当出血量小、血液在肠道内停留时间长则血红蛋白中的铁与肠内硫化物结合成硫化铁而表现为黑便；如果粪便因附有黏液而发亮，呈柏油样，又称柏油样便(tarry stool)。

由于呕吐物及粪便的颜色性状往往受到饮食、药物等因素干扰，因此病史采集时当注意询问患者是否服用过某些特殊食物或药物。隐血试验（OB 试验）有助于判断是否存在消化道出血。当消化道出血大于 5～10ml 时，呕吐物或者粪便的隐血试验即可呈阳性。比如，服用铋剂后大便颜色可呈黑色，但大便隐血试验呈阴性。但在服用铁剂和食用动物

血、肝脏、瘦肉及大量绿叶蔬菜等含铁量较高的食物时，试验结果可出现假阳性，需停用上述食物或药物2~3天后复测，临床常于隐血饮食数日后进行该项检查。

2. 判断出血量及失血对机体的影响　失血对机体的影响取决于出血的量及速度，消化道出血严重程度的估计可以从以下两方面进行判断。

（1）从症状及体征上判断出血量及失血的严重程度

1）出血严重程度与呕血、便血的频次和排泄物的量呈正比，采集病史时当询问排泄物的次数和量。少数急性上消化道大出血患者，由于血液积聚于胃与肠腔内，早期可无呕血、黑便及便血等症状，而直接表现为急性周围循环衰竭，当注意与其他病因引起的休克相鉴别。

2）从呕吐物与粪便的性状判断出血量：呕吐咖啡样胃内容物提示胃内储积血量超过250~300ml，量多者呕吐物为鲜红色或夹血块。出血量较小时粪便可无性状改变，黑粪提示出血量达到50~70ml，柏油样便提示出血达100~200ml，暗红色血便提示出血量大。

3）根据全身症状及生命体征判断出血量及疾病的危重程度（表9-2）。维持生命体征的稳定是进一步诊断及治疗的前提。中心静脉压的测定对于明确全身容量状态有重要意义。治疗当以补充血容量为先。紧急输血指征有：①患者改变体位出现晕厥、血压下降和心率加快；②心率大于120次/分或（和）收缩压低于90mmHg（或较基础压下降25%）；③血红蛋白低于7g/L或红细胞压积低于25%。

表9-2　出血危重程度判断

危重程度	出血量（ml）	Hb（g/L）	心率（次/分）	血压（mmHg）	主要症状	休克指数（脉搏/收缩压）
轻度	<500（全身总量10%~15%）	正常	正常	正常	头晕	0.5
中度	800~1000（全身总量20%）	70~100	>100	下降	晕厥、口渴、少尿	1.0
重度	>1500	<70	>120	收缩压<80	肢冷、少尿、意识模糊	>1.5

（2）从实验室检查结果判断出血量

1）血常规：血红蛋白测定、红细胞计数、血细胞压积可以帮助估计失血的程度，但在急性失血的初期，由于血浓缩及血液重新分布等代偿机制，上述数值可以暂时无变化。一般需组织液渗入血管内补充血容量，即3~4小时后才会出现血红蛋白下降，平均在出血后32小时血红蛋白可被稀释到最大程度。一般来说，血红蛋白每下降10g/L，出血量约400ml。大出血后2~5小时白细胞计数可增高，但通常不超过15×10^9/L。然而在肝硬化、脾功能亢进时，白细胞计数可以不增加。

2）血尿素氮：上消化道大出血后数小时，由于大量血液进入小肠，含氮产物被吸收，可视血尿素氮增高，1~2天达高峰，3~4天内降至正常。如再次出血，血尿素氮可再次增高。如果血容量减少导致肾血流量及肾小球滤过率下降，则不仅血尿素氮增高，肌酐亦可同时轻度增高。如果肌酐升高在133μmol/L以下，而血尿素氮大于14.28mmol/L，则提示上消化道出血在1000ml以上。

3. 判断是否有活动性出血　持续呕血、黑便、便血、心率血压不稳定、肠鸣音亢进、血红蛋白（Hb）持续下降及血尿素氮（BUN）升高均提示有活动性出血。

（二）判断出血部位

1. 判断是否为消化道出血　口腔与肛门是消化道的两端，但从此两端排出（呕血、黑便、便血）血液不一定是消化道出血造成的，需排除消化道以外的出血因素，比如呕血需与咯血相鉴别。另外，口、鼻、咽部的出血可因患者咽下血液而出现呕血黑便。一些前驱症状如腹痛、反酸、烧心等往往提示消化道出血；一般可见腹部相应部位的压痛，肠鸣音亢进，心率因失血而代偿性加快。

2. 判断是消化道的哪一部分出血　呕血与黑便是上消化道出血的主要表现。上消化道出血量少者可无呕血而仅有黑便。一般来说，出现呕血均伴有黑便。呕血常提示出血部位在幽门以上，但当幽门以下的上消化道出血量大或快时，亦可能因血液反流入胃而有呕血。单纯便血则绝大多数为下消化道回盲部以下出血。

也可根据大便性状判断出血部位。柏油样便提示上消化道或高位小肠出血；暗红色便提示低位小肠或右半结肠出血；鲜血便提示左半结肠出血；与大便不混或便后滴血考虑直肠、肛门出血。

根据症状及体征初步判断出血部位对于选择进一步检查的方法和病因判断有重要意义（表 9-3）。放射性核素显像技术采用静脉注射^{99}Tc（锝）胶体后做腹部扫描，根据探测标记物从血管外溢的证据，有助于发现活动性出血部位。

表 9-3　消化道各部位出血的常见病因及检查方法

部位	解剖定位	检查方法	常见病因
上消化道	Treitz 韧带以上	胃镜	消化性溃疡、应激性溃疡、非甾体消炎药（NSAID）、门静脉高压、肿瘤、Mallory-Weiss 综合征、胃炎、胰胆管病变
中消化道	Treitz 韧带以下-回盲部	小肠造影、小肠 CT、胶囊内镜、小肠镜、血管造影等	血管畸形、炎症性肠病、小肠间质瘤等
下消化道	回盲部以下	大肠镜	大肠癌、炎症性肠病、感染、息肉

（三）结合病史与体征初步判断出血的病因

消化性溃疡患者 80% ~90% 都有慢性周期性节律性上腹疼痛史，并在饮食不当、精神疲劳等诱因下并发出血，出血后疼痛减轻。呕出大量鲜红色血而有慢性肝炎、血吸虫病等病史，伴有肝掌、蜘蛛痣、腹壁静脉曲张、脾大、腹水等体征时，以门静脉高压食管静脉曲张破裂出血为最大可能。40 岁以上有家族史，慢性病程，持续性上腹痛、慢性持续性粪便隐血试验阳性，伴有缺铁性贫血者应考虑胃癌。有服用消炎止痛或肾上腺皮质激素类药物史或严重创伤、手术、败血症时，其出血以应激性溃疡和急性胃黏膜病变为可能。60 岁以上有冠心病、心房颤动病史的患者如出现急性腹痛及便血者，当警惕缺血性肠病。

(四) 选择合适的辅助检查

血液常规、凝血、肝肾功能等实验室检查是收治此类患者的常规检查。必要时完善消化道肿瘤标志物、肝炎病毒检查、肝纤维化指标等检查。临床初步判断出血量较大时再尽早进行血型鉴定、交叉配血及输血前的一些常规检查（如 HIV、RPR、肝炎病毒、不规则抗体筛查等）。根据患者的全身情况及初步判断的病因及病位合理选择相关检查。消化内镜检查不仅是一种检查手段，并可以采取在内镜下止血，推荐在生命体征稳定的情况下进行内镜治疗。X 线钡剂检查仅适用于出血已停止和病情稳定的患者，检查时间的选定仍有争议。过早可能引起再出血，过晚阳性率下降。腹部超声检查对排除肝、胆、胰的疾病有帮助。CT 血管造影、DSA 血管造影等有助于判断腹部血供情况，对于缺血性肠病有重要价值。

(金 涛)

第十章

腹 泻

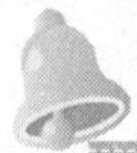

【培训目标】

1. 识记：腹泻的定义、分类及常见病因。
2. 领会：症状、体征、辅助检查对腹泻病因诊断的意义。
3. 运用：腹泻的诊断思路。

腹泻是一种常见症状，是指排便次数明显超过平日习惯的频率，粪质稀薄，水分增加，每日排便量超过200g，或含未消化食物或脓血、黏液。腹泻常伴有排便急迫感、肛门不适、失禁等症状。

一、常见病因

腹泻分急性和慢性两类。急性腹泻发病急剧，病程在2～3周之内。慢性腹泻指病程在两个月以上或间歇期在2～4周内的复发性腹泻。常见病因如下（表10-1、表10-2）。

表10-1 急性腹泻的常见病因

分类	常见病因
肠道疾病	由病毒、细菌、真菌、原虫、蠕虫等感染所引起的肠炎及急性出血性坏死性肠炎
急性中毒	食用毒蕈、桐油、河豚、鱼胆及化学药物如砷、磷、铅、汞等引起的腹泻
全身性感染	败血症、伤寒或副伤寒、钩端螺旋体病等
其他	变态反应性肠炎、过敏性紫癜；某些内分泌疾病（如肾上腺皮质功能减退危象、甲亢危象）

表10-2 慢性腹泻的常见病因

按病变部位分类		常见病因
消化道疾病	胃部疾病	慢性萎缩性胃炎、胃大部切除后胃酸缺乏等
	肠道疾病	感染性疾病：肠结核、慢性细菌性痢疾、慢性阿米巴痢疾、血吸虫病、肠鞭毛原虫病、钩虫病、绦虫病等 非感染性病变：克罗恩病、溃疡性结肠炎、结肠多发性息肉、吸收不良综合征等

续表

按病变部位分类		常见病因
		结肠腺瘤、肠道恶性肿瘤
	胰腺疾病	胰腺癌、胰腺切除术后等
	肝胆疾病	肝硬化、胆汁淤积性黄疸、慢性胆囊炎与胆石症等
全身性疾病	内分泌及代谢障碍疾病	甲状腺功能亢进、肾上腺皮质功能减退、胃泌素瘤、血管活性肠肽（VIP）瘤、类癌综合征及糖尿病性肠病等
	其他系统疾病	系统性红斑狼疮、硬皮病、尿毒症、放射性肠炎等
	药物副作用	利血平、甲状腺素、洋地黄类药物、考来烯胺等；某些抗肿瘤药物和抗生素使用亦可导致腹泻
	神经功能紊乱	情绪压力大，过于紧张

二、诊断思路

（一）判断腹泻是否和感染相关

感染性腹泻（也称急性胃肠炎）系指各种病原体肠道感染而引起的腹泻。根据腹泻的持续时间长短，可将其分为急性（<14 天）、持续性（14～29 天）和慢性（≥30 天）。病原体主要包括细菌、病毒、寄生虫和真菌等。其染病途径大致相同，主要经粪-口传播，少数由个体接触传播和（或）呼吸道飞沫传播（诸如病毒等），但是仍然有些患者的病原体实际传播途径不明。《中华人民共和国传染病防治法》中将霍乱定为甲类传染病，将细菌性和阿米巴性痢疾、伤寒和副伤寒定为乙类传染病，除上述以外的感染性腹泻定为丙类传染病。感染性腹泻属于传染病范畴，需要进行特殊治疗、消毒隔离及疾病传报，故接诊腹泻的患者首先应当检出传染病。

1. 通过病程与发病情况判断　急性腹泻起病骤然，病程较短，多为感染或食物中毒所致。慢性腹泻起病缓慢，病程较长，多见于慢性感染、非特异性炎症、吸收不良、消化功能障碍、肠道肿瘤或功能紊乱等。

2. 发病季节　夏秋季急性腹泻多与肠道感染相关。夏季细菌性腹泻多见；秋季及初冬季节以病毒性腹泻为主。小儿腹泻与季节关系密切。

3. 流行病学特点　了解同食者群体发病史及地区和家族中的发病情况，对诊断食物中毒、流行病、地方病及遗传病具有重要价值。

4. 腹泻的特点　感染性腹泻的发病机制为毒素和（或）病原体直接侵犯胃肠道黏膜而致病，致病的病原体不同可引起分泌性腹泻或渗出性腹泻（表 10-3）。分泌性腹泻常见于霍乱、诺如、轮状等病毒肠炎，肠产毒性大肠杆菌肠炎，致泻性弧菌肠炎，贾第鞭毛虫、隐孢子虫肠炎，以及常以食物中毒形式出现的蜡样芽孢杆菌腹泻、金黄色葡萄球菌腹泻等。炎症性腹泻除细菌性痢疾外，还有侵袭性大肠杆菌肠炎、肠出血性大肠杆菌肠炎、弯曲菌肠炎、小肠结肠炎耶尔森菌肠炎、艰难梭菌性肠炎等。不同病原体引起的腹泻在流行病学、发病机制、临床表现及治疗上又有不同特点。最后确诊须依赖病原学检查。

（二）判断非感染性腹泻的病因

1. 腹泻的诱因以及加重、缓解的因素　询问腹泻的诱因：①有无饮食不当，如油腻食物、牛奶、高糖饮食等；②有无不良刺激，如受凉、过热、精神情绪不佳，过分紧张、受惊吓等；③有无抗生素使用史；④有无手术史。

2. 排泄物的特点　腹泻根据发病机制可分为分泌性腹泻、渗出性腹泻、渗透性腹泻、动力性腹泻、吸收不良性腹泻等。不同机制的腹泻具有不同的特点（表 10-3），诊断时可用作参考。但具体病例往往不是单一的机制，可涉及多种病因，而以一种为主要机制。

表 10-3　腹泻的发病机制与特点

类别	机制	特点	常见病因
分泌性腹泻	肠道分泌过多的水、电解质超过肠黏膜吸收能力	一般无腹痛。禁食后腹泻仍持续。粪便量多，常超过每日 1L。粪便性状为稀便或水样便，粪便中无脓血。粪便液体的离子含量与血浆类似	某些感染性腹泻（如霍乱）、某些胃肠道内分泌肿瘤（如胃泌素瘤）
渗出性腹泻	肠黏膜炎症时渗出大量黏液、脓血	常伴有发热，腹痛、里急后重，粪便松散或水样，为黏液便或黏液血便，显微镜检查见有较多的红、白细胞	某些感染性腹泻（如菌痢）、溃疡性结肠炎、克隆病、嗜酸性粒细胞性胃肠炎及结直肠癌等
渗透性腹泻	肠内容物渗透压增高，阻碍肠内水分与电解质的吸收	禁食后腹泻停止；大便中含有大量未完全消化或分解的食物成分；肠腔内的渗透压超过血浆渗透压	如服用甘露醇等引起的腹泻、先天性酶缺乏（如先天性乳糖不耐受症）、胰液分泌不足、胆汁分泌减少或排出受阻
动力性腹泻	肠蠕动亢进致肠内食糜停留时间缩短，未被充分吸收	粪便稀烂或水样，常伴有腹痛	甲状腺功能亢进、糖尿病、胃肠功能紊乱等
吸收不良性腹泻	肠黏膜的吸收面积减少或吸收障碍	禁食可减轻腹泻，粪便有未完全消化的食物	小肠切除过多，吸收不良综合征、小儿乳糜病

3. 伴随症状　①伴发热者可见于急性细菌性痢疾、伤寒或副伤寒、肠结核、肠道恶性淋巴瘤、克罗恩病、溃疡性结肠炎急性发作期、败血症等；②伴里急后重提示病变以结肠、直肠为主，如痢疾、直肠炎、直肠肿瘤等；③伴明显消瘦多提示病变位于小肠，如胃肠道恶性肿瘤、肠结核及吸收不良综合征；④伴皮疹或皮下出血者见于败血症、伤寒或副伤寒、麻疹、过敏性紫癜等；⑤伴腹部包块者见于胃肠恶性肿瘤、肠结核、克罗恩病及血吸虫性肉芽肿；⑥伴重度失水者常见于分泌性腹泻，如霍乱、细菌性食物中毒或尿毒症等；⑦伴关节痛或关节肿胀者见于克罗恩病、溃疡性结肠炎、系统性红斑狼疮、肠结核、肠脂肪代谢障碍症（Whipple）等。

（三）选择合理的辅助检查

1. 粪便常规　新鲜粪便检查是诊断急、慢性腹泻病因的最重要步骤，炎症性腹泻可发现红白细胞。粪便常规亦可见脂肪滴及未消化食物等。如怀疑寄生虫感染可选择便涂片找虫卵或卵囊。暗视野下见“鱼群样运动”提示弧菌，并需进行制动试验以甄别霍乱弧菌。隐血试验可检测出血。如腹泻带血，尤其粪便中不含白细胞，提示可能为出血性大肠

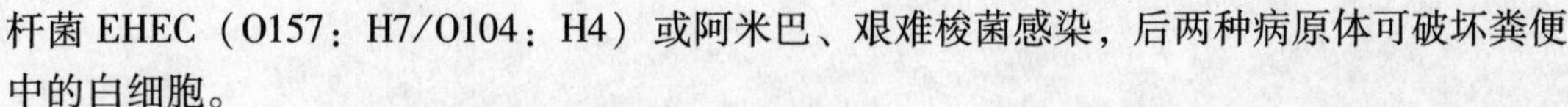

杆菌 EHEC（O157：H7/O104：H4）或阿米巴、艰难梭菌感染，后两种病原体可破坏粪便中的白细胞。

2. 细菌学检查 粪便细菌培养仍然是“金标准”。发热和（或）脓血便患者应进行粪便标本培养及药敏，有助于经验治疗后调整治疗方案。近十几年来为了防控霍乱，CDC 要求腹泻患者在肠道门诊开诊期间霍乱培养率达 100%。目前临床常见的轻型霍乱往往通过便培养被确诊。

3. 其他实验室检查 血常规可了解有无贫血、白细胞计数增多；生化检查可了解电解质和酸碱平衡的情况。可疑糖尿病、甲状腺功能亢进的患者可做血糖、甲状腺功能等相关检查。

4. 消化内镜检查、CT 和磁共振等影像学检查也有助于诊断。

（吕宾 张烁）

第十一章 便 秘

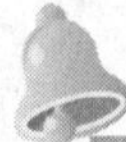

【培训目标】

1. 识记：便秘的定义、分类及常见病因。
2. 领会：症状、体征、辅助检查对便秘病因诊断的意义。
3. 运用：便秘的诊断思路。

便秘是临床常见的复杂症状，而不是一种疾病，主要是指大便次数减少，一般每周少于3次，伴排便困难、粪便干结。

一、常见病因

便秘从病因上可分为器质性和功能性两类（表11-1）。

表 11-1 便秘的病因

分类	病因	常见疾病或状态
功能性便秘	饮食	进食量少或食物缺乏纤维素或水分不足等
	排便习惯改变	工作、生活、精神、情绪因素等变化干扰了正常的排便习惯
	结肠运动功能紊乱	肠易激综合征等
	腹肌及盆腔肌张力不足	育龄妇女产后便秘等
	滥用泻药	如刺激性泻药的滥用等
	解剖异常	结肠冗长等
器质性便秘	直肠与肛门病变	痔疮、肛裂等
	局部病变	大量腹水、膈肌麻痹、系统性硬化症、肌营养不良等
	结肠完全或不完全性梗阻	结肠良性、恶性肿瘤，克罗恩病，先天性巨结肠症各种原因引起的肠粘连、肠扭转、肠套叠等
	腹腔或盆腔内肿瘤的压迫	各种恶性肿瘤

续表

分类	病因	常见疾病或状态
	全身性疾病使肠肌松弛、排便无力	尿毒症、糖尿病、甲状腺功能低下、脑血管意外、截瘫、多发性硬化、皮肌炎等
	滥用药物	应用吗啡类药、抗胆碱能药、钙通道阻滞剂、神经阻滞药、镇静剂、抗抑郁药以及含钙铝的制酸剂等

二、诊断思路

（一）根据病因或者发病机制确定便秘类型

1. 按发病机制

（1）慢传输型便秘：由于肠道收缩运动减弱，使粪便从盲肠到直肠的移动减慢，或由于左半结肠的不协调运动而引起。最常见于年轻女性，在青春期前后发生，其特征为排便次数减少（每周排便少于1次），少便意，粪质坚硬，因而排便困难；肛直肠指检时无粪便或触及坚硬粪便，而肛门外括约肌的缩肛和用力排便功能正常；全胃肠或结肠传输时间延长；缺乏出口梗阻型的证据，如气囊排出试验和肛门直肠测压正常。增加膳食纤维摄入与渗透性通便药无效。糖尿病、硬皮病合并的便秘及药物引起的便秘多是慢传输型。

（2）出口梗阻型便秘：由于腹部、肛门直肠及骨盆底部的肌肉不协调导致粪便排出障碍。在老年患者中尤其常见，其中许多患者经常规内科治疗无效。出口梗阻型可有以下表现：排便费力、不尽感或下坠感，排便量少，有便意或缺乏便意；肛门直肠指检时直肠内存有不少泥样粪便，用力排便时肛门外括约肌可能呈矛盾性收缩；全胃肠或结肠传输时间显示正常，多数标记物可潴留在直肠内；肛门直肠测压显示，用力排便时肛门外括约肌呈矛盾性收缩或直肠壁的感觉阈值异常等。很多出口梗阻型便秘患者也合并存在慢传输型便秘。

2. 按病程　急性便秘患者多有腹痛、腹胀，甚至恶心、呕吐，多见于各种原因的肠梗阻；慢性便秘多无特殊表现，部分患者诉口苦、食欲减退、腹胀、下腹不适或有头晕、头痛、疲乏等神经功能症状，但一般不重。排出粪便坚硬如羊粪，排便时可有左腹部或下腹痉挛性疼痛与下坠感，常可在左下腹触及痉挛之乙状结肠。排便困难严重者可因痔疮加重及肛裂而有大便带血或便血，患者亦可因此而紧张、焦虑。慢性习惯性便秘多发生于中老年人，尤其是经产妇女，可能与肠肌、腹肌与盆底肌的张力降低有关。

（二）关注报警症状，重视辅助检查，排查消化道肿瘤

在便秘的诊断和鉴别诊断中，根据临床需要，应做必要的检查。首先要注意有否存在报警症状及全身其他器质性病变存在的证据；对50岁以上、有长期便秘史、短期内症状加重患者应进行结肠镜检查以排除大肠肿瘤的可能；对于长期滥用泻剂者，结肠镜可确定是否存在泻剂性结肠或（和）结肠黑变病；钡剂灌肠造影有助于先天性巨结肠的诊断。

难治性便秘时可选择特殊的检查方法，包括胃肠通过试验（GITT）、直肠及肛门测压（RM）、直肠-肛门反射检查、耐受性敏感性检查、气囊排出试验（BET）、盆底肌电图、阴部神经潜伏期测定试验及肛管超声检查，结肠镜检查或钡灌肠有助于确定有无器质性病变。

（吕宾　张烁）

第十二章

黄　疸

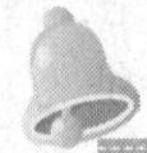

【培训目标】

1. 识记：黄疸的定义、分类及常见病因。
2. 领会：症状、体征、辅助检查对黄疸病因诊断的意义。
3. 运用：黄疸的诊断思路。

黄疸是常见症状与体征，其发生是由于胆红素代谢障碍而引起血清内胆红素浓度升高所致。当血清总胆红素浓度超过34.2μmol/L时，临床上表现为巩膜、黏膜、皮肤及其他组织被染成黄色，即可发现黄疸，也称为显性黄疸。当血清总胆红素在17.1～34.2μmol/L，而肉眼看不出黄疸时，称隐性黄疸或亚临床黄疸。

一、常见病因

正常红细胞的平均寿命约为120天，血液循环中衰老的红细胞经单核巨噬细胞破坏，降解为血红蛋白，血红蛋白在组织蛋白酶的作用下形成血红素和珠蛋白，血红素在催化酶的作用下转变为胆绿素，后者再经还原酶还原为胆红素。正常人每日由红细胞破坏生成的血红蛋白约7.5g，生成胆红素4275μmol，占总胆红素的80%～85%。另外171～513μmol的胆红素来源于骨髓幼稚红细胞的血红蛋白和肝内含有亚铁血红素的蛋白质（如过氧化氢酶、过氧化物酶及细胞色素氧化酶与肌红蛋白等），这些胆红素称为旁路胆红素，约占总胆红素的15%～20%。

上述形成的胆红素称为游离胆红素或非结合胆红素，与血清清蛋白结合而输送，不溶于水，不能从肾小球滤出，故尿液中不出现非结合胆红素。非结合胆红素通过血液循环运输至肝后，与清蛋白分离并经Disse间隙被肝细胞所摄取，在肝细胞内和Y、Z两种载体蛋白结合，并被运输至肝细胞光面内质网的微粒体部分，经葡萄糖醛酸转移酶的催化作用与葡萄糖醛酸结合，形成胆红素葡萄糖醛酸酯或称结合胆红素。结合胆红素为水溶性，可通过肾小球滤过从尿中排出。

结合胆红素从肝细胞经胆管排入肠道后，经回肠末端及结肠经细菌酶的分解与还原作用，形成尿胆原（总量为68～473μmol）。尿胆原大部分从粪便排出，称为粪胆原。小部分（约10%～20%）经肠道吸收，通过门静脉血回到肝内，其中大部分再转变为结合胆

红素，又随胆汁排入肠内，形成所谓“胆红素的肠肝循环”。

上述胆红素代谢环节出现异常可表现为黄疸，黄疸的病因与分类见表 12-1。另外尚有一类黄疸系由肝细胞对胆红素的摄取、结合和排泄有先天缺陷所致，称为先天性非溶血性黄疸，临床上少见。

表 12-1 黄疸的病因

分类	病因	常见疾病
溶血性黄疸	先天性溶血性贫血	海洋性贫血、遗传性球形红细胞增多症
	后天性获得性溶血性贫血	自身免疫性溶血性贫血、新生儿溶血、不同血型输血后的溶血以及蚕豆病、蛇毒、毒蕈、阵发性睡眠性血红蛋白尿等引起的溶血
肝细胞性黄疸	肝细胞严重损害	病毒性肝炎、肝硬化、中毒性肝炎、钩端螺旋体病、败血症
胆汁淤积性黄疸	肝内阻塞性胆汁淤积	肝内泥沙样结石、癌栓、寄生虫病（如华支睾吸虫病）
	肝内胆汁淤积	病毒性肝炎、药物性胆汁淤积、原发性胆汁性肝硬化、妊娠期复发性黄疸
	肝外性胆汁淤积	胆总管结石、狭窄、炎性水肿、肿瘤及蛔虫等阻塞所致

二、诊断思路

（一）确定是否有黄疸及黄疸类型

1. 鉴别皮肤黏膜发黄是否属于黄疸　黄疸引起皮肤黏膜黄染的特点是：①黄疸首先出现于巩膜、硬腭后部及软腭黏膜上，随着血中胆红素浓度的继续增高、黏膜黄染更明显时，才会出现皮肤黄染；②巩膜黄染是连续的，近角巩膜缘处黄染轻、黄色淡，远角巩膜缘处黄染重、黄色深。

过多食用胡萝卜、南瓜、橘子、橘子汁等可引起血中胡萝卜素增高，当超过 2.5g/L 时，也可使皮肤黄染。其特点是：①黄染首先出现于手掌、足底、前额及鼻部皮肤；②一般不出现巩膜和口腔黏膜黄染；③血中胆红素不高；④停止食用富含胡萝卜素的蔬菜或果汁后，皮肤黄染逐渐消退。

长期服用含有黄色素的药物：如阿的平、呋喃类等药物也可引起皮肤黄染。其特点是：①黄染首先出现于皮肤，严重者也可出现于巩膜；②巩膜黄染的特点是角巩膜缘处黄染重，黄色深；离角巩膜缘越远，黄染越轻，黄色越淡。

2. 黄疸分类　黄疸可根据血生化及尿常规检查做出初步分类（表 12-2）。

表 12-2 溶血性、肝细胞性及胆汁淤积性黄疸的临床特征及实验室检查

项目	溶血性黄疸	肝细胞性黄疸	胆汁淤积性黄疸
黄疸特点	轻度，呈浅柠檬色，不伴皮肤瘙痒	浅黄至深黄色，可伴有轻度皮肤瘙痒	暗黄色，完全阻塞者颜色更深，甚至呈黄绿色，伴皮肤瘙痒及心动过速，尿色深，粪便颜色变浅或呈白陶土色
CB	正常	增加	明显增加
CB/TB	<15% ~20%	>30% ~40%	>50% ~60%

续表

项目	溶血性黄疸	肝细胞性黄疸	胆汁淤积性黄疸
尿胆红素	-	+	++
尿胆原	增加	轻度增加	减少或消失
ALT、AST	正常	明显增高	可增高
ALP	正常	增高	明显增高
γ-GT	正常	增高	明显增高
PT	正常	延长	延长
对 V1tK 反应	无	差	好
胆固醇	正常	轻度增加或降低	明显增加
血浆蛋白	正常	Alb 降低 Glob 升高	正常

（二）根据临床特点确定病因

1. 病程与起病情况　询问黄疸起病的急起或缓起，有无群集发病、外出旅游史、药物使用史，有无长期酗酒或肝病史。询问黄疸的时间与波动情况，有利于区别梗阻性黄疸与肝细胞性黄疸、溶血性黄疸。

2. 伴随症状及体征　急性溶血时可有发热、寒战、头痛、呕吐、腰痛，并有不同程度的贫血和血红蛋白尿（尿呈酱油或茶色），严重者可有急性肾衰竭；慢性溶血多为先天性，除伴贫血外尚有脾肿大。

肝细胞性黄疸可见肝脏原发病的表现，如疲乏、食欲减退，严重者可有出血倾向、腹水、昏迷等。

黄疸伴上腹剧烈疼痛者可见于胆道结石、肝脓肿或胆道蛔虫病；右上腹剧痛、寒战高热和黄疸为查科（Charcot）三联征，提示急性化脓性胆管炎。

轻度至中度肝肿大，质地软或中等硬度且表面光滑，见于病毒性肝炎、急性胆道感染或胆道阻塞。明显肿大，质地坚硬，表面凹凸不平有结节者见于原发或继发性肝癌。肝大不明显，而质地较硬边缘不整，表面有小结节者见于肝硬化。伴胆囊肿大者，提示胆总管有梗阻，常见于胰头癌、壶腹癌、胆总管癌、胆总管结石等。伴脾肿大者，见于病毒性肝炎、钩端螺旋体病、败血症、疟疾、肝硬化、各种原因引起的溶血性贫血及淋巴瘤等。伴腹水者见于重症肝炎、肝硬化失代偿期、肝癌等。

（三）选择合理的辅助检查

1. 实验室检查　肝功能检查、三大常规检查时鉴别黄疸的基本项目（表 12-2）。

2. 特殊检查

（1）B 型超声波检查：对肝脏的大小、形态、肝内有无占位性病变、胆囊大小及胆道系统有无结石及扩张、脾脏有无肿大、胰腺有无病变等有较大的帮助。

（2）X 线检查：腹部平片可发现胆道结石、胰腺钙化。胆道造影可发现胆管结石，并可判断胆囊收缩功能及胆管有无扩张。

（3）内镜逆行胰胆管造影（ERCP）：可经造影区别肝外或肝内胆管阻塞的部位，可通过内镜直接观察壶腹区与乳头部有无病变，也可了解胰腺有无病变。

（4）经皮肝穿刺胆管造影（PTC）：能清楚地显示整个胆道系统，可区分肝外胆管阻

塞与肝内胆汁淤积性黄疸，并对胆管阻塞的部位、程度及范围有所了解。

（5）上腹部 CT 扫描：对显示肝、胆、胰等病变及鉴别引起黄疸的疾病较有帮助。

（6）磁共振成像（MRI）和磁共振胰胆管造影（MRCP）：MR 对肝脏的良恶性肿瘤的鉴别优于 CT，诊断胆管扩张不比 CT 优越，但诊断胆石相当敏感。MRCP 是利用水成像原理进行的一种非介入性胰胆管成像技术，是一种无创性胆管显像技术，特别适用于 B 超或 CT 有阳性发现，但又不能明确诊断的一般情况较差的患者。

（7）放射性核素检查：应用^{198}Au（金）或^{99}Tc（锝）肝扫描可了解肝有无占位性病变，用^{131}I（碘）玫瑰红扫描对鉴别肝外阻塞性黄疸与肝细胞性黄疸有一定的帮助。

（吕宾　张烁）

第十三章 尿频、尿急、尿痛

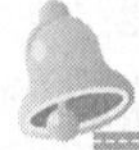
【培训目标】

1. 识记：尿频、尿急、尿痛的定义、发生机制及常见病因。
2. 领会：症状、体征、辅助检查对尿频、尿急、尿痛病因诊断的意义。
3. 运用：尿频、尿急、尿痛的诊断思路。

尿频、尿急、尿痛属膀胱刺激征，也称尿道刺激征，常合并出现，也可单独出现，为膀胱颈和膀胱三角区受刺激所致。正常成人白天排尿4～6次，夜间0～2次，每次尿量200～400ml。排尿次数超过正常，称为尿频。尿急指患者一有尿意即迫不及待需立即排尿，难以控制，每次尿量较正常少，甚至仅有尿意而无尿液排出。尿痛指患者排尿时耻骨上区、会阴部及尿道内疼痛或烧灼感。

一、常见病因

任何原因引起膀胱容积缩小，或膀胱与尿道（特别是膀胱颈与后尿道）受到机械或化学刺激以及膀胱调节功能障碍如精神因素（紧张、癔症）、中枢或周围神经器质性病变均可引起尿频、尿急、尿痛。泌尿系感染性炎症刺激是引起尿频、尿急、尿痛的最常见原因。其次则为泌尿系非感染性炎症刺激、膀胱及尿道的肿瘤、结石等或与膀胱尿道邻近器官的疾病（表13-1）。

表13-1 尿频、尿急、尿痛的常见病因

分类	常见病因
泌尿系统疾病	1. 肾脏及输尿管疾病：肾盂肾炎、肾脓肿、肾结核、输尿管炎等 2. 膀胱及尿道疾病：①感染性炎症：膀胱炎、尿道炎及前列腺炎、龟头炎等；②非感染性炎症：间质性膀胱炎、腺性膀胱炎、放射性膀胱炎及某些药物刺激膀胱引起出血性膀胱炎等；③结石：膀胱结石、尿道结石及输尿管下1/3段结石等；④肿瘤：膀胱癌、尿道癌及前列腺肿瘤等压迫致膀胱容量减少；⑤异物：膀胱、尿道内异物刺激 3. 其他：可见于膀胱瘘、膀胱憩室、膀胱颈挛缩、尿道狭窄、尿道口肉阜、尿道憩室、包茎、前列腺增生以及由于尿液成分异常（浓缩尿、高酸性尿、高磷酸盐尿、高草酸盐尿等）而刺激膀胱及尿道等

续表

分类	常见病因
膀胱尿道邻近器官的疾病	阴道炎（感染性阴道炎如细菌性阴道炎、霉菌性阴道炎及滴虫性阴道炎，非感染性阴道炎如老年性阴道炎），生殖器疱疹，子宫、卵巢、输卵管、结肠、直肠或阑尾炎症、脓肿或肿瘤，妊娠子宫压迫等
神经精神系统疾病	癔症、帕金森病、多发性硬化、精神紧张、焦虑、恐惧及神经源性膀胱等

二、诊断思路

（一）确定是否为泌尿道感染

从症状上说，由泌尿道感染所致尿频、尿急、尿痛的患者常伴有尿道疼痛或灼热感、腰酸、下腹或会阴部酸胀以及发热等症状。

泌尿道感染的确诊只能根据细菌学检查，尿细菌学检查包括尿沉渣涂片及细菌培养，可以明确引起感染的病原体。满足下列情况之一可诊断为泌尿道感染：①清洁中段尿或导尿留取尿液（非留置导尿）培养革兰氏阳性球菌菌数≥10^4CFU/ml 或革兰氏阴性杆菌菌数≥10^5CFU/ml；②新鲜尿液标本经离心并用相差显微镜检查（1×400），在每 30 个视野中有半数视野见到细菌；③无症状性菌尿症患者虽无症状，但在近期（通常为 1 周）有内镜检查或留置导尿史，尿液培养革兰氏阳性球菌菌数≥10^4CFU/ml 或革兰氏阴性杆菌菌数≥10^5CFU/ml 应视为尿路感染；④耻骨上穿刺抽吸尿液细菌培养只要发现细菌即可诊断尿路感染。

但在实际临床工作中，有很多因素可致患者尿菌落计数不高，常见原因有：尿频尿急等刺激症状使尿液在膀胱内逗留时间太短，不利于细菌的繁殖；已用抗生素治疗；应用利尿药使细菌不易生长繁殖；酸化尿不利于细菌生长繁殖；有尿路梗阻（如结石并感染），菌尿排泄受限制；腔外感染；病原体为厌氧菌，不能被常规培养基培养出来；革兰阳性细菌分裂慢，且有凝集倾向，菌落计数往往偏低。因此，临床有膀胱刺激症状，且尿菌落计数在 10^2～10^4/ml 时，也需考虑尿路感染。

（二）判断泌尿道感染的部位

1. 从症状和体征上判断　不同部位泌尿道感染有一些特殊的临床表现和体征特点（表 13-2）。

表 13-2　不同部位泌尿道感染的症状和体征特点

泌尿道感染部位	症状和体征特点
急性单纯性膀胱炎	突发典型膀胱刺激症状伴终末血尿，体温正常或仅有低热
慢性膀胱炎	膀胱刺激症状反复发作或持续存在，但症状较急性发作时轻微，常伴耻骨上膀胱区或会阴部不适，膀胱充盈时疼痛较明显，尿中有少量或中等量白细胞和（或）红细胞
急性单纯性肾盂肾炎	突发腰痛或肾区不适，肾区压痛或叩击痛，腹部上输尿管点、中输尿管点和耻骨上膀胱区压痛，膀胱刺激症状不典型，但伴有全身感染症状（有寒战、高热，体温达 39℃以上，伴有头痛、全身痛以及恶心、呕吐等）

续表

泌尿道感染部位	症状和体征特点
尿道口炎	尿频、尿急伴排尿初尿痛，尿道口脓性分泌物及红肿
急性前列腺炎	急性起病，伴全身感染中毒症状，排尿时伴会阴部、腹股沟和睾丸胀痛，直肠指检发现前列腺肿大伴明显触痛
慢性前列腺炎	尿频、尿急，伴排尿时会阴部酸胀、肛门下坠、耻骨上隐痛并向腹股沟放射，性功能障碍及头晕、乏力、失眠等全身症状，直肠指检前列腺质韧，有轻压痛
肾结核	早期出现尿频、尿急和尿痛，晚期由于合并膀胱结核，出现膀胱挛缩，膀胱容量减少，尿频症状更为严重，常同时伴有乏力、潮热、盗汗等结核感染的全身症状

2. 从实验室检查判断

（1）输尿管导管法：是直接定位法，但需在膀胱镜下进行，不能常规应用。

（2）免疫荧光计数检查尿沉渣中抗体包裹细菌（ACB）：检查结果的意义归纳为以下两点：①尿 ACB 阳性不是单纯性膀胱炎，而是肾盂肾炎、前列腺炎或结石及肿瘤并发的膀胱炎和出血性膀胱炎；②尿 ACB 阴性的尿路感染多属单纯性膀胱炎。

（3）尿 β_2-微球蛋白（β_2-M）测定：上尿路感染时常累及肾脏，故 β_2-M 增加，而下尿路感染时，则无肾小管损伤，β_2-M 正常。

（4）尿酶测定：测定肾小管细胞的 N-乙酰-β-D-葡萄糖胺酶（NAG 酶）及溶菌酶可对上尿路感染进行定位诊断，急、慢性肾盂肾炎时尿 NAG 酶及溶菌酶明显增高，而单纯性膀胱炎尿 NAG 酶及溶菌酶正常。

3. 从临床疗效帮助判断　单纯性膀胱炎经短程疗法治疗失败者应考虑肾盂肾炎的诊断。

（三）结合病史及伴随症状、体征评估原发病

存在留置导尿史、膀胱无法有效排空、任何原因所致的尿路梗阻、膀胱输尿管反流或其他尿路解剖学和（或）功能异常、尿路上皮的化学和辐射的损伤、肾脏基础病变和全身性病变导致的局部和全身免疫功能的降低，均是使泌尿道感染易于发生或不易控制的背景疾病。

1. 病史　近期有无接受过导尿、尿路器械检查、人工流产病史或不洁性交史；既往有无泌尿道结核或结石史、尿道改道手术史、盆腔疾病或盆腔手术史、中枢神经系统受损和精神病史；有无免疫抑制治疗或放化疗史；有无糖尿病史；有无肾功能不全史。

2. 症状及体征　女性患者有白带增多、外阴瘙痒提示可能合并感染性阴道炎；老年男性尿频伴排尿困难、尿线细或滴沥状甚至中断提示可能因前列腺增生而引起尿道梗阻；尿痛症状突出伴排尿困难、终末血尿者考虑尿路结石。男性泌尿道感染患者除了一般查体外，均应行外生殖器和直肠指检检查；女性慢性、复发性、难治性泌尿道感染必须行盆腔检查及直肠指检。

3. 辅助检查的选择　泌尿道超声作为首选项目，可以发现合并的尿潴留、膀胱内异物（结石、导管以及肿瘤等）、尿路梗阻、积脓、肿瘤、结石等病变。在超声有阳性发现时，螺旋 CT 是进一步明确病变的有效检查，优于核磁共振（MRI）；尿路平片（KUB）和静脉肾盂造影（IVU），可以发现上尿路结石、畸形；膀胱镜检查可以发现膀胱内异物、

结石或肿瘤，可以了解膀胱容量及顺应性，观察整个膀胱黏膜是否有充血、水肿及是否有膀胱或尿道憩室或脓肿。

（四）判断非泌尿道感染性疾病的情况

生理情况下，排尿次数与饮水量多少、气候冷暖、出汗多少等有关。水摄入量过多、精神紧张或天气寒冷等所致尿频称为生理性尿频。详细的询问患者病史（每日的液体摄入量、是否服用相关药物等），记录24小时尿量，记录患者白天和夜间液体的摄入量和排尿情况，可以间接反映患者的膀胱功能；某些药物，如服用利尿药或含有利尿成分的降压药，或饮用咖啡、浓茶或大量啤酒等，导致体内尿液产生过多，亦会出现尿频的症状。此外，如果尿频伴总尿量增多，每次尿量也增加，且没有相关服药史，则要进一步查空腹血糖、尿比重、肾功能等排除或诊断是否为糖尿病、尿崩症、急性肾衰竭多尿期或原发性醛固酮增多症等使尿量异常增多而导致的尿频。

（须 冰）

第十四章 血 尿

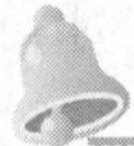

【培训目标】

1. 识记：血尿的定义及常见病因。
2. 领会：症状、体征、辅助检查对血尿病因诊断的意义。
3. 运用：血尿的诊断思路。

新鲜尿液离心后沉淀镜检，每高倍镜视野下红细胞≥3个，或新鲜尿液直接计数红细胞超过8000/ml，或3小时尿沉渣细胞计数，男性每小时红细胞排出数目>30000，女性>40000，或12小时尿Addis计数红细胞超过5×10^6，均示尿液中红细胞异常增多，称为血尿（hematuria）。血尿轻症者尿色正常，仅显微镜下发现红细胞增多，称为镜下血尿（microscopic hematuria）；出血量多者，尿色常呈洗肉水样、浓茶色或红色，称为肉眼血尿（gross hematuria）。通常每升尿液中含有1ml以上血液时，肉眼即可见血色。

一、常见病因

引起血尿的原因很多，绝大多数由泌尿系统本身疾病引起，全身性疾病及泌尿系统邻近器官疾病也可引起血尿（表14-1）。

表14-1 血尿常见病因

	按病变部位分类	常见病因
泌尿系统疾病	肾实质病变	原发性肾小球疾病（IgA肾病、新月体性肾炎、局灶节段性肾小球硬化等）、继发性肾小球疾病（系统性红斑狼疮、过敏性紫癜、链球菌感染后肾小球肾炎等）、间质性肾炎（由免疫性和毒性物质损害、血液循环障碍、代谢异常等原因引起）
	泌尿系统感染	肾盂肾炎、膀胱炎、尿道炎、前列腺炎、肾结核及膀胱结核等
	破坏泌尿系统正常解剖结构的病变	肿瘤（肾、输尿管、膀胱及前列腺肿瘤等）、结石（肾、输尿管、膀胱及尿道结石等）、遗传性疾病（遗传性肾炎、多囊肾、肾及尿路的各种畸形等）、血管性疾病（肾动脉血栓形成及栓塞、肾静脉血栓形成、肾动静脉畸形等）

续表

	按病变部位分类	常见病因
	其他	肾乳头坏死、泌尿系统外伤等
全身性疾病	血液病	血小板减少性紫癜、白血病、再生障碍性贫血、血友病以及其他凝血功能障碍
	感染性疾病	败血症、钩端螺旋体病、流行性出血热、猩红热、丝虫病等
	心血管疾病	严重充血性心力衰竭、感染性心内膜炎、恶性高血压等
	内分泌代谢疾病	糖尿病肾病、肾淀粉样变、痛风、甲状旁腺功能亢进症等
	泌尿系统邻近器官的疾病	急性阑尾炎、盆腔脓肿、女性生殖器官的炎症或邻近器官肿瘤等刺激或侵犯到膀胱、输尿管时

二、诊断思路

（一）判断是否为真性血尿

红色尿不一定是血尿，需仔细辨别。摄入某些食物或药物色素如甜菜根、氨替比林、酚磺酞等和在碱性尿中的山道年或大黄等可引起红色尿；由于卟啉代谢障碍所引起的紫色尿，尿色也可呈现红色。这些情况的尿液与血尿不同，多均匀而不混浊，无沉淀，震荡后不呈现云雾状，镜检无红细胞。血型不合的输血、感染性疾病（如恶性疟疾、伤寒、魏氏梭状芽胞杆菌感染）、药物（如抗疟药、解热镇痛药、磺胺类、呋喃类、奎尼丁等）、毒物（如蛇毒、蜂毒、蕈毒、砷、铅、苯等）、损伤（如重度烧伤）和蚕豆病可引起血管内溶血而出现血红蛋白尿，但血红蛋白尿亦表现为均匀不混浊，放置后无红色沉淀，镜检无红细胞或仅见少数红细胞；此外尚需排除月经、子宫、阴道或肛门出血污染尿液以及与排尿无关的尿道出血等情况。

（二）判断出血的部位

1. 从血尿和排尿的关系判断　肉眼血尿者可直接通过观察血尿与排尿的关系而分为全程血尿、初始血尿和终末血尿。全程血尿即排尿的全过程都是血尿，病变部位在膀胱或膀胱以上。膀胱出血尿色较鲜红，如出血较多时，可形成形状不规则的血块。肾及输尿管的出血尿色呈暗红色，排出的血块呈长条状。初始血尿指排尿开始时为血尿，以后尿血色逐渐变淡或消失，提示病变在前尿道或膀胱颈。终末血尿指排尿终了时才出现血尿，提示病变在膀胱底部或后尿道。镜下血尿者可通过尿三杯试验来判断出血部位：即在一次排尿过程中用三个容器分时段（排尿初始阶段 10～15ml，排尿中期阶段及排尿终末阶段 10～30ml）收集尿液标本，并分别进行显微镜检查，如第一杯含有血液，其余两杯无血液或血液很少，其临床意义同初始血尿；若第三杯含有血液，其余两杯无血液或血液很少，其临床意义同终末血尿；若三杯中均见到相当数量的红细胞，则其临床意义同全程血尿。

2. 从尿红细胞形态判断　用位相差显微镜观察尿沉渣中红细胞的形态，可将血尿分为肾小球性血尿（畸形或多形性红细胞 >80%）及非肾小球性血尿（正常或均一性红细胞）。肾小球性血尿通常来源肾小球内，一般多见于肾小球疾病，主要是由于肾小球基底膜的损伤引起的红细胞的漏出；非肾小球性血尿则来源于肾小球以下的泌尿系其他部位，一般多为肾盂、肾盏、输尿管、膀胱等处的炎症、结石、外伤、肿瘤、血管畸形等病变导致的局部血管出血。采用自动血细胞计算仪测定新鲜尿标本红细胞平均容积和分布曲线，如平均容积≤70fl，且分布曲线呈不对称性，则说明血尿多源于肾小球；平均容积＞70fl，且分布曲线呈对称性，则为非肾小球性血尿。

3. 根据出血特点的不同进行分析　血尿中混有血凝块通常提示非肾小球性出血，大块血凝块常见于膀胱出血；小的蠕虫样的血块见于上尿路出血；血尿伴尿频、尿急、尿痛应考虑急性膀胱炎；如血尿伴严重和反复发作的尿频、尿急、尿痛则要排除泌尿系统结核或膀胱肿瘤；如血尿伴有肾绞痛或输尿管部位疼痛则要考虑结石或血块堵塞。上呼吸道感染后1～3天内出现无痛性血尿常见于IgA肾病，如上呼吸道感染7～21天后出现无痛性血尿则多考虑为急性链球菌感染后肾炎，血尿伴有水肿和高血压则可能是急性肾炎或慢性肾炎，血尿伴有耳聋可能是遗传性疾病等。

（三）根据伴随症状及体征判断血尿的背景疾病

1. 血尿伴疼痛　血尿是否伴有疼痛，对于病因鉴别有重要意义。如血尿伴有尿频、尿急、尿痛等膀胱刺激症状，多由泌尿系统感染所引起，患者往往同时有“脓尿”。如血尿伴有腰腹部疼痛者，最常见的病因为尿石症。肾、输尿管结石移动产生梗阻时可引起肾盂输尿管平滑肌的强烈痉挛，表现为侧腰部和上腹部阵发性的剧烈疼痛，沿输尿管方向放射至下腹部、外生殖器或股内侧，称为肾绞痛。其他原因的肾出血如有血块阻塞输尿管亦可引起肾绞痛。因肾肿瘤、多囊肾、肾下垂等疾病所引起腰痛多为持续性钝痛。

2. 无痛性血尿　原发性或继发性肾小球疾病、间质性肾炎及全身其他系统的疾病造成的血尿多为无痛性血尿。原发病的症状体征往往提示诊断线索，如伴有水肿、高血压、蛋白尿及肾功能损害表现者，应考虑为肾炎或高血压肾病；老年男性患者如伴有排尿不畅、起夜多等下尿路梗阻症状，可见于前列腺增生；伴有全身其他部位出血者，多见于感染性疾病、血液病；伴见单侧腰部肿块者，应考虑为肾肿瘤、肾积水及肾下垂等；双侧腰部肿块应考虑为多囊肾；下腹部肿块应注意鉴别是否为膀胱尿潴留。值得注意的是，间断性的无痛性血尿往往是泌尿道恶性肿瘤（如肾癌、膀胱癌）的信号，需加以重视。

有的年轻人在剧烈运动后出现的一过性血尿，称为运动性血尿，属于生理现象，此类血尿有四个特点：①血尿在运动后即刻出现，血尿的严重程度与运动量和运动强度大小有密切关系；②除尿血外，一般没有其他症状和异常情况；③出现尿血后立即停止运动，绝大多数在3天内血尿停止；④血液化验、肾功能检查、腹部X光照像及肾盂造影等项检查均属正常。如果不具备上述特点，即使是运动后出现血尿，也不属于运动性血尿，可能为运动诱发原有隐匿性疾病产生血尿，当加强原发病的探索。

（四）辅助检查的选择

1. 肾小球性血尿　已确定为肾小球性血尿者，应再进一步做相关的筛选性检查，分清其为原发或继发，例如检查血清抗核抗体、抗双链DNA抗体和补体等，以排除狼疮性肾炎等，从而最后明确其根底疾病。肾穿刺活体组织检查可提供组织学的诊断，对40岁以下血尿患者的诊断尤有价值。随着肾组织形态学检查技术的完善与精确，已使更多的所谓原因未明的血尿得以明确为肾小球疾病。

2. 非肾小球性血尿　最常见的病因是肾结石和泌尿系感染性疾病，仅少数镜下血尿者最终发现有泌尿系统恶性肿瘤。应根据临床上可疑的表现，进行针对性的检查。如对于有下尿路症候群者做尿细菌学检查；而对于没有特殊症状的非肾性血尿，建议如下检查：①腹部平片：90%的肾结石不透X光，对诊断有较大帮助，还可了解肾的形态、大小和位置；②静脉肾盂造影（IVP）：任何血尿患者不能确诊为肾小球血尿时均应考虑做IVP；③肾脏超声检查：就诊断肾肿块和肾囊肿的准确性来说，它比IVP更好，超声诊断发现肿块的最小限度为2.5mm；对于多囊肾，B超较之肾脏体层照片和CT扫描，其诊断准确率更高，囊肿直径在1cm时已可发现，技术熟练者可能检出X线未能发现的结石；④CT扫描：在那些IVP和B超检查正常者中，需考虑做此项检查，对小于2cm的肿块，CT也能检出，可测出肾动脉瘤及肾静脉血栓形成；⑤膀胱镜检查：如IVP不能明确诊断，患者年龄>40岁而持续性血尿，则应尽快进行膀胱镜检查，膀胱镜检查特别有助于明确下尿路出血的原因及诊断单侧肾和输尿管血尿，而后者只有在血尿尚未停止时检出率才高；⑥尿细胞学检查：在怀疑为膀胱、尿道或肾盂肿瘤时，应做此检查，特别是老年血尿患者。

（须　冰）

第十五章

水　肿

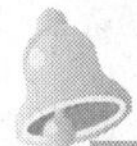

【培训目标】

1. 识记：水肿的定义、发生机制及常见病因。
2. 领会：症状、体征、辅助检查对水肿病因诊断的意义。
3. 运用：水肿的诊断思路。

水肿（edema）是指人体组织间隙有过多的液体积聚使组织肿胀。过多的液体积聚于体腔内称为积液，如胸腔积液、腹腔积液、心包积液。过多的液体积聚在内脏器官局部如脑水肿、肺水肿，临床可见头痛、呕吐、抽搐等颅高压症状及咳嗽咳痰、呼吸困难等，请参照相关章节。本节讨论的水肿特指皮下水肿。

一、常见病因

水肿的发生常由全身水液出入平衡破坏和（或）血液-组织液动态平衡破坏造成。各种原因造成的肾小球滤过率下降、肾小管重吸收钠水增多可引起钠水潴留，从而产生体内外液体交换平衡失调。毛细血管流体静压升高、血浆胶体渗透压下降、静脉/淋巴回流受阻、毛细血管壁通透性增加等因素可造成血管内外液体交换平衡失调，从而局部组织液增多而产生水肿。一般认为，在大多数全身性水肿中，钠水潴留是产生水肿的主要机制。产生水肿的常见病因见下表（表15-1）。

表15-1　水肿的常见病因

分类		常见病因
全身性水肿	心性水肿	右心衰、全心衰、心包积液、缩窄性心包炎等
	肝性水肿	肝硬化失代偿、肝癌等
	肾性水肿	各种肾炎、慢性肾盂肾炎、肾衰竭、肾病综合征等
	内分泌性水肿	甲低、垂体前叶功能减退、皮质醇增多症、原发性醛固酮增多症、经前期紧张综合征、水肿型甲状腺功能亢进、糖尿病等
	营养不良性水肿	消耗性疾病、营养摄入缺乏、蛋白丢失性胃肠病、重度烧伤、慢性酒精中毒等

续表

分类		常见病因
	其他原因	结缔组织病、妊娠、妊娠高血压综合征、血清病、特发性药物性水肿、肥胖、特发性水肿等
局限性水肿	组织炎症	疖、痈、丹毒等
	静脉/淋巴回流受阻	静脉血栓形成、血栓性静脉炎、丝虫病、肿瘤压迫等
	血管神经性水肿	过敏反应、虫咬等

二、诊断思路

（一）确定水肿的特点

水肿的特点包括：①部位：水肿开始部位及蔓延情况、全身性或局限性、是否对称；②严重程度；③水肿出现时间及急缓；④形态是属于凹陷性还是非凹陷性；⑤水肿与药物、饮食、体位、月经及妊娠的关系（表15-2）。

水肿可分为全身性水肿与局部性水肿。当液体在体内组织间隙呈弥漫性分布时称全身性水肿（anasarca），全身性水肿呈对称分布。液体积聚在局部组织间隙，如呈不对称分布，称为局限性水肿（localized edema）。全身性水肿在程度较轻时可仅发生于眼睑、眶下软组织或胫骨前、踝部皮下组织等局部，随着水肿发展可逐渐蔓延至全身疏松组织，最终可见全身组织严重水肿。有学者提出根据水肿波及的范围对全身性水肿进行分度：①Ⅰ度：足部及小腿有明显的凹陷性浮肿，休息后仍不消失；②Ⅱ度：除Ⅰ度外，同时伴有大腿水肿，皮肤紧张；③Ⅲ度：水肿波及腹部及外阴，皮肤紧绷发亮；④Ⅳ度：全身浮肿，有时伴有胸水、腹水。不同疾病的水肿发展速度有所差异。影响水肿分布特点的因素有：①重力和体位：如右心衰竭时，上、下腔静脉回流受阻，静脉压增高，致毛细血管流体静压增高；毛细血管流体静压受重力的影响，最低垂部位的毛细血管压较高，因此，在最低垂部位最先出现水肿；②局部血流动力学因素：肝静脉压力低、管壁薄弱，故最易受增生的结缔组织和再生结节的挤压而扭曲、闭塞，使肝窦内的血液不易排出，肝窦内压因而增高，引起肝静脉回流受阻，使肝静脉压及其毛细血管流体静压增高，包括蛋白质在内的血浆成分进入肝组织间隙成为肝淋巴液，过多的淋巴液从肝脏表面漏出是腹水形成的重要原因；③组织结构特点：眼睑部组织较疏松，皮肤薄且伸展度较大，组织间隙压力较低，水肿液易于在此聚集。肾性水肿因无毛细血管流体静压增高的因素存在，在夜间平卧状态下，水肿液在组织疏松的眼睑部位积聚，晨起水肿较明显。

用手指在局部按压3～5秒，如在离去手指后局部呈凹陷状态5秒后仍不能恢复原状，称为凹陷性水肿（pitting edema）。水肿早期单靠视诊不易发现，一般体重增加5kg后方可发现。有学者据此提出三度法判定水肿程度：①Ⅰ度：按上法按压，按压深度指印可明视或用手抚摸有凹陷者；②Ⅱ度：按压后有较深的指印，10秒后仍不能恢复，水肿可明视，皮肤紧张可不发亮（重Ⅱ度可发亮）；③Ⅲ度：短时间（3秒内）轻压却能在长时间（10秒以上）内不恢复，皮肤发亮，甚至裂口流水等。指压后无组织凹陷，称非凹陷性水肿，见于黏液性水肿、象皮肿及血管神经性水肿。

表 15-2 水肿特点

病因	水肿部位及蔓延情况	水肿形态及水肿与药物、饮食、体位、月经、妊娠的关系
各型肾炎和肾病	眼睑、颜面开始，蔓延及全身	凹陷性水肿，质软而移动性大
右心衰竭/全心衰	低垂部开始，向上延及全身	凹陷性水肿，较坚实、移动性小
肝源性水肿	主要表现为腹水，也可首先出现踝部水肿，逐渐向上蔓延，而头、面部及上肢常无水肿	凹陷性水肿
甲状腺功能减退	颜面及下肢较明显	黏液性水肿：皮肤角化，细胞间液中含多量透明质酸、黏多糖、硫酸软骨素及水分
低蛋白血症或维生素 B1 缺乏	常从足部开始逐渐蔓延至全身	凹陷性水肿
特发性水肿	下午下肢和足部水肿为主，或晨起颜面及手部水肿	周期性水肿：妇女多见，水肿与时间、体位有着密切的关系。在长时间站立或活动、过量食盐后出现或加重，平卧位休息后又逐渐减轻至消失
经前期紧张综合征	眼睑、踝部及手部轻度水肿	周期性水肿：间歇性水潴留或突然增重，月经前 7~14 天出现，月经后逐渐消退，可伴乳房胀痛腹部不适及盆腔沉重感
局部炎症	患处皮肤	局部红、肿、热、痛
丝虫病	下肢多见	象皮肿：患部皮肤粗糙增厚，如皮革样，并起皱褶
变态反应性疾病	发生极为迅速，可出现于全身各处	血管神经性水肿：突然发生的无痛、硬而富有弹性，水肿处皮肤呈苍白色或蜡样光泽，中央部微凹

（二）询问相关病史及伴随症状

1. 询问水肿出现诱因　肾小球肾炎发生水肿前 1~2 周常有上呼吸道感染表现，且儿童多见。输液、用药后当考虑变态反应或药物影响。药物过敏反应以血管神经性水肿为主，发生极为迅速；而某些药物长期使用导致凹陷性水肿，如血管扩张药、钙离子阻滞剂、氯化钠或含钠药物、潴钠激素（肾上腺皮质激素、胰岛素、雌激素、睾酮等）、甘草、萝芙木制剂等。

2. 询问有无心、肾、肝、内分泌及过敏性疾病病史及其相关伴随症状　如心悸、气促、咳嗽、咳痰、咯血、头晕、头痛、失眠、腹胀、腹痛、食欲、体重及尿量变化等（表 15-3）。

3. 体格检查　除了对水肿的特点进行检查外，还需进行相关系统体格检查，需特别注意：①营养状态、面容、体位；②皮肤黏膜淋巴结、毛发改变、局部红肿热痛；③甲状腺、颈静脉怒张，肝颈静脉反流征；④心肺视触叩听；⑤腹部有无腹壁静脉曲张、肝脾肿大、肾区叩击痛。

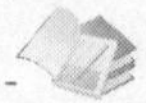

表 15-3　常见病因与伴随症状及体征

常见病因	伴随症状与体征
心源性水肿	常伴呼吸困难与发绀、心脏扩大、颈静脉怒张、肝肿大、肝颈静脉反流征（+）
肾源性水肿	伴高血压、蛋白尿、管型尿、血尿等肾脏受损的表现
肝源性水肿	伴食欲减退、黄疸、皮肤瘙痒、乏力、腹胀、腹泻、出血倾向；检查发现腹水为主，伴肝掌、蜘蛛痣、黄疸、腹壁静脉曲张、脾肿大
甲状腺功能减退	怕冷、汗出减少、便秘、呆板，毛发枯燥而稀疏、皮肤苍黄而干燥
结缔组织病	皮疹、脱发、光过敏、关节疼痛、溃疡
营养不良	常有消瘦、体重减轻等表现，皮下脂肪减少所致组织松弛
局部炎症	伴局部红肿热痛
静脉炎、血栓性静脉炎	扪及条索状、疼痛的静脉
淋巴管炎	肢体相应部位红线且疼痛

（三）选择合适的检查验证诊断

尿液检查、肾功能检查及肾脏超声是筛查肾源性水肿的常规检查。肝功能、肝脏超声等检查可筛选肝脏疾病。胸片、心脏超声等检查可为诊断心脏疾病提供依据。可疑内分泌疾病或结缔组织疾病引起的水肿当选择内分泌功能检查及自身抗体检查。血常规检查结果中蕴含了较多非特异性的诊断信息，如炎症、贫血等，可为诊断相关疾病提供线索。

（金　涛）

第十六章 少尿、无尿、多尿

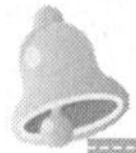

【培训目标】

1. 识记：少尿、无尿、多尿的定义、发生机制及常见病因。
2. 领会：症状、体征、辅助检查对少尿、无尿、多尿病因诊断的意义。
3. 运用：少尿、无尿、多尿的诊断思路。

正常人24小时排出的尿量约为1000～2000ml。生理情况下，尿量的多少主要决定于机体每天摄入的水量和由其他途径如皮肤、呼吸道、胃肠道排出的水量。尿量的异常可分为少尿、无尿与多尿。24小时尿量少于400ml或每小时尿量少于17ml，称为少尿（oliguria）。24小时尿量少于100ml或12小时内完全无尿，称为无尿（anuria）。24小时尿量超过2500ml，称为多尿（polyuria）。

一、常见病因

尿液的生成过程较为复杂，主要包括肾小球滤过与肾小管重吸收及分泌。尿液的排出要求输尿管、膀胱及尿道排泄通畅。少尿和无尿的原因可分为肾前性、肾性和肾后性三类。尿量的多少受到很多病理因素和生理因素的影响。

肾前性少尿因肾血流量减少及有效滤过压降低而影响尿量；肾性少尿主要通过降低肾小球滤过膜的通透性、减少肾小球总滤过面积以及损害肾小管的结构功能等导致少尿或无尿；肾后性少尿为尿液生成正常，由经输尿管、膀胱或尿道排泄的过程受阻所致（表16-1）。

表16-1 少尿、无尿的常见病因

按病变部位分类		常见病因
肾前性	低血容量	严重外伤、烧伤、挤压综合征及各种原因所致大出血，外科手术、脱水、胰腺炎、呕吐、腹泻或大量应用利尿剂等
	有效循环血量不足	肾病综合征、肝功能衰竭、败血症、各种休克、挤压综合征、应用血管扩张药或麻醉药等
	心排血量减少	心源性休克、充血性心力衰竭、心脏压塞、急性心肌梗死、急性肺栓塞及严重心律失常等

续表

按病变部位分类		常见病因
	肾血管病变	肾动脉狭窄、肾动脉血栓形成或栓塞、高血压危象等引起持续肾动脉痉挛，药物作用于肾血管而导致肾血管动力学的自身调节紊乱等
肾性	肾小球疾病	急性肾炎综合征、急进性肾炎综合征、继发于全身性疾病的肾小球病变如过敏性紫癜、血栓性血小板减少性紫癜、溶血性-尿毒症综合征、结节性多动脉炎、系统性红斑狼疮等
	肾小管疾病	急性肾小管坏死、肾缺血、药物毒物引起肾中毒、异型输血后的色素肾病、轻链肾病及高钙血症等
	肾间质病变	严重感染、败血症所致，或药物过敏，或由于淋巴瘤、白血病或肉瘤病变蔓延侵及肾间质
	双侧肾皮质及肾髓质坏死	各种大出血、休克，如严重创伤及产后大出血等，感染、DIC 等
	肾脏的小血管炎及肾脏的大血管疾患	各种原发性或继发性肾小血管的坏死性、过敏性血管炎以及恶性高血压所致的小血管炎、妊娠子痫、胎盘早剥及败血症引起的弥散性血管内凝血、肾静脉血栓形成等
肾后性	输尿管梗阻	肾盂或输尿管内机械性梗阻如结石、肿瘤、血凝块、脓块、乳糜块或慢性感染如结核后粘连堵塞输尿管、肾下垂或游走肾所致肾扭转、输尿管损伤、水肿、瘢痕或输尿管外压迫、腹膜后纤维增生所引起的输尿管受压迫、牵拉等
	尿道梗阻	膀胱、尿道结石阻塞，尿道狭窄、前列腺增生或肿瘤、膀胱尿道及其邻近组织肿瘤、膀胱破裂、尿道断裂、神经膀胱等

尿液排量取决于肾对水和溶质（电解质和尿素）的排泄。多尿按生理病理可分为三大类（表 16-2）。

表 16-2　多尿的常见病因

病理生理分类		常见病因
水利尿性多尿	摄水增加	过量摄入低渗性液体、强迫性烦渴多饮如精神分裂症、口渴刺激（高钙血症，低钾血症，高肾素血症或器质性原发性烦渴）
	ADH 分泌减少或阙如（中枢性尿崩症）	①先天性或家族性原发性尿崩症；②继发性尿崩症：由新生物、浸润物、血管性、炎症性等所致 CNS 损伤性毁坏性病变
	肾对 ADH 的反应性障碍	①遗传性中枢性尿崩症；②获得性遗传性尿崩症：低钾血症、高钙血症、镰状细胞性贫血、慢性小管间质疾病包括梗阻性肾病、淀粉样变、多囊肾、髓质囊性病、干燥综合征
	其他	冷利尿、药物毒性（碳酸锂、两性霉素 B 等）

续表

病理生理分类		常见病因
溶质利尿性多尿	有机溶质排泄过多	未控制的糖尿病、肾性糖尿、肾性氨基酸尿或大量葡萄糖输入、原发性甲状旁腺功能亢进、原发性醛固酮增多症、高蛋白饮食、高热量鼻饲及高分解状态
	电解质排泄过多	梗阻后利尿、急性肾衰竭恢复期利尿、肾移植后利尿
	肾小管功能异常疾病	近端肾小管功能异常、远端肾小管功能异常、近端和（或）远端肾小管功能异常疾病、慢性小管间质疾病、失盐性肾炎
	其他	心房利钠多肽分泌增多（阵发性心动过速时）、利尿剂或输注生理盐水等
水-溶质利尿性（混合性）多尿		合并未控制的糖尿病和慢性肾衰、梗阻性肾病解除后

二、诊断思路

（一）少尿与无尿

1. 根据临床特点确定少尿、无尿的类型

（1）肾前性少尿、无尿的临床特点：①有引起肾脏灌注不良的疾病或诱因；②容量不足患者体征可见到皮肤黏膜干燥、皮肤弹性差、血压低、脉压差小、心率偏快，末梢循环状态差如四肢末梢温度低、色泽紫绀等；③尿常规大致正常；④肾小管功能良好，尿浓缩功能正常，一般尿比重>1.020，尿渗透压>500mOsm/(kg·H_2O)，一般不会出现完全无尿；⑤血尿素氮（mg/dl）：血肌酐（mg/dl）≥20∶1；⑥容量不足者中心静脉压（CVP）<0.49kPa（50mmH_2O）；⑦及时纠正原发病后，肾功能迅速恢复正常（一般1～2天）。

（2）肾性少尿、无尿的临床特点：①大部分患者具有肾脏病的病史和体征；还需特别注意有无使用损害肾脏的药物（如庆大霉素、卡那霉素）、食用有毒食物（如青鱼胆）及蛇咬伤史等；②尿常规异常：蛋白尿、血尿、管型尿；③肾小管功能异常，尿比重常<1.015，尿渗透压<350mOsm/(kg·H_2O)，可有肾性糖尿、氨基酸尿；④与肾前性比较，治疗相对困难，部分患者肾功能虽然可以恢复，但恢复较慢（1周～数月）；⑤完全无尿罕见，仅见于广泛肾皮质坏死和极个别的急进性肾小球肾炎患者。

（3）肾后性少尿、无尿的临床特点：①典型表现为突然完全无尿，可反复发作（本条的提示价值最高）；查体需注意耻骨联合上区有无膨胀，叩诊是否浊音，是否能扪及包块；②有尿排出者，尿常规可有血尿（非肾小球源性）、白细胞尿，也可大致正常，但不会出现大量蛋白尿；③有尿路梗阻的形态学改变（B超、腹部平片、逆行尿路造影、同位素肾扫描等），包括梗阻部位的病变（结石、肿瘤等）以及梗阻以上部位的积液（但在急性梗阻的早期，这些影像学表现可能并不明显，易造成误诊）；④急性梗阻解除后，多数患者于两周左右肾功能恢复正常。

2. 判断少尿、无尿的病因　积极寻找少尿、无尿的诱因，常见的诱因有感染、创伤、利尿和降压不当等。若为肾前性或肾后性疾病，常需相关的专业协助诊断并积极处理原发

病。若为肾性少尿，除了终末期肾脏病以外，其他都是各种急性肾衰竭的少尿，应进一步鉴别肾小球病变、肾小管和（或）肾间质病变以及肾血管病变，但有时单纯依靠临床资料进行鉴别会有困难，有适应证时，应尽早肾活检以帮助确诊。

（二）多尿

1. 确定多尿的类型　对于多尿区分低渗性多尿还是高渗性多尿。低渗性多尿者尿比重常低于 1.005，尿渗透压低于 150mOsm/(kg · H_2O)；高渗性多尿者尿比重常大于 1.020，尿渗透压高于 350mOsm/(kg · H_2O)。

2. 进一步明确多尿的病因

（1）如为高渗性多尿，则应测定血尿素氮、尿钠、尿糖等。血尿素氮增高较常见于高蛋白饮食、高热量鼻饲时。尿钠增高多见于慢性肾上腺皮质功能不全者。尿糖增高伴血糖增高者为糖尿病；尿糖增高不伴血糖增高者为肾性糖尿；如伴有妊娠的，要疑为妊娠性糖尿；如伴有其他肾小管损伤特点，多见于 Fanconi 综合征，否则应考虑近曲小管重吸收糖功能障碍所致肾性糖尿。

（2）如为低渗性多尿，首先可通过限水试验、垂体后叶素试验和高渗盐水试验将神经性多尿和尿崩症区别开。神经性多尿，限水试验时可出现尿比重增高和血压不下降，高渗盐水试验为正常反应，垂体后叶素试验亦敏感；而尿崩症则为限水试验时尿比重不升高，血压可下降，高渗盐水试验无反应，垂体后叶素试验敏感。对垂体后叶素无反应的尿崩症样表现者，应考虑肾性尿崩。

（3）有类似肾性尿崩表现的，要寻找病因，尤其要注意有无慢性中毒性肾病、慢性小管间质性肾病、高钙性肾病、尿酸性肾病、肾小管酸中毒、慢性肾盂肾炎、失钾性肾炎和慢性肾功能不全等。

（须　冰）

第十七章 排尿困难与尿失禁

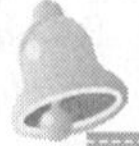【培训目标】

1. 识记：排尿困难与尿失禁的定义、发生机制及常见病因。
2. 领会：症状、体征、辅助检查对排尿困难与尿失禁病因诊断的意义。
3. 运用：排尿困难与尿失禁的诊断思路。

排尿困难（dysuria）是指膀胱内的尿液不易自行排出，表现为不同程度的排尿费力、起始迟缓、尿时延长、射程缩短、尿流变细、尿中断、滴沥不尽及尿频、尿急或尿失禁等症状。严重时增加腹压也不能将膀胱内的尿排出体外，称为尿潴留。而患者排尿自主能力下降或丧失，尿液不受主观控制而自尿道口点滴溢出或流出称尿失禁（incontinence of urine）。

一、常见病因

排尿反射属于非条件反射，其反射初级中枢在骶髓。大脑皮层的高级中枢可接受脊髓传递而来的膀胱充盈的信息，产生尿意并对骶髓排尿反射低级中枢施以易化或抑制性影响，以控制排尿反射活动。和排尿反射有关的外周神经主要有3对，包括腹下神经、盆神经和阴部神经，它们属于混合神经，每条神经都有传入和传出纤维，支配膀胱和尿道（表17-1）。排尿反射由两个相联系的反射活动所组成：①盆神经传入膀胱充胀的感觉冲动，到达脊髓骶2～4段侧柱的排尿中枢，经盆神经传出，引起逼尿肌收缩与尿道内括约肌松弛，后尿道放宽，阻力减小，尿液被压入后尿道；②当尿液进入后尿道，刺激其中的感受器，经盆神经传入脊髓排尿中枢，抑制骶2～4段前角细胞，减少阴部神经的紧张性传出冲动而使尿道外括约肌松弛，于是尿液被迫驱出。

大脑对排尿的抑制功能表现在抑制脊髓排尿中枢及兴奋有关的横纹肌的运动神经元，使尿道外括约肌和会阴部肌肉强力收缩，关闭后尿道，使尿液退回膀胱，使膀胱逼尿肌逐渐松弛以实现对排尿反射的抑制。大脑的排尿抑制区定位还不明确，但已知它的下行通路乃是皮层脊髓束与锥体外通路。

表 17-1 排尿反射的神经支配

神经	传入神经	传出神经
腹下神经	传导膀胱的痛觉	起自脊髓胸 12～腰 1、2 段侧柱，属于交感神经系。能传导兴奋以增强尿道内括约肌的紧张性和减弱膀胱逼尿肌的紧张性，与膀胱贮尿功能有关（抑制排尿）
盆神经	传导膀胱和尿道内括约肌的充胀感觉	起自脊髓骶 2～4 段侧柱，属于副交感神经系。它传导的兴奋能引起逼尿肌收缩和尿道括约肌松弛，促进排尿
阴部神经	传导后尿道的感觉（包括痛觉）	传出纤维起自脊髓骶 2～4 段前角细胞，为躯体神经。支配尿道外括约肌和会阴部的横纹肌。排尿时，它的紧张性兴奋受抑制，尿道外括约肌的紧张性减弱，尿液受逼尿肌驱动，由舒张的尿道流出体外；排尿终止后，紧张性兴奋恢复，维持尿道外括约肌的紧张性收缩。排尿过程中，可以有意识地使它兴奋而收缩尿道外括约肌，中断排尿

上述排尿反射路径的异常或功能失调，可引起排尿障碍，表现为排尿困难或者尿失禁。尿潴留从发病机制上分为：①机械性梗阻：是指参与排尿的神经及肌肉功能正常，但在膀胱颈至尿道外口的某一部位存在梗阻性病变。梗阻早期，可通过逼尿肌代偿性收缩克服阻力，但随着梗阻加重，膀胱内残尿逐渐增多，膀胱有效容量减少，患者可出现尿频、尿潴留，严重时出现充溢性尿失禁。②动力性梗阻：各种原因造成的排尿中枢或周围神经受损害，导致膀胱逼尿肌无力或尿道括约肌痉挛。常见病因见表 17-2。而当各种原因使逼尿肌异常收缩或膀胱过度充盈，导致膀胱内压升高超过正常尿道括约肌张力，或尿道括约肌张力因各种原因麻痹或松弛，导致尿道阻力降低到一定程度，可产生尿失禁（表 17-3）。

表 17-2 排尿困难的常见病因

分类		常见病因
机械性梗阻	膀胱颈部病变	膀胱颈部阻塞：膀胱内结石、肿瘤、血块、异物阻塞 膀胱颈部受压：晚期妊娠子宫、子宫肌瘤、卵巢囊肿等膀胱颈部邻近器官或病变压迫 膀胱颈部器质性狭窄：膀胱颈部炎症、先天或后天获得性狭窄等
	后尿道疾患	后尿道受压迫：前列腺疾病（肥大、癌、急性炎症、出血、脓肿、纤维化等） 后尿道病变：炎症、水肿、结石、肿瘤、异物等 先天性后尿道瓣膜
	前尿道疾患	前尿道狭窄（尿道损伤、淋球菌性尿道炎或下腹部放射治疗史）、结石、肿瘤、结核、异物、肿瘤、憩室或先天畸形如尿道外翻、阴茎包皮嵌顿、阴茎异常勃起等
动力性梗阻	神经系统疾病	中枢神经受损：颅脑肿瘤、脑卒中、脑炎、脊髓肿瘤、脊髓灰质、脊髓痨和中枢神经手术等 先天性畸形：脊柱裂、脊膜膨出和脊髓膜膨出等使膀胱的压力感受不能上传 外周神经受损或功能障碍：下腹部手术或麻醉，或糖尿病神经病变、放射线、多发性硬化和周围神经炎等

续表

分类	常见病因
膀胱平滑肌和括约肌病变	糖尿病、膀胱逼尿肌和尿道括约肌协同失调症
药物作用	促使平滑肌松弛的药物（如阿托品、654-2）、抗抑郁药、抗组胺药和阿片制剂、硝酸甘油等
精神因素	精神紧张、绝对卧床、排尿疼痛

表 17-3　尿失禁的常见病因

分类	发病机制	常见病因
急迫性尿失禁	膀胱逼尿肌不自主收缩或反射亢进	①大脑皮质对脊髓排尿中枢的抑制减弱：脑血管意外、脑瘤、多发性硬化和帕金森病等；②膀胱局部炎症或激惹：如下尿路感染、粪便嵌顿、老年性阴道炎、前列腺增生症及子宫脱垂等
压力性尿失禁	尿道阻力下降，当腹压骤然增高超过已降低的尿道阻力发生尿失禁	尿道括约肌张力减低或骨盆底部尿道周围肌肉和韧带松弛：女性多次分娩、盆腔或尿路手术史及产伤
充溢性尿失禁	尿液潴留，膀胱过度充盈而尿液溢出	同排尿困难
功能性尿失禁	由于精神、运动障碍或药物作用，不能及时排尿，导致膀胱充盈而出现暂时性尿失禁	见于严重关节炎、脑血管病变、痴呆、排尿环境或习惯突然改变、服用利尿剂、抗胆碱能药等

二、诊断思路

（一）排尿困难

1. 判断尿量减少是由于尿液生成减少还是尿潴留　通过膀胱叩诊是否充盈可判断尿量排出减少是属于尿液生成减少还是排尿困难造成的尿潴留，可进一步通过膀胱超声检查等确定。

2. 根据病史、症状及伴随症状探寻病因

（1）询问是否有下列病史及诱因：①是否有颅脑、脊髓损伤病史；②有无糖尿病、周围神经炎等病史；③有无泌尿系的外伤、手术、结石、肿瘤及感染史或先天性发育异常，有无前列腺增生史，有无骨盆、会阴区放射治疗史等；④是否正在使用可导致排尿困难的药物（抗胆碱药、抗抑郁药、抗组胺药及阿片制剂等）；⑤有无大量利尿、洗胃、呕吐、禁食等引起低血钾的情况，有无肾小管性酸中毒、棉酚中毒、甲状腺功能亢进、结缔组织病等可引起顽固性低血钾的病史；⑥膀胱内血块常继发于血液病，如血友病、白血病、再生障碍性贫血等，结合病史及血液的实验室检查可确诊；⑦有无子宫肌瘤、卵巢囊肿等病史。

（2）根据排尿困难的发病表现判断：问诊当注意询问症状发生的时间和程度（如射程、射力和排尿持续时间）、排尿频率（包括夜尿次数）以及每次尿量。根据起病急缓可分为急性尿潴留和慢性尿潴留。急性尿潴留是指短时间内突然发生的膀胱迅速充盈膨胀，患者常感下腹胀痛并膨隆，尿意急迫，但不能自行排尿，常有明确的诱因。慢性尿潴留既往有排尿困难的病史，一般由膀胱颈以下梗阻性病变引起。如前列腺肥大和前列腺炎好发于中老年男性，可见尿频、尿急等首发症状，早期多因前列腺充血刺激所致，以夜尿增多为主，之后随着膀胱残余尿增加而症状逐渐加重，以后出现进行性排尿困难、排尿踌躇、射尿无力、尿流变细、排尿间断、尿末滴沥和尿失禁。肛门指诊可确定前列腺大小、质地、表面光滑度，对区分良性肿大和前列腺癌十分重要。前列腺按摩取前列腺液行常规检查和细菌培养，有助诊断前列腺炎，PSA、f-PSA 及前列腺穿刺活检对诊断前列腺疾病有重要参考价值。隐形脊柱裂患者发病年龄早，夜间遗尿，幼年尿床时间长是其特点，腰骶椎 X 线片可确诊。

（3）根据伴随症状判断：许多伴随症状对于鉴别诊断有一定的意义（表 17-4）。

表 17-4　排尿困难的伴随症状及其临床提示与可选做的检查

伴随症状	临床提示	可选择的检查
尿频、尿急、尿痛、发热	尿路感染	血液、尿液常规，细菌培养等
尿道口脓性分泌物	淋球菌性尿道炎	血液、尿液常规，细菌培养等
尿流中断/尿流分叉，可伴有尿痛，下腹部绞痛史，疼痛向大腿及会阴部放射，疼痛的当时或疼痛后出现肉眼血尿或镜下血尿	膀胱或尿路结石	尿液常规、B 超、CT、X 线摄片、经膀胱镜尿路逆行造影、静脉肾盂造影
无痛性肉眼或镜下血尿、排尿困难逐渐加重、晚期可发现远处转移肿瘤病灶	膀胱肿瘤	膀胱镜下取活检
截瘫、运动和感觉障碍	脊髓损害（如脊柱骨折、肿瘤压迫、结核、脊髓炎）	X 线、CT、MRI 等
尿频和尿失禁、肛门括约肌松弛和肛门反射消失，下腹胀	神经源性膀胱（糖尿病/神经系统疾病或损伤）	血糖、尿糖升高

（二）尿失禁

1. 判断是何种类型的尿失禁

（1）充溢性尿失禁：当膀胱内压上升到一定程度并超过尿道阻力时，尿液不断地自尿道中溢出。该类患者的膀胱呈膨胀状态。通过体格检查有膀胱充盈和 B 超检查证实排尿后膀胱残余尿量常增加，可诊断充溢性尿失禁，其病因诊断参照排尿困难。

（2）压力性尿失禁：患者平时尚能控制排尿，但当腹压骤然增高，超过已降低的尿道阻力时，即有少量尿液不自主地由尿道口溢出时，考虑压力性尿失禁。此类患者多有多次分娩或有盆腔或尿路手术史及产伤，体检可能有膀胱瘘、直肠瘘或子宫脱垂。根据尿失禁的发作频率、每次溢出的尿量等评价尿失禁的严重程度：①轻度：仅在咳嗽、打喷嚏、抬重物时出现尿失禁；②中度：在走路、站立、轻度用力时出现尿失禁；③重度：无论直立或卧位时都可发生尿失禁。

（3）急迫性尿失禁：患者反复的低容量不自主排尿，尿意感强烈，有迫不及待排尿感，有的可完全排空；多伴有尿频、尿急等膀胱刺激症状和下腹部胀痛。盆腔、直肠肌神经系统检查有阳性体征。

（4）功能性尿失禁：患者能感觉到膀胱充盈，但由于精神、运动障碍或药物作用，不能及时排尿引起的暂时性症状。

上述类型尿失禁可并存，如急迫性尿失禁和压力性尿失禁可同时存在。

2. 根据尿失禁特点推断病因

（1）起病年龄：小儿由于大脑功能发育尚未完善，对基本排尿中枢的抑制能力较弱，所以排尿频繁。夜间容易发生遗尿，乃至失禁。儿童期开始发病可见于先天性疾患尿道上裂，大脑功能衰退的老年人也能发生尿失禁。

（2）尿失禁病程：尿失禁可以是暂时性也可是持续性的。暂时性尿失禁见于尿路感染、急性精神错乱性疾病、药物反应和心理性忧郁症。长期性尿失禁见于脑卒中、痴呆、骨盆外伤损伤尿道括约肌、骨髓炎和慢性前列腺增生。

（3）是持续性溢尿还是间歇性溢尿：持续性溢尿见于完全性尿失禁，尿道阻力完全丧失，尿液持续流出，膀胱无尿液储存呈空虚状态。常见于外伤、手术或先天性疾病引起的膀胱颈和尿道括约肌的损伤，还可见于尿道口异位和女性膀胱阴道瘘等。间歇性溢尿是由于膀胱过度充盈而造成尿不断溢出，见于充溢性尿失禁。

（4）诱因及既往病史：病史采集时当询问既往有无外伤史、盆腔及会阴部手术史（成人为前列腺手术、尿道狭窄修补术等；儿童为后尿道瓣膜手术等）、反复泌尿系统感染史；是否正患有糖尿病、前列腺增生、神经系统疾病、盆腔及泌尿生殖系统等疾病；是否有排尿习惯或环境的突然改变；是否正在使用可能导致功能性尿失禁的药物。

（5）伴随症状：①伴膀胱刺激征及血尿、脓尿，见于急性膀胱炎；②伴排便功能紊乱（如便秘、大便失禁等）及神经系统疾病症状和体征者，见于神经源性膀胱；③伴有肢体瘫痪（单瘫、偏瘫、截瘫）；肌张力增高；腱反射亢进；有病理反射见于上运动神经元病变；④伴有多饮、多尿和消瘦，见于糖尿病性膀胱，因膀胱括约肌失控引起尿失禁和膀胱逼尿肌与括约肌不协调引起的排尿障碍。

（高燕鲁）

第十八章

肥胖与消瘦

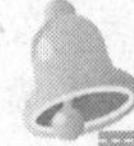

【培训目标】

1. 识记：肥胖与消瘦的定义、分类及常见病因。
2. 领会：症状、体征、辅助检查对肥胖与消瘦病因诊断的意义。
3. 运用：肥胖与消瘦的诊断思路。

当人体摄入热量超过消耗热量时，剩余的热量以脂肪形式储存在体内，使体内脂肪组织过多，体重增加，达一定数值时即为肥胖。体内脂肪与蛋白质减少，体重下降到一定标准，即为消瘦。

一、常见病因

肥胖按病因可分为原发性肥胖和继发性肥胖。原发性肥胖无明确病因，又称单纯性肥胖；主要和遗传因素有关，遗传因素对肥胖的影响主要通过增加机体对肥胖的易感性起作用，肥胖者往往有较明确的家族史；继发性肥胖有明确病因（表 18-1）。

表 18-1 继发性肥胖的常见病因

影响因素	常见病因
不良饮食、生活方式	进食行为（食物种类、进食次数、进食时间等）异常，饮酒，运动过少
内分泌因素	下丘脑垂体疾病、甲状腺功能减退症、性腺功能减退症及多囊卵巢综合征等
药物因素（医源性肥胖）	长期使用糖皮质激素、氯丙嗪、胰岛素及其他促进蛋白合成的药物等
脂肪细胞因子	目前研究较多的脂肪细胞因子有脂联素、抵抗素、瘦素及肿瘤坏死因子 α 等，它们均参与了胰岛素抵抗、脂代谢紊乱、糖代谢异常的发生机制，同样也是肥胖的发病机制

消瘦而无任何疾病征象者，属于体质性消瘦，多有家族史。而多种原因使机体摄入营养物质及吸收减少或机体对营养物质消耗增加，形成负氮平衡引起的消瘦，常为疾病的表现。常见病因有下列几种（表 18-2）。

表 18-2　消瘦的常见病因

分类		常见病因
营养物质摄入不足	吞咽困难	①口腔疾病：口腔炎、咽后壁脓肿、急性扁桃体炎、舌癌等；②食管、贲门疾病：食管癌、贲门癌及食管损伤等；③神经肌肉疾病：延髓性麻痹、重症肌无力等
	进食减少	①神经精神疾病：神经性厌食、精神紧张、焦虑、抑郁症、反应性精神病等；②消化系统疾病：慢性萎缩性胃炎、胃淀粉样变、胰腺炎、胆囊炎、肝硬化及糖尿病引起的胃轻瘫等；③呼吸系统疾病：各种原因引起的肺功能不全；④循环系统疾病：各种原因引起的心功能不全；⑤肾脏疾病：见于慢性肾衰竭；⑥慢性感染性疾病：见于慢性重症感染
营养物质消化、吸收障碍	胃源性	重症胃炎、溃疡、胃切除术后、倾倒综合征、胃泌素瘤和皮革胃等。长期服用某些药物
	肠源性	各种肠道疾病及先天性乳糖酶缺乏症、蔗糖酶缺乏症、短肠综合征等
	肝源性	重症肝炎、肝硬化、肝癌等
	胰源性	慢性胰腺炎、胰腺癌、胰腺大部切除术后及胰瘘等
	胆源性	慢性胆囊炎、胆囊癌、胆囊切除术后、胆道功能障碍综合征、原发性胆汁性肝硬化、原发性硬化性胆管炎、肝胆管癌等
营养物质利用障碍		糖尿病糖利用障碍
营养物质消耗增加	内分泌代谢性疾病	甲状腺功能亢进症、Ⅰ型糖尿病等
	慢性消耗性疾病	结核病、恶性肿瘤、血液病及某些慢性感染等。
	其他	大面积烧伤、高热、药物（甲状腺素制剂、苯丙胺等）

二、诊断思路

（一）肥胖和消瘦的评价

1. 按身高体重计算　在测量体重时要排除时间、衣物、进食、排便的影响。通常认为超过标准体重的10%为超重，超过标准体重的20%为肥胖，体重下降超过正常标准10%时，即称为低体重；下降超过正常标准20%时，即称为消瘦。标准体重要根据身高计算，世界卫生组织标准规定，男性体重（kg）=［身高（cm）－80］×0.7；女性体重（kg）=［身高（cm）－70］×0.6。简单粗略计算标准体重，体重（kg）=身高（cm）－105。

2. 体重指数　体重指数（BMI）=体重（kg）/身高的平方（m^2），是国际上常用的衡量人体胖瘦程度以及是否健康的一个标准（表18-3）。当我们需要比较及分析一个人的体重对于不同高度的人所带来的健康影响时，BMI值是一个中立而可靠的指标。但是，BMI指数对儿童、老人或身高过于矮小的人士并不适用。儿童、青少年超重和肥胖的诊断一般按背景人群BMI的年龄分布曲线，年龄的BMI 85百分位点或以上及95百分位点或以上定

位超重或肥胖。

表 18-3　BMI 指数的参考标准

BMI 分类	WHO 标准	亚洲标准	中国参考标准	肥胖相关疾病发病的危险性
体重过低	<18.5	<18.5	<18.5	低（但其他疾病危险性增加）
正常范围	18.5~24.9	18.5~22.9	18.5~23.9	平均水平
超重	≥25	≥23	≥24	增加
肥胖前期	25.0~29.9	23~24.9	24~26.9	增加
Ⅰ度肥胖	30.0~34.9	25~29.9	27~29.9	中度增加
Ⅱ度肥胖	35.0~39.9	≥30	≥30	严重增加
Ⅲ度肥胖	≥40.0	≥40.0	≥40.0	非常严重增加

3. 测量总体脂含量

体脂率是指人体内脂肪重量在人体总体重中所占的比例，又称体脂百分数，它能反映人体内脂肪含量的多少。体脂率可以通过计算估测，体脂率＝1.2×BMI＋0.23×年龄－5.4－10.8×性别（男为1，女为0）。体脂率可以通过 DEXA 测量、生物电阻测量法（bio-impedance analysis，BIA）等方法检测。

正常人体脂含量因年龄、性别而不同，新生儿体脂约为体重的10%，成年男性体脂约为体重的10%～15%，成年女性体脂约为体重的15%～20%。如果男性体脂比例超过25%，成年女性比例超过30%，则应视为肥胖。若体脂率过低，低于体脂含量的安全下限，即男性5%，女性13%～15%，则可能引起功能失调。

根据在体内分布位置的不同，身体脂肪可分为皮下脂肪和内脏脂肪。肥胖也可分为：①普遍型肥胖：又称均匀性肥胖；②腹型肥胖：又称向心性肥胖、内脏型肥胖、男性型肥胖；③臀型肥胖：又称非向心性肥胖、女性型肥胖。

4. 其他

（1）测量肱三头肌皮褶厚度：根据肱三头肌皮褶厚度可以评估脂肪的储存情况。一般人平均50%的脂肪组织是在皮下，皮褶厚度由皮肤和皮下脂肪组成，通过特殊的皮褶厚度在数个部位测量可以估计脂肪含量。常用部位有肩胛下、胸廓下、髂部及腹部。肱三头肌是常用的部位，因为测量该部位简便，且通常无水肿影响。男＞2.5cm、女＞3.0cm 为肥胖。

（2）腰围：男≥90cm、女≥85cm 为腹型肥胖，现认为腹型肥胖与心血管疾病的发病相关性更大。

（二）探索肥胖与消瘦的原因

1. 肥胖及消瘦的问诊要点　肥胖及消瘦的问诊当注意询问：①饮食习惯，食谱构成，工作及生活压力；②家族史；③成年患者询问月经、性功能及生育状况；④肥胖或消瘦出现的时间、伴随症状、身体变化显著的部位及引起变化的诱因；⑤有无长期使用某些影响体重的药物等。

2. 肥胖的原因

（1）单纯性肥胖：单纯性肥胖是最常见的一种肥胖，常常童年起就肥胖，食欲好。单纯性肥胖有下列特点：①可有家族史或营养过剩史；②多为均匀性肥胖，腹部脂肪堆积可较为明显；③无内分泌代谢等疾病。在做出单纯性肥胖诊断之前，必须首先排除内分泌或其他内科疾病，可选做血糖、血脂、口服葡萄糖耐量试验、胰岛素及胰岛素释放试验。

（2）继发性肥胖：较为少见，常继发于以下几种疾病，常呈现不同的特点（表18-4）。

表18-4　常见继发性肥胖的临床特点

可能疾病	肥胖特点及体征	伴随症状	可选择的检查
下丘脑性肥胖	多为均匀性、进行性中度肥胖	饮水、进食、体温、睡眠及智力精神异常等下丘脑功能障碍的表现，可伴其他内分泌疾病	自主神经功能检查，禁水加压素试验，GnRH（促性腺激素释放激素）兴奋试验、头颅或垂体MRI及CT检查
间脑性肥胖	均匀性肥胖，伴体温、脉搏、血压易变	食欲波动、睡眠节律反常，性功能减退、尿崩症等自主神经-内分泌功能障碍	促肾上腺皮质激素释放激素、促性腺激素释放激素、促甲状腺激素释放激素、血清泌乳素、生长激素、抗利尿激素等测定，头颅MRI及CT检查
库欣综合征（皮质醇增多症）	主要表现为脂肪分布异常：向心性肥胖、满月脸、水牛背、悬垂腹、锁骨上窝脂肪垫。体重往往在正常范围。伴皮肤紫纹、痤疮、女性男性化	高血压、低血钾和碱中毒，可伴糖尿病、负氮平衡症状（皮肤变薄、肌肉无力、骨质疏松）、性功能紊乱、精神症状、易感染、高尿钙和肾结石	血浆皮质醇的测定、下丘脑-垂体-肾上腺皮质轴功能的动态试验、肾上腺B超、垂体和肾上腺CT或MRI、岩下静脉窦插管测定ACTH
垂体泌乳素瘤	多为均匀性肥胖	女性多见，表现为闭经、月经紊乱、泌乳、不孕、水肿和视力减退等。男性症状较重，表现为头痛、肿瘤压迫视神经和视交叉症状（视力减退、视野缺损）、性功能减退	血清泌乳素测定、头颅MRI及CT检查
肥胖型生殖无能症	肥胖多为均匀性，有时向心性，脂肪多积聚于颈、胸、腹、臀及股部、乳房。常有肘外翻及膝内翻畸形，生殖器官不发育。男女第二性征阙如，骨龄延迟	性功能丧失、缺乏精子、闭经和不育等	血FSH（促卵泡激素）、LH（黄体生成素）、性激素（E_2和睾酮）、LHRH（促黄体激素释放激素）或GnRH（促性腺激素释放激素）兴奋试验、X线检查骨龄、头颅CT、MRI，睾丸活检、染色体检查

续表

可能疾病	肥胖特点及体征	伴随症状	可选择的检查
甲状腺功能减退症	脂肪沉积以颈部明显，满月形面容，皮肤黄白粗厚，出现非凹陷性水肿	伴有表情呆滞、动作缓慢、畏寒、少汗、便秘等表现	甲状腺功能测定、TRH兴奋试验、甲状腺核素扫描、过氯酸钾排泌试验
胰腺性肥胖	多为均匀性肥胖	中年或中年以上发病的糖尿病患者，有“三多一少”及糖尿病并发症的表现	血糖、糖化血红蛋白、血脂、口服葡萄糖耐量试验、胰岛素及胰岛素释放试验、C-肽及C-肽释放试验，B超检查
性腺性肥胖	脂肪分布主要在腰部以下、臀部及大腿等处	多在切除性腺或放射线照射损毁性腺以后，有性功能障碍、不孕	血促性腺激素及性激素测定，LHRH兴奋试验
双侧多囊卵巢综合征	多为均匀性肥胖。多毛伴痤疮，面部皮脂分泌过多，声音低粗、阴蒂肥大和喉结等男性化征象	双侧卵巢对称性增大，基础体温单相，长期渐进性月经稀少、闭经，不育	血浆睾酮、去氢异雄酮及其硫酸盐、雌二醇测定，基础体温测定，卵巢B超、CT检查
痛性肥胖综合征	肥胖见于躯干、颈部、腋部，脂肪沉积处伴有疼痛性皮下结节，肌力低下；抑郁、痴呆、癫痫	常于绝经后发病，有停经过早或性功能减退等表现	血糖、胰岛抗体测定
颅骨内板增生症	肥胖以躯干和四肢近端为主	女性绝经后，伴有肥胖、头痛、颅骨板增生、精神症状	颅骨X线、CT及MRI检查
肥胖-通气不良综合征	多为均匀性肥胖，伴发绀、杵状指等	矮小、通气功能减低、嗜睡	肺功能检查及血气分析
性幼稚-色素性视网膜炎-多指（趾）畸形综合征	多为均匀性肥胖，伴生殖器发育不良、卷发、长眉毛、长睫毛和侏儒症	男性居多，伴多指（趾）、色素性视网膜退行性变三联征；智力障碍、生殖器发育不良、卷发、长眉毛、长睫毛和侏儒症	血促性腺激素及性激素、生长激素测定，染色体检查

（3）与肥胖相关的疾病：临床上肥胖常与下列疾病相关，如高血压、代谢综合征、血脂谱异常、糖耐量异常与糖尿病、高胰岛素血症、冠心病、脑血管病、特发性颅高压、白内障、睡眠呼吸暂停综合征、脂肪肝、胆石症、胰腺炎、骨关节病、高尿酸血症、痛风与黑棘皮病等。问诊及检体时应注意诊查有无上述疾病的相关症状与体征，必要时进行相关

辅助检查。

3. 探索消瘦的原因　根据病因的不同而出现不同的临床表现。主要通过伴随症状可鉴别（表18-5）。

表18-5　消瘦的常见病因及临床特点

分类	常见病因	特点及伴随症状
消化系统疾病	口咽部及食管疾病	伴食欲减退、吞咽困难
	胃肠疾病	伴恶心、呕吐、腹胀、腹痛、腹泻、呕血、黑便
	肝胆疾病	伴发热、乏力、黄疸、恶心、纳差、腹胀、肝区疼痛及大便性状、颜色的变化
	胰腺病变	伴上腹不适、腹痛、恶心、呕吐及严重的胰源性腹泻，甚至出现恶病质。胰头癌可伴有黄疸
神经系统疾病	神经性厌食、延髓性麻痹和重症肌无力等	伴厌食、吞咽困难、恶心、呕吐
内分泌及代谢疾病	甲状腺功能亢进症	伴畏热、多汗、性情急躁、震颤多动、心悸、多食多便、突眼、甲状腺肿大
	肾上腺皮质功能减退症（艾迪生病）	伴皮肤黏膜色素沉着、乏力、低血压、低血糖、免疫力下降及厌食、腹泻等
	席汉综合征	见于生育期妇女，有产后大出血病史，伴性功能减退、闭经、无乳、厌食、恶心、呕吐和皮肤苍白、毛发脱落等表现
	1型糖尿病	伴多尿、多饮、多食和消瘦
慢性消耗性疾病	结核病	伴低热、盗汗、乏力、咳嗽、咯血
	肿瘤	伴各种肿瘤特有的症状和体征及恶病质
	慢性感染	伴不同的感染疾病而出现相应的症状和体征
肾病	慢性肾小球肾炎、肾衰竭	伴厌食、恶心、呕吐
神经精神疾病	抑郁症	伴情绪低落、自卑、无自信心、思维缓慢、睡眠障碍、食欲缺乏等症状，可因厌食或拒食
	神经性厌食	①年轻女性多见，年龄多低于25岁，对进食有成见；②消瘦明显，体重多低于标准体重的25%，但一般情况好；③常有闭经，体重恢复到一定水平，月经可以恢复；④无其他器质或精神性疾病

（高燕鲁）

第十九章

晕　厥

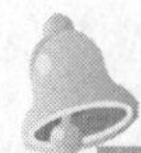

【培训目标】

1. 识记：晕厥的定义、发生机制及常见病因。
2. 领会：症状、体征、辅助检查对晕厥病因诊断的意义。
3. 运用：晕厥的诊断思路。

晕厥（syncope）是由于一过性全脑低灌注引起的短暂意识丧失，以发作快、一过性、自限性，并能够完全恢复为特征。

一、常见病因

体循环血压下降伴脑血流量减少是各种原因引起晕厥的共同的病理生理基础。脑血流中断 6～8 秒就足以引起意识丧失。体循环血压由心输出量和全身外周血管阻力所决定，两者中任一因素的降低或同时降低会导致晕厥。

正常生理状态下心血管反射对循环系统起调节作用，但在某些情况下，这种调节作用对某种诱因的反应变得不合时宜，引起血管扩张和（或）心动过缓，从而导致动脉压和全脑血流灌注降低，称为反射性晕厥。反射性晕厥是最常见的晕厥原因。晕厥亦常继发于多种心血管疾病。另外，以自主神经功能衰竭（ANF），交感传出纤维的活性慢性损伤，引起血管收缩不充分为主要发病机制造成的直立性低血压和直立不耐受综合征亦是晕厥的常见病因。晕厥的常见病因如下表（表 19-1）。

表 19-1　晕厥的分类及常见病因

类型		常见病因或诱因
神经反射性晕厥	血管迷走性晕厥（普通昏厥）	多由情绪（恐惧、疼痛、操作、恐血症等）引起。青年人多为单纯性，老年人由直立体位、餐后引起者，多合并自主神经功能衰竭，与直立性低血压发病重叠
	情境性晕厥	咳嗽、打喷嚏；胃肠道刺激（吞咽、排便、腹痛）；排尿；运动后；餐后；其他（大笑、举重等）

续表

类型		常见病因或诱因
	颈动脉窦性晕厥	颈动脉窦附近病变，如局部动脉硬化、动脉炎、颈动脉窦周围淋巴结炎或淋巴结肿大、肿瘤以及瘢痕压迫或颈动脉窦受刺激
直立性低血压和直立不耐受综合征	原发性自主神经功能衰竭	单纯自主神经功能衰竭、多系统萎缩、无自主神经异常的帕金斯病、路易体痴呆
	继发性自主神经功能衰竭	糖尿病、淀粉样变性、尿毒症、脊髓损伤
	药物引起的直立性低血压	酒精、血管扩张药、利尿剂、吩噻嗪类、抗抑郁药
	血容量不足	出血、腹泻、呕吐等
心源性晕厥	心律失常性晕厥	心动过缓（病态窦房结综合征、严重房室传导阻滞）、心动过速（室性心动过速、室上性心动过速、房颤伴预激等）、药物引起的心动过缓和心动过速、遗传性心律失常综合征（长 QT 综合征、Brugarda 综合征、短 QT 综合征、儿茶酚胺敏感性室速等）
	器质性心血管疾病性晕厥	心脏：心脏瓣膜病、急性心肌梗死、急性心肌缺血、梗阻型心肌病、心脏肿物（心房黏液瘤、肿瘤）、心包疾病、心脏压塞、先天性冠状动脉异常、人工瓣膜异常 其他：肺栓塞、急性主动脉夹层、肺动脉高压、发绀型先天性心脏病

二、诊断思路

（一）判断是否属于晕厥

1. 是否属于意识丧失　接诊可疑晕厥的患者首先需确认其是否属于真正的意识丧失，并且意识丧失是否完全，以避免与摔倒或其他类型的意识改变混淆。根据跌倒方式是属于有保护性的跌倒还是无保护性质的跌倒，可鉴别是否完全意识丧失。

2. 是否属于短暂性意识丧失　判断患者的意识丧失是否符合一过性、发作快、历时短、自行恢复这四个特征，这是区分短暂性意识丧失（T-LOC）与其他情况（如昏迷等）的主要依据。晕厥隶属于 T-LOC，典型的晕厥历时短暂，其中最常见的反射性晕厥的完全意识丧失过程最多不会超过 20 秒。但极少数情况下晕厥可能持续数分钟，这时晕厥与其他原因引起的意识丧失鉴别难度增加。晕厥恢复时通常表现为行动力和定向力的立即恢复，老年人中可见逆行性遗忘，有时苏醒后可能有明显的疲劳感。

3. 判断短暂性意识丧失是否由全脑低灌注引起　T-LOC 分为创伤性和非创伤性两大类。脑震荡是创伤性 T-LOC 的常见原因。非创伤性 T-LOC 又分为晕厥、癫痫发作、心理性假性晕厥以及其他罕见类型（包括猝倒症、白天睡眠过多症等）。晕厥特指由于全脑低灌注引起的 T-LOC。而癫痫是由异常放电引起，不属于晕厥范畴，癫痫与晕厥的鉴别见表 19-2。颈动脉（前循环）相关的 TIA 不引起 T-LOC，椎动脉系统引起 TIA 则可引起 T-LOC，

但由于TIA是部分脑组织缺血，故有定位体征，通常可见肢体无力，步态和肢体共济失调、眼球运动失调和吞咽功能失调等。一般来说，TIA有神经系统体征而无意识障碍，而晕厥恰恰相反。另外，某些代谢性疾病（包括低氧症和低血糖），中毒亦可引起T-LOC，但不属于全脑低灌注引起，故不属于晕厥范畴。神经科检查和血液检查有助于鉴别。

表19-2 癫痫与晕厥鉴别

提示诊断的临床表现	癫痫	晕厥
意识丧失时的表现（目击者所见）	气味（如怪味） 强直阵挛时间较长，发作开始时伴有意识丧失 单侧阵挛 明确的自动症如咀嚼或咂舌或口吐白沫（部分癫痫发作） 咬舌 面色青紫	恶心、呕吐、腹部不适、出冷汗（神经介导）、头晕、视物模糊 强直阵挛持续时间较短（<15秒），在意识丧失后出现
发作后症状	意识混乱时间较长 肌肉疼痛	意识混乱时间较短 恶心、呕吐、面色苍白（神经介导）

（二）判断晕厥的病因

详细地询问既往病史及晕厥发作前、中、后的具体情况，积极寻找诱因，详细体格检查（包括直立时血压测量）并和心电图检查结合分析是初步诊断晕厥的基本任务。明确病因有助于治疗和判断预后。器质性心脏病和原发性电通道疾病是患者心脏猝死和全因死亡的主要风险因素。直立性低血压患者因其并存疾病严重，死亡风险比普通人高2倍。发生于年轻患者的反射性晕厥，往往有良好的预后。

1. 反射性晕厥 反射性晕厥包括血管迷走性晕厥（VVS）、情境性晕厥与颈动脉窦过敏综合征（表19-3），可表现为：①血管减压型：直立位血管收缩反应降低导致的低血压；②心脏抑制型：心动过缓或心脏收缩力减弱为主要机制；③混合型：以上两种机制均存在。

表19-3 反射性晕厥的诱因与特点

分类	诱因	发作特点
血管迷走性晕厥	多由情绪（紧张、恐惧、疼痛）介导，或长久站立诱发，在天气闷热、空气污浊、疲劳、空腹、失眠及妊娠等情况下更易发生	发作前常有自主神经兴奋的前驱症状，如头晕、眩晕、恶心、上腹不适、面色苍白、肢体发软、坐立不安和焦虑等，持续数分钟继而突然意识丧失，发作时血压下降、脉搏微弱，持续数秒或数分钟后可自然苏醒
情境性晕厥	特定触发因素如排尿、排便、咳嗽等，或特殊场合	
颈动脉窦过敏综合征	转头动作时颈动脉受压（局部肿瘤、剃须、衣领过紧）	发作性晕厥或伴有抽搐

“不典型晕厥”是指诱因不明或无明显诱因的反射性晕厥。诱因不明或无明显诱因的晕厥往往不能单靠病史采集来诊断，而是更多地依靠对其他原因的排除（如有无器质性心脏病）和通过试验使类似症状再发从而做出诊断。对直立体位相关晕厥者或怀疑为反射机制相关者，应进行卧立位试验及直立倾斜试验。颈动脉窦性晕厥大多数情况下找不到诱因，通过颈动脉窦按摩（CSM）可以做出诊断。

2. 直立性低血压和直立不耐受综合征　直立性低血压和反射性晕厥从病理生理学观点看发病机制不同，前者和自主神经功能衰竭有关，而后者主要由不恰当的神经反射引起，但两者往往临床具有相类似的临床症状，有时常难以鉴别。直立性低血压患者多存在原发性或继发性自主神经疾病或某些血容量不足的临床情况，老年人和合并使用某些药物的患者易于发生。其症状大多在起立后较短时间内发生。而直立引起的反射性晕厥的发生时间通常在直立后 3～45 分钟产生，晕厥先兆症状和诱发因素明显而典型，多见于健康人和年轻女性，但如果发生在老年人则常与心血管或神经系统疾病相关，常与直立性低血压发病重叠（表 19-4）。

“直立不耐受”是指在直立体位下循环系统功能异常引起的一系列症状和体征。晕厥是其症状之一，可能伴有其他症状：①眩晕或轻微头痛，晕厥前状态；②虚弱、疲劳、嗜睡；③心悸、出汗；④视觉障碍，包括影响位移、亮度增强、管状视野；⑤听力障碍，包括听力减弱、捻发音和耳鸣；⑥颈部（枕部、颈周和肩部）、腰背部或心前区疼痛。

表 19-4　直立性低血压的常见症状特点

分类	常见症状	常见原因	用于诊断的检查	出现晕厥的时间
早期直立性低血压	站立后几秒钟出现头晕（偶见晕厥）、视力异常	年轻、运动员、老年、药物（α受体阻滞剂）颈动脉窦综合征	卧立位试验连续监测血压	0～30 秒
典型直立性低血压（典型自主神经功能衰竭）	头晕、近似晕厥、疲劳、虚弱、心慌、视力或听力异常、少部分患者发生晕厥	老年、药物（血管活性药物、利尿剂）引起	卧立位试验（主动站立）或倾斜试验	30 秒～3 分
延迟（进行性）直立性低血压	先兆症状出现时间较长（疲劳、虚弱、心慌、视力或听力异常、多汗、后背痛、颈部或心前区疼痛），常随后迅速出现晕厥	老年、自主神经功能衰竭、药物（血管活性药物和利尿剂），有合并症	卧立位试验（主动站立）或倾斜试验	3～30 分

3. 心源性晕厥　如在仰卧位或运动中、运动后立刻发生的晕厥当考虑心源性晕厥，发作前多有心悸、胸闷、胸痛等表现。一般具有器质性心脏病或心律失常病史，可能有晕厥、猝死的家族史。重点完善心血管系统的体格检查，寻找有无心脏扩大、心音改变、杂

音及心律失常等阳性体征。对先前已知有心脏病或资料显示有器质性心脏病或心血管原因继发的晕厥者，当予超声心动图检查；对怀疑为心律失常性晕厥者立即进行 ECG 监护。心电图检查与动态心电图检查可提供诊断依据，必要时可进行电生理检查。可疑冠心病者可选择冠状动脉 CTA 或冠脉造影检查。

（金　涛）

第二十章 意识障碍

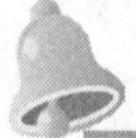

【培训目标】

1. 识记：意识障碍的定义、发生机制及常见病因。
2. 领会：症状、体征、辅助检查对意识障碍病因诊断的意义。
3. 运用：意识障碍的诊断思路。

意识是指中枢神经系统对体内、外刺激的应答力，包括觉醒状态及意识内容两个方面。清醒的意识表现为觉醒状态正常，有良好的定向力和自知力（包括对时间、空间、人物的判断力）；意识内容正常，即精神活动正常（包括知觉、记忆、思维、推理、判断、情感等）。中枢神经系统对体内、外刺激的应答力减弱或消失称之为意识障碍（disorders of consciousness）。

一、常见病因

脑干的上行性网状激活系统属于意识的“开关”系统，它将各种传入神经活动投射到大脑皮质相应区域，使其维持一定水平的兴奋性，使机体处于觉醒状态。“开关”系统不同部位与不同程度的损害，可发生不同程度的意识障碍。双侧大脑半球是意识“内容”（即各种高级神经活动，包括定向力、感知觉、注意、记忆、思维、情感、行为等）的所在部位。引起意识障碍的病因很多，凡能够造成双侧大脑半球弥漫病变或影响网状激活系统的各种原因都可造成意识障碍，一般都为严重的疾病。临床上可将意识障碍的原因分为颅脑疾病及全身疾病两大类（表 20-1）。

表 20-1 意识障碍的常见病因

分类		常见病因
颅脑疾病	颅内感染	脑炎、脑膜脑炎、脑内寄生虫感染、脑脓肿
	颅内非感染性疾病	①血管疾病，如脑出血、蛛网膜下腔出血、栓塞、动脉血栓性脑梗死、高血压脑病等；②颅内占位，如脑肿瘤等；③颅脑损伤，如脑震荡、脑挫裂伤、外伤性颅内血肿、颅骨骨折等；④癫痫

续表

分类		常见病因
全身疾病	急性感染性疾病	各种严重感染如脓毒血症、重症肺炎、中毒性菌痢、伤寒、钩体病等
	休克及水、电解质、酸碱平衡紊乱	感染性休克、低血容量性休克、低钠血症、低氯性碱中毒、高氯性酸中毒、体温异常等
	外因性中毒	一氧化碳、二氧化硫、苯、有机磷、汞、吗啡、巴比妥、有毒的植物与动物等
	物理损害	窒息、热射病、日射病、触电等
	全身主要脏器功能障碍	①分泌代谢系统疾病，如高血糖高渗状态、糖尿病酮症酸中毒、乳酸酸中毒、低血糖性昏迷、慢性肾上腺皮质功能减退、甲状腺危象、黏液性水肿性昏迷、妊娠中毒症等；②尿毒症；③肺性脑病；④肝性脑病；⑤循环系统疾病，如心梗、心律失常、严重心衰等

二、诊断思路

（一）判断是否存在意识障碍并确定意识障碍的类型

短暂的意识障碍如晕厥（syncope），是一种突发而短暂的意识丧失，不能维持站立而晕倒，常由大脑一过性广泛性供血不足所致。而临床上所说的意识障碍通常是指持续时间较长的意识障碍，一般可分为以下 3 类：

1. 意识水平下降的意识障碍　意识障碍表现在意识水平下降方面，可以分为嗜睡、昏睡及昏迷三种状态。

（1）嗜睡（somnolence）：是最轻的意识障碍，是一种病理性倦睡，患者陷入持续的睡眠状态，可被唤醒，并能正确回答和做出各种反应，但当刺激去除后很快又再入睡。

（2）昏睡（stupor）：是接近于人事不省的意识状态。患者处于熟睡状态，不易唤醒。虽在强烈刺激下（如压迫眶上神经，摇动患者身体等）可被唤醒，但很快又再入睡。醒时答话含糊或答非所问。

（3）昏迷（coma）：是严重的意识障碍，表现为意识持续的中断或完全丧失。意识丧失，任何强大的刺激都不能唤醒，是最严重的意识障碍。

2. 伴意识内容改变的意识障碍

（1）意识模糊（confusion）：是一种常见的轻度意识障碍，意识障碍程度较嗜睡重。具有简单的精神活动，但定向力有障碍，表现为对时间、空间、人物失去了正确的判断力。

（2）谵妄（delirium）：是一种以兴奋性增高为主的高级神经中枢急性活动失调状态。临床上表现为意识模糊、定向力丧失、感觉错乱（幻觉、错觉）、躁动不安、言语杂乱。

3. 特殊类型的意识障碍　有些意识障碍的患者存在正常或紊乱的“睡眠-觉醒”周期，在“觉醒”状态时可出现双眼睁开，开闭自如，眼球无目的地活动，而意识内容（如知觉、语言、运动反应等）丧失，又称醒状昏迷（coma vigil）。常见的醒状昏迷有去皮质综合征（decorticated syndrome）、无动性缄默症（akinetic mutism）、持续性植物状态。

一旦患者出现睡眠-觉醒周期，真正的昏迷就不再存在。这些状态与真性昏迷的鉴别，对使用恰当的治疗及判定预后是重要的。

（二）判断意识障碍的程度及预后

1. 生命体征检查与监测　意识障碍属于急危重症，对于此类患者，首先要关注生命体征，如有循环及呼吸功能的障碍，当先进行抢救与治疗。同时，生命体征的异常改变也提示部分病因诊断信息。如体温升高出现于意识障碍前，可见于重症感染性疾病；而先有意识障碍然后出现体温升高，可见于严重颅脑疾患、巴比妥类药物中毒等。伴低体温见于低血糖昏迷、甲状腺功能减退危象、安眠药中毒、脑干梗死等。伴心动过缓可见于颅内高压症、房室传导阻滞以及吗啡类、毒蕈等中毒。伴高血压可见于高血压脑病、脑血管意外、肾炎、尿毒症等。伴低血压可见于各种原因的休克。伴呼吸缓慢是呼吸中枢受抑制的表现，可见于吗啡、巴比妥类、有机磷杀虫药等中毒、银环蛇咬伤等。伴呼吸困难见于颅脑疾病（脑出血、脑膜炎）、感染性疾病（重症肺炎、肺性脑病，代谢系统疾病（糖尿病酮症酸中毒、尿毒症）、中毒（CO、苯巴比妥）等。

2. 昏迷程度的评价　昏迷属于严重的意识障碍。对于昏迷的患者，通过对生命体征的检查及监测，脑干反射（包括瞳孔对光反射、角膜反射、吞咽反射、咳嗽反射等）可将昏迷分为三个层次（表 20-2）。Glasgow 昏迷量表是目前评价昏迷的通用量表（Glasgow Coma Scale，GCS）。GCS 的项目有睁眼反应、运动反应和语言反应三项。根据 Glasgow 评分，可以判断昏迷患者的病情轻重。分数越低，病情越重。亦可用于判断预后：Glasgow 评分 8 分以上恢复机会较大；7 分以下预后较差；3 ~5 分伴有脑干反射消失的患者有死亡风险。这个量表简单易行，比较实用。但 3 岁以下的孩子常因不合作而无法使用；老年人反应迟钝常得低分；言语不通、聋哑人、精神患者等使用也受限制（表 20-3）。

表 20-2　昏迷分级

昏迷程度	对刺激的反应	脑干反射	呼吸节律
浅昏迷	疼痛刺激有痛苦表情及回避动作	基本保留	正常
中度昏迷	强烈疼痛刺激有防御反射活动	减弱或消失	紊乱，可见周期性呼吸及过度换气
深昏迷	任何刺激均无反应	消失	不规则

表 20-3　Glasgow 昏迷量表

睁眼（E）	计分	语言（V）	计分	运动（M）	计分
自主睁眼	4	逻辑正常	5	遵嘱运动	6
声音刺激睁眼	3	含混不清	4	疼痛定位	5
疼痛刺激睁眼	2	词语不连续	3	疼痛回避	4
无睁眼	1	难以理解	2	肌肉屈曲	3
		无发音	1	肌肉伸展	2
				无动作	1

（三）判断意识障碍的原因是颅内因素还是全身因素

1. 简明扼要询问相关病史，寻求可能的诱因及推测潜在的病因

（1）起病急缓及病程。

（2）有无外伤、药物、服毒及毒物接触史及其他理化诱因。

（3）有无重要脏器器质性疾病史（如高血压、肺心病、肝硬化、慢性肾炎、糖尿病、癫痫等）。

2. 检查有无神经系统的定位体征　简单评估四肢肢端对疼痛的反应以评价患者的感觉状态。对患者进行肌力检查评价患者的运动功能，并进行腱反射与病理征检查，以确定患者有无锥体束征。

对于昏迷患者，肌力检查不能配合，可采用肢体坠落试验。检查上肢时将患者双上肢同时托举后突然放开任其坠落，瘫痪侧上肢迅速坠落而且沉重，无瘫痪肢体则向外侧倾倒，缓慢坠落；检查下肢时将患者一侧下肢膝部屈曲提高，足跟着床，突然松手时瘫痪肢体不能自动伸直，并向外倾倒，无瘫痪肢体则呈弹跳式伸直，并能保持足垂直位。

有神经定位体征，锥体束征阳性者见于脑出血、脑水肿、脑肿瘤等。无神经定位体征，在原有疾病基础上逐渐发生者，当注意排除各种基础疾病造成昏迷的原因，如肺性脑病、肝性脑病等。如无基础原发病，呈急性起病者，需注意有无感染依据，如有感染，常见于感染中毒性脑病；无感染者首先考虑中毒等各种外界理化因素。瞳孔的大小有助于判断药物及毒物的种类。瞳孔散大可见于颠茄类、酒精、氰化物等中毒以及癫痫、低血糖状态等。伴瞳孔缩小可见于吗啡类、巴比妥类、有机磷杀虫药等中毒。

3. 检查有无脑膜刺激征　脑膜刺激征阳性的患者如伴有发热，常见于流脑、结脑、乙脑等。而脑膜刺激征阳性无发热者需要考虑蛛网膜下腔出血。

4. 系统体格检查，寻找有无全身重要脏器原发病的证据　如怀疑肝性脑病的患者重点检查黄疸、蜘蛛痣、肝脾大小等。怀疑肺性脑病的患者需注意有无球结膜水肿、杵状指、桶状胸等体征，并重点进行肺部视触叩听检查。怀疑心血管系统疾病的患者应加强心脏的检查。

（四）合理选择辅助检查项目验证假设

1. 可疑颅内疾病　头颅 CT/MRI 检查是确诊结构性脑病的主要依据。如患者生命体征平稳，高度怀疑颅内病变时应当及时完成。如怀疑中枢感染可行脑脊液检查。疑有癫痫者选择脑电图检查。

2. 可疑全身代谢因素

（1）血糖检查：由于血糖异常（包括高血糖及低血糖）可以表现为各种类型的意识障碍，并且快速手指血糖监测简便迅速，故列为意识障碍患者常规的首选检查之一。

（2）血气分析及电解质检查：可简便迅速的测定氧水平，反映有无酸、碱代谢、电解质紊乱。

（3）血常规、细菌培养检查：可提供诊断感染的依据，结合阳性体征选择合理的影像学项目，如肺部啰音患者应当予以胸部摄片或 CT 等。

（4）主要器官功能指标的测定：有选择地进行血生化（肝肾功能）、心肌酶、TNI、BNP 等检查。选择适宜的器械影像学检查如心电图、心脏彩超、肺部摄片或 CT、腹部 B 超及 CT。

（5）疑中毒时需做毒物检查。

（金 涛）

第二十一章 头痛

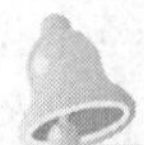

【培训目标】

1. 识记：头痛的定义、发生机制及常见病因。
2. 领会：症状、体征、辅助检查对头痛病因诊断的意义。
3. 运用：头痛的诊断思路。

头痛（headache）是指额、顶、颞及枕部的疼痛，是常见的临床症状之一。

一、常见病因

头部主要致痛结构及机制包括：①颅内外血管因素：颅外动脉（如颞浅动脉、枕动脉等）管壁扩张，搏动幅度加大，受牵拉可致该部位的搏动性疼痛；颅内血管（硬脑膜中动脉最敏感、其次为颈内动脉、大脑中动脉起始部、基底动脉主干）因某些原因被牵拉（如占位性病变压迫、高颅压、低颅压）或血管扩张（如高碳酸血症、低血糖、CO 中毒、急性血压升高）亦可致头痛；②颅内外神经因素：具有痛觉的脑神经（三叉神经、面神经、舌咽神经）和颅外神经末梢被刺激、挤压或牵拉；③脑膜受刺激或牵拉：颅底部硬脑膜和蛛网膜对痛觉尤为敏感，出血或炎症刺激脑膜可致头痛；④颅外肌肉因素：头颈部肌肉持续收缩，血流受阻产生疼痛。部分慢性头痛无明确病因及神经系统阳性体征，称为特发性头痛。头痛主要包括紧张性头痛、偏头痛及丛集性头痛（表 21-1）。

表 21-1 头痛的常见病因

分类		常见病因
颅脑病变	感染	脑膜炎、脑膜脑炎、脑炎、脑脓肿
	血管病变	蛛网膜下腔出血、脑出血、脑血栓形成、脑栓塞、高血压脑病、脑供血不足、脑血管畸形、风湿性脑脉管炎和血栓闭塞性脑脉管炎等
	占位性病变	脑肿瘤、颅内转移瘤、颅内囊虫病或包虫病等
	颅脑外伤	脑震荡、脑挫伤、硬膜下血肿、颅内血肿、脑外伤后遗症
	其他	偏头痛、丛集性头痛、头痛型癫痫、腰椎穿刺后及腰椎麻醉后头痛

续表

分类		常见病因
颅外病变	颅骨疾病	颅底凹入症、颅骨肿瘤
	颈部疾病	颈椎病及其他颈部疾病
	神经痛	三叉神经、舌咽神经及枕神经痛
	五官病变	眼、耳、鼻和齿疾病
全身性疾病	急性感染	流感、伤寒、肺炎等发热性疾病
	中毒	如铅、酒精、一氧化碳、有机磷、药物（如颠茄、水杨酸类）等中毒
	全身各系统	高血压、心力衰竭、尿毒症、低血糖、贫血、肺性脑病、系统性红斑狼疮、月经及绝经期头痛、中暑等
神经症		神经衰弱及癔症性头痛

二、诊断思路

（一）综合分析头痛的特点、鉴别症状属于特发性头痛或继发性头痛

1. 头痛的病程、起病情况及伴随症状　根据病程可分为急性头痛、亚急性头痛和慢性头痛，结合头痛发作规律（反复发作性或持续性）和伴随症状，对病因诊断和判断病情的轻重缓急有较大的意义。

（1）急性头痛（病程在2周内）：15%的急性新发头痛患者存在严重疾病，常提示颅内血管性疾病（如蛛网膜下腔出血、颅内动脉瘤或脑血管畸形出血）；若伴有发热者常见于感染性疾病（如脑膜炎）等。

（2）亚急性头痛（病程超过2周，往往在3个月以内）：也可能是严重疾病的表现，特别是当头痛进行性加重时，必须询问近期有无颅脑外伤（如硬膜外血肿）；有无发热或颈项强直（如亚急性脑脊膜炎）；有无精神症状、呕吐、缓脉等（如原发或转移性脑瘤）；有无动脉硬化等病史。

（3）慢性头痛（病程超过3个月）：特发性头痛是临床最常见的慢性头痛，属于良性头痛范畴。慢性、反复发作的头痛亦可继发于一些慢性疾病（如高血压、肾脏疾病、呼吸系统疾病、青光眼、鼻窦炎等）。慢性进行性头痛合并颅内压增高的症状（如呕吐、缓脉、视神经乳头水肿）应注意颅内占位性病变。

2. 头痛的特点　头痛的特点包括：①部位；②程度与性质；③出现的时间与持续时间；④加重、减轻头痛的因素（表21-2）。

表21-2　头痛的特点与常见病因

头痛特点		常见病因
部位	弥散性全头痛	颅内或全身急性感染、神经性头痛
	眶后或额颞部（搏动性疼痛，反复发作）	偏头痛、丛集性头痛
	刺激点或受累神经分布区域（浅表头痛）	颅外病变（眼、鼻、牙）
	爆裂样头痛，放射至颈部	蛛网膜下腔出血（常因剧烈活动诱发）

续表

	头痛特点	常见病因
	额部或全头痛	高血压
性质	胀痛或搏动痛	高血压、血管性头痛
	钝痛	颅脑损伤
	重压感、紧箍感	紧张性头痛
	一侧搏动性头痛或钻痛	偏头痛
	电击样痛或刺痛	三叉神经痛
程度	剧烈	三叉神经痛、偏头痛、蛛网膜下腔出血、血压极度升高
	中度	鼻源性、牙源性
	轻度	脑肿瘤早中期
时间	清晨加剧	颅内占位、高血压、鼻窦炎
	夜间发生	丛集性头痛
	长时间阅读后发生	眼源性头痛
	月经期频繁发作	偏头痛
	病程长，明显波动性和易变性	神经性头痛
影响因素	摇头、喷嚏、用力排便等加剧（颅内压升高）	脑膜炎、脑肿瘤、血管性头痛
	紧张、焦虑、失眠等诱发或加重	神经性头痛
	活动或按摩颈肌可缓解	颈肌痉挛性头痛

3. 判断头痛属于特发性头痛或继发性头痛　临床特发性头痛较为常见，继发性头痛比例很少，但从疾病的严重后果考虑后者却不容忽视。

（1）特发性头痛：无明确病因及神经系统阳性体征者，称为特发性头痛。主要包括偏头痛、紧张性头痛及丛集性头痛（表21-3）。

表21-3　慢性特发性头痛的临床特点

临床特点	紧张性头痛	偏头痛（血管性头痛）	丛集性头痛
性质	双侧紧箍样不适、重压感	一侧搏动性头痛或钻痛	电击样痛或刺痛；限制在单侧
部位	双侧颈部或全头部	一侧眶后或额颞部搏动性	一侧眶后或额颞部搏动性
发生时期	缓慢发生、波动样；持续数年	青春期多发；女性经期频发	30～50岁好发、夜间发生
加重、缓解因素	与焦虑、抑郁有关	呕吐后减轻	直立可缓解；持续30分～2小时

续表

临床特点	紧张性头痛	偏头痛（血管性头痛）	丛集性头痛
伴随症状	不伴呕吐、眩晕	常伴先兆（如闪光），恶心呕吐、畏光、畏声、头皮触痛	同侧流泪、眼红、鼻塞、流涕、颞动脉充盈、病侧皮温升高

（2）继发性头痛：有明确病因，且往往伴有神经系统定位体征的头痛，主要包括：颅内占位性病变、脑血管病、颅内感染性头痛；此外还有颅脑外伤及眼、耳鼻科疾病或全身疾病所致的头痛（表21-4）。

表21-4　常见继发性头痛的临床特点

临床特点	脑膜炎	蛛网膜下腔出血	青光眼	脑肿瘤	化脓性鼻窦炎
性质	多为钝痛	爆裂样剧痛	剧烈浅表性头痛	早期为轻中度间歇性钝痛，渐成持续胀痛或剧烈锤击样痛	中度浅表性头痛
部位	弥散或深在，向病灶同侧放射	局限或全头，放射至枕后或颈部	受累神经分布区域，单侧、伴同侧眼睛痛	弥散或深在，向病灶同侧放射	刺激点或受累神经分布区域
发病	急性起病	剧烈运动和活动中突然起病	急性起病、长时间阅读后发生	慢性进行性，可有长短不等的缓解期	常在清晨发生
加重因素	颅内压增高时加剧			做颅内压增高的动作时加剧	常在清晨发生
伴随症状	发热、呕吐	喷射性呕吐、意识障碍	恶心呕吐、视力障碍	恶心呕吐、癫痫、可能有视力障碍	畏寒、发热、恶心呕吐

（二）结合体征及实验室检查寻找继发性头痛的病因

1. 检查要点

（1）生命体征及一般检查：发热见于急性感染、中暑、某些急性中毒、脑出血后等；体温过低见于垂体前叶功能减退症、急性乙醇中毒等；呼吸急促常见于心功能不全或急性高热；血压升高见于高血压；急性面容见于脑出血、中暑、急性乙醇中毒、急性颠茄类中毒等；急性一氧化碳中毒者口唇呈樱红色，铅中毒者可见齿龈铅线；皮肤黏膜苍白见于贫血，发绀见于缺氧；肾功能不全者呼吸氨味。

（2）神经系统检查：注意有无眼球活动障碍，提示动眼神经麻痹或展神经麻痹，见于脑肿瘤；一侧眶上孔、上颌孔或颏孔处压痛见于三叉神经痛；注意有无偏瘫及病理反射等，见于一侧性脑血管病；伴脑膜刺激征者见于脑膜炎、脑膜脑炎与蛛网膜下腔出血。

（3）头面五官：眼部检查，观察有无近视或屈光不正、视神经乳头水肿、眼压增高、视野缺失等，注意有无副鼻窦压痛。

（4）全身各系统检查：尤其注意球结膜有无水肿、肺部视触叩听检查以排除肺性脑病，进行循环系统检查判断有无心力衰竭等。

2. 实验室及辅助检查要点　血常规、尿常规、粪常规、X线胸片、肝肾功能等属于常规检查项目。根据所考虑的可能头痛病因选做相关实验室检查和其他辅助检查(表21-5)。

表21-5　实验室检查和其他辅助检查的选择

病因	选做的检查
颅内感染等	颅内感染选做脑电图（EEG）、腰穿脑脊液检查
脑外伤	头颅X线摄片或头颅CT
颅内占位病变、脑血管意外	头颅CT、头颅MRI
急性感染发热	血常规、胸部X线摄片、痰培养等
癫痫性头痛	EEG
慢性副鼻窦炎	副鼻窦X线摄片
颈椎病	颈椎X线摄片或CT、MRI
尿毒症、贫血等	肾功能、血常规
低血糖、心衰等	血糖、心电图、胸部X线摄片、超声心动图

（钱义明）

第二十二章 眩晕

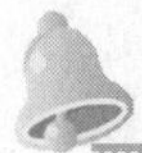

【培训目标】

1. 识记：眩晕的定义、发生机制及常见病因。
2. 领会：症状、体征、辅助检查对眩晕病因诊断的意义。
3. 运用：眩晕的诊断思路。

眩晕（dizziness，vertigo）是患者感到自身或周围环境物体旋转或摇动的一种主观感觉障碍，是人体对空间关系定向的主观体会错误，是一种运动幻觉或错觉。头晕主要表现为自身不稳感，常伴有头脑不清晰感即头昏。

一、常见病因

人体的空间位象觉依靠平衡三联（视觉、深感觉和前庭系统）的功能正常而实现，此三者中任一环节的功能异常都会引起人体对空间位象觉的判断错误，产生眩晕的感觉（表22-1）。眼病变（如眼外肌麻痹、屈光不正、配镜不当等）造成双眼在视网膜上成像不等，可造成眼性眩晕。脊髓空洞症、梅毒患者，因深感觉传入障碍而造成本体觉判断错误，引起姿势感觉性眩晕。前庭系统是人体平衡系统的重要组成部分，由外周前庭系统、前庭中枢处理系统和运动输出系统三部分组成。前庭器官具有特殊的感受器（半规管能测定旋转加速运动，椭圆囊及球囊感受包括重力的直线加速运动）能够接受适宜的刺激，经前庭神经把刺激信息传入到相应的脑干内的前庭神经核以及小脑，经过与其他感觉信息（如视觉信息、其他本体觉信息）的整合、加工等处理后，再经多条神经通路把这些信息传送到脑内更高层次的中枢，进行高层次的加工处理，甚至形成主观意识，经一定的神经通路传送到运动神经核（如眼动神经核、脊髓前角运动核等），从而做出特异性或非特异性的功能反应。前庭系统病变引起的前庭性眩晕是最常见、最典型的眩晕。有时健康人在某些情况下亦可发生眩晕。眩晕的常见病因见表22-1。

表 22-1　眩晕的分类及常见病因

分类		常见病因
系统性眩晕（前庭系统）	周围性眩晕（耳性眩晕）	梅尼埃病、迷路炎、内耳药物中毒、前庭神经元炎、良性发作性位置性眩晕
	中枢性眩晕（脑性眩晕）	①颅内血管性疾病：椎基底动脉供血不足、锁骨下动脉偷漏综合征、延髓外侧综合征、脑动脉粥样硬化、高血压脑病和小脑出血等；②颅内占位性病变：听神经纤维瘤、小脑肿瘤、第四脑室肿瘤和其他部位肿瘤等；③颅内感染性疾病：颅后凹蛛网膜炎、小脑脓肿；④颅内脱髓鞘疾病及变性疾病累及脑干与小脑：多发性硬化、延髓空洞症；⑤癫痫
非系统性眩晕	眼源性	眼肌麻痹、屈光不正
	本体感觉性	脊髓空洞症、梅毒、头部或颈椎损伤后
	心血管疾病	低血压、高血压、严重心律失常
	血液病	各种原因所致贫血、出血等
	中毒性、内分泌性	急性发热性疾病、尿毒症、严重肝病、低血糖等
	神经症	
生理性眩晕		晕动病、航天病、高处眩晕等

二、诊断思路

（一）区分系统性眩晕与非系统性眩晕

眩晕的诊断首先要区分系统性眩晕（真性眩晕）和非系统性眩晕（假性眩晕）。系统性眩晕是因前庭系统的病变引起的，非系统性眩晕则是指由前庭系统以外的全身疾病或局部病变引起。两者的鉴别要点在于：①是否有自身或外物的旋转感；②是否伴有眼震；③是否伴有平衡失调（指物偏斜、站立不稳或倾倒）和自主神经症状（面色苍白、恶心、出汗、血压脉搏改变等）（表 22-2）。

表 22-2　系统性眩晕与非系统性眩晕的鉴别

鉴别要点	系统性眩晕	非系统性眩晕
常见病因	前庭系统病变	全身疾病、眼性眩晕（除外视动性眩晕）与本体感觉性眩晕
眩晕特点	明显的外物或自身旋转感	无明确转动感，表现为自身或外物的晃动不稳感，描述为“昏晕”、“飘飘荡荡”
发作时间	呈阵发性	常较持续，但也可为阵发性，外物纷杂时症状加重
眼震	有	无
平衡失调	明显	较轻或不显
自主神经症状	明显	较轻或不显

（二）区分周围性眩晕及中枢性眩晕

前庭系统病变造成的系统性眩晕可根据病变部位进一步分为前庭周围性眩晕和前庭中枢性眩晕（表22-3）。

表22-3 前庭周围性眩晕与前庭中枢性眩晕的鉴别

鉴别要点	前庭周围性眩晕	前庭中枢性眩晕
病变部位	内耳迷路或前庭部分、前庭神经颅外段（在内听道内）	前庭神经核、脑干、小脑和大脑颞叶病变
眩晕程度	剧烈旋转性	相对较轻，为旋转性或向一侧运动感
加重及缓解因素	头位或体位改变可使眩晕加重明显	与头部或体位改变无关，闭目后可减轻
平衡障碍	多为旋转性或上下左右摇摆性运动感，站立不稳，自发倾倒，静态直立试验多向眼震慢相方向倾倒	表现为旋转性或向一侧运动感，站立不稳，多数眩晕和平衡障碍程度不一致
耳鸣及听力障碍	伴耳鸣、听觉障碍：梅尼埃病、内耳药物中毒；不伴耳鸣、听觉障碍：BPPV、前庭神经元炎	不伴
脑功能障碍	不伴	可伴脑功能损害，如运动及感觉损害、失语、眼外肌麻痹、面舌瘫、球麻痹、肢体瘫痪、高颅压等
自主神经症状	恶心、呕吐、出汗及面色苍白	相对较轻
眼球震颤	眼震与眩晕发作同时存在，多为水平性或水平加旋转性眼震，通常无垂直性眼震，振幅可以改变，数小时或数日后眼震可减退或消失，向健侧注视时眼震更明显	眼球震颤粗大，可为单一的垂直眼震和（或）水平、旋转型，可以长期存在而强度不变。眼震方向和病灶侧不一致，自发倾倒和静态直立试验倾倒方向不一致
前庭功能试验	无反应或反应减退	正常

（三）结合眩晕病史特点与体征进一步诊断

1. 发作持续时间及发作频率 反复发作，每次发作极短（数秒或数十秒），持续数周至数月可见于BPPV；反复发作，每次发作短暂（20分~数小时），持续2周左右见于梅尼埃病；急性、单次或首次发作见于前庭神经元炎、脑干或小脑卒中或脱髓鞘，首次发作的具有反复发作特点的眩晕（如偏头痛性眩晕、梅尼埃病、迷路炎、外淋巴瘘和药物性眩晕等）；眩晕呈慢性进展性者见于颅内占位性病变；持续性头晕见于双侧前庭功能低下和精神疾患。

2. 诱发因素和特殊病史 眩晕因头位变化而诱发者见于良性发作性位置性眩晕（BPPV）、后颅窝肿瘤和偏头痛性眩晕等；眩晕同月经相关或因睡眠剥夺者见于偏头痛性眩晕等；因乏氏动作诱发可见于上半规管裂综合征和外淋巴瘘；站立位时发生者需考虑直立性低血压等；眼源性眩晕在注视外物时加重，闭眼或闭一眼后症状消失；晕动病在乘舟车时发生。前庭神经元炎在眩晕发生前1～2周有上呼吸道感染史，春季与初夏多发，偶成流行性发病，可见同一家庭数名成员发病。

全身性疾病引起的眩晕一般都有其原发疾病的病史及表现。内耳药物中毒引起的眩晕都有合并使用内耳损伤的药物病史。常见的耳毒性药物有某些抗生素（如氨基糖苷类、万古霉素和磺胺类等）、某些抗肿瘤药（如顺铂、氯芥和长春新碱等）、奎宁、大剂量水杨酸盐、利尿剂（呋塞米、利尿酸等）和部分中耳内应用的局部麻醉药如利多卡因等。米诺环素仅损害前庭，庆大霉素和链霉素的前庭毒性远大于其耳蜗毒性。卡马西平可造成可逆性小脑损害；长期应用苯妥英钠可致小脑变性。毒物接触如长期接触汞、铅、砷等重金属可损害耳蜗、前庭器和小脑；有机溶剂甲醛、二甲苯、苯乙烯、三氯甲烷导致小脑损害。

3. 相关体格检查

（1）眼震检查：如前所述，眼震检查是鉴别系统性眩晕和非系统性眩晕的要点之一，亦在中枢性眩晕与周围性眩晕的鉴别诊断中有重要意义。

（2）神经系统检查：检查时注意寻找有无脑神经损害的体征依据，包括眼外肌麻痹、面舌瘫、球麻痹、肢体瘫痪等，用于鉴别中枢性眩晕与周围性眩晕。其中，本体感觉性眩晕可伴有肢体深感觉减退，感觉性共济失调和肌张力减退等表现。

（3）眼、耳检查：注意外耳道检查、鼓膜是否有穿孔，并进行视力和眼底检查。

（4）前庭功能检查：①变位性眼震试验（Dix-Hallpike）：患者坐于检查台上，检查者将患者头部向右转45°，保持上述头位不变，同时将体位迅速改变为仰卧位，头向后垂悬于床外，与水平面呈30°；BPPV者，头转向患侧时经数秒潜伏期后出现短暂眩晕和垂直旋转性眼震；②滚转试验（roll maneuver）：患者坐于检查台上，迅速取平卧位，头部及身体向左侧做90°桶状滚动，回复平卧位，再向右侧做90°桶状滚动；BPPV者立刻出现剧烈旋转性眩晕和水平向性眼震；此试验对有严重心脏病、颈椎病、颈动脉狭窄的患者慎用或禁用；③甩头试验（head thrust test）：用双手扶住患者的头部，让患者注视着检查者的鼻子，然后将患者的头部朝一侧快速转动20°左右，同时注意受检者的眼球运动情况。如果患者的眼球一直停留在检查者的鼻子上提示前庭功能正常。

（5）全身体格检查：更应尽可能做全面体检，观察是否有其他系统原发病的体征，尤其注意心血管系统及血液系统并注意颈部检查。

（四）合理选择辅助检查验证诊断假设

眼震电图有助于诊断前庭病变引起的眩晕。听力检查中声阻抗测定有助于诊断中耳性眩晕，脑干听觉诱发电位有助于对蜗后病变、脑干病变的诊断。头颅CT、CTA、脑MRI、DSA、TCD等有助于中枢性眩晕的诊断。血常规、生化检查、血培养检查、脑脊液检查、心电图等检查有助于相关病因诊断。

（钱义明）

第二十三章

皮肤黏膜出血

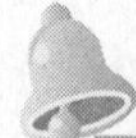

【培训目标】

1. 识记：皮肤黏膜出血的定义、发生机制及常见病因。
2. 领会：症状、体征、辅助检查对皮肤黏膜出血病因诊断的意义。
3. 运用：皮肤黏膜出血的诊断思路。

由于机体正常止血功能障碍所引起的自发性出血或受伤后出血难止，有出血倾向的疾病称为出血性疾病。皮肤黏膜出血（mucocutaneous hemorrhage）是出血性疾病共同的首起表现，如皮肤瘀点、紫癜、瘀斑等。

一、常见病因

出血性疾病的发生机制主要有：①血管壁功能异常；②血小板数量及功能异常；③凝血功能障碍（凝血因子缺乏或活性降低、血液中抗凝物质增多、纤维蛋白溶解亢进）等。常见病因如下（表23-1）。

表23-1　皮肤黏膜出血的常见病因

机制		常见病因
血管壁功能异常	遗传性	遗传性出血性毛细血管扩张症、血管性假性血友病、巨大海绵状血管瘤、马方综合征等
	获得性	过敏性紫癜、单纯性紫癜、老年性紫癜及机械性紫癜等
		严重感染、化学物质或药物中毒及代谢障碍，维生素C或维生素PP缺乏、尿毒症、动脉硬化等
血小板异常	血小板减少	血小板生成减少：再生障碍性贫血、白血病、感染、药物性抑制等
		血小板破坏过多：特发性血小板减少性紫癜、药物免疫性血小板减少性紫癜
		血小板消耗过多：血栓性血小板减少性紫癜、弥散性血管内凝血

续表

机制		常见病因
	血小板增多	因活动性凝血活酶生成迟缓或伴有血小板功能异常而导致出血 原发性：原发性血小板增多症 继发性：继发于慢性粒细胞白血病、脾切除后、感染、创伤等
	血小板功能异常	遗传性：血小板无力症（thrombasthenia）（主要为聚集功能异常）、血小板病（thrombocytopathy）（主要为血小板第Ⅲ因子异常）等 继发性：继发于药物、尿毒症、肝病、异常球蛋白血症等
凝血功能障碍	遗传性	血友病、低纤维蛋白原血症、凝血酶原缺乏症、低凝血酶原血症、凝血因子缺乏症等
	继发性	严重肝病、尿毒症、维生素K缺乏
	循环血液中抗凝物质增多或纤溶亢进	异常蛋白血症、类肝素抗凝物质增多、抗凝药物治疗过量、原发性纤溶或弥散性血管内凝血所致的继发性纤溶

二、诊断思路

（一）从病史特点推测病因

病史采集时需注意出血时间，发生的缓急、部位、范围、特点（自发性或损伤后）、诱因（饮食、环境、职业、药物毒物接触史），是否伴有内脏出血以及家族史、性别、发病年龄等。比如血管性血友病属于常染色体遗传，男女均可患病。血友病A在男性中占绝大多数，女性甚为罕见。

1. 发病及诱因　出生后出现的出血、幼年期出血是遗传性疾病的特征，见于凝血因子缺乏；产后数小时出现的紫癜和瘀斑伴血小板减少，应考虑同种免疫性血小板减少性紫癜；年轻或成年后出血多为获得性因素所致，如免疫性血小板减少性紫癜、凝血因子抑制物等；轻度血友病可在成年后发病；老年人的免疫性血小板减少应警惕继发于淋巴系统恶性增殖性疾病的可能，凝血因子活性下降应考虑循环中存在病理性抗凝物质。妇女妊娠时常合并免疫性血小板减少，易并发因子Ⅷ抑制物的产生，并发血栓性微血管病如TTP、HUS综合征；产科意外（羊水栓塞、胎盘早剥等）可导致DIC。病史采集时还需注意有无过敏史、外伤、感染等诱因，有无合并肝肾疾病等。多种药物及放射性物质接触史可引起出血性疾病，如药物过敏性紫癜、药物免疫性血小板减少性紫癜、影响血小板功能药物、广谱抗生素导致肠道菌群失调及维生素K合成减少等。

2. 皮肤黏膜出血的特点及程度　皮肤黏膜出血表现为血液淤积于皮肤或黏膜下，形成红色或暗红色斑，压之不褪色。视出血面积大小可分为瘀点、紫癜和瘀斑。

因血管壁功能异常引起的出血特点为皮肤黏膜的瘀点、瘀斑，常见于过敏性紫癜、老年性紫癜、单纯性紫癜等（表23-2）。血小板减少出血的特点为同时有出血点、紫癜和瘀斑、鼻出血、牙龈出血、月经过多、血尿及黑便等，严重者可导致脑出血。眼底出血见于重症血小板减少。血小板功能异常的患者可见血小板计数正常，出血轻微，以皮下、鼻出

血及月经过多为主，但手术时可出现出血不止。因凝血功能障碍引起的出血常表现有肌肉或软组织血肿，关节腔出血、内脏出血等，且常有家族史或肝脏病史。大片瘀斑是严重血小板减少、凝血障碍性疾病的特征。

表 23-2　常见紫癜的出血特点

分类	出血特点
过敏性紫癜	四肢或臂部有对称性、高出皮肤（荨麻疹或丘疹样）紫癜，可伴有痒感、关节痛及腹痛，累及肾脏时可有血尿
老年性紫癜	手、足的伸侧瘀斑
单纯性紫癜	慢性四肢偶发瘀斑，常见于女性患者月经期

（二）辅助检查的选择

出血性疾病需要通过实验室检查判断有无血小板数量及功能的异常，有无出凝血机制的异常。常规检查项目有血常规、出血时间（BT）、部分凝血活酶时间（APTT）、血浆凝血酶原时间（PT）、凝血酶时间（TT）和纤维蛋白原（Fg）定量、血小板功能检测、凝血因子检测、纤维蛋白溶解亢进及纤溶功能检测（包括纤维蛋白或纤维蛋白原的降解产物 FDP 和 D- 二聚体测定）等。其他亦包括肝、肾功能的检查及相关影像学检查等。

（李　锋）

第二十四章 腰背痛

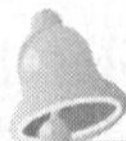

【培训目标】

1. 识记：腰背痛的定义及常见病因。
2. 领会：症状、体征、辅助检查对腰背痛病因诊断的意义。
3. 运用：腰背痛的诊断思路。

腰背痛（lumbodorsal pain）泛指从颈部至腰骶部的躯体后部的疼痛。

一、常见病因

腰背部的组织，自外向内包括皮肤、皮下组织、肌肉、韧带、脊椎、肋骨和脊髓。上述任何组织的病变均可引起腰背痛。腰背痛的病因以局部病变占多数，可能与腰背部长期负重，其结构容易损伤有关。邻近器官病变波及或放射性腰背痛也极为常见（表24-1）。

表24-1　腰背痛的常见病因

分类	常见病因
外伤性	急性损伤、慢性损伤：腰椎骨折、脱位或腰肌软组织损伤
炎症性	感染性炎症：结核菌、化脓菌或伤寒菌等
	无菌性炎症：变态反应、寒冷潮湿、重手法推拿
退行性变	髓核突出、骨刺压迫等
先天性	隐性脊柱裂、腰椎骶化或骶椎腰化、漂浮棘突、发育性椎管狭窄和椎体畸形等
肿瘤性疾患	各种原发性或转移性肿瘤
内脏病变波及（或）放射	泌尿系统疾病、盆腔脏器疾病、部分消化系统和呼吸系统疾病

二、诊断思路

（一）判断疼痛发生的部位

判断疼痛的部位是腰背痛诊断的第一步，确定部位将有利于更快地对疾病进行定位与

定性。所谓腰背痛的部位涉及两个概念：其一是疼痛发生在哪段椎体，即颈椎、胸椎还是腰椎；其二是疼痛的原发病部位。确定腰背痛部位的方法包括问诊、体检、辅助检查三个方面。

1. 问诊　患者无疑对疼痛的部位会有更直接的感受，直接询问患者是最高效的方法。但必须注意，腰背痛往往会有放射性、牵涉痛，特别是一些内脏病变引起的腰背痛，往往更是定位不准确，需要加以甄别。

2. 体检　腰背痛有其特有的体检方法，具体涉及脊柱触诊、叩诊、椎旁组织体征检查（如双肾叩击痛）、神经体征检查（如脊髓平面检查、直腿抬高试验等）。

3. 辅助检查　针对腰背痛的鉴别较多涉及影像学检查，包括传统X线、CT、MRI以及针对椎旁组织进行的超声检查等。临床工作中应根据实际需要选择相应检查，必须避免片面追求高端、高价的检查。MRI对于椎体病变有相当的诊断优势，但如果仅仅需要了解有无椎体骨折等病变，传统X线足以胜任，且有廉价、快速、有利于全脊椎检查的优点。

（二）腰背痛的鉴别要点

常见腰背痛的临床特点如下（表24-2）。

表24-2　腰背痛的临床特点

原发病部位	相应疾病	临床特点
脊椎疾病	脊椎骨折	外伤史，老年人可有无明确病史的压缩性骨折，但多继发于骨质疏松
	椎间盘突出	青壮年多见，易发于腰4～骶1，常有搬重物或扭伤史
	增生性脊柱炎	又称退行性脊髓炎，多见于50岁以上患者，晨起感腰痛、酸胀、僵直，活动后好转，但过多活动后又加重，平卧可缓解
	强直性脊柱炎	青少年好发，男性多于女性，长时间不活动后腰痛加剧，活动后减轻，休息不能缓解
	化脓性脊柱炎	少见，常继发于败血症、外伤、腰椎手术、腰穿等，伴畏寒高热
	结核性脊髓炎	感染性脊椎炎中最常见，疼痛往往是首发症状，呈隐痛、钝痛、酸痛，夜间明显，活动后加重，伴低热、盗汗
	脊椎肿瘤	以转移性肿瘤多见，如前列腺癌、甲状腺癌、乳腺癌、多发性骨髓瘤等。疼痛顽固而剧烈、持久，休息和药物效果差，可伴有放射性神经根痛
脊柱旁软组织疾病	腰肌劳损	累积性损伤或扭伤治疗不彻底所致，表现为腰骶酸痛、钝痛，休息后缓解，劳累后加重，弯腰时明显
	腰肌纤维组织炎	寒冷、慢性劳损至腰背部筋膜及肌肉组织水肿，纤维变性。腰背部弥漫性疼痛，晨起加重，活动后好转，过度活动再加重，轻叩腰部疼痛缓解
脊神经根病变	脊髓压迫症	表现为神经根激惹征，患者感觉颈背痛或腰痛，并沿一根或多根脊神经后根分布区放射，疼痛剧烈，呈烧灼样或绞榨样痛，可伴有感觉障碍

续表

原发病部位	相应疾病	临床特点
	蛛网膜下腔出血	可引起剧烈腰背疼痛
	腰骶神经根炎	下背部和腰骶部疼痛为主，有僵直感，疼痛向臀部和下肢放射，腰骶部有明显压痛
泌尿系统疾病	肾炎	腰肋三角区深部胀痛，轻微叩痛
	肾盂肾炎	叩痛明显
	腰脓肿	单侧腰痛多见，伴有局部肌紧张和压痛
	肾结石	绞痛，叩痛剧烈
	肾肿瘤	钝痛或胀痛，有时绞痛
盆腔器官疾病	前列腺疾病	腰骶部疼痛，伴尿频尿急、排尿困难
	女性慢性妇科炎症、子宫脱垂	腰骶部疼痛，伴下腹坠胀感，盆腔压痛
消化系统疾病	胃、十二指肠溃疡后壁穿孔	腰背肌肉痉挛、疼痛，与上腹疼痛同时出现
	急性胰腺炎	左侧腰背部放射痛
	胰腺癌	前倾坐位时缓解，仰卧时加重
	炎症性肠病	下腰痛，伴消化道功能紊乱
呼吸系统疾病	胸膜炎、肺结核、肺癌	后胸部、侧胸肩胛部疼痛，伴呼吸系统症状，深呼吸时加重，脊柱无压痛，活动不受限

（李　挺）

第二十五章

关 节 痛

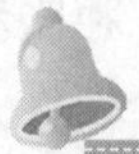

【培训目标】

1. 识记：关节痛的定义及常见病因。
2. 领会：症状、体征、辅助检查对关节痛病因诊断的意义。
3. 运用：关节痛的诊断思路。

关节痛多由关节炎或关节病引起，原因多样，牵涉范围非常广泛并且种类繁多，因此关节疼痛的鉴别诊断至关重要。

一、常见病因

关节痛可分急性和慢性。急性关节痛以关节及其周围组织的炎症反应为主，慢性关节痛则以关节囊肥厚及骨质增生为主。引起关节痛的疾病种类繁多，常见病因如下(表25-1)。

表 25-1 关节痛的常见病因

按机制分类	常见病因
外伤	各种急、慢性损伤
感染细菌直接侵入关节内	外伤后细菌侵入关节；败血症、关节邻近骨髓炎、软组织炎症、脓肿蔓延、关节穿刺时消毒不严
变态反应和自身免疫	类风湿关节炎，细菌性痢疾，过敏性紫癜和结核菌感染后反应性关节炎、系统性红斑狼疮
退行性关节病	原发性、继发性骨关节病
代谢性骨病	维生素D代谢障碍、骨质疏松性关节病、高脂血症性关节病、脂蛋白转运代谢障碍性关节炎；痛风；糖尿病性骨病；皮质醇增多症性骨病；甲状腺或甲状旁腺疾病引起的骨关节病
骨关节肿瘤	良性肿瘤如骨样骨瘤，骨软骨瘤，骨巨细胞瘤和骨纤维异常增殖症；恶性骨肿瘤如骨肉瘤，软骨肉瘤，骨纤维肉瘤，滑膜肉瘤和转移性骨肿瘤

二、诊断思路

（一）关节痛问诊要点

1. 关节疼痛是否伴有炎症　在鉴别诊断时，是单纯的关节痛还是关节炎很重要。关节炎除了有关节痛症状外，还伴有疼痛关节的红肿热。代谢性骨病、退行性关节病往往不伴有明显炎症，肿瘤骨转移往往炎症也不显著。

2. 累及关节的部位　病变累及单关节痛还是多关节，大关节或小关节，累及何处特定的关节，有助于鉴别诊断。化脓性关节炎多为大关节和单关节发病；痛风往往也是单关节起病，足踇趾和第一跖趾关节多见。变态反应、自身免疫性疾病、代谢性骨病所致关节痛往往是多关节起病，类风湿关节炎往往还呈现对称性关节炎的特性，结核性关节炎多见于髋关节和脊椎，增生性关节炎常以膝关节多见。

3. 起病情况及诱因　急性外伤性关节痛常在外伤后即出现受损关节疼痛、肿胀和功能障碍，时间前后关联强。痛风、化脓性关节炎所致关节亦呈急性起病。慢性外伤性关节炎有明确的外伤史，反复出现关节痛，常于过度活动和负重及气候寒冷等刺激时诱发。系统性红斑狼疮、代谢性骨病等关节痛往往缓慢起病，逐步加重，疼痛不剧烈，而以其他器官受累症状为主，常难以陈述确切的起病时间。

绝经前女性很少有痛风发作，绝经前后的女性易患类风湿关节炎，青春期女性易发生系统性红斑狼疮，老年人易发生退行性关节病，年幼起病的患者需要注意鉴别代谢性骨病。

风湿性关节炎常因气候变冷，潮湿而发病；痛风常在饮酒或高嘌呤饮食后诱发；增生性关节炎常在关节过度负重，活动过多时诱发疼痛。其他病史中和关节痛发作相关的还有如职业及居住环境：长期负重的职业、工作和居住在潮湿寒冷环境中的人员，关节病的患病率明显升高。

4. 疼痛的程度及性质　急性外伤，化脓性关节炎及痛风起病急剧，疼痛剧烈，呈烧灼切割样疼痛或跳痛；骨折和韧带拉挫伤则呈锐痛；骨关节肿瘤呈钝痛；系统性红斑狼疮、类风湿关节炎、增生性骨关节病等起病缓慢，疼痛程度较轻，呈酸痛胀痛。

5. 缓解因素　化脓性关节炎局部冷敷可缓解疼痛；消炎镇痛药对多数关节炎有较好疗效；除了消炎镇痛药外，秋水仙碱对痛风效果也显著；关节肌肉劳损休息时疼痛减轻，活动则疼痛加重；增生性关节炎夜间卧床休息时因静脉回流不畅骨内压力增高，疼痛加重，起床活动后静脉回流改善，疼痛缓解，但活动过多疼痛又会加重。感染性关节炎对抗感染治疗有良性疗效反馈。

6. 伴随症状　伴随症状常提示疾病信息，如：伴高热畏寒、局部红肿热，见于化脓性关节炎；伴低热、乏力、盗汗、消瘦，见于结核性关节炎；小关节对称性疼痛，伴晨僵、关节畸形，见于类风湿关节炎；关节痛呈游走性、伴心肌炎、舞蹈病，见于风湿热；伴血尿酸升高、局部红肿热，见于痛风；伴皮肤红斑、光敏感、多脏器受损，见于系统性红斑狼疮；伴皮肤紫癜、腹痛、腹泻，见于过敏性紫癜关节型。

（二）常见关节痛的特点及鉴别

临床常见的关节痛特点如表25-2所示，还需选择合适的辅助诊断进一步鉴别。血常规、血沉、C反应蛋白、关节液检查、类风湿因子和抗核抗体检查、影像学检查等是常规检查。

表 25-2 常见的关节痛特点

疾病	好发人群	累及关节	发病特点
化脓性关节炎	任何年龄均可发病，但好发于儿童、老年体弱和慢性关节病患者	成人多累及膝关节，儿童多累及髋关节，其次为踝、肘、腕和肩关节。手足小关节罕见	起病急，全身中毒症状明显，早期则有畏寒、寒战和高热，体温高达39℃以上。病变关节红肿热痛。位置较深的肩关节和髋关节则红肿不明显。患者常感病变关节持续疼痛，功能严重障碍，各个方向的被动活动均引起剧烈疼痛，患者常不愿活动患肢
结核性关节炎	儿童和青壮年	脊柱最常见，其次为髋关节和膝关节。	病变关节肿胀疼痛，但疼痛程度较化脓性关节炎轻。活动后疼痛加重。晚期有关节畸形和功能障碍。如关节旁有窦道形成，常可见有干酪样物质流出。常伴有疲劳低热、盗汗及食欲下降等全身症状
风湿性关节炎		膝、踝、肩和髋关节多见	常为链球菌感染后出现。病变关节出现红肿热痛，呈游走性，肿胀时间短消失快，常在1～6周内自然消肿，不留下关节僵直和畸形改变
类风湿关节炎	绝经前后的女性易患	多由一个关节起病，以手中指指间关节首发疼痛。继则出现手、足小关节的多关节、对称性、侵袭性关节炎症	病变关节活动受到限制，有晨僵。晚期病变关节附近肌肉萎缩，关节软骨增生而出现畸形。经常伴有关节外器官受累
退行性关节炎	老年人	掌指及指间关节、膝关节多见	早期表现为步行、久站和天气变化时病变关节疼痛，休息后缓解。如受累关节为掌指及指间关节，除关节疼痛外，患者常感觉手指僵硬肿胀，活动不便。如病变在膝关节则常伴有关节腔积液，皮温升高，关节边缘有压痛。晚期病变关节疼痛加重，持续并向他处放射，关节有摩擦感，活动时有响声。关节周围肌肉挛缩常呈屈曲畸形，常有跛行
痛风	多发于50岁以上、肥胖男性，少数见于绝经后女性；长期服利尿剂者	以第1跖趾关节，拇趾关节多见。踝、手、膝、腕和肘关节也可受累	常在饮酒、劳累或高嘌呤饮食后急起关节剧痛，局部皮肤红肿灼热。患者常于夜间痛醒。病变呈自限性，有时在1～2周内自行消退，但经常复发。晚期可出现关节畸形，皮肤破溃，经久不愈，常有白色乳酪状分泌物流出。

（李 挺）

下篇　各系统疾病诊断

第二十六章　呼吸系统疾病诊断

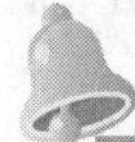【培训目标】

1. 识记：呼吸系统疾病诊断常用辅助检查方法的基本原理、适应证、禁忌证及正常参考值。

2. 领会：呼吸系统疾病常用辅助检查的临床意义；呼吸系统常见疾病的诊断标准。

3. 运用：呼吸系统疾病诊断时辅助检查项目的选择及检查结果的分析。

第一节　呼吸系统疾病诊断常用技术

一、问诊与查体

病史和体格检查是临床诊断的基础，详实地询问病史对某些呼吸系统疾病的诊断非常重要。呼吸系统的常见症状主要有咳嗽、咳痰、咯血、胸痛和呼吸困难等。常见疾病的体征如表所示（表26-1）。

1. 咳嗽　需询问咳嗽的病程、发作时间，是否伴有咳大量痰，与气候或外界环境变化及体位转换有无关系等。晨起咳嗽多见于上呼吸道慢性炎症、慢性支气管炎及支气管扩张；夜间咳嗽多见于咳嗽变异性哮喘；肺脓肿和支气管扩张患者会因体位变动而咳嗽加剧；咳嗽变异性哮喘多见于反复发作性咳嗽，多于夜间或清晨发作或加重。

2. 咳痰　痰的性质、颜色、痰量、气味等常可提示诊断的依据，问诊时需加以留意。慢性支气管炎患者咳白色泡沫痰或黏液痰；化脓性炎症患者咳黄脓痰；肺癌、肺结核、肺栓塞等患者的痰为红色或棕红色；典型的肺炎球菌肺炎患者表现为铁锈色痰；克雷白杆菌肺炎患者的痰呈棕红色胶冻样。

3. 咯血　问诊主要是明确为咯血，而不是口鼻腔出血或上消化道出血。青壮年咯血伴低热等症状者应首先考虑肺结核。长期反复咳嗽、咳脓痰的患者如出现间断咯血要注意支气管扩张。对于40岁以上、长期吸烟者出现干咳和痰中带血（数周时）应警惕支气管肺癌。突发性胸痛、呼吸困难，而后出现咯血者有发生肺栓塞的可能。

4. 胸痛　胸痛涉及急危重症，可能危及生命，问诊需详实，需明确胸痛发生的时间、持续的时间、疼痛性质及发生部位，其与呼吸、咳嗽及体位之关系、发作的诱因及伴随症状等。胸膜炎、肺部炎症、肿瘤和肺梗死是呼吸系统疾病引起胸痛最常见的病因。

5. 呼吸困难　需辨别为吸气性还是呼气性呼吸困难，前者可见于肿瘤或异物引起的大气道狭窄、喉头水肿等；后者主要见于支气管哮喘和慢性阻塞性肺疾病等；大量气胸、大量胸腔积液及胸廓限制性疾病则表现为混合性呼吸困难（表26-1）。

表 26-1　呼吸系统常见肺部体征

疾病	视诊	触诊	叩诊	听诊
肺实变	胸廓对称，患侧呼吸动度减弱	气管居中 实变区语音震颤增强	实变期浊音或实音	支气管呼吸音、湿啰音或干啰音、实变期听觉语音增强
压迫性肺不张	患侧呼吸动度减弱	患侧语音震颤增强	患侧浊或浊鼓音	患侧支气管呼吸音、听觉语音增强
阻塞性肺不张	患侧胸廓凹陷，呼吸活动度减弱	语音震颤减弱，心尖搏动及气管移向患侧	受累肺区域浊音	呼吸音及听觉语音减弱或消失
肺气肿	桶状胸，肋间隙增宽，呼吸动度减弱	气管居中，语音震颤减弱	过清音，肺下界下移，肺下界活动度↓，心浊音界缩小	语音共振增强，肺泡呼吸音减弱，呼气延长，湿啰音；心音遥远
胸腔积液	患侧呼吸动度减弱，肋间隙饱满	心尖搏动及气管移向健侧，语音震颤减弱	积液区浊音或实音，积液上方过清音	患侧语音共振及呼吸音减弱或消失，积液上方闻及支气管呼吸音、羊鸣音和胸语音；胸膜摩擦音
气胸	气促，发绀，患侧胸廓饱满，肋间隙膨隆，呼吸动度减弱	患侧语音震颤减弱或消失，心尖搏动及气管移向健侧	患侧鼓音	患侧语音共振减弱或消失，呼吸音减弱或消失
肺空洞	胸廓正常或局部凹陷，呼吸动度局部减弱	气管居中或偏向患侧，语音震颤增强	鼓音、破壶音、空瓮音	支气管语音、湿啰音、听觉语音增强

二、血液检查

（一）血常规

1. 白细胞　白细胞正常值为（4～10）×10^9/L。升高见于急性感染（特别是化脓性球菌感染），严重的组织损伤、大出血、急性中毒、白血病等。降低可见于革兰氏阴性菌或病毒感染、血液系统疾病、理化因素损伤、自身免疫系统疾病等。

2. 中性粒细胞　中性粒细胞正常值为50%～70%。比例增高见于细菌感染、炎症。降低可见于病毒性感染。

3. 淋巴细胞　淋巴细胞正常值为20%～30%。增高主要为病毒感染，也可见于百日咳杆菌、结核杆菌等感染，淋巴细胞性白血病、淋巴瘤及急性传染病的恢复期。降低见于免疫缺陷性疾病或免疫抑制剂治疗等。

4. 单核细胞　单核细胞正常值为3%～8%。增高见于某些感染，如急性感染的恢复期、活动性肺结核、感染性心内膜炎等，或见于某些血液病。降低通常无临床意义。

（二）血清学抗体

1. C反应蛋白　C反应蛋白（C-reactive protein，CRP）正常值<10mg/L。各种急性炎症、组织损伤、心肌梗死等疾病发作后数小时迅速升高，病变好转时，又降至正常，其升高幅度与感染的程度呈正相关。用于细菌和病毒感染的鉴别诊断。

2. 红细胞沉降率　红细胞沉降率（erythrocyte sedimentation rate，ESR），简称血沉。正常值：男性为0～10mm/h；女性为0～12mm/h。血沉对下列疾病有一定的参考价值：①各种急性全身性或局部性感染，如活动性结核病、肾炎、肺炎等；②各种胶原性疾病，如类风湿关节炎、系统性红斑狼疮等；③组织损伤和坏死，如大范围的组织坏死或损伤、大手术导致的损伤等；④严重贫血、血液病、慢性肝炎、多发性骨髓瘤。

3. 免疫球蛋白E　正常人群免疫球蛋白E（immunoglobulin E，IgE）水平受环境、种族、遗传、年龄、检测方法及取样标准等因素的影响，以致各家报道的正常值相差甚远。IgE升高是过敏性疾病最有力的提示。

（三）肿瘤标志物

迄今尚无一种可靠的血清癌标记物用于诊断或普查肺癌。组织多肽抗原（tissue polypeptide antigen，TPA）、癌胚抗原、鳞状上皮细胞癌抗原、细胞角蛋白19片段（CYFRA21-1）等对非小细胞肺癌（NSCLC）的诊断有一定意义；神经元特异性烯醇化酶、胃泌肽（GRPC）等测定对小细胞肺癌诊断有利；若采用多个指标联合检测，有可能提高检出率。因为这些标记物的敏感性和特异性均不高，因此在肺癌的筛查、诊断中的价值有限，目前更多应用于检测对监测对治疗的反应、早期监测复发、提示预后等方面的研究。

1. 神经元特异性烯醇化酶　神经元特异性烯醇化酶（neuron-specific enolase，NSE）正常值为0～13μg/L。NSE对小细胞肺癌的敏感度及特异度均高，用于小细胞肺癌放疗、化疗后监测。

2. 细胞角蛋白19片段　细胞角蛋白19片段（CYFRA21-1）正常值<4μg/L。主要用于非小细胞肺癌检测，用于监测疗效和预后评价。

3. 癌胚抗原　癌胚抗原（carcinoembryonic antigen，CEA）正常值为0～5μg/L，CEA是诊断肺腺癌最有价值的肿瘤标志物之一。

4. 糖类抗原125　糖类抗原125（CA125）正常值<35U/ml，是诊断肺癌的参考依据。

5. 鳞状上皮细胞癌抗原　鳞状上皮细胞癌抗原（squamous cell carcinoma antigen, SCC-Ag）的参考值为<2μg/L，是鳞状细胞癌的标志，特异性高，敏感性低，可用于判断肺鳞癌手术治疗效果，监测病情变化。

6. 促胃液素释放肽前体　促胃液素释放肽前体（pro-GRP）的参考值0～46ng/L，在诊断小细胞肺癌方面敏感性和特异性均优于NSE。

（四）血气分析

血气分析可用于了解低氧血症的程度，指导氧疗；确定呼吸衰竭的类型、严重程度及判断预后；酸碱失衡的诊断。其常用指标的正常值和临床意义如表所示（表26-2）。综合分析各项指标的异常可以用于酸碱平衡失调的判断（表26-3、表26-4）。

表26-2　血气分析中常见指标的正常值及临床意义

项目	正常值	升高意义	降低意义
血液酸碱度（pH）	7.35～7.45	pH>7.45表示碱血症	pH<7.35表示酸血症
动脉血氧分压（PaO_2）	95～100mmHg	–	PaO_2<60mmHg为呼吸衰竭
动脉血氧饱和度（SaO_2）	95%～98%	–	SaO_2<90%表示呼吸衰竭
动脉血半饱和氧分压（P_{50}）	24.7～27.8mmHg	氧与血红蛋白亲和力降低，血红蛋白易释放氧	氧与血红蛋白亲和力增加，易结合氧
动脉血二氧化碳分压（$PaCO_2$）	35～45mmHg	$PaCO_2$>50mmHg为Ⅱ型呼吸衰竭	呼吸性碱中毒
血清二氧化碳总量（TCO_2）	22～32mmol/L	呼吸性酸中毒、代谢性碱中毒	代谢性酸中毒、呼吸性碱中毒
剩余碱（BE）	-3～+3mmol/L	BE为正值升高，代谢性碱中毒	BE为负值升高，代谢性酸中毒
实际碳酸氢根（AB）和标准碳酸氢根（SB）	AB：22～28mmol/L；SB：21～25mmol/L	①正常人SB=AB；②SB正常，AB>SB有呼吸性酸中毒存在，AB<SB有呼吸性碱中毒存在；③AB=SB，同时又都低于参考值下限，为失代偿性代谢性酸中毒；如同时二者高于参考值上限，则为失代偿性代谢性碱中毒。	
阴离子隙（AG）	8～16mmol/L	高AG代谢性酸中毒：乳酸酸中毒、酮症酸中毒、尿毒症 正常AG代谢性酸中毒：HCO_3^-降低、肾小管酸中毒等	

表26-3　单纯性酸碱平衡失调的判断

类型	原发改变	代偿反应	预计代偿公式	代偿极限
代谢性酸中毒	HCO_3^-↓	$PaCO_2$↓	$PaCO_2 = HCO_3^- \times 1.5 + 8 \pm 2$	10mmHg
代谢性碱中毒	HCO_3^-↑	$PaCO_2$↑	$\triangle PaCO_2 = \triangle HCO_3^- \times 0.9 \pm 1.5$	55mmHg
急性呼吸性酸中毒	$PaCO_2$↑	HCO_3^-↑	$\triangle HCO_3^- = \triangle PaCO_2 \times 0.07 \pm 1.5$	30mmol/L
急性呼吸性碱中毒	$PaCO_2$↓	HCO_3^-↓	$\triangle HCO_3^- = \triangle PaCO_2 \times 0.2 \pm 2.5$	18mmol/L
慢性呼吸性酸中毒	$PaCO_2$↑	HCO_3^-↑	$\triangle HCO_3^- = \triangle PaCO_2 \times 0.35 \pm 5.58$	45mmol/L
慢性呼吸性碱中毒	$PaCO_2$↓	HCO_3^-↓	$\triangle HCO_3^- = \triangle PaCO_2 \times 0.5 \pm 2.5$	12mmol/L

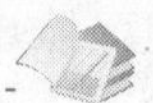

表 26-4 混合性酸碱平衡失调

类型	原因	特点
代酸+呼酸	心跳呼吸骤停，通气障碍	$PaCO_2$↑，HCO_3^-↓，PH↓，AB>SB，血K^+↑，AG↑
代碱+呼碱	肝硬变、败血症、发热伴呕吐	$PaCO_2$↓，HCO_3^-↑，PH↑，AB<SB，血K^+↓
呼酸+代碱	COPD或慢性肺心病	$PaCO_2$↑，HCO_3^-↑，PH变化不大
代酸+呼碱	糖尿病、肾衰竭伴发热等	$PaCO_2$↓，HCO_3^-↓，PH变化不大
代酸+代碱	糖尿病、肾衰伴呕吐、严重胃肠炎	HCO_3^-↓（↑）原因彼此相互抵消，PH和HCO_3^-变化不大
呼酸+AG升高性代酸+代碱	慢性肺心病患者长期使用利尿剂	$PaCO_2$↑，AG↑，HCO_3^-一般↑，血Cl^-↓
呼碱+AG升高性代酸+代碱	糖尿病、尿毒症患者伴呕吐、发热	P_aCO_2↓，AG↑，一般血Cl^-↓

三、痰液检查

（一）痰涂片

合格标本中如检查发现被中性粒细胞或吞噬细胞吞食的细菌，即可能是致病菌。如痰涂片中找到真菌的芽孢或菌丝，对肺真菌感染有提示作用。痰涂片中发现结核分枝杆菌、真菌（如芽生菌荚膜）、肺吸虫卵、阿米巴滋养体、肺孢子菌等，均具有临床意义。

（二）痰细菌培养加药敏

细菌菌落数$>10^7$/ml考虑为致病菌；$>10^4$/ml，但$<10^7$/ml可能为致病菌，需结合涂片、是否纯培养等做出判断；$<10^4$/ml时提示为口腔污染菌群。若痰细菌培养阳性，可进一步做抗菌药物的敏感试验。

（三）痰肿瘤细胞学检查

细胞学敏感性约60%，中央型肺癌阳性率高，血性痰阳性率高，反复多次查痰可增加阳性率。

四、胸腔积液检查

胸腔积液多见于肺、胸膜病变，但肺外疾病亦可引起，因此明确积液性质对病因诊断均至关重要。大多数胸腔积液的病因均需通过胸水的实验室检查确定，其结果分析需首先鉴别漏出液和渗出液（表26-5）。漏出液常见病因有充血性心力衰竭、肝硬化、肾病综合征、低蛋白血症等；渗出液最常见的病因为结核性胸膜炎、肺部炎症、肿瘤、风湿性疾病、外伤、化学性刺激等。

表 26-5 渗出液和漏出液的鉴别要点

项目	渗出液	漏出液
病因	炎症性：感染、结核、结缔组织疾病、恶性肿瘤等	非炎症性：心衰、肝硬化、其他原因的局部静脉回流受阻、低蛋白血症等

续表

项目	渗出液	漏出液
外观	常混浊，可为浆液性、脓性、血性、乳糜性	清晰或微混，常呈淡黄色，为浆液性
比重	>1.018	<1.016~1.018
红细胞	$>10\times10^9$/L	$<10\times10^9$/L
白细胞	$>500\times10^6$/L	$<500\times10^6$/L
蛋白定量试验	>30g/L	<30g/L
李凡他试验	+	-
葡萄糖定量	低于血糖水平	与血糖水平相似
细菌学检查	可找到病原菌	阴性
蛋白	积液/血清（总蛋白比）>0.5	积液/血清（总蛋白比）<0.5
LDH	积液/血清（LDH 比值）>0.6 LDH>200IU	积液/血清（LDH 比值）<0.6 LDH<200IU

1972 年 Light 提出的标准：①胸腔积液蛋白质与血清蛋白质之比大于 0.5；②胸腔积液 LDH 与血清 LDH 之比大于 0.6；③胸腔积液的 LDH 为血清 LDH 正常值上限的 2/3。符合以上任何一条标准为渗出液。均不符合者为漏出液。

五、内镜检查

（一）支气管镜检查

1. 支气管镜

（1）概述：支气管镜分为硬质支气管镜和可弯曲支气管镜，按检查目的可分为诊断性和治疗性，主要用于气道及肺部病变的诊断和治疗。硬质支气管镜多用于复杂气道病变的介入治疗，需全麻状态下进行；而可弯曲支气管镜可在局麻下进行，所能到达的范围较硬镜大很多，并可行各种检查和治疗，两者各有所长。本章仅介绍支气管镜的诊断性技术。

（2）临床应用

1）支气管镜检查适应证：①原因不明的咯血或痰中带血；②影像学检查示团块影、肺不张、阻塞性肺炎，怀疑肺癌者；③反复发作且吸收缓慢的肺段肺炎；④不明原因的干咳或局限性哮鸣音；⑤原因不明的声音嘶哑、喉返神经麻痹或膈神经麻痹、上腔静脉阻塞；⑥原因不明的胸腔积液；⑦痰中查到癌细胞，胸部影像学阴性；⑧肺部感染需经防污染毛刷或支气管肺泡灌洗分离鉴定病原菌；⑨诊断未明的肺部弥漫性病变；⑩怀疑气管食管瘘或气管狭窄等；用于治疗，如取支气管异物、治疗支气管内肿瘤、治疗支气管内良性狭窄、放置气道内支架、吸痰等。

2）支气管镜检查的禁忌证：①大量咯血，通常应在咯血停止 2 周后进行；②新近发生的心肌梗死，或有不稳定型心绞痛、严重心律失常、严重心、肺功能障碍等；③不能纠正的出血倾向，如凝血功能严重障碍；④哮喘发作；⑤已诊断主动脉瘤，有破裂危险者。

3）支气管镜检查的常见并发症：麻醉药物过敏、出血、低氧、喉头水肿与喉支气管痉挛、误吸、感染、心律失常、血压改变、气胸和纵隔气肿等。术前应加强谈话及风险告

知，签署知情同意书，把握好适应证及禁忌证。

4）行支气管镜检查需注意：①术前需禁食禁水6小时，完善胸片（或胸部CT）、心电图、凝血功能等检查；②术后禁食禁水2小时，术后半小时减少说话，使声带充分休息。

（3）结果分析

1）正常的支气管镜表现：气管环清晰，隆突锐利，左、右主支气管、各叶、段支气管开口通畅，黏膜光滑，无充血，分泌物不多，未见新生物及出血（图26-1）。

2）异常的支气管镜改变：①炎症：黏膜充血、肿胀，脓性分泌物（图26-2）；②新生物：呈结节状、菜花状、息肉状及乳头状，可为良性或恶性肿瘤（图26-3）；③管腔狭窄：可为外压性狭窄，亦因新生物或肉芽组织突入管腔所致（图26-4）。

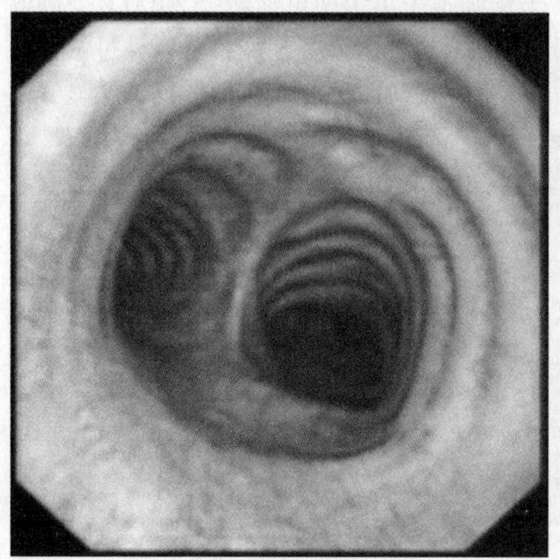

图26-1　正常气管的镜下表现

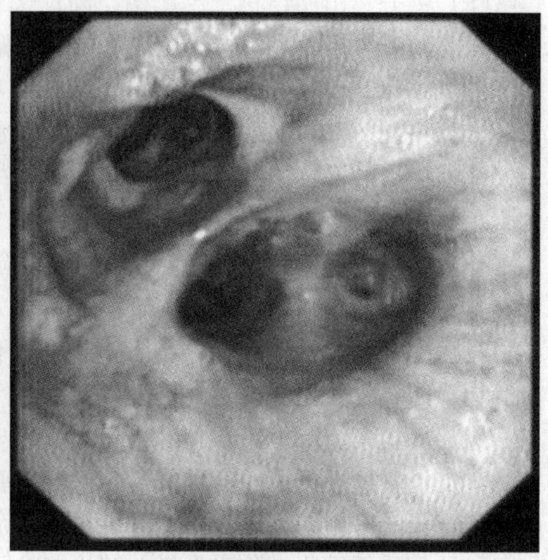

图26-2　气管镜下炎症改变

气管-支气管黏膜充血、水肿，管腔内见较多黄白色分泌物。

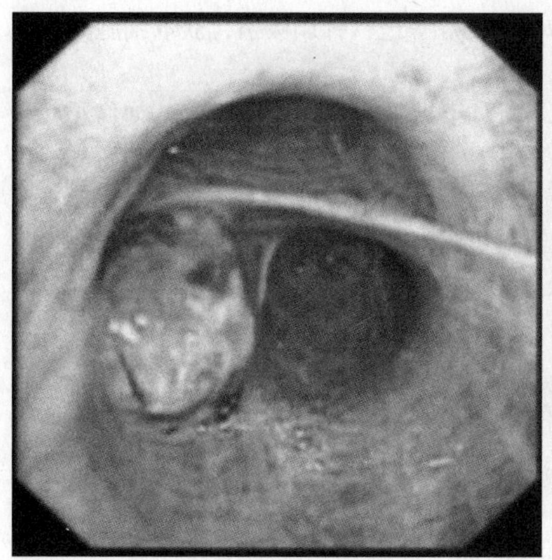

图26-3　新生物的气管镜下表现

右上叶前段开口见息肉样新生物，病理为中分化腺癌。

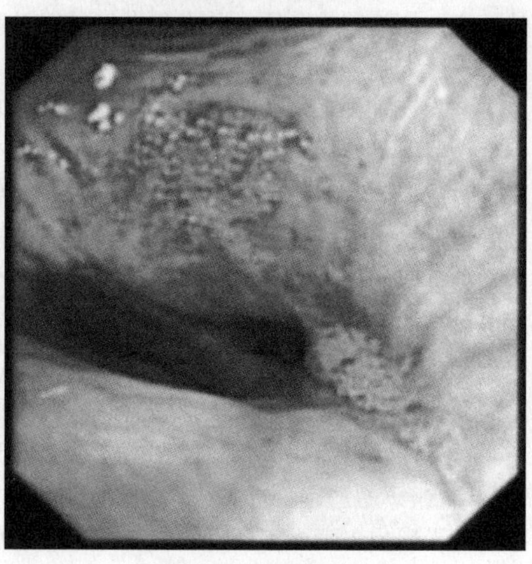

图26-4　支气管管腔狭窄

气管-支气管黏膜充血、水肿，见纵行皱襞，管腔呈外压性狭窄。

2. 支气管肺泡灌洗术

（1）概述：支气管肺泡灌洗术（BAL）是利用支气管镜向支气管肺泡注入生理盐水并随即抽吸，收集肺泡表面液，检查其细胞成分和可溶性物质的一种方法。

（2）临床应用：支气管肺泡灌洗术适用于：①肺部感染，特别是免疫受损、免疫缺陷肺部感染的病原学诊断；②弥漫型和周围型肺部肿瘤的细胞学诊断；③间质性肺疾病，如结节病、特发性肺间质纤维化、肺泡蛋白沉着症等的诊断及预后估计。支气管肺泡灌洗术与支气管镜检查具有相同的禁忌证。

（3）结果分析：①病原学检查：主要应用于重症肺炎和免疫功能受损或免疫缺陷患者，因需及时做出精确的诊断和微生物学鉴定，对某些特殊感染，如支气管肺泡灌洗液（BALF）中分离出如结核、军团菌、隐球菌、卡氏肺孢子虫等即可诊断；②BALF 受肿瘤的病理类型和肿瘤大小影响，腺癌和肺泡癌阳性率最高；③弥漫性病变：外源性过敏性肺泡炎的 BALF 中 CD4/CD8 比值降低（ <1）；而结节病的 BALF 中 CD4/CD8 比值明显升高（ >3.5），对诊断有重要意义；特发性肺纤维化 BALF 的中性粒细胞增多；肺部嗜酸性细胞浸润性疾病的 BALF 中嗜酸性粒细胞增多；肺泡蛋白沉积症的 BALF 呈牛奶状，离心后深褐色沉淀物，PAS 染色阳性。

3. 经支气管镜活检术　经支气管镜活检术是支气管镜检查中应用频率最高的一种技术，分为气管黏膜活检和经支气管镜肺活检（TBLB）。气管黏膜活检主要用于支气管镜下的可见病变。TBLB 可在 X 线透视引导下进行，用于支气管镜难以窥及的肺病弥漫性病变或肺周围型及管外型病变的活检。

经支气管镜活检术用于肺部病变的病理学或细胞学诊断，以明确病因，指导进一步治疗：①支气管镜下可见的各种气管、支气管腔内病变，如良恶性肿瘤、肉芽肿等；②气管镜难以窥及的肺周围型或管外型肿块或结节；③各种气管镜难以窥及的肺部弥漫性病变，如各种肺间质纤维化、肺泡炎等。其检查禁忌证同支气管镜检查。

4. 经支气管针吸活检术　经支气管针吸活检术（TBNA）是应用一种特制的带有可弯曲导管的穿刺针，通过气管镜的活检通道进入气道内，然后穿透气道壁对气管、支气管腔外病变，如结节、肿块、肿大的淋巴结以及肺部的病灶等进行针刺吸引，获取细胞或组织标本进行细胞学和病理学检查的一种新技术。

经支气管针吸活检术对于肺癌 TNM 分期，相对于纵隔镜和胸腔镜而言，创伤小、费用低，值得推广。对于黏膜病变或外压性病变，因应用活检钳活检存在一定难度，故 TBNA 可提高活检阳性率。此外，小细胞肺癌因活检钳可造成重度人为挤压，而 TBNA 则可较好地建立诊断。此外，TBNA 对于纵隔淋巴结结核、结节病、胸内淋巴瘤的诊断亦发挥越来越重要的作用。目前经支气管针吸活检术主要应用于：①纵隔和肺门占位性病变及肿大淋巴结的诊断；②肺癌分期；③黏膜下的管腔内病变；④肺上沟瘤。禁忌证与支气管镜检查的相同。

5. 荧光支气管镜　自然界内有一些物质存在荧光现象，即在某一特定波长光线的照射下，可以辐射出比波长比原照射光线长的光，辐射出的波长较长的光线就是荧光。人体组织因含有一些荧光载体（如色氨酸、胶原、弹力蛋白、紫菜碱、磷酸吡哆醛等），故也存在荧光现象。荧光支气管镜检查即是利用肿瘤组织和正常组织不同的荧光显像特点，以分辨普通光线下无法发现的肿瘤病灶。荧光支气管镜一般都包含白光部分和荧光部分，使用时可以交替观察气道黏膜在白光下的表现和荧光影响。白光部分的结构和工作原理与普

通支气管镜相同，荧光部分的结构根据采用的不同技术分为激光成像荧光支气管镜（LIFE）和药物荧光/自荧光（D-Light/AF）支气管镜。在 LIFE 系统中，常用的激光发生装置是低能量氦-镉激光发生器，发出波长为 442nm 的紫外光照射气道组织，由摄像头采集图像并经图像处理系统合成气道黏膜荧光图像，正常黏膜为绿色，增生、原位癌黏膜为红色或棕色。D-Light/AF 系统采用氙灯发出白光，经滤镜过滤后产生蓝光照射支气管黏膜激发荧光。光源中有两片滤镜，过滤产生不同波长的照射光分别用于自荧光（AF）和药物荧光（D-Light）两种工作模式。AF 模式中正常黏膜为绿色，增生、原位癌黏膜呈蓝色、红色或两种颜色融合成的暗视野区。使用某些特殊药物后能在肿瘤组织观察到特殊的荧光现象。如果使用 5-氨基乙酰丙酸，在 D-Light 模式下可在肿瘤组织见到较强的红色光。

荧光支气管镜检查适用于：①影像学或临床怀疑肺癌；②支气管肺癌术后随访及监测；③痰细胞学有阳性发现者；④年龄超过 40 岁并有 COPD 病史的吸烟者。禁忌证同支气管镜检查的禁忌证。荧光支气管镜检查也有一定的局限性，只能检查较大的支气管，对中央型肺癌较为合适，而不适用于周围性肺癌。其灵敏度比普通支气管镜高，但有一定的假阳性，其特异性约为 30% ~60%，只能诊断中、重度不典型增生和癌变，而对增生和化生无特异性。

6. 支气管镜腔内超声　经支气管镜腔内超声（EUS）是将微型超声探头通过支气管镜进入气管、支气管管腔，通过实时超声扫描，获得气管、支气管管壁各层次以及周围相邻脏器的超声图像，对诊断气管和支气管黏膜下病变、支气管管壁外肿瘤具有较大价值，尤其适用于小病灶以及正确引导病灶、淋巴结穿刺。适应证有：①气管、支气管黏膜下病灶；②表面黏膜正常而怀疑管壁或管外浸润性病变；③周围支气管小结节病灶；④纵隔内病变，包括肿大的淋巴结等。禁忌证同支气管镜检查的禁忌证。

支气管镜腔内超声检查的一些常见并发症有：①窒息：在严重的气管狭窄时尤其容易产生，主要由于水囊内注水过多，故水囊内注水应逐步增加，尤其是气管内的操作，时间应短，注水量应少；对于一侧主支气管明显狭窄的患者，另一侧主支气管内不宜行水囊显示法探测；②器械损伤：微型超声探头可能造成支气管壁损伤，因此操作要熟练、轻柔；③出血：对于表面黏膜病变严重、触之易出血的患者，慎行超声支气管镜检查，必要时在操作前后腔内应用止血药物；④心血管意外。故术前应当加以告知，在操作时要加以注意。

（二）胸腔镜

1. 概述　内科胸腔镜多用于胸膜疾病的诊断与鉴别诊断，可在局部麻醉、患者清醒、自主呼吸下进行（图 26-5）。外科胸腔镜，即电视辅助胸腔镜外科（VATS）可进行复杂的操作，广泛用于各种胸膜疾病、肺部疾病、纵隔疾病、食管及心脏疾病的诊断与治疗。

2. 临床应用

（1）诊断性胸腔镜适应证有：①病因未明的胸腔积液；②胸膜占位性病变；③肺癌分期；④弥漫性肺疾病及肺外周病变。

（2）常见的禁忌证有：①重症高血压、冠心病、心肌梗死急性期、严重心律失常；②心肺功能显著减退者；③极度虚弱者；④不能纠正的出血性疾患；⑤广泛胸膜粘连。

（3）常见并发症有：支气管膜部损伤、复张性肺水肿、肺不张、高碳酸血症、低氧血症、术后出血及漏气等。为了减少并发症，需要注意：①术前评估主要在呼吸和循环系统，吸烟、高龄、冠心病、过度肥胖均为胸腔镜手术的危险因素；②术前存在严重气胸或大量胸水，应在麻醉前行胸腔穿刺排气、排液；③体位：常取侧卧位，健侧在下，患侧在上，为扩大肋间隙可将手术床调成折刀位30°左右，或用软垫枕于腰部使胸腹推向上弯曲。

3. 结果分析

（1）结核性胸膜炎：胸水量多少不定，多呈淡黄色。急性期胸膜下部粟粒样淡黄色或粉红色似麻疹样小结节；慢性期纤维条索沉积于胸膜表面（图26-6）。

（2）胸膜转移癌：胸水量大，多为血性。胸膜表面可见单个或大小不等多个结节，分布于肺及膈表面，以下胸部和肋膈窦多见。结节呈菜花状、乳头状、桑葚状，灰色或粉红色，表面可有坏死组织或血痂（图26-7）。

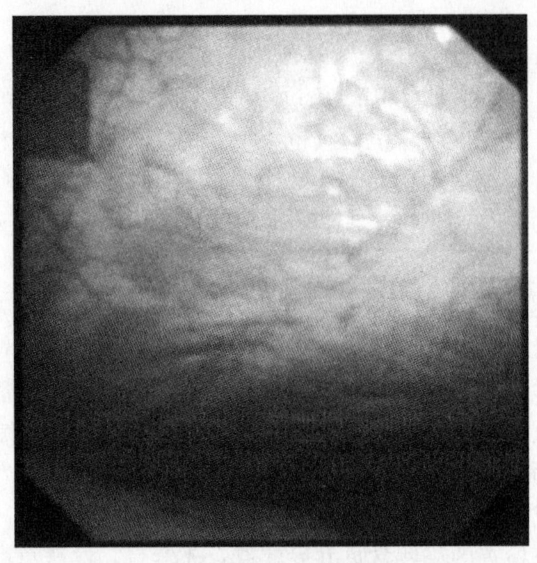

图26-5　正常胸膜的胸腔镜下表现

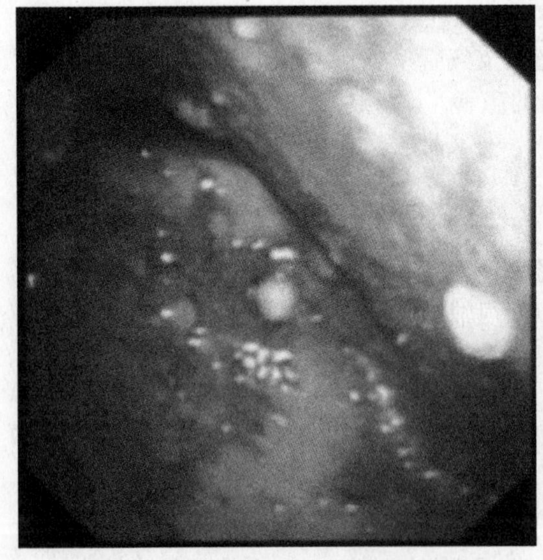

图26-6　结核性胸膜炎的胸腔镜下表现
壁层胸膜充血、水肿，见粟粒样结节，病理为结核性胸膜炎改变。

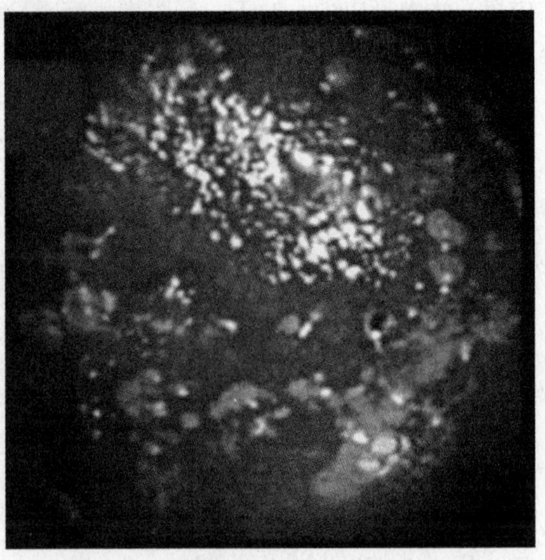

图26-7　肺癌胸膜转移的胸腔镜下表现
壁层胸膜粗糙，见多发、大小不等的结节，病理为低分化腺癌。

（3）胸膜间皮瘤：胸水量大，多为黏稠血性。胸膜见孤立或多发结节，基底宽，表面光滑，呈卵石状、葡萄状，多为白色或淡红色，瘤体质硬，不易钳取。

六、经皮肺穿刺活检术

经皮肺穿刺活检技术分为针刺抽吸术和肺切割针活检术，可经电视透视、超声或 CT 引导下进行，以 CT 引导下的诊断正确率最高。CT 引导下经皮肺穿刺活检，可以准确显示病灶本身情况及与周围组织结构的解剖关系，可精准确定进针部位、角度及深度，有很高的诊断正确率及安全系数。

病理诊断是肺癌诊断唯一可信的金标准。经皮肺穿刺活检对肺部占位性病变的诊断准确率较高，尤其对纤维支气管镜和痰细胞学等检查不能明确诊断或不适合手术的患者在治疗上需要组织病理学诊断者，具有重要的诊断和鉴别诊断价值。对于肺部实质性肿块，尤其是周围型或胸膜下孤立病灶，针刺抽吸标本可行细胞病理学诊断。肺切割针活检术所取标本组织完整，适合病理检查要求，对于周围型、贴近胸膜的肺实质病变有较高诊断价值。为提高肺穿刺活检的准确率，应避免穿刺到肿块病变的坏死区，当在病灶边缘取材，特别是 CT 增强后组织强化明显的区域，病变合并肺不张时，应将二者区分开。穿刺标本及时用 10% 的甲醛固定并及时送病检。

有时，对于难治性的肺部感染性病变，如果病灶靠近胸壁，亦可使用细胞针抽吸物做病原学培养。针刺抽吸可避免标本污染，以获得准确的病原学结果。

经皮肺穿刺活检技术的禁忌证有：①不能控制咳嗽或不配合者；②有出血倾向的患者；③穿刺针经过的部位有大疱性肺气肿者；④患有严重的肺动脉高压者；⑤一侧已经做过全肺切除或一侧为无功能肺，而另一侧肺内病变做穿刺活检者；⑥肺内阴影怀疑棘球囊肿、动脉瘤或动静脉畸形者；⑦其他，如心肺储备功能极差的垂危患者等。

并发症：①气胸：为发生率最高的并发症；术后如出现少量气胸，无需特殊处理，若出现临床症状，可行胸腔闭式引流术；②咯血：术中或术后少量咯血，一般不必特殊处理，若咯血量多，需积极止血等保守治疗，必要时行开胸手术止血；③空气栓塞：为在活检过程中，外界空气通过穿刺针进入肺内静脉血流所致，是经皮肺穿刺活检最严重的并发症，可导致死亡。为避免空气栓塞，当活检针在胸内时应避免其与大气相通，患者应避免进行深呼吸。一旦发生空气栓塞，立即予纯氧吸入，并使患者左侧卧位，头部放低，及时转入高压氧舱内治疗。为减少并发症，当严格掌握适应证与禁忌证，穿刺过程中嘱患者应尽可能在同幅度的平稳呼吸状态下屏气，避免呼吸运动对胸膜造成损害以及小结节定位偏差。选择合适大小的穿刺针，针过粗对肺组织损伤重，易出现并发症。针过细则组织标本过少，影响病理诊断。

七、影像学检查

（一）常规胸片

常规胸片由于简单、快捷、经济、辐射剂量低，是呼吸系统疾病诊断的首选影像学检查方法。用于筛查有无病变，并对病变进行初步诊断，为是否进一步选择 CT 检查的依据。常规胸片可以获得以下信息（表 26-6）。

表 26-6　胸片常见病变形态影像表现的临床意义

病变形态	影像表现	临床意义
实变	肺叶、肺段或灶性阴影	渗出性：①炎性病变；②漏出性：肺水肿；③梗阻性肺不张：继发于支气管的阻塞，常见于肿瘤、痰栓等；④非梗阻性：肺表面活性物质减少
结节	2cm 以下圆形、类圆形或不规则形阴影	①单发结节：周围型肺癌、结核、转移瘤；②多发结节：结核、结节病、转移瘤、硅沉着病等
肿块	多为 2cm 以上球形或不规则形阴影	①单发肿块：肺癌、结核、炎性假瘤、错构瘤、转移瘤；②多发肿块：转移瘤、金黄色葡萄球菌肺炎、结核等
空洞	洞壁厚度大于 3mm 为厚壁空洞，小于 3mm 为薄壁空洞	①单发空洞：结核、脓肿、肺癌；②多发空洞：转移瘤、结核、金黄色葡萄球菌肺炎、韦氏肉芽肿、肺吸虫等
空腔	洞壁厚度小于 1mm，周围无其他阴影	肺大疱、支气管扩张、肺囊肿等
间质性	线状、条状、网状、蜂窝状阴影	肺间质纤维化、癌性淋巴管炎、慢性支气管炎等

（二）胸部 CT

胸部 CT 作为迄今为止分辨肺脏细微结构最佳的无创成像方法，是常规胸片最常用、最重要的补充。对于胸片检查已显示各种异常的患者，进一步 CT 检查可以鉴别肿块的性质，对恶性病变进行分期，寻找肺不张的原因，显示肺大疱、局灶性肺气肿以及对肺气肿进行分型，对弥漫性肺病做进一步诊断，对孤立结节定性，肺炎治疗无效时寻找可能的原因。对于胸片检查正常的患者，如果临床怀疑支气管类癌、隐匿的弥漫性肺病、胸外恶性肿瘤的肺内转移及淋巴结转移等，亦为 CT 检查适应证。

（三）PET

敏感性高，但因检查费用昂贵而普及率较低，但对于肿瘤的早期检出和肿瘤的分期有一定价值。

八、肺功能检查

（一）概述

肺功能检查（pulmonary function tests）是通过肺量计来检测人体呼吸道产生的气流速度和气流量，从而了解呼吸功能是否正常的一种检查技术。肺功能检查的主要内容包括肺通气功能测定、肺换气功能测定、气道阻力测定、气道反应性测定（支气管激发试验、支气管舒张试验）等。肺功能检查是一种无创的物理检查方法，更侧重了解肺的病理生理改变，是临床上对胸肺疾病诊断、严重程度评估、治疗效果和预后评估的重要检查内容。但是，肺功能检查不能提示病原性诊断与病变发生的部位，也不能对轻微的局限性病灶提示功能上的改变，因此不能代替病史、体检、肺 X 射线检查、化验检查，只能在这些重要数据具备的情况下起到相辅相成的作用。

肺功能检查的主要参数有：①容量：呼吸气体体积的大小，主要反映呼吸能力；②流速（流量）：单位时间内呼吸气体体积的大小，反映呼吸能力及气道通畅性；③时间：呼吸与时间关系，是动态肺功能检测的重要参数；④压力：进行呼吸所需的驱动压，反映呼吸阻力及胸肺顺应性；⑤气体成分：呼吸过程中相关气体如氧气、二氧化碳、一氧化碳、氮气及其他标示气体浓度或分压的测定。

（二）临床应用

1. 呼吸系统疾病的诊断与鉴别诊断　肺功能检查用于呼吸系统疾病诊断，主要目的为确诊有无肺功能损伤，判断损伤的性质与类型；还可以用于鉴别呼吸困难、慢性咳嗽的原因；诊断支气管哮喘、慢性阻塞性肺疾病等。

不少呼吸系统疾病在肺功能检查中表现出不同类型的通气障碍。如：

（1）阻塞性病变：指由于各种因素造成呼吸道狭窄而出现气流受阻的改变，其中以哮喘最为明显。典型哮喘发作时的肺功能检查首先表现为阻塞性病变，但并非所有阻塞性病变都是哮喘。进一步确诊可进行气道扩张试验，并可酌情进行气道激发试验来确诊哮喘。

（2）限制性病变：指肺部呼吸运动受到限制而出现肺通气量减少的改变，如胸膜炎、液气胸及部分慢性阻塞性肺疾病等，均有不同程度的肺通气量减少。

（3）混合性病变：指阻塞性和限制性病变二者兼而有之，如慢性阻塞性肺疾病及哮喘晚期、肺尘埃沉着病、小儿支气管肺炎等。

肺功能检查亦是一些肺部疾患的早期诊断手段，如肺间质疾患早期表现可以是弥散功能减低。慢性阻塞性肺疾患如慢性支气管炎肺功能障碍的早期可表现为小气道功能异常。

2. 肺功能损伤程度的评估　肺功能检查可以评价肺功能损伤程度，并依据疾病严重程度制定相应的治疗方案及判断预后。并可用以监测药物及其他干预性治疗的反应，评估治疗的效果，如支气管哮喘患者应用支气管扩张剂后肺功能的变化，可作为一项重要的疗效判断指标指导临床治疗。

肺功能评估还可以用于：①胸部手术前后肺功能评估；②公共卫生流行病学调查；③运动、高原、航天及潜水等医学研究；④职业性肺疾病劳动力鉴定等。

肺功能检查的绝对禁忌证有：①近3个月患心肌梗死、休克者；②近4周严重心功能不稳定、心绞痛者；③近4周大咯血者；④癫痫发作需要药物治疗者；⑤未控制的高血压患者；⑥主动脉瘤患者；⑦严重甲状腺功能亢进者。相对禁忌证有：①心率>120次/分；②气胸、巨大肺大疱且不准备手术治疗者；③孕妇；④鼓膜穿孔患者（需先堵塞患者耳道后测定）；⑤近4周呼吸道感染；⑥免疫力低下；⑦其他：呼吸道传染性疾病（如结核病、流感等）。

（三）结果分析

1. 通气功能评价

（1）肺容积检查：肺泡内含气量受肺与胸部扩张或回缩的影响发生相应改变，形成四种基础肺容积（basal lung volume）和四种基础肺容量（basal lung capacity）。基础肺容积包括：潮气容积（VT）、补吸气容积（IRV）、补呼气容积（ERV）和残气容积（RV）指标，它们之间彼此互不重叠。基础肺容积的组合则构成四个常用的肺容量，即深吸气量（IC）、肺活量（VC）、功能残气量（FRC）和肺总量（TLC）（图26-8）。

肺活量（vital capacity，VC）是指尽力吸气后缓慢而又完全呼出的最大气量，即深吸气量加补呼气容积（IC + ERV）或潮气容积加补吸气容积加补呼气容积（VT + IRV +

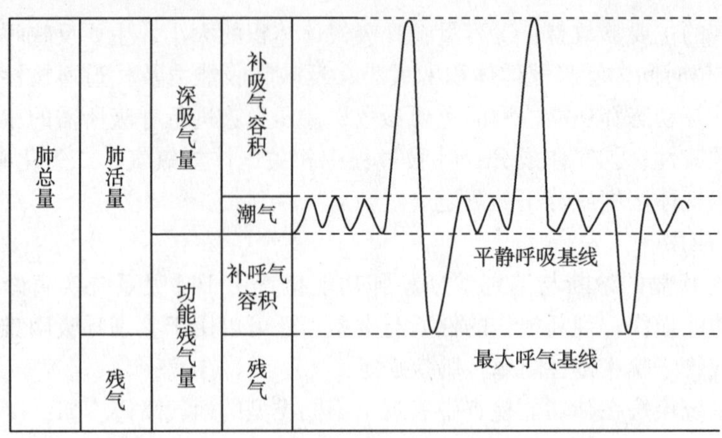

图 26-8　肺容积与肺容量

ERV），又称为一次慢呼气肺活量。正常值为：男性（4217±690）ml，女性（3105±452）ml；实测值占预计值的百分比<80%为减低，其中60%～79%为轻度，40%～59%为中度，<40%为重度。肺活量是肺功能检测中简单易行而又最有价值的参数之一。肺活量减低提示有限制性通气功能障碍，亦可提示有严重的阻塞性通气功能障碍，临床见于各种呼吸系统疾病。

功能残气量（functional residual capacity，FRC）是指平静呼气末肺内所含气量，即补呼气量加残气量（RV）。RV不能由肺量计直接测得，需应用气体（氦气或氮气）分析方法间接测定。FRC和RV增多提示肺内过度充气，见于阻塞性肺气肿和气道部分阻塞，如支气管哮喘与部分慢性支气管炎患者；减少则见于各种弥漫性限制性肺疾病和急性呼吸窘迫综合征。

肺总量（total lung capacity，TLC）是指最大限度吸气后肺内所含气量，即肺活量加残气量。正常成人参考值：男性约5020ml，女性约3460ml。肺总量减少见于限制性肺疾病。在肺气肿时，TLC可正常或增高，主要取决于残气量和肺活量的增减情况

（2）用力肺活量（forced vital capacity，FVC）：FVC是指深吸气至肺总量位后以最大力量、最快的速度所能呼出的全部气量。在用力呼吸时常测定：①第1秒用力呼气容积（FEV_1）：指最大吸气至肺总量位后，开始呼气第1秒内的呼出气量。正常人3秒内可将肺活量全部呼出，第1、2、3秒所呼出气量各占FVC的百分率正常分别为83%、96%、99%。FEV_1既是容积测定，又是1秒钟内的平均呼气流量测定，临床应用非常广泛，并常以FEV_1和FEV_1/FVC%表示（简称一秒率），是测定呼吸道有无阻力的重要指标。②最大呼气流量（peak expiratory flow，PEF）：是指用力肺活量测定过程中，呼气流速最快时的瞬间流速，亦称峰值呼气流速，主要反映呼吸肌的力量及气道有无阻塞。正常人一日内不同时间点的PEF值可有差异，称为日变异率或昼夜波动率。这种变异率的测定，可用微型峰流速仪于每日清晨及下午（或傍晚）测PEF，连续测一周后计算：PEF日变异率=（日内最高PEF-日内最低PEF）×2/（同日内最高PEF+最低PEF）×100%。正常值一般<20%，≥20%对支气管哮喘诊断有意义。因该法操作简便，故常作为哮喘患者病情监测的指标，若日变异率明显增大，提示病情加重，需行相应处理。

（3）最大自主通气量（maximal voluntary ventilation，MVV）：MVV是指在1分钟内以最大的呼吸幅度和最快的呼吸频率呼吸所得的通气量。可用来评估肺组织弹性、气道阻

力、胸廓弹性和呼吸肌的力量。最大呼气中期流量（maximal mid-expiratory flow，MMEF）是根据用力肺活量曲线而计算得出用力呼出25%～75%的平均流量，是反映小气道功能的指标。

（4）肺通气功能障碍的分型与分级：通气功能测定为肺功能测定的最基本内容，也是一系列肺功能检查中的初筛项目。依通气功能损害的性质可分为阻塞性通气功能障碍、限制性通气障碍及混合性通气障碍。阻塞性通气功能障碍以流速（FEV_1/FVC%）降低为主，而限制性通气功能障碍以肺容量（如VC）减少为主，混合性则二者兼而有之（表26-7）。当判断为气道阻塞时，需进行支气管舒张试验判定其是否可逆，气道阻塞的可逆性对支气管哮喘的诊断具有重要意义。

表26-7　通气障碍分型

	FEV_1/FVC%	MVV	VC	气速指数*	RV	TLC
阻塞性	↓↓	↓↓	正常或↓	<1.0	↑	正常或↑
限制性	正常或↑	↓或正常	↓↓	>1.0	正常或↓	↓
混合性	↓	↓	↓	=1.0	不定	不定

$$气速指数=\frac{MVV实测值/预计值\%}{VC实测值/预计值\%}$$

FVC、FEV_1、PEF等指标直接以参考预计值的80%为LLN，低于该值视为异常。肺通气功能障碍的程度分级如下（表26-8）。

表26-8　肺通气功能障碍的程度分级

严重程度	FEV_1预计值%
轻度	≥70%，但<LLN，或FEV_1/FVC比值<LLN
中度	60%～69%
中重度	50%～59%
重度	35%～49%
极重度	<35%

LLN：正常预计值下限。肺容量指标的正常范围是预计值方程的95%可信限，低于正常范围的下限（LLN）和高于正常范围的上限（ULN）均为异常。正常范围通常以95%人群可达到的数值为界，即预计方程的95%可信区间，高于这个最低临界值视为正常，此值称为正常值下限（LLN）。

2. 肺弥散功能损害的评价　肺弥散功能是指某种肺泡气通过肺泡-毛细血管膜从肺泡向毛细血管扩散到达血液内，并与红细胞中的血红蛋白（Hb）结合的能力。肺一氧化碳弥散量（D_LCO）是指CO在单位时间（1分钟）及单位压力差（1mmHg或0.133kPa）条件下从肺泡转移至肺泡毛细血管内并与Hb结合的量（ml或mmol），其单位是ml/(min·mmHg)或mmol/(min·kPa)，是反映肺弥散功能的主要指标。肺弥散功能损害严重程度分级，见表26-9。

表 26-9　肺弥散功能损害严重程度分级

严重程度	D_LCO 占预计值百分率（%）
正常	$D_LCO \geq 80\%$，或 LLN;
轻度障碍	$60\% \leq D_LCO < 80\%$，或 LLN
中度障碍	$40\% \leq D_LCO < 60\%$
重度障碍	$D_LCO < 40\%$

LLN：正常预计值下限。

3. 支气管激发试验　是通过化学、物理、生物等人工刺激，诱发气道平滑肌收缩，并借助肺功能指标（如 FEV_1）的改变来判断支气管是否缩窄及其程度的方法，是测定气道高反应性最常用、最准确的临床检查。

支气管激发试验阳性：在试验过程中，当 FEV_1 较基础值下降≥20%，或气道阻力（sGaw）下降≥35%、震荡频率 5Hz 时气道阻力（R5）增加≥40%、响应频率（resonance frequency，Fres，即弹性阻力等于惯性阻力的震荡频率点）上升≥35%时，可判断为支气管激发试验阳性，即气道反应性增高。支气管激发试验阴性：如果吸入最大剂量或最高浓度激发剂后，以上指标仍未达上述标准，则为气道反应性正常，支气管激发试验阴性。

4. 支气管舒张试验　通过给予支气管舒张药物的治疗，观察阻塞气道的舒缓反应的方法，称为支气管舒张试验，亦称支气管扩张试验。若用药后 FEV_1 变化率较用药前增加 12%，且 FEV_1 绝对值增加 >200ml，则判断支气管舒张试验为阳性，否则为阴性。

第二节　常见呼吸系统疾病诊断

一、急性上呼吸道感染

急性上呼吸道感染是鼻腔、咽或喉部急性炎症的总称，常见病原体为病毒，仅少数为细菌引起。包括普通感冒、流行性感冒、急性病毒性咽炎、急性病毒性喉炎、疱疹性咽峡炎、咽结膜热和细菌性咽-扁桃体炎。

（一）症状与体征

起病较急，主要表现为鼻部症状（如喷嚏、鼻塞、流清水样鼻涕）及咽部症状（咽干、咽痒、咽痛或烧灼感甚至鼻后滴漏感）。严重者有发热、轻度畏寒和头痛等。体检可见鼻腔黏膜充血、水肿、有分泌物，咽部可为轻度充血。

（二）辅助检查

1. 血液检查　白细胞计数正常或偏低，淋巴细胞比例升高；合并细菌感染时，白细胞计数和中性粒细胞比例升高和核左移。

2. 胸部 X 线　无异常发现。

3. 病原学检查　借助于病毒分离、细菌培养或病毒血清学检查等，可确定病因学诊断。

上呼吸道感染主要表现为鼻部的卡他症状，需要和过敏性鼻炎相鉴别。某些急性传染病（如麻疹、脑炎、流脑、伤寒等）在患病初期常有上呼吸道炎症症状，但随即出现原发病特有的症状和体征，在一定的流行季节或在流行区内发生，应注意与上呼吸道感染相

鉴别。

二、急性气管-支气管炎

急性气管-支气管炎是由感染、物理、化学刺激或变应原引起的气管-支气管黏膜的急性炎症。

（一）症状与体征

急性起病，先有上呼吸道感染的症状，继之出现咳嗽，咳痰，偶痰中带血，可有低-中度发热。听诊双肺呼吸音粗糙，可闻及散在干湿啰音。

（二）辅助检查

1. 血常规　多数血常规正常，细菌感染时白细胞总数和中性粒细胞比例增高。

2. X 线检查　胸部 X 线可见肺纹理增粗。

3. 病原学检查　痰涂片和培养可发现致病菌。

急性气管-支气管炎常兼有上呼吸道感染症状，注意与急性上呼吸道感染、流行性感冒鉴别。其他如肺炎、支气管肺癌、咳嗽变异型哮喘、肺结核等多种疾病均可出现类似急性气管-支气管炎的临床症状，应根据这些疾病的临床特点逐一加以鉴别。

三、肺　　炎

肺炎是指各种致病因素引起肺实质炎症。病因以感染最常见。按解剖学分为大叶性肺炎、小叶性肺炎和间质性肺炎；按病原体分为细菌性肺炎、病毒性肺炎、真菌性肺炎和寄生虫性肺炎；按发病场所分为社区获得性肺炎、医院获得性肺炎、护理院获得性肺炎和免疫低下宿主肺炎。本章节主要介绍社区获得性肺炎。

（一）症状与体征

咳嗽、咳痰或原有呼吸道疾病症状加重，并出现脓性痰，可有胸痛，发热。查体提示肺实变体征和（或）闻及湿性啰音。

（二）辅助检查

1. 血常规　$WBC > 10 \times 10^9/L$，或 $< 4 \times 10^9/L$，伴或不伴细胞核左移。

2. X 线检查　提示片状、斑片状浸润性阴影或间质性改变，伴或不伴胸腔积液。

（三）诊断标准

1. 肺炎　①新近出现的咳嗽、咳痰或原有呼吸道疾病症状加重，并出现脓性痰，伴或不伴胸痛；②发热；③肺实变体征和（或）闻及湿性啰音；④$WBC > 10 \times 10^9/L$，或 $< 4 \times 10^9/L$，伴或不伴细胞核左移；⑤胸部 X 线检查显示累及一个或多个肺叶或肺段的大片致密阴影，内部可见含气支气管像（图 26-9）。

以上①~④项中任何 1 项加第⑤项，并除外肺结核、肺部肿瘤、非感染性肺间质性疾病、肺水肿、肺不张、肺栓塞、肺嗜酸性粒细胞浸润症及肺血管炎等后，可建立临床诊断。

2. 重症肺炎　出现下列征象中一项或以上者可诊断为重症肺炎，需密切观察，积极救治，有条件时，建议收住 ICU 治疗：①意识障碍；②呼吸频率≥30 次/分；③$PaO_2 <$ 60mmHg，$PaO_2/FiO_2 < 300$，需行机械通气治疗；④动脉收缩压 < 90mmHg；⑤并发脓毒性休克；⑥X 线胸片显示双侧或多肺叶受累，或入院 48 小时内病变扩大≥50%；⑦少尿尿量 < 20ml/h，或 < 80ml/4h，或肾衰竭需要透析治疗。

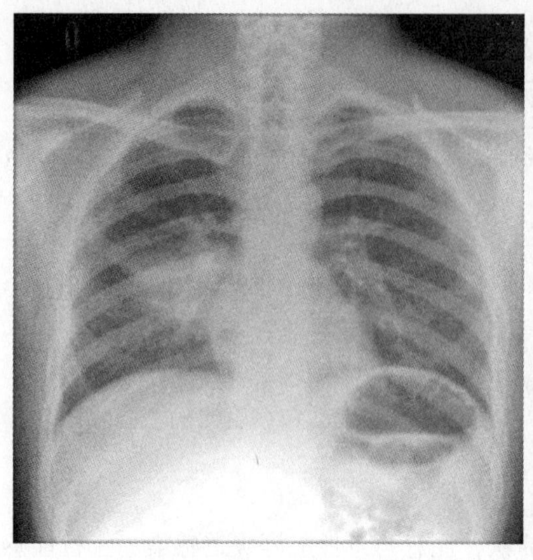
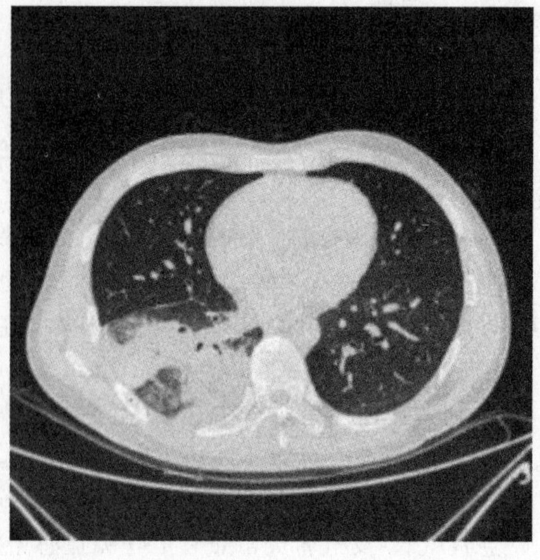

图 26-9　大叶性肺炎的胸片和 CT 表现
胸片示右肺片状致密影，CT 更好地显示含气支气管像和胸膜增厚。

肺结核、肺脓肿可出现咳嗽、咳痰、发热等类似肺炎的表现，X 线胸片、痰涂片、结核菌素试验等可鉴别。支气管肺癌常以阻塞性肺炎的形式出现，但常有吸烟史，中毒症状不明显，有刺激性咳嗽、咯血等症状，明显消瘦，痰脱落细胞、X 线体层、CT、支气管纤维镜检查有助于诊断。

四、肺　脓　肿

肺脓肿是由多种病原菌引起的肺实质坏死的肺部化脓性感染。根据病因和感染途径分为吸入性肺脓肿、继发性肺脓肿和血源性肺脓肿。

（一）症状与体征

常有龋齿、齿槽溢脓、扁桃体炎等口腔化脓性病灶，或有口腔手术、昏迷、全身麻醉、异物吸入等病史。急性发作表现为畏寒、高热、咳嗽和咳大量脓臭痰等典型症状。肺部体征与肺脓肿的大小和部位有关。初起时肺部可无阳性体征，或患侧可闻及湿啰音；病变继续发展，可出现肺实变体征，可闻及支气管呼吸音；肺脓腔增大时，可出现空瓮音；病变累及胸膜可闻及胸膜摩擦音或呈现胸腔积液体征。血源性肺脓肿大多无阳性体征。慢性肺脓肿常有杵状指（趾）。

（二）辅助检查

1. 血液检查　白细胞总数和中性粒细胞显著增高。

2. 细菌学检查　痰涂片革兰染色，痰、胸腔积液和血培养包括需氧和厌氧培养，以及抗菌药物敏感试验，有助于确定病原体和选择有效的抗菌药物。尤其是胸腔积液和血培养阳性时对病原体的诊断价值更大。

3. 影像学检查　X 线或胸部 CT 表现为肺叶大片浓密炎性阴影中有脓腔及液平面。其中“气-液平面”和“张力性含气囊肿”是急性肺脓肿典型的影像学表现（图 26-10）。有皮肤创伤感染、疖痈等化脓性病灶发热不退，并有咳嗽、咳痰等症状，胸部 X 线检查显示有两肺多发性小脓肿，可诊断为血源性肺脓肿（表 26-10）。

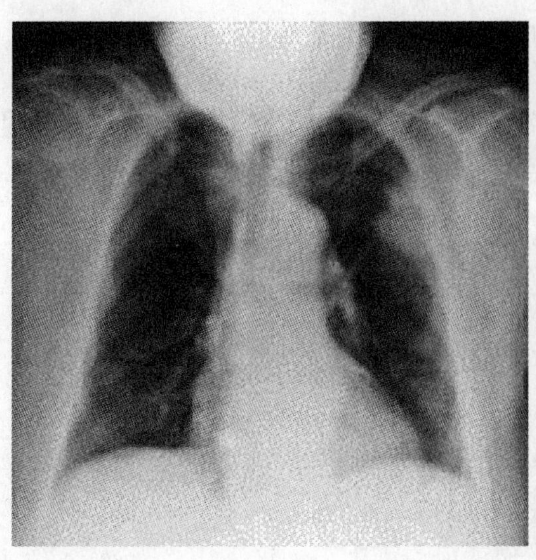
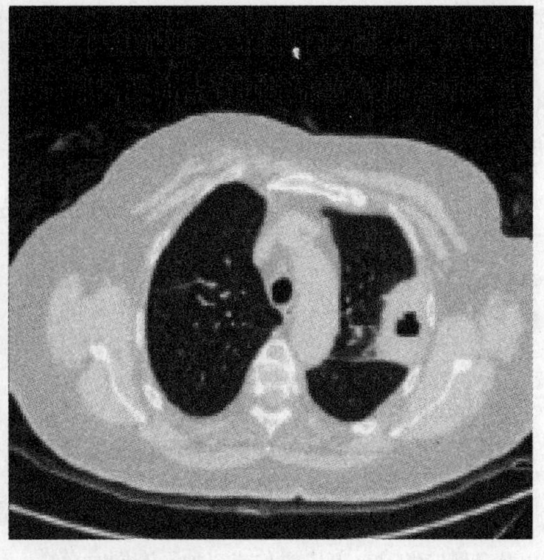

图 26-10　肺脓肿的胸片和 CT 表现

胸片示左肺上叶厚壁空洞，内见液-气平面，CT 能更好地显示空洞形态和气液平面。

表 26-10　不同病因及不同病理阶段肺脓肿的 X 线/CT 表现

吸入性		血源性
急性	慢性	
化脓性炎症阶段呈边缘不清的大片致密影，分布于一个或数个肺段；脓肿形成后，如脓液咳出则见不规则透亮区及气-液平面，周围见浓密浸润影，如引流不畅则形成张力性含气囊肿；经治疗脓肿消失后残留少许纤维索条影	厚壁空洞，内壁不规则，周围炎症吸收不完全，纤维组织增生明显，邻近胸膜增厚和肺叶萎缩，纵隔向患侧移位，健侧肺代偿性气肿	肺野周边部多发小片状浸润影或圆形、卵圆形结节状致密影，大小不一，可见空洞及液平；常见于金黄色葡萄球菌感染，动态变化快，1～2 天即可由少变多，由厚壁变薄壁；吸收后可呈小气囊或局灶性纤维化

肺脓肿有发热、咳嗽、咳痰等表现，应与细菌性肺炎相鉴别。支气管肺癌、空洞性肺结核等胸部影像学检查也常有空洞，但细胞学检查结合临床症状可鉴别。肺囊肿继发感染时，囊肿周围邻近肺组织亦可能有炎症浸润，囊肿内亦可能有液平面，但炎症反应相对较轻，而且随感染控制，炎症消散，囊肿壁光洁整齐。

五、支气管扩张

支气管扩张是指支气管树的异常扩张，是一种常见的慢性支气管化脓性疾病，大多继发于呼吸道感染和支气管阻塞，尤其是儿童或青年时期的麻疹、百日咳后的支气管肺炎，使支气管壁破坏，形成管腔持久扩张和变形。

（一）症状与体征

童年有诱发支气管扩张的呼吸道感染和全身性疾病病史。有慢性咳嗽、咳大量脓性痰、反复咯血和肺部同一部位反复感染等病史。肺部病变部位有固定而持久性湿性啰音或杵状指。出现肺气肿、肺心病等并发症时有相应体征。

（二）辅助检查

1. 胸部CT　诊断和评价支气管扩张的首选检查方法，可明确支气管扩张累及范围和性质，早已取代支气管造影成为诊断支气管扩张的金标准（表26-11）。

表26-11　不同形态支气管扩张的CT表现

扩张类型	CT表现
柱状扩张	支气管管壁增厚，管腔轻度增大，边缘平整，可延伸至肺的周边部，或突然中断，形成“双轨征”
囊状扩张	横断面显示管腔显著扩大，呈囊状并大于伴行肺动脉管径，形成“印戒征”。当管壁增厚且囊内因分泌物潴留见到液平时常提示反复感染
曲张状扩张	扩张程度较柱状扩张明显，与局部狭窄共存表现为“串珠状”或“静脉曲张样”
混合型扩张	上述两种或三种形态同时存在

2. X线胸片　对于支气管扩张的诊断敏感性不高但特异性较好。轻症患者胸片可无异常发现或仅表现为肺纹理增强，当发现不规则环状透亮影或“蜂窝状”影像时可明确囊状支气管扩张的诊断。对已经确诊的支气管扩张患者进行随诊时可仅行胸片检查（图26-11）。

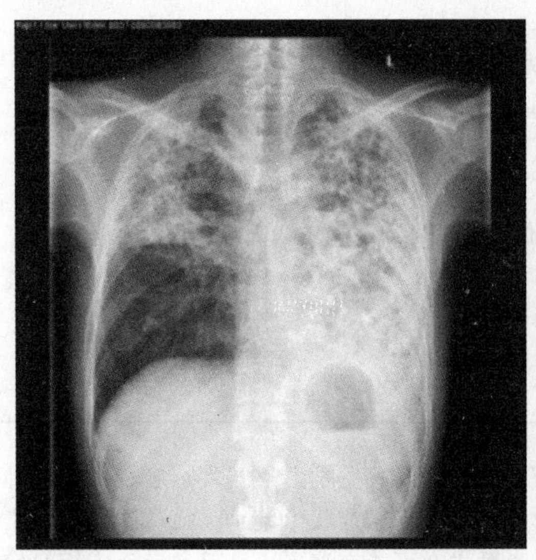

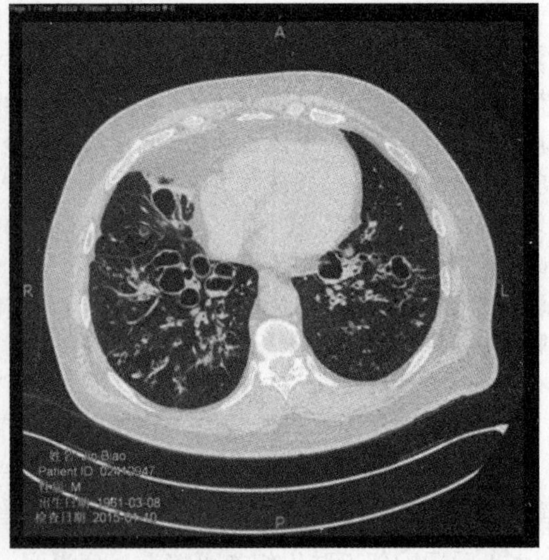

图26-11　支气管扩张的胸片和CT表现

胸片见囊状支气管扩张：双肺见典型“蜂窝状”阴影；

CT示双肺囊状扩张的支气管，部分可见液平面。

3. 其他　纤维支气管镜检查或局部支气管造影，可明确出血、扩张或阻塞的部位。还可经纤维支气管镜进行局部灌洗，采取灌洗液标本进行涂片、细菌学和细胞学检查，进一步协助诊断和指导治疗。

慢性支气管炎的咳嗽、咳痰与支气管扩张相似，但多于冬、春季节明显，且痰量少，多白色，咯血者相对少见，胸片或CT亦可鉴别。肺结核常有咳嗽、咳痰、咯血等症状，但多伴有结核全身中毒症状，痰中可找到结核菌。肺结核可以继发支气管扩张，两病并

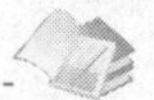

存，胸部CT可鉴别。肺脓肿也可有类似表现，但起病急，高热、胸痛、咳嗽、咳大量脓性痰，胸片可供鉴别。肺囊肿继发感染时与支气管扩张相似，但胸片显示圆形空腔伴液平面，液体排空后成气性囊肿，囊壁薄，周围无突变。

六、肺　结　核

肺结核是结核分枝杆菌引起的慢性肺部传染性疾病，排菌肺结核患者为重要传染源，主要通过咳嗽、喷嚏等方式把含有结核菌的微滴排到空气中由飞沫传播，结核菌可累及全身多个脏器，但以肺结核为最多见。

（一）症状与体征

咳嗽、咳痰3周或以上，可伴有咯血、胸痛、呼吸困难等症状。发热（常午后低热）可伴盗汗、乏力、食欲降低、体重减轻、月经失调。存在结核变态反应引起的过敏表现，如结节性红斑、泡性结膜炎和结核风湿症（poncet病）等。早期肺部体征常不明显，肺部病变较广泛时可有相应体征：渗出性病变范围较大或干酪样坏死时，可有肺实变体征；结核性胸膜炎时有胸腔积液体征；肺空洞较大时亦有相应体征（表26-1）；当有较大范围的纤维条索形成时，气管向患侧移位，患侧胸廓塌陷、叩诊浊音、听诊呼吸音减弱并可闻及湿啰音；支气管结核可有局限性哮鸣音。

（二）辅助检查

1. 影像学诊断

（1）X线胸片：是诊断肺结核、活动性判定和随访的首选影像学检查。特点：①多发生在肺上叶尖后段、肺下叶背段、后基底段；②病变可局限也可多肺段侵犯；③呈多形态表现，即同时呈现渗出、增殖、纤维和干酪性病变，也可伴有钙化；④易合并空洞；⑤可伴有支气管播散灶；⑥可伴胸腔积液、胸膜增厚与粘连；⑦呈球形病灶时（结核球）直径多在3cm以内，周围可有卫星病灶，内侧端可有引流支气管征；⑧病变吸收慢（1个月以内变化较小）。

（2）胸部CT：对如下情况具有补充诊断价值：①发现胸内隐匿部位病变，包括气管、支气管内的病变；②早期发现肺内粟粒阴影；③诊断有困难的肿块阴影、空洞、孤立结节和浸润阴影的鉴别诊断；④了解肺门、纵隔淋巴结肿大情况，鉴别纵隔淋巴结结核与肿瘤；⑤少量胸腔积液、包裹积液、叶间积液和其他胸膜病变的检出。

（3）超声检查可用于：①检测胸腔有无积液，了解积液是否黏稠，有无分隔；②准确定位及引导胸腔穿刺抽液，特别是包裹性积液；③无创方便，定期随访胸腔积液量。

2. 病原学诊断　病原学检查的标本来源有痰液、超声雾化诱导痰、下呼吸道采样、支气管冲洗液、支气管肺泡灌洗液（BALF）、肺及支气管活检标本。痰标本质量好坏、是否停用抗结核药直接影响结核菌检出阳性结果和培养分离率。晨痰涂片阳性率比较高，当患者痰少时，可采用高渗盐水超声雾化导痰。

（1）痰涂片检查：是简单、快速、易行和可靠的方法，但欠敏感。每毫升痰中至少含5000～10000个细菌时才可呈阳性结果。痰涂片检查阳性说明痰中含有抗酸杆菌（包括结核分枝杆菌和非结核分枝杆菌），由于非结核分枝杆菌少，故痰中检出抗酸杆菌有极重要的意义。

（2）痰培养及药物敏感性测定：结核分枝杆菌培养为痰结核分枝杆菌检查提供准确可靠的结果，常作为结核病诊断的金标准。同时也为药物敏感性测定和菌种鉴定提供菌株。

结核分枝杆菌培养费时较长，一般为 2 ~ 6 周，阳性结果随时报告，培养至 8 周仍未生长者报告阴性。

（3）结核菌聚合酶链反应（PCR）技术：由于结核菌生长缓慢，分离培养阳性率不高，需要快速、灵敏和特异的病原学检查和鉴定技术。核酸探针和 PCR 为结核病细菌学基因诊断提供了可能。PCR 是选用一对特定的寡核苷酸引物介导的结核菌某特定核酸序列的 DNA 体外扩增技术。该技术可以在短时间使特定的核酸序列拷贝数增加数百万倍，在此基础上进行探针杂交，提高了检出的灵敏度和特异性。研究结果显示，痰液 PCR + 探针检测可获得比涂片镜检明显高的阳性率和略高于培养的阳性率，且省时快速，成为结核病病原学诊断重要参考，但是尚有一些技术问题需进一步解决。

（4）γ- 干扰素释放试验（T- SPOT）：结核菌感染诱导的细胞免疫以分泌 γ- 干扰素为特征的 Th1 型 T 细胞免疫为主。T- SPOT 是通过酶联免疫斑点技术检测外周血中经结核菌特异性抗原刺激后释放 γ- 干扰素的 T 细胞，从而诊断结核感染的新方法，具有较高的敏感性和特异性，在免疫力低下的个体中具有更高的诊断效能，但难以区分活动性结核和潜伏性结核感染。T- SPOT 的斑点数越多，发生活动性结核的可能性越大。此外，对于 T- SPOT 阳性的人群，有必要定期复查监测斑点数，如果 T- SPOT 斑点数在短时间内显著增加，则强烈提示体内结核活动。

3. 结核菌素皮肤试验　结核菌素是结核菌的代谢产物，主要成分为结核蛋白，目前国内均采用结素纯蛋白衍生物（PPD）5U（0.1ml）皮内注射进行试验。注射后 48 ~ 72 小时注射部位出现红润或硬结。硬结 < 5mm，为阴性，5 ~ 9mm 为一般阳性，10 ~ 19mm 为中度阳性，≥20mm（儿童≥15mm）或局部有水疱、坏死或淋巴管炎者为强阳性。强阳性提示机体对结核菌处于超敏感状态，但难以借此判断发病、活动或恶化，宜进行胸部 X 线检查。感染早期变态反应尚未形成、免疫系统受干扰和免疫功能低下者可出现假阴性，可在 1 ~ 2 周后重复 PPD 试验。

（三）诊断程序

1. 可疑症状患者的筛选　对于一些有结核病好发因素者（如糖尿病、免疫抑制性疾病和接受激素或免疫抑制剂治疗）或有家庭开放性肺结核密切接触史者，如反复发作或迁延不愈的咳嗽、咳痰，或呼吸道感染经抗生素治疗 3 ~ 4 周仍无改善、咯血、午后低热、乏力、盗汗、或有肺外结核等情况应考虑到肺结核病的可能性，要进行痰抗酸杆菌和胸部 X 线等进一步检查。

2. 肺结核的诊断　如果痰涂片和培养阳性，并具有相应的临床和 X 线特征，可确诊肺结核。如果 3 次痰涂片及 1 次培养呈阴性，符合下面① ~ ⑥中的 3 项或⑦ ~ ⑧中任何 1 项可确诊肺结核：①典型肺结核临床症状和胸部 X 线表现；②抗结核治疗有效；③临床可排除其他非结核性肺部疾患；④PPD（5TU）试验强阳性，血清抗结核抗体阳性；⑤痰结核菌 PCR + 探针检测呈阳性；⑥肺外组织病理证实结核病变；⑦肺泡灌洗液（BALF）检出抗酸分枝杆菌；⑧支气管或肺部组织病理证实结核病变。

3. 有无活动性　如果诊断为肺结核，应进一步明确有无活动性，因为结核活动性病变必须给予治疗。活动性判断应综合临床、X 线表现和痰菌决定，而主要依据是痰菌和 X 线。痰菌阳性者为活动性。X 线胸片若表现为渗出型、干酪型和空洞（除外净化空洞）或播散灶，均为活动性征象。胸片表现为钙化、硬结或纤维化，空洞闭合，痰涂片连续阴性，达 6 个月以上，若空洞存在，则痰涂片连续阴性，达 1 年以上为无活动性肺结核。由

于肺结核病变多为混合性，在未达到完全性增生或纤维钙化时仍属活动性。因此，常需要对照旧片或随访以观察应使病变是否达到最大程度吸收。初诊胸片如难以确定，可经2周短期观察后复查。大部分炎症病变会有所变化，肺结核则变化不大。

4. 是否排菌　确定活动性后还要明确是否排菌，是确定传染源的唯一方法。

5. 分类和记录　结核病可分为：①原发型肺结核：为原发结核感染所致的临床病症，包括原发综合征及胸内淋巴结结核；②血行播散型肺结核：包括急性血行播散型肺结核（急性粟粒型肺结核）及亚急性、慢性血行播散型肺结核；③继发型肺结核：是肺结核中的一个主要类型，包括浸润性、纤维空洞及干酪性肺炎等；④结核性胸膜炎：包括结核性干性胸膜炎、结核性渗出性胸膜炎、结核性脓胸；⑤其他肺外结核：按部位及脏器命名，如骨关节结核、结核性脑膜炎、肾结核、肠结核等。

在诊断肺结核时，可按上述分类名称书写诊断，并应注明范围（左侧、右侧、双侧）、痰菌和初治、复治情况。

肺结核的症状、体征、X线表现等易与多种呼吸道及全身性疾病相混，包括肺癌、肺炎、肺脓肿、结节病、纵隔淋巴瘤等，在表现不典型和缺乏细菌学或病理学确诊根据时容易误诊，需加以鉴别。

七、慢性支气管炎

慢性支气管炎是指气管、支气管黏膜及其周围组织的慢性非特异性炎症。依据咳嗽、咳痰或伴喘息，每年发病持续3个月以上，并连续两年或以上，并排除其他心、肺疾患。如每年发病持续时间不足3个月，而有明确的客观检查依据（如X线、肺功能）亦可诊断。

（一）症状与体征

本病起病缓慢，病程较长。主要症状为慢性咳嗽、咳痰，多以晨间较多，当病情进展合并慢性阻塞性肺疾病时出现不同程度的气短，以活动后尤甚；合并支气管哮喘时常出现喘息症状。早期多无异常体征，急性发作期可在双肺底听到干、湿啰音；合并支气管哮喘可闻及广泛哮鸣音并伴呼气相延长。

（二）辅助检查

1. 痰液检查　可培养出致病菌，涂片可发现革兰氏阳性菌或阴性菌，或大量破坏的白细胞和已破坏的杯状细胞。

2. 胸部X线检查　早期无异常，反复发作可表现为肺纹理增粗、紊乱，呈网状或条索状、斑点状阴影，以双下肺明显。

慢性支气管炎以慢性咳嗽、咳痰为主要表现，应与咳嗽变异性哮喘、支气管扩张、间质性肺疾病进行鉴别，可通过肺功能、胸部CT等明确。支气管肺癌亦可表现为反复咳嗽、咳痰，细胞学和组织病理学检查可鉴别。

八、慢性阻塞性肺疾病

慢性阻塞性肺疾病（chronic obstructive pulmonary diseases，COPD）是一种具有气流受限特征的疾病，气流受限呈进行性发展，伴有气道和肺对有害颗粒或气体所致慢性炎症反应的增加。以慢性咳嗽、咳痰、呼吸困难为主要表现，病程可分为急性加重期与稳定期。

COPD与慢性支气管炎和肺气肿密切相关。慢性支气管炎是指支气管壁的慢性、非特异性炎症；肺气肿则指肺部终末细支气管远端气腔出现异常持久的扩张，并伴有肺泡壁和细支气管的破坏而无明显的肺纤维化。当慢性支气管炎和肺气肿患者肺功能检查出现气流受限并且不能完全可逆时，则诊断COPD。

（一）症状与体征

有吸烟、烹调产生的油烟或燃料产生的烟尘、职业粉尘和化学物质等危险因素接触史。症状主要是慢性咳嗽、咳痰和（或）呼吸困难。气短或呼吸困难是COPD的标志性症状。早期体征不明显，随疾病进展出现阻塞性肺气肿体征。

（二）辅助检查

1. 胸部X线　早期胸片无明显变化，后出现肺纹理增多、紊乱等改变，并有肺气肿表现：肺容积增大，胸腔前后径增长，肋骨走向变平，肺野透亮度增加，肋间隙增宽，心影狭长，横膈低平。

2. CT　CT在显示气道病变、肺气肿累及范围和严重程度等方面优于胸片（表26-12）。HRCT对肺气肿有更高的敏感性和特异性，并可区分不同类型的肺气肿（表26-13，图26-12）。

表26-12　阻塞性肺气肿的CT表现

病变部位	影像学表现
气道病变	①大气管呈“剑鞘样”，管壁增厚；②细支气管管壁增厚、管腔狭窄；③呼吸性细支气管炎
实质病变	肺气肿和空气潴留
血管病变	肺动脉高压和肺栓塞

表26-13　肺气肿的HRCT表现

类型	影像学表现
小叶中央型	最常见，上肺分布为著，多发无壁的小面积低密度灶
全小叶型	肺血管稀疏形成弥漫性“简化肺”，广泛低密度灶，下肺分布为著
间隔旁型	肺周围部局限性薄壁低密度灶，大于1cm称肺大疱，与自发气胸相关
瘢痕旁型	常见于肺瘢痕附近局限性的低密度灶

3. 肺功能　吸入支气管扩张剂之后FEV_1/FVC小于70%，表明持续存在的气流受限。

4. 血气分析　合并呼吸衰竭的患者可出现PaO_2下降，$PaCO_2$升高。

COPD的诊断应根据临床表现、危险因素接触史、体征及实验室检查等资料综合分析确定。存在不完全可逆性气流受限是诊断COPD的必备条件，肺功能测定指标是诊断COPD的金标准。支气管哮喘、充血性心力衰竭、支气管扩张亦可表现为呼吸困难，应根据病史、肺功能、胸片等鉴别。肺结核病、闭塞性细支气管炎、弥漫性泛细支气管炎均可有类似COPD临床表现，肺结核病可通过胸片、微生物学检查确诊，后两者可通过病史、胸部CT鉴别。

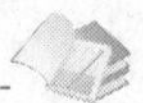

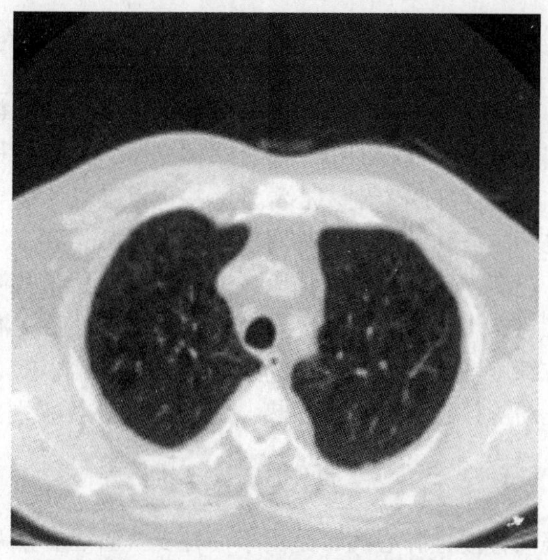

图 26-12　小叶中央型肺气肿的 HRCT 表现
两上肺分布多发无壁的小面积低密度灶。

九、支气管哮喘

支气管哮喘是一种慢性气道炎症性疾病。这种慢性炎症与气道高反应性的发生和发展有关。表现为广泛多变的可逆性气流受限。多数患者可自行缓解或经治疗缓解。哮喘的发病是遗传和环境两方面因素共同作用的结果。

（一）症状与体征

支气管哮喘的主要临床表现为：①反复发作喘息、气急、胸闷或咳嗽，多与接触变应原、冷空气、物理、化学性刺激及病毒性上呼吸道感染、运动等有关；②发作时在双肺可闻及散在或弥漫性，以呼气相为主的哮鸣音，呼气相延长；③上述症状可经治疗缓解或自行缓解。

如果具有上述典型的临床表现，除外其他疾病所引起的喘息、气急、胸闷和咳嗽可诊断为支气管哮喘。临床表现不典型者（如无明显喘息或体征），则需除外其他疾病后，根据肺功能检查确诊。

（二）辅助检查

1. 肺功能　①支气管激发试验或运动激发试验阳性；②支气管舒张试验阳性：FEV_1 较用药前增加≥12%，且 FEV_1 增加绝对值≥200ml；③PEF 日内（或2周）变异率≥20%。

2. 血气分析　哮喘发作时可有缺氧，PaO_2 降低，由于过度通气可使 $PaCO_2$ 下降，pH 上升，表现呼吸性碱中毒。若重症哮喘，可有缺氧及 CO_2 潴留，$PaCO_2$ 上升，表现为呼吸性酸中毒。

3. 痰液检查　涂片可见较多嗜酸性粒细胞。

4. 特异性变应原检测　过敏性哮喘患者血清特异性 IgE 可较正常人明显增高。皮肤过敏原测试和吸入过敏原测试有助于对患者的病因诊断和脱离致敏因素的接触。

5. 影像学检查　胸部平片应作为哮喘患者随诊的首选影像学检查。哮喘发作期肺脏呈过度充气状态表现为：两肺透亮度增加，横膈低平和胸骨后含气间隙增大；哮喘严重发作所致一过性肺动脉高压 X 线检查可表现为肺动脉增宽。缓解期多数哮喘患者的胸部 X 线检查往往表现正常。病程较长的哮喘患者可见支气管管壁增厚形成的“双轨征”。哮喘最常见的并发症是肺炎，表现为肺纹理边缘模糊和斑片状浸润影；少见并发症是肺不张、纵隔气肿和气胸。

在 HRCT 上，几乎所有哮喘患者可见到支气管管壁增厚，约半数哮喘患者可见到轻度支气管扩张。往往哮喘患者的呼气相 HRCT 可见气体潴留，而吸气相 HRCT 表现正常。

支气管哮喘需要和心源性哮喘鉴别。心源性哮喘也以喘息为主要表现，通过病史、体征、胸片可鉴别。病史、体征和肺功能检查有助于与慢阻肺相鉴别。中央型肺癌导致气道狭窄时，可出现喘鸣，但多为单侧，常无诱因，多伴有其他症状如咯血、消瘦等，痰中可能找到癌细胞，胸部 X 线或 CT 可见团块状阴影。变态反应性肺浸润常有嗜酸性粒细胞增高，见于热带嗜酸性粒细胞增多症、单纯性肺嗜酸性粒细胞增多症、外源性变应性肺泡炎等，大多有寄生虫、花粉等接触史，常伴发热，胸部 X 线亦可鉴别。

十、慢性肺源性心脏病

慢性肺源性心脏病简称慢性肺心病，是由于慢性支气管、肺疾病、胸廓疾病或肺血管疾病引起的肺循环阻力增加、肺动脉高压，进而引起右心室肥厚、扩大，甚至发生右心功能衰竭的一类疾病。

（一）症状与体征

咳嗽、咳痰、气急、活动后心悸，当气道阻力增加时，患者常感呼吸费力，重者静息时亦感气急，被迫坐位。胸痛、咯血也是肺心病的主要表现。心力衰竭主要为右心衰竭的表现，如咳嗽、气急、心悸、下肢水肿等。肺动脉高压、右心室增大或右心功能不全体征：$P_2 > A_2$，颈静脉怒张，肝大压痛，肝颈静脉反流征（+），下肢水肿及体静脉压升高等。

（二）辅助检查

1. X 线胸片　除肺、胸基础疾病及急性感染的特征外，还可以见到右心室增大征及肺动脉高压综合征，具体包括：①右肺下动脉干扩张：横径≥15mm；或右肺下动脉横径与气管横径比值≥1.07；或经动态观察较原右肺下动脉干增宽 2mm 以上；②肺动脉段中度凸出或其高度≥3mm；③中心肺动脉扩张和外围分支纤细两者形成鲜明对比；④圆锥部显著凸出（右前斜位 45°）或“锥高”≥7mm（图 26-13）。

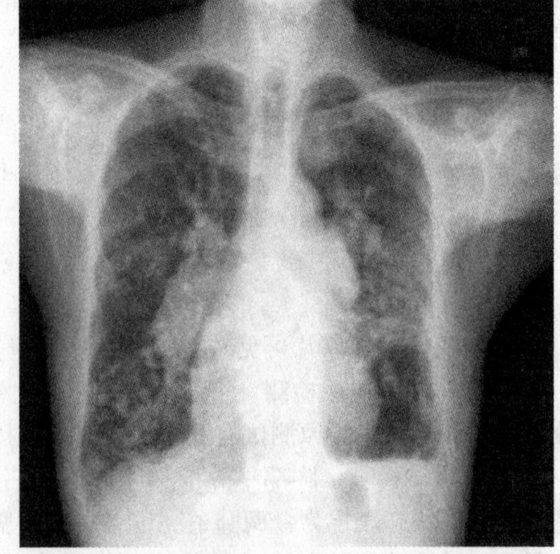
图 26-13　慢性肺源性心脏病的胸片表现
右下肺动脉增宽，横径≥15mm；肺动脉段明显凸出。

2. 超声心动图　主要条件：①右心室流出道内径≥30mm；②右心室内径≥20mm；③右心室前壁的厚度≥5.0mm，或有前壁搏动幅度增强者；④左/右心室内径比值<2；⑤右肺动脉内径≥18mm，或肺动脉干≥20mm；⑥右心室流出道/左心房内径比值>1.4；⑦肺动脉瓣曲线出现肺动脉高压征象者（a 波低平或<2mm，有收缩中期关闭征等）。

参考条件：①室间隔厚度≥12mm，搏动幅度<5mm 或呈矛盾运动征象者；②右心房增大，≥25mm（剑突下区）；③三尖瓣前叶曲线幅度低，CE<18mm，CD 段上升缓慢，延长，呈水平位或 EF

下降速度减慢，<90mm/s。

3. 心电图　肺心病在心电图上主要表现为肺型P波（P波尖而高耸，振幅≥0.25mV）及右心室肥大（如：额面平均电轴≥+90；重度顺钟向转位；RV_1 + SV_5≥1.05mV；avR导联R/Q>1或R/S>1等）改变。右束支传导阻滞及低电压图形亦常见于肺心病患者。少部分患者在V_1、V_2甚至延至V_3出现QS波，需注意与陈旧性前间壁心肌梗死鉴别。心电图对肺心病诊断的阳性率约60.1%～88.2%。因受到肺动脉压力、心脏转位、缺氧缺血等多重因素的影响，心电图检查对肺心病诊断的特异性不强，需结合临床及其他影像学资料进行综合判断。

慢性肺心病的气急、心悸，应与冠心病鉴别，后者根据病史、心电图、超声心动图等可助诊断。风湿性心脏病的三尖瓣疾患应与慢性肺心病的相对三尖瓣关闭不全相鉴别，前者往往有风湿性关节炎和心肌炎病史，其他瓣膜如二尖瓣、主动脉瓣常有病变，X线、心电图、超声心动图有特殊表现。还需与原发性心肌病相鉴别，后者多为全心增大，无慢性呼吸道疾病史，无肺动脉高压的X线表现等。

十一、原发性肺癌

原发性肺癌（以下简称肺癌）为当前世界各地最常见的恶性肿瘤之一。病因主要为吸烟、放射线、化学致癌物等。有吸烟史并且吸烟指数大于400支/年、高危职业接触史（如接触石棉）以及肺癌家族史等，年龄在45岁以上者，是肺癌的高危人群。

（一）症状与体征

早期可无明显症状。当病情发展到一定程度时，常出现以下症状：刺激性干咳、痰中带血或血痰、胸痛、发热、气促。当肺癌侵及周围组织或转移时，可出现如下症状：①癌肿侵犯喉返神经出现声音嘶哑；②癌肿侵犯上腔静脉，出现面、颈部水肿等上腔静脉梗阻综合征表现；③癌肿侵犯胸膜引起胸膜腔积液，往往为血性；④癌肿侵犯胸膜及胸壁，可以引起持续剧烈的胸痛；⑤上叶尖部肺癌可侵入和压迫位于胸廓入口的器官组织，如第一肋骨、颈交感神经及锁骨下动、静脉、臂丛神经等，产生剧烈胸痛，上肢静脉怒张、水肿、臂痛和上肢运动障碍，同侧上眼脸下垂、瞳孔缩小、眼球内陷、面部无汗等颈交感神经综合征表现；⑥近期出现的头痛、恶心、眩晕或视物不清等神经系统症状和体征应当考虑脑转移的可能；⑦持续固定部位的骨痛、血浆碱性磷酸酶或血钙升高应当考虑骨转移的可能；⑧右上腹痛、肝肿大、碱性磷酸酶、谷草转氨酶、乳酸脱氢酶或胆红素升高应当考虑肝转移的可能；⑨皮下转移时可在皮下触及结节；⑩血行转移到其他器官可出现转移器官的相应症状。

多数肺癌患者无明显相关阳性体征。患者出现原因不明，久治不愈的肺外征象，如杵状指（趾）、非游走性肺性关节疼痛、男性乳腺增生、皮肤黝黑或皮肌炎、共济失调、静脉炎等。临床表现高度可疑肺癌的患者，体检发现声带麻痹、上腔静脉梗阻综合征、颈交感神经综合征等提示局部侵犯及转移的可能。临床表现高度可疑肺癌的患者，体检发现肝肿大伴有结节、皮下结节、锁骨上窝淋巴结肿大等提示远处转移的可能。

（二）辅助检查

1. 影像检查

（1）X线胸片：是早期发现肺癌的一个重要手段，也是术后随访的方法之一。

（2）胸部CT：胸部CT可以进一步验证病变所在的部位和累及范围，也可大致区分其良、恶性，是目前诊断肺癌的重要手段（图 26-14）。低剂量螺旋胸部 CT 可以有效地发现早期肺癌，而 CT 引导下经胸肺肿物穿刺活检是重要的获取细胞学、组织学诊断的技术（表 26-14）。

表 26-14　不同类型肺癌的影像学表现

分类	影像表现
中心型肺癌	肺门区不规则肿块影，常合并阻塞性肺炎、肺不张，表现为片状磨玻璃影或实变影；右肺上叶中心型肺癌合并右上叶肺不张时表现为典型“横 S 征”。CT 可更好地显示支气管管壁增厚、管腔狭窄或闭塞。其他征象可见肺气肿、支气管扩张、淋巴结增大、骨质破坏等
周围型肺癌	肺周边部位的孤立结节或肿块，常表现为边界不清、分叶、毛刺、病灶内小泡或厚壁不均匀空洞；胸膜受侵时表现为瘤体与胸膜相连的线状或幕状阴影；可较早出现肺内转移、淋巴结增大、骨质破坏、胸腔积液等
细支气管肺泡癌	①孤立结节型：与腺癌特征相似，但密度更低，边缘更不清楚，CT 上表现为磨玻璃密度；②肺炎样实变型：CT 能更好地发现沿支气管播散的多发结节；③弥漫小结节型：双肺多发 5～6mm 不规则小结节，与血性播散性肺结核鉴别难
小细胞肺癌	肺门区明显肿块并伴有纵隔淋巴结的显著增大，可有肺不张改变，但较中心型肺癌少见

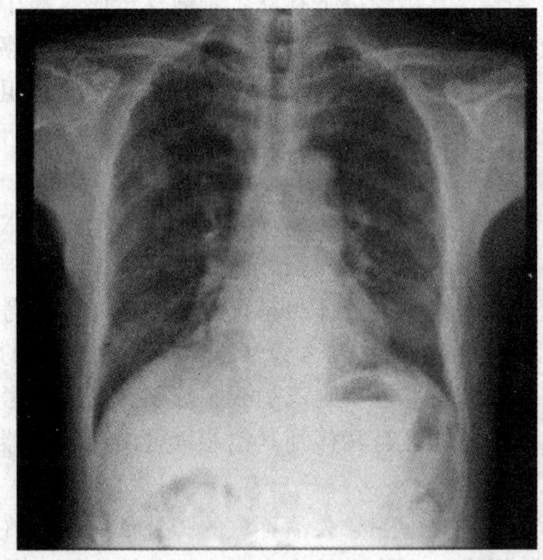

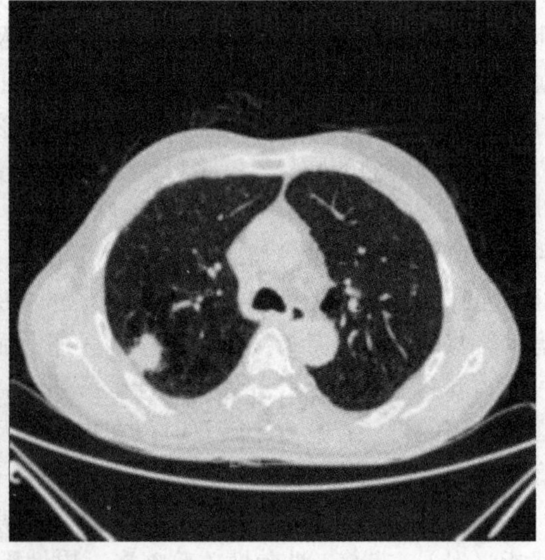

图 26-14　周围型肺癌的胸片和 CT 表现

胸片示右肺上叶孤立结节，边界不清，可见分叶和毛刺，

CT 能更好地显示分叶和毛刺，并可见结节周边磨玻璃密度呈“晕征”。

（3）超声：主要用于发现腹部重要器官以及腹腔、腹膜后淋巴结有无转移，也用于双锁骨上窝淋巴结的检查；对于邻近胸壁的肺内病变或胸壁病变，可鉴别其囊、实性及进行超声引导下穿刺活检；超声还常用于胸水抽取定位。

（4）MRI 检查：MRI 检查对肺癌的临床分期有一定价值，特别适用于判断脊柱、肋骨

以及颅脑有无转移。

（5）骨扫描检查：用于判断肺癌骨转移的常规检查。当骨扫描检查提示骨可疑转移时，可对可疑部位进行 MRI 检查验证。

（6）PET-CT 检查：不推荐常规使用。在诊断肺癌纵隔淋巴结转移时较 CT 的敏感性、特异性高。

2. 内窥镜检查

（1）支气管镜检查：纤维支气管镜检查技术是诊断肺癌最常用的方法，包括纤维支气管镜直视下刷检、活检以及支气管灌洗获取细胞学和组织学诊断。

（2）经支气管镜引导透壁穿刺纵隔淋巴结活检术（TBNA）和超声支气管镜引导透壁淋巴结穿刺活检术（EBUS-TBNA）：经纤维支气管镜引导透壁淋巴结穿刺活检有助于治疗前肺癌 TNM 分期的精确 N2 分期。

（3）纵隔镜检查：作为确诊肺癌和评估 N 分期的有效方法，是目前临床评价肺癌纵隔淋巴结状态的金标准。

（4）胸腔镜检查：胸腔镜可以准确地进行肺癌诊断和分期。

3. 痰细胞学检查　痰细胞学检查是目前诊断肺癌简单方便的无创伤性诊断方法之一，连续三天留取清晨深咳后的痰液进行痰细胞学涂片检查可以获得细胞学的诊断。

4. 血液免疫生化检查

（1）血液生化检查：目前无特异性血液生化检查。肺癌患者血浆碱性磷酸酶或血钙升高考虑骨转移的可能，血浆碱性磷酸酶、谷草转氨酶、乳酸脱氢酶或胆红素升高考虑肝转移的可能。

（2）血液肿瘤标志物检查：目前尚无特异性肺癌标志物应用于临床诊断，仅作为肺癌评估的参考，如癌胚抗原（CEA）、神经特异性烯醇化酶（NSE）、细胞角蛋白片段 19（CYFRA21-1）、鳞状细胞癌抗原（SCC）等。

5. 组织学诊断　是肺癌确诊和治疗的依据，可通过支气管镜、胸腔镜、纵隔镜等检查和淋巴结活检等获取标本。

良性肿瘤可通过影像学和组织学检查与肺癌相鉴别。结核性病变容易与肺癌相混淆，应反复做痰细胞学检查、纤维支气管镜检查等，直至开胸探查。大约有 1/4 的肺癌早期以肺炎的形式出现，对起病缓慢，症状轻微，抗炎治疗效果不佳或反复发生在同一部位的肺炎应当高度警惕有肺癌可能。

十二、气　胸

任何原因使胸膜破损，气体进入胸膜腔造成积气状态，称为气胸。

（一）症状与体征

突发胸痛，继之有胸闷、呼吸困难及刺激性咳嗽。张力性气胸常见精神高度紧张、恐惧、烦躁不安、气促、窒息感、发绀、汗出、休克等表现，甚至出现意识不清、昏迷等。患侧胸廓饱满，肋间隙膨隆，呼吸运动减弱，叩诊呈鼓音，心或肝浊音界消失。语音震颤和呼吸音均减弱或消失。大量气胸时，气管和纵隔向健侧移位。

（二）辅助检查

1. X 线胸片　肺脏有一弧形外凸的线状阴影，称为“气胸线”，线外透亮度增高，为无肺纹理的胸膜腔气体，线内为压缩的肺组织。合并胸腔积液时可见液平面，此时，应警惕胸膜粘连处血管破裂所致血气胸可能(图26-15)。

2. 胸部CT　胸膜腔存在无肺纹理的低密度气体影。优势在于：①可发现少量气胸和因重叠因素显示不清的气胸；②鉴别局限性气胸与肺大疱，并确定局限性气胸的位置、形态、程度；③清楚显示被压缩肺组织内的病变情况；④了解胸膜下有无肺大疱及发生气胸的潜在可能性。

包裹性气胸应与巨型肺大疱相鉴别，两者在症状、体征和X线胸片上均类似，应结合病史、动态观察治疗前后的影像学变化进行鉴别。其他还应与心肌梗死、肺梗死、支气管哮喘、支气管肺囊肿及膈疝、慢阻肺等疾病相鉴别。根据病史、症状、体征、结合胸部影像学、心电图及有关检查可做出鉴别。

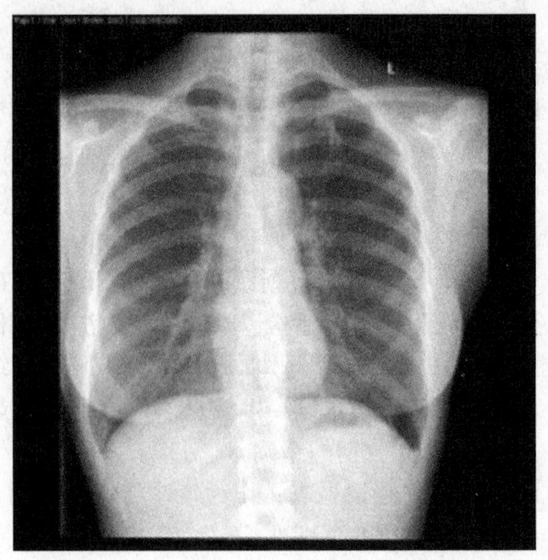

图26-15　左侧气胸的胸片表现
左肺见弧形外凸的“气胸线”，线外透亮度增高，为无肺纹理的胸膜腔气体，线内为压缩的肺组织。

十三、慢性呼吸衰竭

呼吸衰竭时各种原因引起的肺通气和（或）换气功能严重障碍，以致在静息状态下亦不能维持足够的气体交换，导致缺氧或伴有二氧化碳潴留，从而引起一系列生理功能和代谢功能紊乱的临床综合征。在静息状态下，无心内右向左分流疾病，于海平面呼吸空气时，动脉血氧分压（PaO_2）<60mmHg，或伴有二氧化碳分压（$PaCO_2$）>50mmHg，即为呼吸衰竭（简称呼衰）。慢性呼衰多继发于慢性呼吸系统疾病，尤其是慢性阻塞性肺疾病（COPD）。

（一）症状与体征

有呼吸系统慢性疾病或其他导致呼吸功能障碍的病史。低氧血症可有发绀，呼吸困难，心率加快；严重者有表情淡漠，反应迟钝，或烦躁不安，嗜睡、昏迷等。CO_2含量升高的表现有头痛、白天嗜睡、夜间不眠、血压升高、多汗、判断力及记忆力下降等。多有慢性肺部疾病的体征如桶状胸，呼吸音的改变和肺部啰音的出现等。CO_2潴留可使外周体表静脉充盈、皮肤充血、温暖多汗、血压升高，心排量增多而致脉搏洪大，多数有心率加快，搏动性头痛。

（二）辅助检查

呼吸衰竭的诊断主要依靠血气分析。动脉PaO_2<60mmHg，或伴有$PaCO_2$>50mmHg。呼吸衰竭的诊断也不能仅仅看血气的改变，有少数情况虽有血气改变但不是呼吸衰竭：①心脏或大血管的动静脉分流，因为静脉血不通过肺部进行气体交换，而由心脏或畸形血管直接进入动脉血中以致$PaCO_2$降低；②在代谢性碱中毒时，肺脏为了调节酸碱平衡保留CO_2使$PaCO_2$增高；③居住高原者，因空气中氧含量低，因而动脉血氧降低。

此外，呼吸衰竭还应与心源性呼吸困难、重症自发性气胸、重症代谢酸中毒相鉴别，通过病史、心电图、胸片和血气分析等明确。

（许银姬　常泰）

第二十七章 循环系统疾病诊断

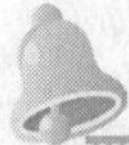

【培训目标】

1. 识记：循环系统疾病诊断常用辅助检查方法的基本原理、适应证、禁忌证及正常参考值。

2. 领会：循环系统疾病常用辅助检查的临床意义；循环系统常见疾病的诊断标准。

3. 运用：循环系统疾病诊断时辅助检查项目的选择及检查结果的分析。

第一节　循环系统疾病诊断常用技术

一、问诊与查体

循环系统疾病的病史采集时，当结合上篇相关章节内容特别注意询问是否存在一些提示心血管疾病的症状（表27-1）。并且在采集相关病史时注意患者是否有烟酒史，注意询问患者家族中是否有相似疾病者，是否具有家族早发心血管疾病史。女性患者在询问生育史时当注意询问在妊娠及生产时有无出现心血管系统症状或症状有无加重。

表 27-1　心血管系统疾病的常见症状与常见病因

常见症状	症状特点	常见心血管病因
呼吸困难	劳力性呼吸困难、端坐呼吸、夜间阵发性呼吸困难	心力衰竭
咳嗽咳痰	夜间咳嗽加剧，白色泡沫痰或粉红色泡沫痰	心力衰竭
水肿	下垂部位的凹陷性水肿	心力衰竭、限制型心肌病、缩窄性心包炎、心包积液
咯血	原有呼吸困难，大咯血后反而减轻	二尖瓣狭窄早期
	粉红色泡沫痰	心力衰竭

续表

常见症状	症状特点	常见心血管病因
心悸	发作时伴有心率/脉率、心律/脉律的变化	心律失常
胸痛	胸骨后紧缩样疼痛、放射至左肩背、活动诱发、休息或服用硝酸甘油可缓解	心绞痛
	部位、放射部位同上，而程度更甚及持续时间更长、硝酸甘油不能完全缓解	急性冠状动脉综合征
	刀割样锐痛和呼吸、体位有关	急性心包炎
	伴呼吸困难、低血压、晕厥	肺栓塞
	突发撕裂样剧痛、向背部放射	主动脉夹层
晕厥	存在明确的器质性心脏病，劳力中或仰卧时，之前有心悸或伴有胸痛，心脏猝死家族史	心律失常 器质性心脏病（梗阻性心脏瓣膜病、急性心肌梗死与急性心肌缺血、肥厚型梗阻性心肌病、心房黏液瘤、主动脉夹层、心包疾病和心脏压塞）、肺栓塞与肺动脉高压

在心血管系统的检体诊断中尤其需要注意某些阳性体征的临床意义。二尖瓣面容、杵状指、末梢发绀为组织缺氧的常见表现；心界叩诊可以初步判断心脏的大小和形态；心脏听诊可获得心率、心律、心音、杂音、心包摩擦音等信息，可判断有无心律失常、心脏有无异常通道、瓣膜功能状态、心肌收缩力等；肺部啰音可见于左心衰的患者；颈静脉怒张、肝脏肿大、肝颈静脉反流征（+）、下垂部位的凹陷性水肿、胸腹水是常见的右心衰、缩窄性心包炎及限制性心肌病的体征；周围血管征（颈动脉搏动增强、大动脉枪击音、杜氏双重杂音、点头运动、毛细血管搏动征等）见于脉压差增大的疾病。

二、血液检查

（一）血清心肌损伤标记物

心肌肌钙蛋白（cTn）是心肌肌肉收缩的调节蛋白。cTn 是由三种不同基因的亚基组成：心肌肌钙蛋白 T（cTnT）、心肌肌钙蛋白 I（cTnI）和肌钙蛋白 C（TnC）。目前，用于急性冠脉综合征实验室诊断的是 cTnT 和 cTnI。心肌肌钙蛋白在心肌组织中表达，在胎儿、健康人或疾病状态的成人骨骼肌中不表达，因而对心肌具有高度特异性。心肌以外的肌肉组织出现损伤或疾病时，CK 和 CK-MB 可能会升高，而 cTnT 和 cTnI 则不会超过其临界值。急性心肌梗死时 cTnT 和 cTnI 明显增高，且增高倍数一般都超过总 CK 和 CK-MB 的变化。cTnT 和 cTnI 分子量小，发病后游离的 cTn 从心肌细胞浆内迅速释放入血，血中浓度迅速升高，其时间和 CK-MB 相当或稍早。虽然肌钙蛋白半衰期很短（cTnT 2 小时，cTnI 据报道为 2 小时 ~5 天不等），但其从肌原纤维上降解的过程持续时间很长，可在血中保持较长时间的升高，由于 cTn 兼有特异性及敏感性高、出现时间较早和诊断时间窗长的优点，故目前已逐渐取代酶学指标作为心肌损伤的诊断指标。同时，肌钙蛋白亦可作为不稳定冠状动脉疾病患者的预后指标，任何急性冠状动脉疾病患者如果同时测得肌钙蛋白升

高，都视为高危。该指标也可以对心衰患者做进一步危险分层。

正常情况下外周血 cTnI 参考值为 0.02～0.13μg/L；>0.2μg/L 为临界值；>0.5μg/L 可以诊断急性心肌梗死（AMI）。

（二）炎性标记物

C 反应蛋白（CRP）因其能和肺炎双球菌细胞壁的 C 多糖起沉淀反应而得名，是一种由肝脏合成的全身性炎症反应的非特异性标志物。当炎症、感染、组织损伤、坏死或肿瘤时，CRP 浓度可迅速增加。CRP 持续增高提示机体存在慢性炎症或自身免疫疾病。近年来，随着检测技术的进步，采用超敏感方法检测到的 CRP 被称为超敏 CRP（hs-CRP）。hs-CRP 是判断低水平炎症状态的灵敏指标。

动脉粥样硬化斑块的炎症反应是斑块破裂和不稳定的重要原因，而 CRP 是与动脉粥样硬化发生、演变和发展都有关的促炎因子，参与了血栓形成和动脉硬化的病理过程。因此 CRP 水平是心血管事件危险最强有力的预测因子之一。2003 年起欧洲高血压防治指南（ESH/ESC）正式推荐高血压患者需检测 hs-CRP 水平。hs-CRP 在冠心病、脑卒中、周围血管栓塞等疾病诊断和预测中发挥越来越重要的作用，甚至被认为是心血管病危险评估的“金标准”。

除了 CRP 外，白介素、肿瘤坏死因子 α、细胞黏附因子等也是常用的炎性标志物。

（三）血浆利钠肽

B 型利钠肽（BNP）或 N 末端 B 型利钠肽原（NT-proBNP）测定可用于因呼吸困难而疑为心衰患者的诊断和鉴别诊断。当 BNP <35ng/L，NT-proBNP <125ng/L 时，不支持慢性心衰诊断。BNP 可用来评估慢性心衰的严重程度和预后。

三、心电学检查

（一）心电图检查

1. 心电图检查概要　使用心电图机将每一心动周期的心脏电位变化描记成连续曲线即为心电图（electrocardiogram，ECG）。为了获得标准的心电图波形，以便不同患者或同一患者不同时间心电图的比较而规定统一的安放电极的位置及其与心电图机的连接线路方式，称为心电图的导联（表 27-2）。

表 27-2　心电图的导联体系

导联		反应电位变化
肢导联反映心脏在额面（上下、左右方位）的电位变化	Ⅰ、aVL	心脏侧壁电位
	Ⅱ、Ⅲ、aVF	下壁电位
胸前导联反映心脏在横面（左右、前后方位）的电位变化	V_1、V_2	右心室电位
	V_3、V_4	室间隔及其附近的左、右心室的电位
	V_5、V_6	左心室的电位
	V_7、V_8、V_9	左室后壁的电位
	V_3R、V_4R、V_5R	右室电位

心电图记录纸是由纵线和横线交织而成的正方形小格（边长为1mm）组成。横向距离代表时间，用以计算各波和各间期的时间。描记心电图时，如走纸速度为每秒25mm，每1个小格的宽度代表0.04秒。纵向距离代表电压，用以计算各波振幅的高度或深度。当标准电压为1mV=10mm时，每1个小格的高度代表0.1mV。若改变走纸速度或标准电压，则每小格代表的时间或电压值亦改变。

正常心电活动始于窦房结，兴奋心房的同时经结间束传导至房室结（激动在此处延迟0.05～0.07秒），然后循希氏束、左右束支、浦肯野纤维传导至心室。这种先后有序的电激动的传播引起一系列电位变化，形成了心电图上的相应波段。一般每个心动周期由四个波（P波、QRS波群、T波和U波），两个段（P-R段、S-T段），两个间期（P-R间期和Q-T间期）组成。T波（或U波）终点至下一心动周期P波起点之间的等电位线称为T-P（或U-P）段，此段一般被作为心电图测量的基线。相邻两个心动周期中P波起点间的距离为P-P间期，R波之间的距离为R-R间期（图27-1）。各波段的正常值见下表（表27-3）。

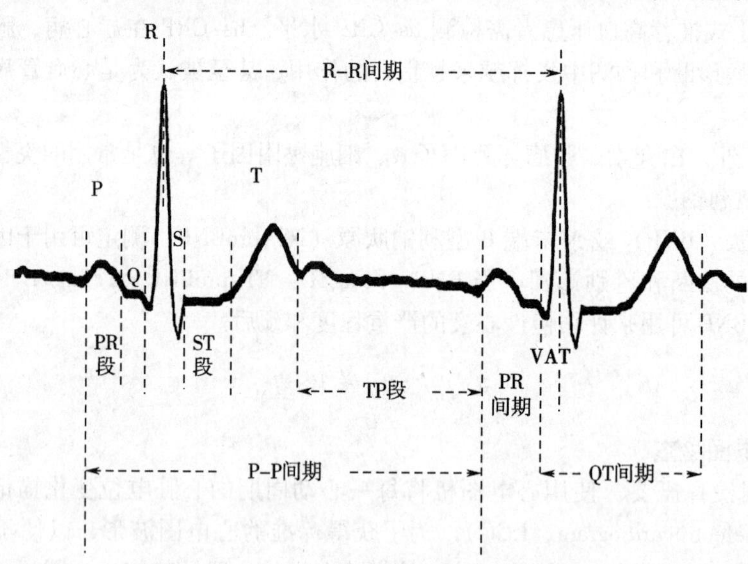

图27-1　心电图各波段

表27-3　心电图各波段的正常值

波段	意义	形态、方向	时间	电压
P波	心动周期中最早出现的幅度较小的波，反映左右心房除极过程中的电位和时间变化	呈钝圆形，可有轻微切迹 窦性P波在Ⅰ、Ⅱ、aVF和V_3～V_6导联直立，在aVR导联倒置，其余导联（Ⅲ、aVL、V_1、V_2）可以直立、低平、双向或倒置	≤0.11秒	肢体导联P波电压<0.25mV，胸导联<0.20mV
P-R间期	为P波起点至QRS波群起点的时间，反映自心房开始除极至心室开始除极的时间（激动在房室间传导的过程）		0.12～0.20秒，P-R间期随心率及年龄而异	

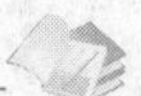

续表

波段	意义	形态、方向	时间	电压
QRS 波群	左右心室去极化过程中的电位和时间改变	肢导联：aVR 导联的 QRS 波群主波向下，可呈 Qr、rS、rSr′或 QS 型。aVL 和 aVF 导联 QRS 波群形态多变，可呈 qR、qRs 或 Rs 型，也可呈 rS 型。Ⅱ导联常表现为 QRS 波群主波向上，Ⅰ、Ⅲ导联上 QRS 波群形态则随 QRS 平均电轴而变化。 胸导联：正常人 V_1 至 V_5，R 波逐渐增大，而 S 波逐渐变小。 Q 波：正常人除 aVR 导联可呈 Qr 或 QS 型外，其他导联 Q 波的振幅不得超过同导联 R 波的 1/4，时间不得超过 0.04 秒，而且无切迹。正常时 V_1、V_2 导联不应有 Q 波，但可呈 QS 型，V_3 导联极少有 Q 波，Ⅰ、aVL、V_5、V_6 导联常可见正常范围内的 Q 波	0.06～0.10 秒	R_{aVR} < 0.5mV，R_{aVL} < 1.2mV，R_{aVF} <2.0mV；R_{V5} <2.5mV，R_{V1} <1.0mV，$R_{V5}+S_{V1}$ <4.0/3.5mV（男/女）
T 波	心室晚期复极过程中的电位和时间改变	T 波的方向与 QRS 波群的主波方向一致，呈不对称的宽大而光滑的波，其前支较长，后支较短		在以 R 波为主的导联中，T 波不应低于同导联 R 波的 1/10
U 波	有时 T 波后可见 U 波，一般认为是心肌传导纤维的复极所造成；也有人认为是心室的后电位	T 波后 0.02～0.04 秒，与 T 波方向一致，一般以胸导联（尤其 V_3）较清楚。T 波与 U 波之间有等电位线（T-U 段），但在病理情况下 U 波可与 T 波连接或融合，以致于不易与双向或有切迹的 T 波区别		电压应当低于同导联的 T 波。U 波 > 0.1mV，就应怀疑升高，当 U > T/2 时则肯定为升高
ST 段	ST 段为心室早期复极的电位和时间改变，QRS 波群终末部与 ST 段起始部的交接点称为 J 点	正常 ST 段多为一等电位线		任何导联 ST 段压低不应超过 0.05mV。ST 段抬高在 V_1、V_2 导联不应超过 0.3mV，V_3 不应超过 0.5mV，其他导联不应超过 0.1mV
Q-T 间期	心室开始除极至心室复极完毕全过程时间		Q-T 间期与心率快慢有密切关系。临床常用校正的 Q-T 间期（Q-Tc）	

2. 心电图检查的临床应用

（1）分析与鉴别各种心律失常：心电图是迄今为止检查心律失常最精确的方法，不仅可以确诊体格检查中有所发现者，还可确诊体格检查无发现者，尤对于一度房室传导阻滞及束支传导阻滞的诊断更为必要。

（2）辅助诊断心肌缺血：心电图检查是快速、简便、无创诊断急性冠状动脉综合征的首选辅助检查项目。用于判断心肌缺血、损伤和坏死，可了解病变的部位、范围、动态演变与分期。并可协助诊断陈旧性心肌梗死、慢性冠脉供血不足、心肌炎及心肌病等。心肌缺血在心电图主要表现为ST-T改变，但是除了心肌缺血以外，凡是能影响心肌复极的各种因素（如生理因素、药物、电解质、心包疾病、心脏外疾病、各种心电异常等）均可影响ST-T，因此心电图诊断心肌缺血必须结合病史、症状、体征、心肌损伤标志物等临床资料。

（3）提示房室肥大线索：心房与心室肥大是器质性心脏病的常见后果，当达到一定程度时可表现为心电图的改变。右心房扩大心电图主要表现为P波振幅升高。左心房扩大表现为P波时间延长。但此种表现并非心房扩大特有，心房内传导阻滞、各种原因引起的心房负荷增加等亦可出现类似的心电图表现，从心电图上难以进行病因鉴别，故心电图诊断时对上述P波改变统称为“心房异常”。左心室肥大时，可使左心室优势的情况更显得突出，引起面向左心室的导联（V_5、V_6、Ⅰ、aVL）R波振幅增加，而面向右心室导联（V_1、V_2）则出现较深的S波。右心室壁厚度仅为左心室的1/3，当右心室室壁厚度达到相当程度时才导致位于右心室面导联（V_1、V_2、aVR）的R波增高，而位于左心室面导联（V_5、V_6、Ⅰ、aVL）的S波变深。以上心电图改变可作为诊断心室肥大的重要依据，但存在一定局限性。原因在于：①来自左、右心腔相反方向的心电向量综合时，可能相互抵消而失去两者各自的心电图特征，使心电图诊断心室肥大的敏感性较差；②除心室肥厚外，同样类型的心电图改变尚可由其他因素引起；③心脏除极、复极向量的方向与大小还会受到不同的心外因素的影响。因而，心电图诊断房室肥大时，需结合其他临床资料（病史、体征、影像学检查）综合判断。

另外，心电图还可用于观察某些药物对心肌的影响，反映某些电解质紊乱（如血钾、血钙的过高或过低），作为一种电信息的时间标记，常与超声心动图、心音图、阻抗血流图等检查同步描记，以利于确定时相。

3. 心电图检查结果分析方法及注意事项　心电图的读图基本步骤为：①寻找窦性P波，确定基本心律；②心电图基本测量：心率、电轴、P波时限、P波电压（重点测量Ⅱ、V_1）、P-R间期、QRS时限、QRS电压（重点测量RV_1、RV_5、SV_1、SV_5）、QT间期；③分析P波：根据心电图测量得到的P波时限及电压判断有无心房异常；观察各导联P波形态是否正常，同一导联中P波形态是否一致；④分析QRS波：根据心电图测量得到的QRS波时限是否在正常范围，判断有无室内传导阻滞、异位搏动、心室预激等；根据心电图测量得到的QRS波电压是否在正常范围，判断有无心室肥大；观察各导联QRS波形态是否正常，同一导联中QRS波形态是否一致；⑤分析心律失常：观察P波的规律，观察QRS波群之间的规律，观察P波及QRS波群之间的关系，以此分析各种心律失常；⑥分析ST-T段：观察各导联ST有无移位，T波电压、形态是否正常，主要用于分析有无心肌缺血和心肌梗死；⑦结合临床做出心电图诊断。

心电图的分析要注意定性和定量的关系。定性是基础。可围绕“高低、快慢、宽窄”

六字原则先将各导联大致浏览一遍。“高低”指观察有无ST段抬高或压低，以便迅速检出心肌缺血和心肌梗死。“快慢”指观察心率的快慢。“宽窄”指的是观察QRS波的宽度，“快慢宽窄”相结合可以迅速检出可能影响血流动力学的心律失常。然后再按照前述基本步骤仔细定性、定量分析心电图，以做出完整的诊断。心电图诊断要顾及治疗和患者的安全。

分析心电图要全面，至少要从四个方面考虑：基本心律、房室肥大、心律失常、心肌缺血。其中心律失常根据心室率快慢可分为快速性心律失常级缓慢性心律失常。常见的心律失常主要包括“早”（期前收缩）、“速”（心动过速）、“扑”（扑动）、“颤”（颤动）、“缓”（心动过缓）、“停”（停搏）、“滞”（传导阻滞）等几方面。

心电图记录的只是心肌激动的电学活动，心电图检测技术本身还存在一定的局限性，并且还受到个体差异等方面的影响。许多心脏疾病，特别是早期阶段，心电图可以正常，而多种疾病有时亦可以引起同一种图形改变。因此，在检查心电图之前应仔细阅读申请单，必要时应亲自询问病史和做必要的体格检查。诊断时需注意和既往心电图的对比，注意动态改变，有时需根据病情发展密切随访。对心电图的各种变化都应密切结合临床资料，才能得出正确的解释。

（二）动态心电图

1. 动态心电图检查概要　动态心电图（ambulatory electrocardiogram，AECG）是指可以在自然活动状态下连续长时间描记的心电图。1961年，Holter首先将其应用于临床，故又称之为Holter监测系统。动态心电图能够在患者自然生活状态下连续24小时或更长时间记录二导联或多导联心电信号，借助计算机进行分析处理，报告心搏总数、异常心律的类型及次数、最快与最慢心率以及ST-T改变等数据，并可根据需要查找某一时刻的心电图改变，将异常心电图与患者当时的活动情况或症状对照分析，有效地弥补了常规心电图仅能做短时、静态记录的不足。

动态心电图记录采用双极导联，其导联均为标准导联的模拟导联。一般采用2~3个导联同步记录，以减少单一导联可能出现的误差，并可使P波及ST段在不同导联上清晰显示，QRS波形变化容易判断，有助于鉴别室性或室上性搏动。

2. 动态心电图检查的临床应用

（1）与心律失常有关症状的评价：心律失常可产生心悸、眩晕、气促、胸痛、晕厥、抽搐等症状，但上述症状不仅限于心律失常。动态心电图检测可连续记录此类症状发生时的心电图变化，并告知患者记录出现症状的起始时间、结束时间及感受，以初步判断症状发生是否与心律失常有关。由于心律失常可有明显症状，也可以无症状，所以没有症状的患者也可能记录到显著的心律失常，其临床意义需结合其他检查确定是否有器质性心脏病而判定。动态心电图对于常规心电图正常但有心脏症状，或者心律变化与症状并不相符的患者，可作为首选的无创检查方法，以获得有意义的诊断资料。

（2）心肌缺血的诊断和评价：近年来，动态心电图对ST段变化的检测方法已有很大改进，如增加导联数以了解更为广泛的心壁供血情况；分段数字分析以判定ST段下降形态、幅度，记录并计算ST段下移阵次、总时间、总面积；并已注意到睡眠呼吸暂停综合征发生时出现的心率过快及体位改变所造成的假阳性改变，使动态心电图诊断心肌缺血成为可能。动态心电图不作为诊断心肌缺血的首选方法，仅作为对于不能做运动试验者、在休息或情绪激动时有心脏症状而怀疑有心绞痛者的一种简便、无创诊断方法。动态心电图是发现冠心病无痛性心肌缺血的最重要手段。由于一些非缺血因素也能引起 ST 段改变，因此对于无痛性心肌缺血的诊断，须在确诊为冠心病的前提下。而对于尚未确诊为冠心病的患者，动态心电图发现其有无症状的 ST 段改变，解释为心肌缺血应当慎重。

(3) 心脏病患者预后的评价：器质性心脏病（如冠心病、心力衰竭、二尖瓣脱垂、先天性心脏病术后及 QT 间期延长综合征等）患者的室性早搏，尤其是复杂的室性心律失常，是发生心脏性猝死的独立预测指标。对这类患者进行动态心电图检查，可对病情和预后做出有价值的估计。心率变异性（HRV）是一项评价患者自主神经病变的重要指标。交感神经张力越高兴奋性越高，室颤阈值越低。迷走神经张力越高兴奋性越低，室颤阈值越高。心率变异性分析主要包括时阈分析及频域分析，对急性心梗、心力衰竭、心肌病等心血管病预后观察有意义。

另外，动态心电图还可用于评定心脏病患者日常生活能力；评价抗心肌缺血及心律失常的药物疗效；起搏器功能评定等。动态心电图还可用于流行病学调查，在特定人群中研究某些药物对心电图的影响，但动态心电图不宜用于对无任何心脏病征象的正常人去发现心律失常或作为无症状性心肌缺血的常规检查方法，亦不宜用作人群中某些疾病的初次筛选以及了解某些疾病发病率为目的的大面积人群普查。

3. 动态心电图检查结果分析　动态心电图对于心律失常、ST 段改变的诊断一般应根据心电图的诊断方法及标准进行。由于动态心电图具有长时程连续记录、计算机定量检测分析等特点，对于心律失常、心肌缺血、药物疗效评价、心率变异性分析等可参照以下标准做出诊断和评价。

室性心律失常可见于正常人，正常人的室性早搏通常≤100 次/24 小时或 5 次/小时，动态心电图检查中如果检出室性早搏频率超过标准只能说明有心脏电活动异常，是否属病理性应综合临床资料判断。室性心律失常药物疗效评价，可采用 ESVEN 标准，即患者治疗前后自身对照，达到以下标准才能判定治疗有效：①室性过早搏动减少≥70%；②成对室性早搏减少≥80%；③短阵室性心动过速消失≥90%，15 次以上室性心动过速及运动时≥5 次的室性心动过速完全消失。

动态心电图诊断心肌缺血应密切结合临床资料诊断标准为：ST 段呈水平或下垂型压低≥0.1mV（1mm），持续≥1 分钟，2 次发作间隔时间≥1 分钟。对于这个标准目前尚有不同意见，评价时需注意心率对 ST 段变化的影响及校正。根据心肌缺血幅度、阵次、持续时间可计算缺血负荷（心肌缺血负荷 = ST 段下降幅度 × 发作阵次 × 持续时间），亦可在描记 ST 段趋势曲线的基础上，计算 ST 段下移的面积，用于评价冠心病心肌缺血情况及药物疗效。

心率变异性分析包括时域分析及频域分析。时域分析指标中，如 24 小时 RR 间期标准差（SDNN）< 50ms，三角指数 < 15，提示心率变异性明显降低；SDNN < 100ms，三角指数 < 20，提示心率变异性轻度降低。频域分析中以下指标提示心率变异性降低：①所有频带均有功率下降；②站立时无低频率成分增加，提示交感神经反应性减弱或压力感受器敏感性降低；③频谱总功率下降，低频/高频比值可不变；但低频下降时，此比值可减小，高频下降时，比值可增大；④低频中心频率左移。心率变异性降低提示心肌梗死患者发生心脏事件的危险性较大，糖尿病患者合并有糖尿病性自主神经病变者预后不良。

（三）运动试验

1. 运动试验概要　许多冠心病患者，尽管冠状动脉扩张的最大储备能力已下降，但

在静息状态下心肌耗氧量较少，冠状动脉血流量尚满足心肌对氧的需要，不产生临床症状。甚至即使在严重固定狭窄时静息心电图亦正常。运动作为一种常见的生理负荷可诱发静息状态下未表现出来的心血管系统的异常。运动试验是一种心脏负荷试验，使受检者在心电监护下，通过逐渐增加运动量以提高心率，从而增加心肌耗氧量来诱发患者心绞痛症状或心电图的缺血性改变，借以判断受检者是否有冠状动脉供血不足，由此来评价心脏的功能状态。

目前常用运动试验有踏车运动试验及活动平板试验。

（1）踏车运动试验：是让受试者在特制的自行车功量计上以等量递增负荷进行踏车。从1级至8级，每级运动2～3分钟。运动量常以瓦为单位，起始负荷量为25～30W，每级增加25W。40岁以下可从50W开始，每级增加50W。踏车的速率保持在每分钟35～100r，最理想的速率为60r。也可采用另一种方式：起始3分钟无负荷，之后每分钟增加5～30W，如患者不能保持车速40r则终止试验。踏车运动氧耗量受体重影响，同级运动氧耗量随体重的减少而减少。活动平板运动试验的氧耗量与体重无关。踏车运动试验较便宜，占地面积小，噪声小，上身活动少，便于测量血压及记录平稳、干扰少的ECG。但应注意避免上肢的等长或阻力运动。

（2）活动平板运动试验：平板运动是所有目前常用的器械运动中心肌氧耗最高的运动方式，是最接近理想的生理运动形式，患者主观的干扰作用亦小。让受试者在带有能自动调节坡度及转速的活动平板仪上行走，按预先设计的运动方案，规定在一定的时间提高一定的坡度及速度。活动平板运动方案有多种，应据患者体力及测试目的而定。健康个体多采用标准Bruce方案。老年人和冠心病患者可采用改良Bruce方案。满意的运动方案应能维持6～12分钟运动时间，方案应个体化。运动耐力以METs评价而非运动时间。活动平板在分级运动测验中是较好的运动形式，其达到最大耗氧能力比踏车运动时为大，且易达到预计最大心率，因而更符合生理性运动。

运动试验需设定运动量，可分为极量或次极量试验。极量运动试验是让受检者承受最大的运动负荷以达到极量心率为（220－年龄）（次/分），次极量运动试验的运动量相当于极量运动的85%～90%，其预期心率为（195－年龄），次极量运动试验对心脏病患者较为合适。

试验中由平板的转速和坡度决定每一级别的运动强度，从低量级开始逐步递增运动负荷，根据每一级别坡度与平板的转速递增速度不同可分为Bruce方案和改良Bruce方案，年龄较大的患者可使用改良Bruce方案。每级运动时间为3分钟，并记录心电图和测量血压一次。在达到预期亚极量负荷后，使预期最大心率保持1～2分钟再终止运动。运动终止后每2分钟记录1次心电图，一般至少观察6分钟。如果6分钟后缺血性ST段改变尚未恢复，需观察至恢复到运动前水平。

运动试验相对安全，其危险性主要取决于受试者的临床特点。在无症状或低危人群进行运动试验并发症极低。运动平板试验的主要心脏并发症有心动过缓、传导阻滞、心脏骤停、猝死、心肌梗死、充血性心衰、低血压休克等，尚有其他一些诸如骨骼肌损伤、严重乏力、头晕、晕厥等心脏外并发症。为减少运动试验并发症，应在运动前仔细询问病史及查体。并检测现场应备有必要的抢救设备和药物，制定预案，并在运动中有医护人员在场，严密观察患者症状，监测心电图和血压。

运动平板试验的绝对禁忌证有：①急性心肌梗死5天内；②药物治疗未控制的不稳定

心绞痛；③引起症状或血流动力学障碍的未控制的心律失常；④有症状的严重主动脉瓣狭窄；⑤未控制的有症状的心衰；⑥急性肺栓塞；⑦急性心肌炎或心包炎；⑧急性主动脉夹层等。运动平板试验的相对禁忌证为：①冠状动脉左主干狭窄；②中度狭窄的心脏瓣膜病；③电解质异常；④严重的高血压，收缩压 > 200mmHg 及（或）舒张压 > 110mmHg；⑤肥厚梗阻性心肌病及其他形式的流出道梗阻；⑥导致不能充分运动的身心障碍；⑦高度房室传导阻滞。

当在预期目标心率内达到阳性标准或虽未达到预期目标心率但出现下列情况当考虑终止检查。终止运动平板试验的绝对指征有：①随运动负荷的增加收缩压较基线水平下降 > 10mmHg，伴随其他缺血证据；②中-重度心绞痛；③出现神经系统症状如共济失调、头晕、接近晕厥；④灌注不良的征象：发绀、苍白；⑤出现影响监测 ECG 及收缩压的技术故障；⑥受试者拒绝继续运动；⑦持续室性心动过速；⑧无病理性 Q 波的导联出现 ST 段抬高≥1.0mm（V_1 及 aVR 导联除外）。相对指征有：①随运动负荷的增加收缩压较基线水平下降 > 10mmHg，不伴随其他缺血证据；②ST 或 QRS 波的变化，如 ST 段过度压低（水平或下斜型 ST 段压低 > 2mm）或运动诱发的明显的电轴偏移；③除持续性室性心动过速外的其他心律失常，如多形室性早搏、短阵室性心动过速、室上性心动过速、心脏传导阻滞或心动过缓；④疲乏、气短、耳鸣、腿痉挛；⑤出现束支阻滞或不能与室速相鉴别的室内阻滞；⑥进行性胸痛；⑦高血压反应，收缩压 > 250mmHg 及（或）舒张压 > 115mmHg。

2. 运动试验的临床应用

（1）冠心病的诊断：有胸痛症状需与冠心病心绞痛相鉴别者，静息心电图正常而疑有冠心病者，可进行运动试验辅助诊断。并可用于确诊与运动相关的心律失常，以确定运动引起症状的原因。运动中患者如出现典型胸痛伴有 ST 段压低则强烈提示冠心病可能，其诊断冠心病的准确度为 91%。只出现典型心绞痛而不伴 ST 段下降者，诊断冠心病的准确度为 72%。无心绞痛而仅有 ST 段下降，诊断冠心病的准确度为 65%。

由于运动试验有相当部分的假阳性和假阴性（如后所述），故不能单靠运动试验结果的阴性或阳性排除或诊断冠心病。运动试验前应评价其患冠心病的可能性，依据冠心病易患因素、胸痛性质、体格检查结果及医生的经验并结合以前心梗病史，心电图异常 Q 波，ST-T 改变等进行综合判断。

心肌缺血是胸痛的主要原因。三支病变较单支病变、老年人较年轻人的运动试验敏感性高。与冠脉造影对比发现：左主干病变、前降支病变运动试验阳性率高，而右冠脉或左回旋支病变阳性率较低。冠脉病变狭窄程度不足以由运动试验诱发心肌缺血时，运动试验阴性。但这些运动试验阴性的人群仍可由于冠脉痉挛、粥样斑块破裂、血栓形成等引起心脏事件。对于冠脉造影正常但冠脉储备异常的患者，运动试验亦可诱发缺血性 ST 段降低。

（2）冠心病患者进行药物或手术治疗后效果观察。

（3）其他：包括估计心功能或进行劳动力鉴定；指导心脏患者和非心脏患者的康复锻炼；亦可用于挑选宇航员或运动员体力鉴定等。

受试者能完成的运动负荷量是反映冠脉病变严重程度的一项重要指标。不能完成 Bruce 方案 2 级者，多提示冠脉多支病变。健康中年男性平均运动耐量为 10METs，如冠心病患者运动耐量达 13METs，无论其运动试验结果是否阳性，预后均好；如运动耐量低于 5METs，则其死亡率较高。极量运动代谢当量值及其临床意义见下表（表 27-4）。静息左室射血分数与运动耐量相关性不好。正常的运动耐量并不代表心功能正常，有些患者静态

左室射血分数降低而运动耐量却相对正常，这可能是由于外周组织摄氧率增加、心肌的收缩力储备较大而耐受肺毛细血管楔压升高而不出现呼吸困难和心室扩大、静息及运动时血浆去甲肾上腺素升高等原因。

表 27-4　极量运动代谢当量值及其临床意义

代谢当量（METS）	临床意义
1	休息
2	步行（3220m/h）
4	步行（3218.6m/h）
<5	预后差；急性心肌梗死时的运动耐量；日常活动的峰运动耐量
10	药物治疗效果好，预后与 CABG 术相同
13	无论运动试验结果如何，预后均好
18	优秀运动员的运动耐量
20	世界级运动员的运动耐量

3. 运动平板试验结果分析方法

（1）阳性标准：符合下列情况之一者为阳性：①运动中出现典型心绞痛；②运动中或后即刻心电图出现 ST 段水平或下斜型下降≥0.1mV；或原有 ST 段下降者，运动后在原有基础上再下降 0.1mV，并持续 2 分钟以上方逐渐恢复正常；③运动中血压下降。

凡能引起 ST 段降低的其他非冠心病原因均可造成运动试验假阳性。尤其在心绞痛症状不典型的冠心病低危人群应注意运动试验的假阳性。女性运动试验 ST 段压低假阳性率高，可能与雌激素水平及静息心电图 ST 异常有关。雌激素有类似洋地黄类药物的化学结构，可引起 ST 段异常。女性运动中可释放较多的儿茶酚胺，后者可引起冠脉痉挛，造成运动心电图异常。女性运动试验假阳性在月经期及排卵前更易出现。年轻女性运动试验阳性结果对诊断帮助不大，应强调阴性结果有助于否定诊断。引起平板试验假阳性的情况还有：严重的主动脉瓣狭窄、突然或持续的严重高血压、心肌病、贫血、缺氧、糖负荷（如饱餐、口服或注射葡萄糖）、左室肥厚、过度通气、二尖瓣脱垂、室内传导障碍、预激综合征、过重的容量负荷如主动脉或二尖瓣反流、室上性心动过速、洋地黄、奎尼丁等药物（需停药数周后方可消除影响）、电解质紊乱如低血钾、体位变化（一般卧位较立位 ST 段降低深，累及的导联数多）等。

（2）阴性指标：运动已达预计心率，心电图无 ST 段下降或 ST 段下降较运动前小于 0.1mV。运动试验可能出现假阴性结果，原因可有：抗心绞痛药物的使用（如 β 受体阻滞剂、钙通道阻滞剂、硝酸酯类等）、陈旧心肌梗死或仅有单支冠状动脉血管病变者、运动量不足、心率反常增快，但并非心肌缺血所致者。有明确典型心绞痛症状或冠心病高危人群中应注意运动试验的假阴性。

（四）动态血压

1. 动态血压检查概述　使用动态血压记录仪测定一个人昼夜 24 小时内，每间隔一定时间内的血压值称为动态血压。测压间隔时间可选择 15、20 或 30 分钟。通常夜间测压间隔时间可适当延长至 30 分钟。血压读数应达到应测次数的 80% 以上，最好每个小时有至少 1 个血压读数。在测量时，有时会受到运动、进食等因素的影响，在计算各种参数和绘制图表之前，医生应对个别可信度较差的原始数据进行舍弃。舍弃的标准一般为：收缩压 > 260mmHg 或 < 70mmHg；舒张压 > 150mmHg 或 < 40mmHg；脉压 > 150mmHg 或 < 20mmHg。

动态血压去除了偶测血压的偶然性，避免了情绪、运动、进食、吸烟、饮酒等因素影响血压，较为客观真实地反映血压情况。可获知更多的血压数据，能实际反映血压在全天内的变化规律。

2. 动态血压临床应用

（1）诊断高血压：动态血压监测避免了单次测血压之间的客观差异和“白大衣现象”，它有助于筛选临界及轻度高血压，诊断白大衣性高血压，检查顽固难治性高血压的原因，评估血压升高程度、短时变异和昼夜节律。

（2）判断预后：正常人血压有明显的昼夜节律，即血压的昼夜变异，这种昼夜变异对适应机体的活动、保护心脑血管起着重要作用。动态血压通过测定 24 小时血压的数据，寻找昼夜节律，对判断预后有重要价值。通过计算 24 小时监测的收缩压与舒张压之间的关系，可评估大动脉的弹性功能，预测心血管事件特别是脑卒中风险。与常规血压相比，24 小时血压高者其病死率及第一次心血管病发病率均高于 24 小时血压偏低者。

（3）评估降压疗效，帮助选择药物，调整剂量与给药时间。

3. 动态血压监测的判读

（1）血压平均值：24 小时、白天与夜间血压的平均值：反映不同时段血压的总体水平，是目前采用 24 小时动态血压诊断高血压的主要依据，其诊断标准包括：24 小时≥130/80mmHg，白天≥135/85mmHg，夜间≥120/70mmHg。

（2）血压昼夜节律和变异性

1）昼夜节律：通常人类在一天内不同时段血压呈规律性变化，呈明显的昼夜（或醒睡周期）模式。正常人血压在 0：00 ~ 3：00 处于最低谷，以后呈上升倾向，早晨起床活动后迅速上升，约在上午 8：00 ~ 10：00 时达到高峰（第 1 峰）；白天基本处于相对较高水平，在下午 16：00 ~ 18：00 时可再次轻度升高（第 2 峰）；从 18：00 起开始缓慢下降。故动态血压曲线常呈“双峰单谷”。但有部分表现为“双峰双谷”（12：00 ~ 14：00 时呈现午间谷）者，估计与睡眠习惯有关。动态血压的昼夜节律即血压的昼夜变异，用夜间血压下降百分率表示。夜间血压下降百分率 =（白天平均值 - 夜间平均值）/白天平均值。正常情况下，夜间比白昼血压下降在 10% ~ 20% 之间，血压曲线呈勺形；< 10% 称为非勺形改变，即昼夜节律减弱或消失；> 20% 称为极度勺形（或深勺形）改变，指夜间血压过度下降。收缩压与舒张压不一致时，以收缩压为准。

2）血压晨峰：起床后 2 小时内的收缩压平均值 - 夜间睡眠时的收缩压最低值（包括最低值在内 1 小时的平均值），≥35mmHg 为晨峰血压增高，易发生心脑血管事件。

3）血压负荷：指收缩压和舒张压读数分别超过正常范围的次数的百分率。一般认为白昼血压负荷值 > 40% 或夜间 > 50%，称为血压负荷值增高，。

4）血压变异系数：反映血压的变异性，即血压的波动性，常指一定时间内的血压波动程度。采用 24 小时动态血压监测所得的标准差除以均值，可以分别求出不同时间阶段的血压变异系数。一般 24 小时血压变异 > 白天血压变异 > 夜间血压变异；收缩压变异 > 舒张压变异。

四、心脏影像学检查

（一）X线检查

1. 透视　透视（fluoroscopy）能够多角度观察心脏，可观察心脏大血管搏动、心脏轮廓随体位变化情况。但影像不清晰，无客观记录，目前临床已基本不用。

2. X线摄片　X线摄片（radiography）能观察心脏轮廓、形态大小，观察肺循环及肺血管发育情况，了解有无合并肺部病变。但组织结构影像重叠，不能显示心脏大血管内部结构，不能动态观察心脏大血管搏动。临床常用心脏四位片，包括：后前位（posteroanterior view，PA）、左前斜位（left anterior oblique view，LAO）、右前斜位（right anterior oblique view，RAO）及左侧位（left lateral view，LL）（图27-2）。心脏后前位可判断心胸比。心胸比是指在后前位X线片上心脏横径（左右心缘至中线的最大垂直距离之和）与胸廓横径（通过右膈顶水平胸廓内径）之比。成年人及年长儿正常心胸比不大于0.5。大于0.5通常认为心脏增大。其中右前斜位与左侧位摄片需要吞服医用硫酸钡，服钡后食管显示，通过观察食管有无受压的征象，可间接判断左心房是否增大。

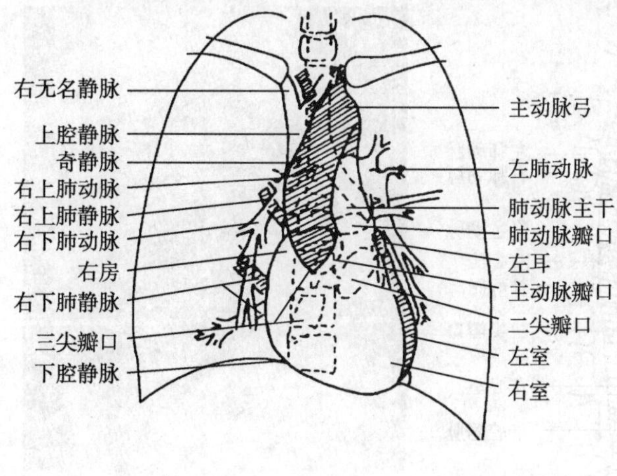

1a

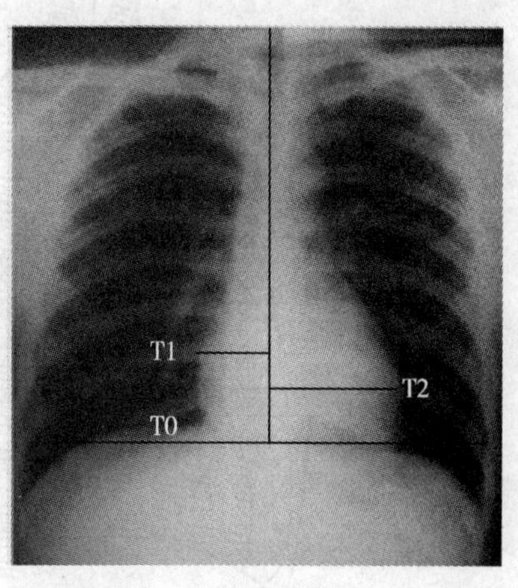

1b

左锁骨下动脉
主动脉三角
上腔静脉
主动脉窗
右肺动脉
左肺动脉
升主动脉
肺动脉主干
降主动脉
肺动脉瓣口
左房
主动脉瓣口
右房
二尖瓣口
三尖瓣口
左室
右室
下腔静脉
室间沟

2a

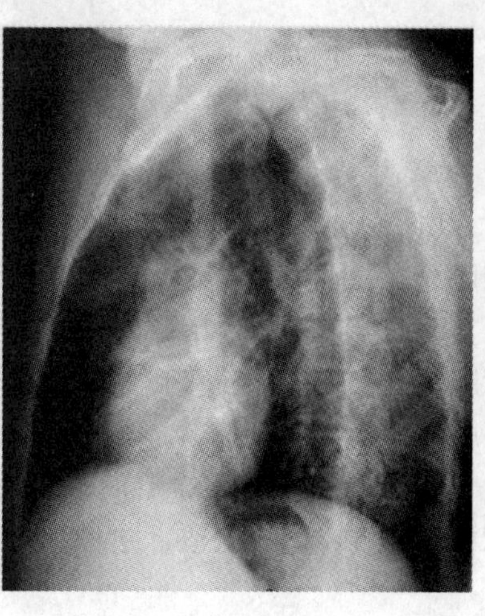

2b

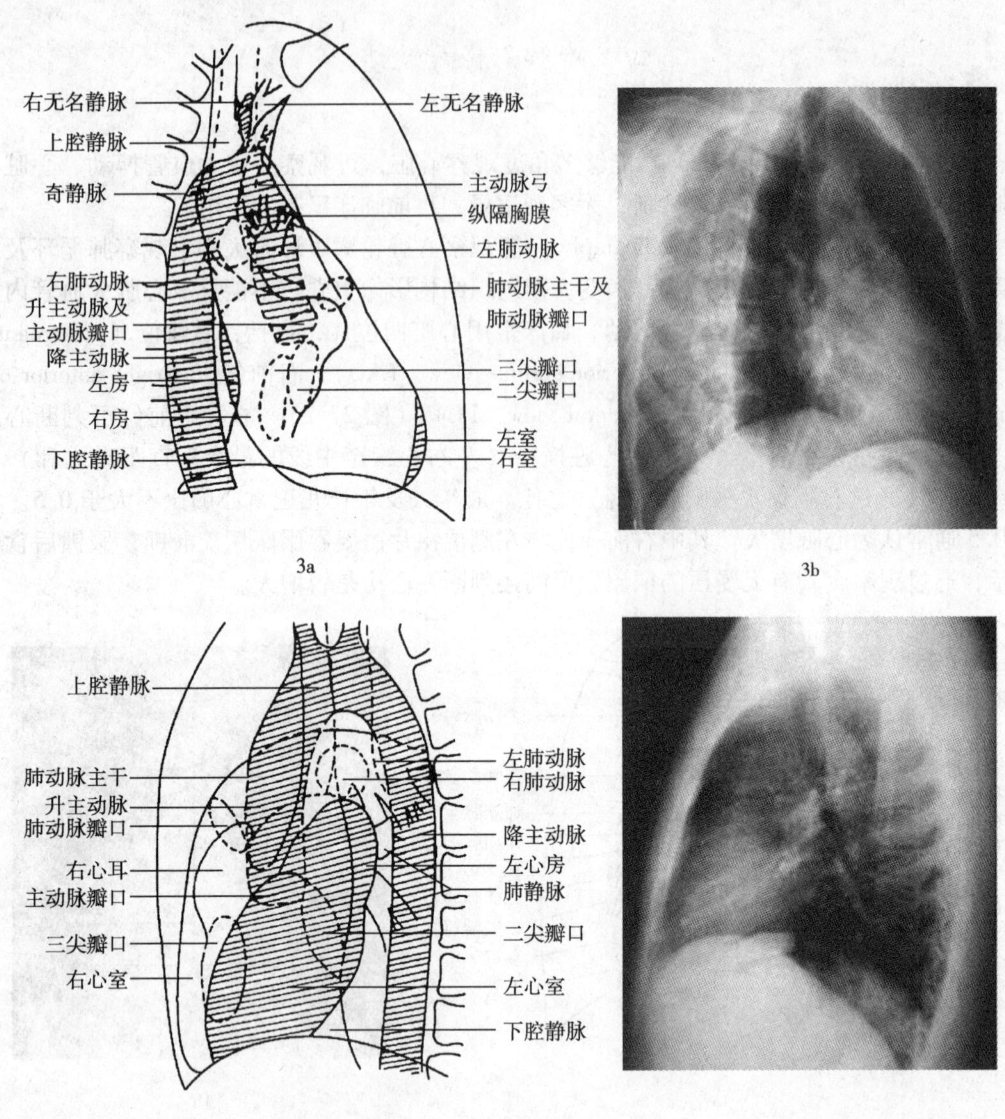

图 27-2　正常心脏四位片

1a-1b. 心脏后前位；2a-2b. 左前斜位；3a-3b. 右前斜位；4a-4b. 左侧位。

（二）计算机断层扫描

由于普通计算机断层扫描（computed tomography，CT）扫描速度慢，时间分辨率差，难以克服心脏大血管搏动的影响，故临床应用较少。螺旋 CT 采用亚秒级扫描，扫描速度快，时间分辨率高，层数多，后处理重建效果好，采用螺旋 CT 增强扫描可进行冠状动脉管腔评价、肺动脉栓塞和主动脉夹层的诊断、辅助诊断瓣膜病变、心肌病、心包疾病、心脏肿瘤、先天性心脏病；心功能分析等。

CT 自上而下有多个层面：主动脉弓上、主动脉弓下、肺动脉、主动脉根部上、主动脉根部下、左室流出道、左心室体部（图 27-3）。

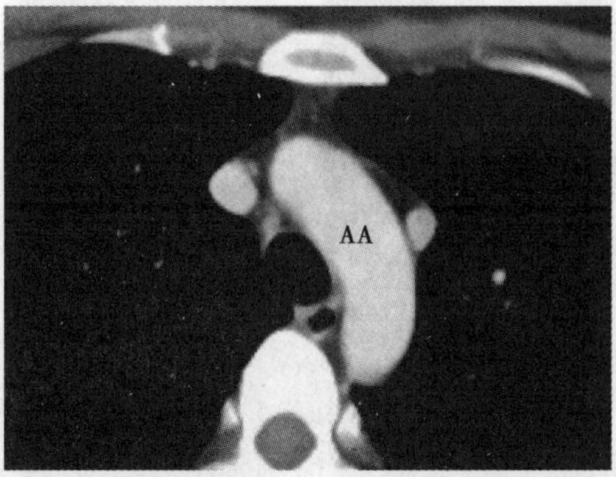

1

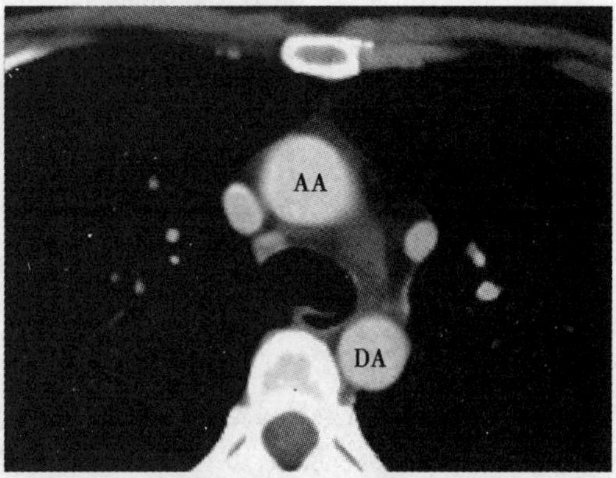

2

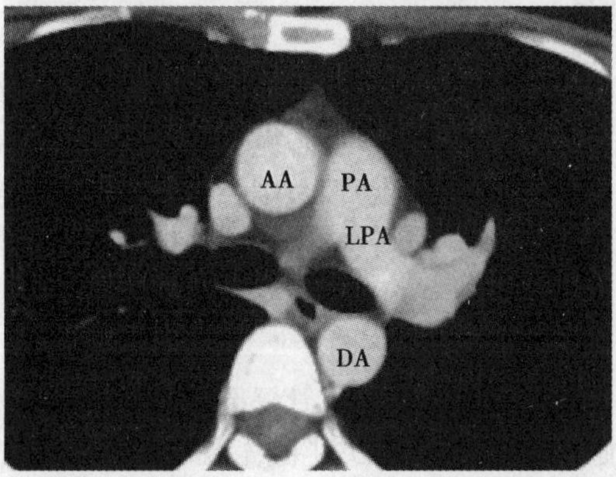

3

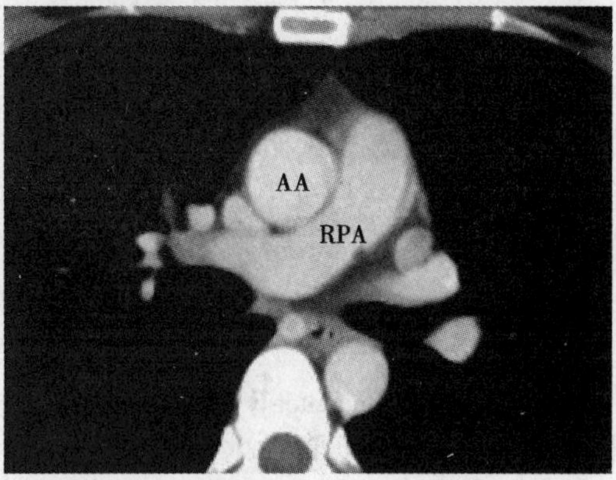

4

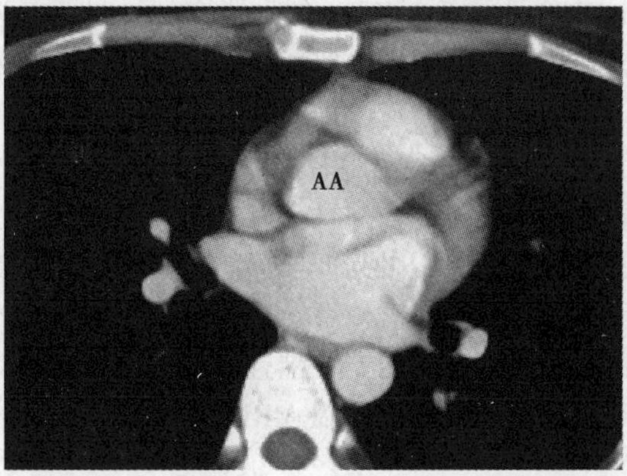

5

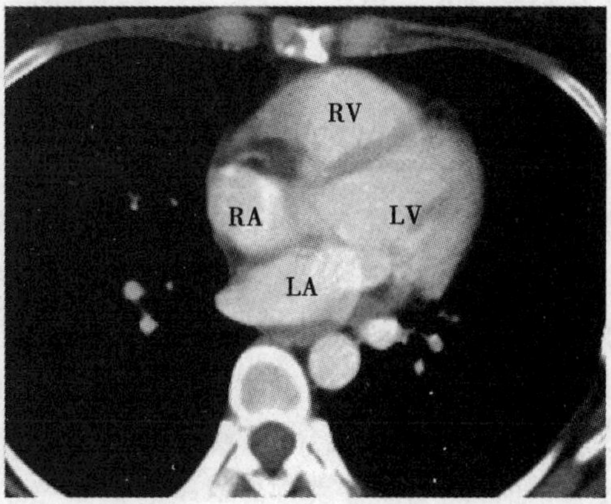

6

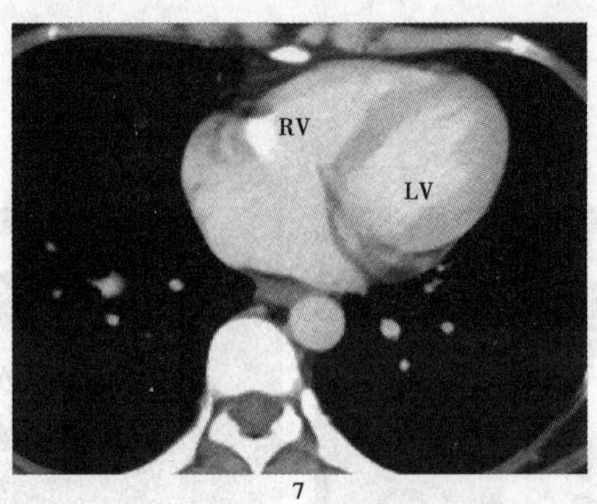

图 27-3　正常心脏大血管 CT 横断面图

1～2. 主动脉弓及弓下层面；3～4. 肺动脉及主动脉根部上层面；5. 主动脉根部下层面；6～7. 左室流出道及左心室体部层面；AA-升主动脉，DA-胸主动脉，PA-肺动脉，LPA-左肺动脉，RPA-右肺动脉，RA-右心房，RV-右心室，LA-左心房，LV-左心室。

冠状动脉 CT 检查目前越来越多的用于检查冠状动脉腔内腔外及管壁情况。CT 的检查优势在于测量冠脉钙化斑块负荷、了解冠脉管壁及冠脉外情况、检查先天性冠脉发育异常等。CT 平扫有时可见冠状动脉钙化。增强 CT 可见钙化斑块部位、范围、性质以及血管狭窄情况，典型表现为充满对比剂的冠状动脉管腔内可见等密度、高密度的充盈缺损以及邻近管腔的狭窄，有时可见心肌变薄以及室壁瘤（图 27-4）。

（三）磁共振成像

磁共振成像（magnetic resonance imaging，MRI）显示心脏大血管解剖结构优于 X 线平片、CT 及造影检查；可以不用对比剂显示心脏内部结构；可以对心肌厚度、心肌收缩、瓣膜活动及心肌功能进行测定；无放射辐射，对人体无危害。在对冠心病的诊断中有一定价值但不列为常规检查。急性心肌梗死区 T1WI 信号减低，T2WI 信号增高，增强后延迟强化；可见梗死区室壁变薄，动态观察室壁运动减弱。陈旧性心肌梗死区 T1WI、T2WI 信号减低。MRI 对肥厚型心肌病诊断价值较大。室壁瘤区心壁薄，局限性膨突，可见瘤内附壁血栓，动态观察局部无运动或反向运动。但 MRI 也有许多不足之处，如扫描时间长、检查费用较贵、不能显示钙化及对冠状动脉疾病诊断有局限性。并且有以下情况者应列为禁忌证：①体内有铁磁性金属异物者，如眶内铁磁性异物、心脏起搏器、心脏瓣膜置换、糖尿病泵、电子耳蜗及其他金属植入物；②危重患者需要生命监护者，监护仪及急救装置不能进入磁场内；③有幽闭症或精神过度紧张、癫痫患者、不能完成检查者；④对无自控力或镇静剂后仍无法配合者；⑤妊娠早期（三个月以内）一般不宜做 MRI 检查。

（四）正电子发射计算机断层显像

正电子发射计算机断层显像（positron emission tomography-computed tomography，PET-CT）可以进行心肌灌注显像与心肌代谢显像；可以获得心肌的血管信息，心肌的活性信息；对心肌缺血、心肌梗死等诊断具有优势。心肌缺血表现为运动负荷显像及心肌静息显像出现可逆性灌注缺损或低灌注；心肌梗死表现为运动负荷显像及心肌静息显像出现不可逆性灌注缺损区。但 PET-CT 检查步骤繁琐，检查费用昂贵，有辐射污染，临床不常用。

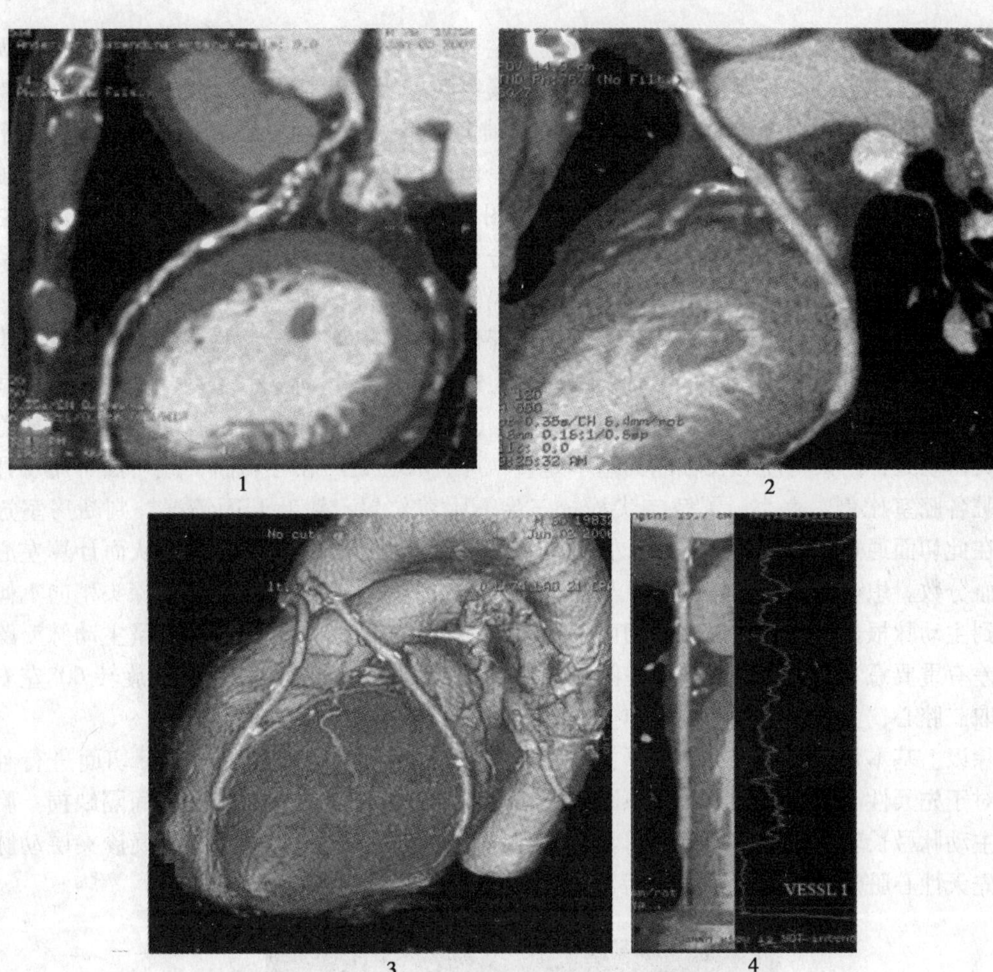

图 27-4　冠状动脉粥样硬化性心脏病 CT 表现

1～2. 多平面重组；3. 容积重建；4. 曲面重组，冠状动脉壁多发等密度、高密度斑块，邻近管腔不同程度狭窄。

（五）超声心动图

1. 经胸超声心动图

（1）概述：经胸超声心动图包括二维超声心动图、M 型超声心动图、多普勒超声心动图，多普勒超声心动图又包括彩色多普勒血流成像（CDFI）、脉冲多普勒（PW）、连续多普勒（CW）。其能够在心脏及大血管形态、结构、功能的评估上提供方便及时又准确客观的信息，同时又具备无创、无造影剂或离子放射性危害，价格相对其他检查如 CT、MRI 低廉；然而其图像质量受患者肺气、体型影响，外界环境如光线、噪音也会干扰诊断，而其在心内结构观察较确切，对于心外结构探查受限，如主动脉远心端及左、右肺动脉、肺静脉等。

1）二维超声心动图：二维超声心动图系将回声信号以光点亮度或辉度形式显示，通常采用三个直角相交的平面束观察心脏，常用基本切面包括：①胸骨旁左心室长轴切面：将探头放置于胸骨旁左缘第 3～4 肋间，探头示标指向 9～10 点钟，声束从右肩-左腰方向沿室间隔垂直下切心脏即可获得；此切面上可评估右室前壁、室间隔、左室后壁的厚度及搏幅，测量右心室腔、左心室腔、主动脉根、主动脉窦部、左心房及冠状静脉窦内径，观察主动脉瓣、二尖瓣的开闭情况，观察心包膜及室间隔的连续情况等（图 27-5）；②胸骨旁左心室短轴切面：在标准左心室长轴切面基础上，将探头顺时针旋转 90°，从心底水平到心尖水平可获取系列胸骨旁左心室短轴切面，包括心底水平短轴切面、二尖瓣水平短轴切面、乳头肌水平短轴切面、心尖短轴切面（图 27-6）。心底水平短轴切面可用于评估右室前壁厚度，测量右室流出道、主肺动脉及其分支、左右冠状动脉起始段内径，观察主动脉瓣、三尖瓣的开闭情况，评估室间隔、房间隔的连续情况，观察左心房及左心耳内是否存在附壁血栓；二尖瓣水平短轴切面主要用于评估二尖瓣开闭情况，尤其是用于测量二尖瓣口解剖面积，其与乳头肌水平短轴切面、心尖短轴切面可分别显示左室壁基底段、中间段及心尖段，常用来评估左室壁节段运动异常；③心尖四腔、五腔、二腔切面：探头放置于心尖搏动处，声束与左心长轴断面基本垂直，可获取心尖四腔心切面，此切面可用于评价心脏各腔室比例、大小，了解二尖瓣、三尖瓣附着位置、瓣叶开闭情况，判断房室连接，在此切面通过 Simpson 法可测定左心室舒张末期容积、收缩末期容积，从而计算左心室射血分数。患者图像条件好的可见与左心房相连的肺静脉。四腔心基础上探头稍向上倾斜见到主动脉根部，为心尖五腔心切面，此时声束与左室流出道平行，对测量主动脉瓣跨瓣压差有重要意义，并有助于观察室间隔膜周部；四腔心基础上探头逆时针旋转 60°左右可获取二腔心，主要用于评价左室前壁、下壁的厚度及搏动幅度（图 27-7）。

除以上基本切面外，严重肺气干扰胸骨旁切面显示不清，可采用剑突下切面进行补充，对于先天性心脏病或者不明显原因右心功能不全进行常规扫查以排除房间隔缺损。胸骨上主动脉弓长轴切面在以下情况需常规检查：升主动脉近心端明显扩张或疑诊夹层动脉瘤，先天性心脏病排除动脉导管未闭、主动脉弓离断、主动脉缩窄等。

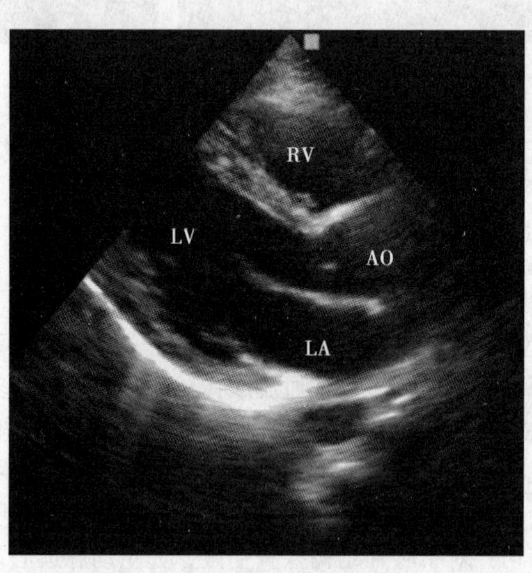

图 27-5　胸骨旁左心室长轴切面

图左为心尖方向，图右为心底方向。上方从前向后依次显示右心室流出道、主动脉和左心房；下方从前向后依次显示右心室、室间隔、左心室、左心室后壁。主动脉前壁与室间隔相延续，主动脉后壁与二尖瓣前叶相延续。可见到二尖瓣前后叶、主动脉右冠瓣和无冠瓣，瓣膜纤细柔和，随心动周期规律性开放、关闭；室壁、房壁和主动脉壁随心动周期规律性收缩、舒张。

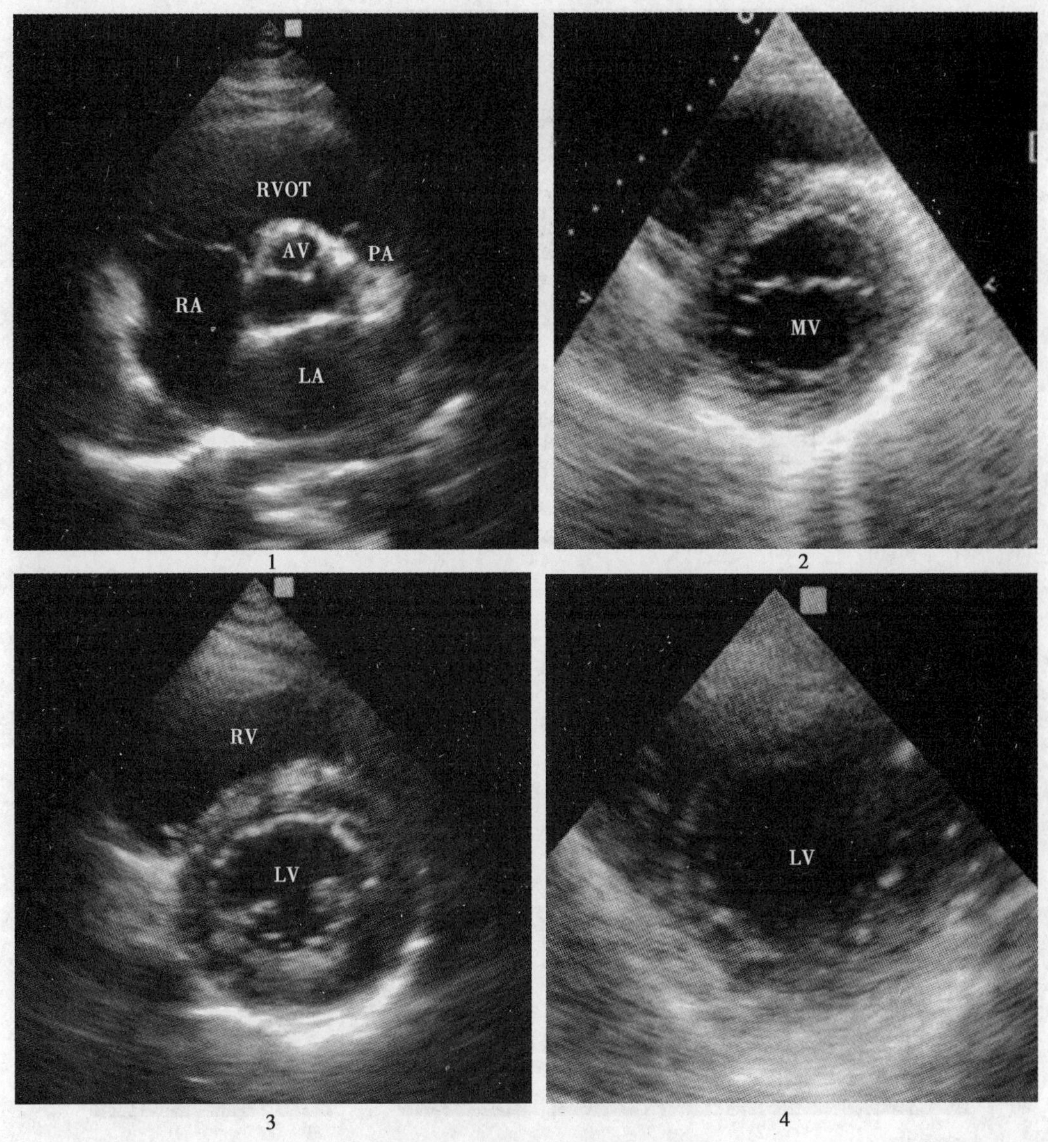

图 27-6 胸骨旁左心室短轴切面

1. 心底水平短轴切面：主动脉横断面位于正中，主动脉三个瓣膜开放呈“▽”形，关闭呈“Y”形，其周围一圈，从后向前顺时针依次为左心房、房间隔、右心房、三尖瓣、右心室、右心室流出道、肺动脉瓣、主肺动脉和左肺动脉。2. 二尖瓣水平短轴切面：探头由近及远分别为右心室、室间隔、左心室，并可观察二尖瓣的启闭。3. 乳头肌水平短轴切面：与二尖瓣短轴切面所见相仿，可看到前外侧乳头肌和后内侧乳头肌。4. 心尖短轴切面。

2）M型超声心动图：在二维超声心动图切面基础上，将取样线放置于特定观察区域即可获得该区域的M型超声心动图，其垂直方向代表人体组织或脏器自浅至深的空间位置，水平方向代表时间。M型超声心动图能细致展现特定心脏结构的活动状态，如幅度、间期、速度、内径及厚度等。①左心室后壁运动曲线，在胸骨旁左心室长轴或乳头肌水平左心室短轴切面上，将取样线置于左心室腱索水平可获得室间隔及左心室后壁随心脏收缩舒张的运动曲线（图 27-8），此切面可采用 Teichholtz 公式（容积 $V=[7/(2.4+D)]\times$

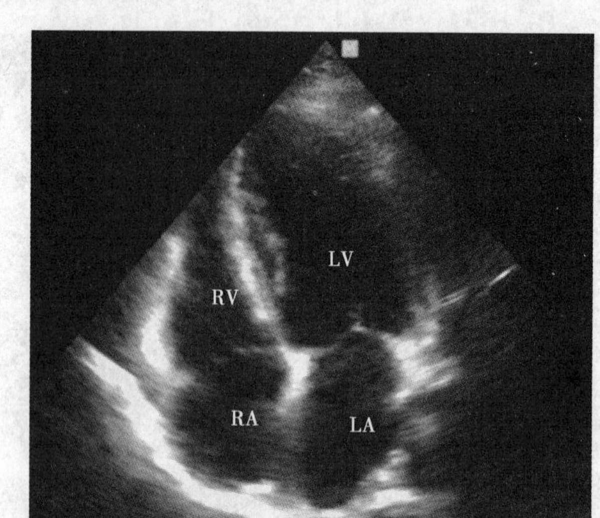

1

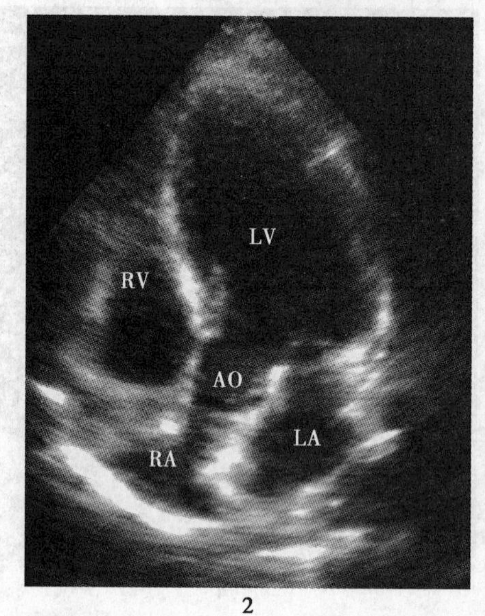

2

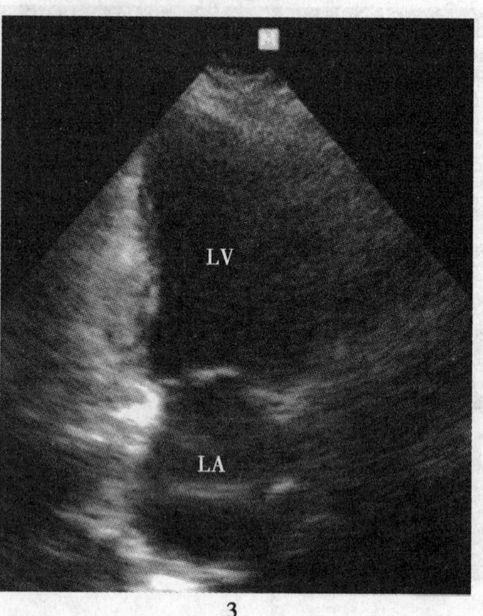

3

图 27-7　四腔心、五腔心、二腔心切面

1. 四腔心；2. 五腔心；3. 二腔心。

D^3，D 为内径），通过测量左心室舒张末期、收缩末期内径计算左心室舒张末期、收缩末期容积，从而计算左心室射血分数（图 27-9）。②二尖瓣曲线：在胸骨旁左心室长轴或二尖瓣水平左心室短轴切面上，声束通过二尖瓣前后叶可记录到此曲线（图 27-8）。

3）多普勒超声心动图：多普勒超声心动图包括脉冲多普勒（pulsed wave Doppler，PW）、连续多普勒（continued wave Doppler，CW）、高脉冲重复频率多普勒、彩色多普勒血流显像（color Doppler flow imaging，CDFI）、组织多普勒、能量多普勒超声心动图等。其中 PW、CW 及 CDFI 是临床血流动力学评价最常用的方法。①CDFI：在二维超声心动图基础上利用多点选通技术，根据感兴趣区内血流速度、方向、范围和湍流程度，应用红、蓝、绿和三基色的混色显示心腔内血流。各切面上由于血流的方向不同而出现“红迎蓝离”的血流信号，如心尖四腔切面二尖瓣口可见舒张期红色血流信号，心尖五腔心切面主

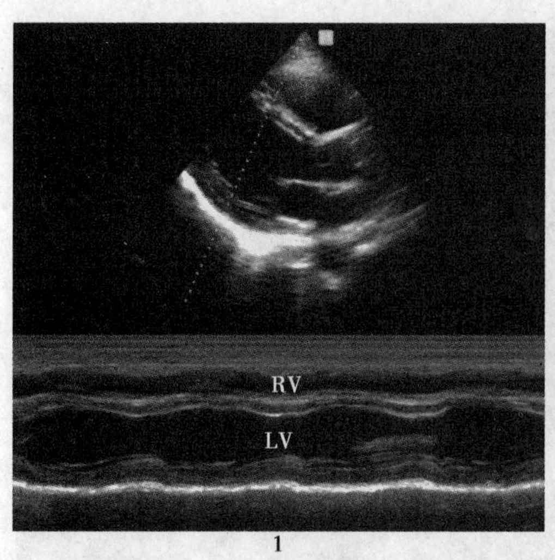

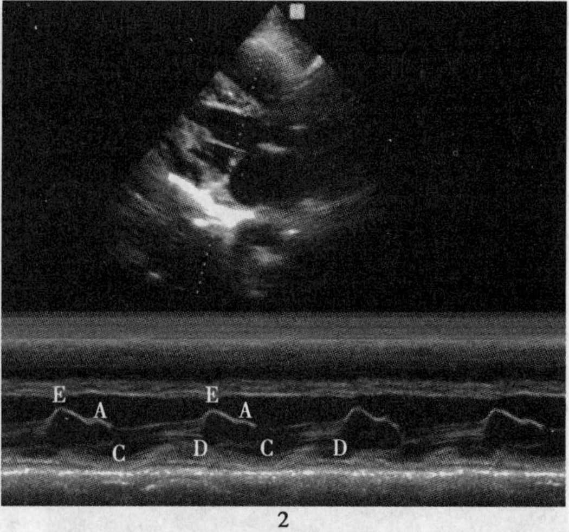

图 27-8 M 型超声心动图

1. 室间隔及左室后壁运动曲线；2. 二尖瓣曲线：舒张期曲线上升形成 E、A 两峰，呈“M”形，E 峰是快速充盈高峰，A 峰是心房收缩形成舒张晚期的缓慢充盈高峰；二尖瓣后叶与前叶呈逆向运动，曲线呈“W”形，幅度比前叶小；收缩期前后叶关闭呈一线即 C-D 段。

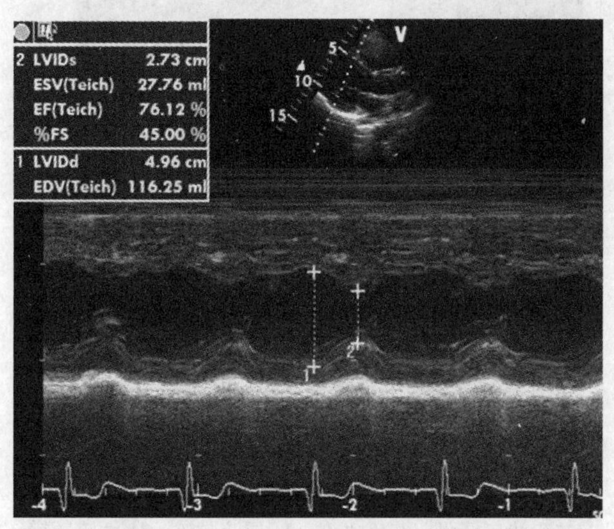

图 27-9 Teichholtz 测量心功能

1. 舒张末期左心室内径、容积；2. 收缩末期左心室内径、容积；从而得到左心室射血分数、短轴缩短率。

动脉瓣口可见收缩期蓝色血流信号。CDFI 信号可直观显示心腔和大血管内血流分布、瓣膜狭窄或反流以及心内异常分流等，但其对于血流的判断为半定量。②PW、CW：是定量分析的首选方法。横坐标均表示时间，纵坐标表示频移血流速度。PW 能准确显示取样容积的深度、位置，但血流速度过高，可出现信号混叠；CW 可测量高速血流，但不能定位检测。正常红细胞以比较一致的方向与速度流动，称为层流，频谱呈窄带中空形；异常血流（反流、分流或瓣口狭窄时产生的湍流）频谱呈宽带充填形（图 27-10）。

（2）临床应用：二维超声心动图重点观察厚度及内径两类数据，广泛用于测定：①心

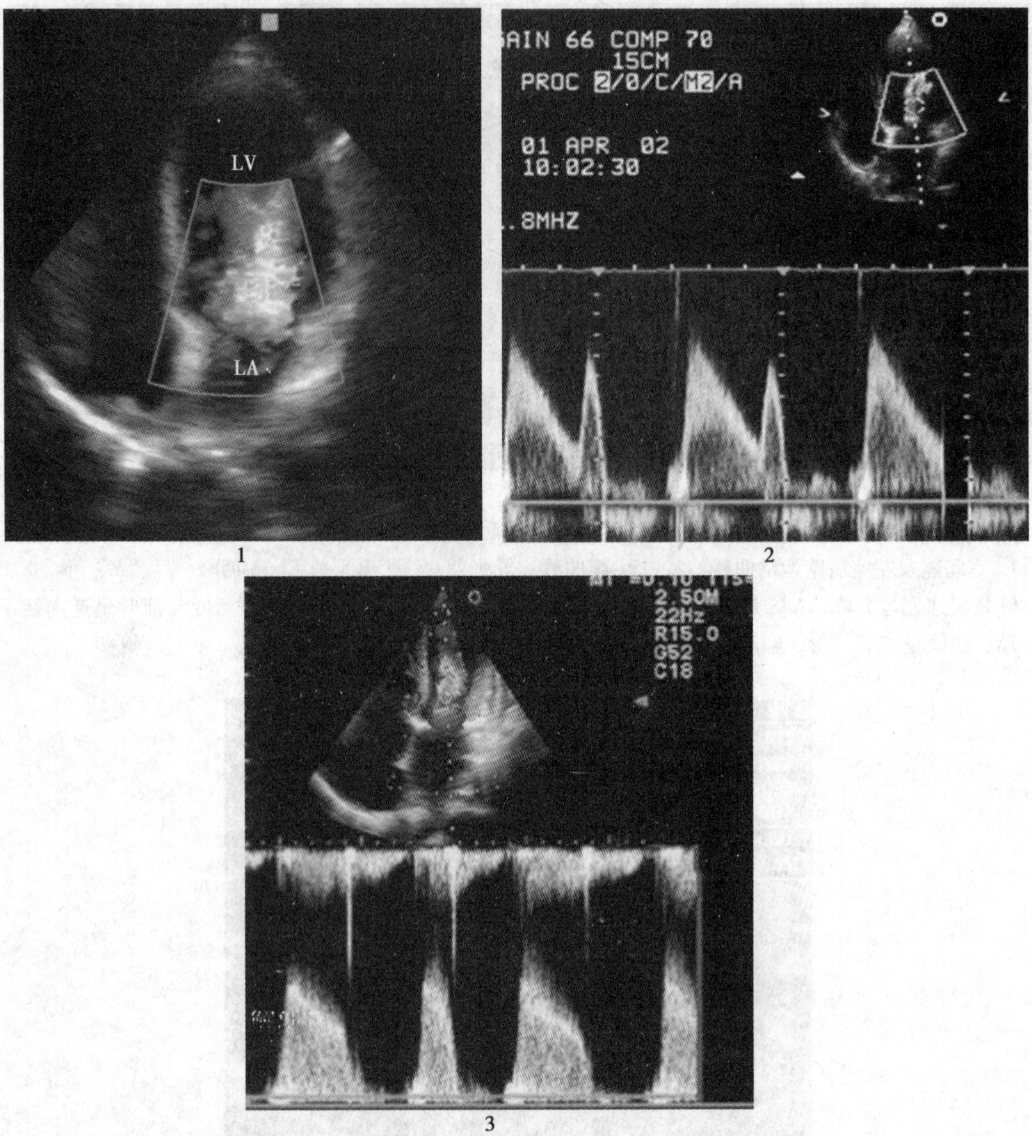

1　　2

3

图 27-10　多普勒超声心动图

1. 二尖瓣口舒张期红色血流；2. 层流频谱；3. 湍流频谱。

房、心室大小；②主、肺动脉内径；上、下腔静脉、冠状静脉窦等腔径；③二尖瓣瓣口面积、二尖瓣瓣环、主动脉瓣瓣环大小等；④室壁厚度；⑤左心室容积及射血分数。多普勒超声心动图重点对心内血流进行定量及定性评估，主要用于心脏各瓣膜口血流评估、异常血流（分流、反流）的定性与定量分析、左心室舒张功能评价等。

心脏瓣膜病变、占位性病变、心包积液、先天性心脏病的确诊可首选超声心动图，对肥厚型心肌病、限制型心肌病超声心动图可基本确诊，而对于扩张型心肌病、冠心病、慢性肺源性心脏病等要结合临床方可确诊。

（3）结果评价及注意事项

1）腔室大小：腔室的大小是评估各种器质性心脏病对于血流动力学影响程度的一个重要因素。心房内径一般在收缩末期测量，而其余腔室的大小判断以舒张末期为主，左心

室舒张末期内径，是判断病情及预后的重要指标。

2）节段性室壁运动异常是心肌缺血和心肌梗死的特征性超声心动图表现，但不是所有的室壁运动节段性异常都是冠状动脉疾病引起的，心肌炎、左束支传导阻滞、胸廓异常、右心室压力和容量负荷过重、右心室起搏、开胸心脏手术也能出现异常的室壁运动。而由于冠脉痉挛、侧支形成等多种原因影响，室壁运动异常在冠心病的敏感性也不高。

3）左室收缩功能评价：静息状态下左心室射血分数测值（EF）小于50%认为左心室收缩功能减退。目前，最广泛采用的是Teichholtz法、改良Simpson法。前者在左室长轴切面的M型下测量，后者多采用双平面法，在心尖部四腔切面及二腔切面进行。在方法选择上，各有优缺点，Teichholtz法具有很高的空间分辨率，能准确地判断心动周期，但是该方法仅根据心动周期中室间隔和后壁的局部运动，推算心室容积，因此，在室壁运动节段性异常的患者中，存在较大的误差；改良Simpson法具有较高的准确性，受室壁运动节段性异常的影响相对较小，但准确性受图像质量及心动周期的判断影响较大。在评估中需要注意：①EF受到后负荷的影响，因此不适用于左心室后负荷急剧改变（如动脉压急剧升高）时左心室收缩功能的评估；②严重二尖瓣、主动脉瓣反流时左心室射血大部分为无效射血。测得的EF和有效心排量不成正比。

4）左心室舒张功能评价，常用指标包括二尖瓣前向血流E峰、A峰速度，E/A比值、E′/A′、E/E′、E峰减速时间DT、左室等容舒张时间、肺静脉血流PVs、PVd、PVa时间及速度等。

5）肺动脉压力：多普勒超声心动图是无创定量测定肺动脉压的主要手段。对于不存在心室及大血管水平分流、肺动脉狭窄等前提下，可用公式：肺动脉收缩压=右室收缩压=房室瓣压力差+右房压进行评估；存在心室或大血管水平分流则采用公式：肺动脉收缩压=主动脉收缩压-动脉水平最大压差。一般建议肺动脉收缩压>40mmHg时，方考虑存在肺动脉高压。目前其程度判断尚无统一的标准，一般35~50mmHg为轻度肺动脉高压，50~70mmHg为中度肺动脉高压，70mmHg以上为重度肺动脉高压。由于超声心动图在肺动脉压力评估与心导管的相关性欠佳，因此对于肺动脉高压的评价需要结合左心的收缩及舒张等因素对右心的影响、肱动脉收缩压、右心腔的大小及三尖瓣反流的情况进行综合判断。

2. 负荷超声心动图　负荷超声心动图（stress echocardiography）是指在一定负荷状态下行超声心动图检查。一般分为运动试验及药物试验。由于运动耐量与预后相关，临床上一般首选运动试验。药物试验除了选用正性肌力作用药物如多巴酚丁胺等之外，还常选用血管扩张药如双嘧达莫、腺苷、硝酸甘油等。

负荷超声心动图主要用于：①健康人群（尤其是具有高危因素）或飞行员、公共交通工具驾驶员等从业人员的冠心病普查；②疑有冠心病的诊断和鉴别诊断，冠心病患者进一步确诊心肌缺血的部位、范围和程度；③评价心肌存活；④心肌梗死后危险度分层；⑤非心脏大手术的围手术期心血管风险评估；⑥其他还包括缺血相关的晕厥、可疑心源性疾病引起的呼吸困难、瓣膜性心脏病和人工心脏瓣膜评估等。

负荷超声心动图除了受检查者操作技术、仪器设备、试验方法等影响外，还受到受检者心率、呼吸、运动等因素的影响，尤其是运动负荷试验中超声图像往往不够清晰，影响了结果的准确性，临床为提高超声心动图对负荷试验检测的准确性，可与心脏超声造影、组织多普勒、彩色室壁动力图、三维应变等技术相结合以提高图像质量。

超声心动图的负荷试验，与心电图运动试验的次极量负荷相当，出现以下任一情况时必须立即终止试验：①出现节段性室壁运动异常；②达到目标心率［（220－年龄）×85%］；③出现典型的心绞痛发作；④收缩压≥220mmHg 和（或）舒张压≥130mmHg，或血压比负荷前下降≥10mmHg；⑤达负荷试验的最大剂量；⑥心电图示典型心肌缺血；⑦明显心律失常，如室速、室颤、房颤伴预激、室上性心动过速等；⑧受试者不能忍受的症状如头痛、恶心、呕吐等。

超声心动图判断左室壁节段运动异常，一般采用 16 节段法进行，要求在以下四个切面进行判断：①胸骨旁左心室长轴切面，观察前间隔基底段、前间隔中间段、后壁基底段、后壁中间段；②胸骨旁乳头肌水平左心室短轴切面，观察前间隔中间段、前壁中间段、前侧壁中间段、后侧壁中间段、下壁中间段；③心尖四腔切面，观察室间隔心尖段、后间隔中间段、后间隔基底段、前侧壁心尖段、前侧壁中间段、前侧壁基底段；④心尖两腔切面，观察下壁心尖段、下壁中间段、下壁基底段、前壁心尖段、前壁中间段、前壁基底段。即左室壁 16 节段法。

目前最常用的判别方法是目测法，与负荷前的基础状态相比较，根据心内膜运动情况和室壁增厚率的大小进行判断。方法如下：无节段室壁运动正常或亢进（计 1 分）、运动减弱即室壁心内膜运动或增厚率小于 5mm（计 2 分）、无运动即室壁内向及增厚完全消失（计 3 分）、矛盾运动即受累节段在收缩期矛盾性向外运动伴室壁变薄（计 4 分）、室壁瘤（计 5 分）等。评分后计算室壁运动计分指数（wall motion score index，WMSI），WMSI＝各节段室壁运动计分的总和/计分的室壁节段总数。WMSI 越高，节段性室壁运动异常越严重，与既往比较 WMSI 降低提示室壁运动异常有好转。

负荷超声心动图可能出现假阴性结果，主要有以下几个方面：①负荷量不够，没达到目标心率；②使用 β 受体阻滞剂；③向心性重塑心腔。在以下情况可能出现假阳性：①高血压或心肌病患者；②瓣膜严重钙化或瓣膜置换术后至室壁受牵拉而活动受限；③左束支传导阻滞；④右心起搏器及开胸术后。

3. 经食管超声心动图　经食管超声心动图（transesophageal echocardiography，TEE）是将超声探头经患者口腔送入食管，通过在食管内以距离门齿的不同深度上下移动和旋转 TEE 探头可获得一系列基本切面，多采用 ASE 推荐的 20 切面法进行判断：包括食管上段主动脉弓长轴切面、食管上段主动脉弓短轴切面、食管中段四腔心切面、食管中段二腔心切面、食管中段二尖瓣闭合缘切面、食管中段左心室长轴切面、食管中段主动脉瓣短轴切面、食管中段主动脉瓣长轴切面、食管中段右室流入-流出道切面、食管中段双腔静脉/双心房切面、食管中段降主动脉短轴切面、食管中段降主动脉长轴切面、食管中段升主动脉短轴切面、食管中段升主动脉长轴切面、经胃底短轴切面、经胃底中段短轴切面、经胃底二腔切面、经胃底长轴切面、经胃底右室流入道切面、深经胃长轴切面等。双平面及多平面 TEE 检查能从横断面、纵断面以及多轴向剖面显示心脏的解剖结构，为心血管疾病的诊断及外科手术提供了更准确的解剖学资料。

由于探头位于食管之内，贴近心脏左房后壁，声束由后向前，不受胸壁结构与肺气的干扰，图像清晰度和分辨率高，使心脏疾病诊断的敏感性和特异性均有提高。尤其能更细致地显示处于声束近场的心脏后部结构如肺静脉、胸主动脉、二尖瓣、左房及其腔内缓慢移动的烟雾影等；TEE 检查时房间隔与声束垂直且在近场，不产生回声失落现象，尤其在

诊断房缺时显示优势。但TEE检查仍有其局限性：①食管上段与心脏之间有气管，由于气体的干扰，气管前方的心底结构，如升主动脉上段、主动脉弓近端、上腔静脉上段等不能显示；②TEE探头发射频率高，面积甚小，检查时在其中远场由于声能衰减，声束扩散、分辨力减低，远场结构显示欠佳。

美国心脏病学会及超声心动图协会《2011 Appropriate Use Criteria for Echocardiography》指出TEE在下列情况时可作为首选检查：①明确瓣膜反流机制及确定有无瓣膜成形术指征；②高度怀疑或确诊为感染性心内膜炎；③带有心内辅助装置且不明原因发热者；④房扑、房颤等患者术前评估；⑤临床疑诊为主动脉病变，如主动脉夹层等；⑥经皮非冠脉介入治疗术的引导，如先天性心脏病封堵术、肥厚型心肌病介入消融术、二尖瓣介入成形术等。

有以下情况应列为禁忌证或相对禁忌证：①严重心律失常；②严重心力衰竭；③体质极度虚弱；④持续高热不退；⑤有食管静脉曲张、食管狭窄、食管憩室或食管癌等食管病变、食管手术或纵隔放射治疗史者；⑥剧烈胸痛、胸闷或剧烈咳嗽症状不能缓解者；⑦血压过高、过低者；⑧冠心病心绞痛发作或心肌梗死急性期；⑨活动性上消化道出血；⑩夹层动脉瘤形成早期，易因刺激而导致瘤壁破裂者。

TEE术前应签署知情同意书。一般情况下，TEE除咽部不适或轻度恶心外无不良反应。但重症心脏病本身常有一些突发的意外情况，TEE检查过程中，极个别患者可能出现某些并发症：①黏膜麻醉剂过敏反应；②口腔内容物误吸入气管导致窒息；③咽部出血或局部血肿；④食管局部血肿、出血甚至穿孔；⑤检查中心腔内新生物（血栓、赘生物、肿瘤等）脱落造成栓塞；⑥严重心律失常（如室性心动过速、心室颤动、心室停搏等）；⑦其他意外，如心肌梗死、急性心力衰竭、休克或主动脉夹层破裂大出血等；⑧其他可能发生的无法预料或不能防范的并发症。故术前应予以告知及做好抢救预案。

检查前患者须禁食12小时，情绪紧张者检查当日清晨可口服地西泮2.5mg，检查完毕后，让患者平卧位休息数分钟再离开检查室，并嘱其2小时内不宜饮食，4小时内宜进流质食物。

五、心导管术和心血管造影

心导管术（cardiac catheterization）是一种有创介入技术。在X线透视下采用经皮血管穿刺技术，将特制的导管送入右心或左心系统或分支血管内，在插管过程中，可以观察导管的走行路径，以阐明各心腔及大血管间是否有畸形通道；可采取各部位的血标本，测其血氧含量；通过导管测定各部位的压力值和压力曲线，并可据此计算心排血量，以达到检查、诊断目的。并且，临床还可通过导管术进行某些治疗措施。心导管术按检查部位可分为右心导管术和左心导管术。

通过心导管可将造影剂快速注射于待观察心腔的局部，将造影剂随心脏收缩、血液播散的影像记录下来，用以分析心脏血管系统某个部位的解剖和功能状况。根据不同的检查目的选择特定的部位进行造影，称之为选择性心血管造影（表27-5）。对周围动脉进行造影检查，可确定动脉狭窄和阻塞、动脉瘤、动脉出血、先天性畸形、肿瘤。用于诊断周围动脉疾病；评价动脉狭窄程度；寻找出血原因和部位；肿物定位及指导栓塞治疗。

表 27-5　选择性心血管造影

选择的造影部位		可观察到的异常
右心导管造影	上下腔静脉造影	上、下腔静脉与心房的异常连接，腔静脉阻塞
	右心房造影	心内膜、心肌疾患、埃布施泰因畸形及三尖瓣闭锁等
	右心室造影	右室流出道、肺动脉瓣狭窄、法洛四联症，大血管转位、右心室双出口、陶西格-宾二氏综合征及动脉共干等
	肺动脉造影	肺血管血栓栓塞病变、肺动脉狭窄、肺动脉畸形、肺动静脉瘘、肺静脉畸形引流及房间隔缺损等
左心导管造影	左心房造影	二尖瓣狭窄、房间隔缺损等
	左心室造影	可观察室壁瘤、室间隔缺损、二尖瓣关闭不全、主动脉瓣-左室流出道狭窄、大动脉转位、动脉共干等
	升主动脉造影	主动脉畸形、主动脉瓣关闭不全、主动脉瘤、主动脉缩窄、主肺间隔缺损、动脉导管未闭、主动脉窦瘤、冠状动脉瘘及冠状动脉畸形等

作为一种有创检查，心导管术有许多并发症，如心律失常、急性肺水肿或心力衰竭加重、心脏穿孔、栓塞、与造影剂相关的并发症（包括过敏反应、肺水肿和造影剂肾病等）、与血管穿刺相关的并发症（如局部血肿、血管撕裂、医源性动脉夹层形成等）、导管打结或断裂等。选择时当严格把握适应证和禁忌证，重视术前谈话，术中术后当加强监护。

（一）右心导管术

1. 概述　行右心导管术时将心导管经周围静脉（通常选择股静脉、锁骨下静脉、颈静脉或肘前静脉）送入右心系统（上腔静脉、下腔静脉、右心房、右心室、肺动脉及其分支）以进行相关检查。

2. 临床应用　右心导管术主要用于测定肺动脉压力和计算肺动脉阻力，判断有无肺动脉高压以及肺动脉高压的程度及性质。右心导管检查是确诊肺动脉高压（PAH），评估血流动力学损伤严重程度及测试血管反应性的标准方法。2009 年欧洲心脏病学会和欧洲呼吸病学会（ESC/ERS）发布的《肺动脉高压诊治指南》指南建议，所有拟诊肺动脉高压者均需行右心导管检查以明确诊断、明确病情严重程度及指导治疗。如无右心导管资料则不能诊断 PAH。另外，经周围静脉（通常采用右颈内静脉）将漂浮导管（Swan-Ganz 导管）在床旁插入患者右心系统，可监测右心房和肺动脉压及肺毛细血管楔嵌压（PCWP），用于危重患者血流动力学监测。

3. 结果分析

（1）测定肺动脉压力：右心导管可准确地测定肺动脉压力。肺动脉高压的判定标准：静息时肺动脉平均压（mPAP）>25mmHg，或运动时 mPAP >30mmHg，并且肺毛细血管嵌楔压（PCWP）≤15mmHg，肺血管阻力（PVR）>3mmHg/L/min（Wood 单位）。

（2）测定氧含量，判断分流情况：腔静脉、右心房、右心室、肺动脉由于血液混合情况不同，血氧含量存在一定程度的生理差异。血氧含量不在正常生理差异范围内说明有动脉血分流，这种情况见于各种先天性心脏病。通过对右心导管术测得的各部分氧饱和度进

行分析，可判断有无分流存在、分流方向、分流水平、分流量大小。分流可以发生在房水平、室水平、肺动脉水平、腔静脉水平（表27-6）。正常人外周动脉血氧饱和度为95%～100%。如果外周动脉血氧饱和度小于95%，在排除肺部疾患导致的血氧交换困难后，应考虑存在右向左分流。可通过计算体循环流量（QP）与肺循环流量（QS）的比值（QP/QS）来判断分流量大小：正常时 QP/QS = 1；1 < QP/QS < 1.5 时为少量分流；1.5 < QP/QS < 2 为中等量分流；QP/QS > 2 为大量分流。

表27-6 氧饱和度确定左向右分流水平

左向右分流水平	氧饱和度检测结果	临床意义
心房水平	右房与腔静脉平均血氧饱和度之差大于9%	房间隔缺损、肺静脉异位引流入右房、冠状动脉瘘入右房等
心室水平	右室与右房平均血氧饱和度之差大于5%	室间隔缺损、主动脉窦瘤破入右室
肺动脉水平	肺动脉与右室血氧饱和度之差大于3%	动脉导管未闭、主肺间隔缺损等
腔静脉水平	上腔静脉或者下腔静脉血氧饱和度明显增高或同一部位多次采血以后发现血氧饱和度相差很大	肺静脉异位引流入腔静脉

（二）左心导管术

行左心导管术时将心导管经周围动脉（股动脉、桡动脉、腋动脉、肱动脉）送至主动脉和左心室，以进行相关检查。有时亦可利用右心导管经过畸形的通路进入肺静脉、左心房，或用右心导管经房间隔穿刺进入左心房。

左心导管检查主要用于：①左心室和主动脉压力测量，测得的左心室压力曲线有助于评价左心室收缩及舒张功能；②测量左心室心尖部-左心室流出道-主动脉压力阶差，有助于判断和评价左室流出道梗阻和主动脉瓣狭窄及反流等；③观察室壁厚度，有无室间隔缺损，有无室壁瘤、附壁血栓；④分析左心室节段性室壁运动，提示相关供血血管异常，有助于诊断冠状动脉疾病。

（三）冠状动脉造影

1. 概述 冠状动脉造影被公认为诊断冠状动脉粥样硬化性心脏病（冠心病）的“金标准”。手术时利用血管造影机，通过特制定型的心导管经皮穿刺入股动脉或者桡动脉，沿动脉逆行至升主动脉根部左或右冠状动脉口，注入造影剂，使左或右冠状动脉的主干及其分支的血管腔显影，以了解血管有无狭窄病灶存在，对病变部位、范围、严重程度、血管壁的情况等做出明确诊断，并决定进一步治疗方案（支架植入、手术或内科治疗）。

2. 临床应用 冠状动脉造影术的主要作用是评价冠状动脉血管的走行、数量和有无畸形；评价有无冠状动脉的病变、病变范围和严重程度；评价冠状动脉功能性的改变，包括冠状动脉的痉挛和侧支循环的有无；同时可以兼顾左心功能评价。主要用于：

（1）冠心病的诊断与鉴别诊断：①临床高度怀疑冠心病，但经过无创检查不能确诊的情况，如不明原因的胸痛、心律失常（如顽固的室性心律失常或新发传导阻滞）、左心功能不全（如扩张型心肌病与缺血性心肌病的鉴别）；②对于年龄 > 50 岁、易合并有冠状动脉畸形或动脉粥样硬化的先天性心脏病或者瓣膜病的患者，在行先天性心脏病修补或瓣膜置换术前进行冠状动脉造影，以期发现可以在手术的同时进行干预的冠脉病变。

（2）选择冠心病的进一步治疗方案：对于已通过症状及无创检查，临床冠心病诊断已明确的患者，行冠状动脉造影可以进一步明确冠状动脉病变的范围及程度，作为进一步选择治疗方案的依据。冠状动脉造影术是经皮冠状动脉介入术（percutaneous coronary intervention，PCI）的前提及必经步骤。PCI是指经导管通过各种方法（包括球囊扩张、支架植入、血栓去除、高频旋磨术、定向旋切术等）开通狭窄或闭塞的冠状动脉，从而达到解除狭窄、改善心肌血供的治疗方法。目前已成为治疗冠心病的重要方法。对于慢性稳定型心绞痛，PCI主要适应证为：患者在有效药物治疗的基础上仍有症状以及有明确较大范围心肌缺血的客观证据。如果此类患者冠脉造影显示慢性完全闭塞病变、外科手术高风险（EF<35%）或非糖尿病患者的多支血管病变可选择PCI术；而对多支血管病变合并糖尿病以及无保护的左主干病变，冠状动脉旁路搭桥手术（CABG）为首选。

（3）用于评价经皮冠状动脉介入治疗（PCI）或冠状动脉旁路移植术后效果。如果术后复发心绞痛往往需要再行冠状动脉病变评价。

3. 结果分析　冠状动脉造影中，冠状动脉狭窄以管腔面积的缩小分为Ⅰ~Ⅳ级。①Ⅰ级病变：管腔面积缩小1%~25%；②Ⅱ级病变：管腔面积缩小26%~50%；③Ⅲ级病变：管腔面积缩小51%~75%；④Ⅳ级病变：管腔面积缩小76%~100%。1支或1支以上主要冠状动脉（指左冠状动脉主干，前降支，回旋支，右冠状动脉）狭窄程度达到Ⅲ级，可诊断为冠心病。

TIMI血流分级（thrombolysis in myocardial infarction）是用冠状动脉造影的方法评价冠状动脉再灌注的标准。分为0~Ⅲ级。①0级：无血流灌注。闭塞血管远端无血流；②Ⅰ级：渗透而无灌注。部分造影剂通过，冠状动脉狭窄的远端不能完全充盈；③Ⅱ级：部分灌注。冠状动脉狭窄的远端可以完全充盈，但显影慢，造影剂消除慢；④Ⅲ级：完全灌注。冠状动脉远端完全而且迅速充盈与消除，与正常冠状动脉相同。TIMI 0级和1级表明冠状动脉未再通，TIMI 2级和3级表明冠状动脉再通（再灌注）。由于急性心肌梗死时再灌注的程度与速度与病死率显著相关，因而TIMI血流分级对预后有重要的临床意义。TIMI分级是评价病变远端血流的标准，虽然其与冠状动脉狭窄程度有一定联系，但一般仅用于冠状动脉急性闭塞和（或）再灌注时评价血流。

六、心脏电生理检查

心脏电生理检查（electrophysiologic study，EPS）是一种评价心脏电功能的精确方法，包括食管调搏及经静脉穿刺心内放置电极电刺激检查。

电生理检查中使用电极导管进行记录和起搏。这些导管由绝缘导线构成。导管的远端为电极端，暴露于心腔内膜。近端与心电前置放大器及滤波器相连接，将电极导管传来的信号放大并滤波，然后由多导生理记录仪记录得到心腔内心电图。心内电生理检查时，可根据检查目的，将电极导管经外周动、静脉穿刺技术放置于心脏不同部位，以整体心脏或心脏的一部分为研究对象，从窦房结、心房、房室结、希浦系统和心室以及相关结构如肺静脉等心脏各个层面进行检查，通过应用多导生理记录仪同步记录体表心电图、腔内心电图、希氏束电图、标测心电图，或经电生理导管电刺激心脏的不同部位，对心脏各部位电活动的产生和传导功能进行评估。

EPS 主要用于心律失常机制的研究以及筛选抗心律失常药物和拟定最佳治疗方案。电生理检查不仅是一种有价值的诊断方法，也可作为一种治疗手段，常常和射频消融治疗合二为一。

EPS 主要适用于确定心动过速或心动过缓的起源及其发生机制，指导抗心律失常药物的选择及评定其功效，评估未来发生心律失常事件的可能性及指导导管消融。临床适应证有：①持续性室性心动过速或心搏骤停，发生在无急性心肌梗死、抗心律失常药物中毒或电解质紊乱等情况时，尤其是基础室性期前收缩的数目太少，不足以用心电图监护来评估抗心律失常药物的疗效；②原因不明的晕厥，临床考虑心脏性原因可能较大者；③诊断不明的宽 QRS 波心动过速；④评定抗心律失常器械对心动过速的识别和终止功能；⑤有症状的预激综合征，拟进行导管消融术；⑥频发有症状的室上性心动过速，尤其是药物治疗无效而拟做导管消融术；⑦二度房室传导阻滞而阻滞部位未明确。相对适应证有：①无症状的预激综合征；②心肌梗死后频发室性期前收缩和（或）非持续性室性心动过速；③心肌病频发室性期前收缩和（或）非持续性室性心动过速；④任何室上性心动过速、心房扑动且拟进行导管消融治疗者。

EPS 不适用于未控制的感染性心内膜炎与败血症、周身感染性疾病及局部脓肿者；有出血倾向或出血性疾病；严重电解质紊乱及酸碱失衡；急性心肌梗死；心肌炎；血管（四肢静脉、腔静脉）有静脉血栓栓塞症；超声心动图确诊心脏内有血栓；严重肝肾功能不全；恶病质及疾病终末期；患者或家属拒绝心脏电生理检查的患者。

七、心肌活检

心内膜心肌活检术是利用导管式活检钳，在 X 线透视下经皮穿刺，经静脉或动脉插入带有活组织检查钳的心导管，将检查钳送到心腔内，并顶在心壁上，可通过心腔内心电图检查确定检查钳所在的位置后，咬取心内膜和心肌组织，通过活组织做切片检查，进行心内膜和心肌病变的诊断的技术。目前，对于心内膜心肌活组织检查（EMB）在成人及儿童心血管疾病诊治中的作用仍存在争议。

心肌活检适用于一些预后独特且往往不能通过无创手段进行诊断的心肌病变，包括：①各类心肌疾病的病因诊断；②急慢性心肌炎的诊断、严重程度判断和监测疗效；③心脏同种异体移植术后观察患者排斥反应的早期征象；④心脏肿瘤的诊断；⑤其他可能引起心肌病变的全身性疾病。下列情况为心肌活检的禁忌证：①出血性疾病、严重血小板减少症及正在接受抗凝治疗者；②急性心肌梗死、有心室内附壁血栓或室壁瘤形成者，禁忌左心室活检；③心脏显著扩大伴发严重左心功能不全者；④近期有急性感染者；⑤不能很好配合的患者；⑥分流缺损是相对禁忌证，应避免做右心室活检，以免引起矛盾性体循环栓塞。

心肌活检的常见并发症有：心脏穿孔、心包积血和压塞、血栓栓塞、心律失常（如室早、室速、房颤等）。为减少并发症，整个活检过程应在 X 线透视及持续心电监护下进行。活检钳定位除 X 线透视外，还可借助腔内心电图或超声心动图，以免误损乳头肌和腱索等组织。右心室活检应在室间隔或右室心尖部，避免在右室前壁钳夹，以免发生心肌穿孔或心脏压塞；左心室活检多在左室心尖部。钳咬过程应在 1 ~ 2 个心动周期内完成，只需紧紧咬合，切勿用力牵拉，钳夹组织块不宜过大，一般为 1 ~ 3mm。活检术后在导管室观察患者 5 ~ 10 分钟，注意有无胸痛、低血压、呼吸困难等心脏压塞征象，并透视检查除外气胸或胸腔积液。

第二节　常见循环系统疾病诊断

一、原发性高血压

原发性高血压（primary hypertension）是以血压升高为主要临床表现伴或不伴有多种心血管危险因素的综合征，通常简称为高血压。高血压是多种心、脑血管疾病的重要病因和危险因素，影响重要脏器，如心、脑、肾的结构与功能，最终导致这些器官的功能衰竭。

原发性高血压的诊断步骤包括以下三方面：①确定有无高血压；②判断高血压的病因，明确有无继发性高血压。常见的继发性高血压病因有：肾实质性疾病、原发性醛固酮增多症、嗜铬细胞瘤、库欣综合征、肾动脉狭窄、主动脉缩窄、甲状腺疾病、睡眠呼吸暂停综合征等。长期服用某些药物，如糖皮质激素、女性避孕药等亦可能影响血压；③对确定原发性高血压的患者进行诊断性评估。寻找是否存在影响预后的各种心血管危险因素、靶器官损害以及相关临床情况（表27-9）。

（一）症状与体征

18岁以上成年人在未服用抗高血压药物的情况下，不同日两次或两次以上诊室内测得收缩压≥140mmHg和（或）舒张压≥90mmHg可诊为高血压。如患者既往有高血压病史，目前正服用抗高血压药物，即使血压已低于140/90mmHg，仍应诊为高血压。除诊室血压外，动态血压或家庭血压亦可用于高血压诊断，尤其是在可疑白大衣高血压（单纯诊室高血压）时。不论采用哪种测量方法，血压水平与脑卒中、冠心病事件的风险均呈连续、独立、直接的正相关（表27-7、表27-8）。

表27-7　不同血压测量方法的高血压标准

项目		收缩压（mmHg）	舒张压（mmHg）
诊室血压		140	90
24小时动态血压	平均	130	80
	白昼	135	85
	夜间	120	70
家庭自测血压		135	85

表27-8　血压水平的定义及分类

类别	收缩压（mmHg）	舒张压（mmHg）
正常血压	<120	<80
正常高值	120～139	80～89
高血压	≥140	≥90
1级高血压	140～159	90～99
2级高血压	160～179	100～109
3级高血压	≥180	≥110
单纯收缩期高血压	≥140	<90

当收缩压和舒张压分属于不同分级时，以较高的级别作为标准。

原发性高血压患者一般起病缓慢而渐进，常缺乏特殊的临床表现，约1/5患者无症状。部分患者可有头晕、头痛、颈项板紧、疲劳、心悸等症状，呈轻度持续性，多数症状可自行缓解，在紧张或劳累后加重。高血压患者还可以出现受累器官（心、脑、肾等）的症状，如胸闷、气短、心绞痛、多尿等。

继发性高血压一般都有原发病的症状与体征。例如肾炎史及尿的量色质异常提示肾实质性高血压；贫血可有头晕乏力的症状；肌无力、发作性软瘫等低血钾表现提示原发性醛固酮增多症；阵发性头痛、心悸、多汗提示嗜铬细胞瘤。病史采集时还当注意询问有无长期使用某些药物（如糖皮质激素、避孕药物等）。

高血压的体征一般较少。周围血管搏动、血管杂音、心脏杂音等是重点检查的项目。心脏听诊可有主动脉瓣区第二心音亢进、收缩期杂音或收缩早期喀喇音。仔细的体格检查有助于发现继发性高血压线索。向心性肥胖、紫纹与多毛，提示Cushing综合征可能；甲状腺功能亢进可见突眼征、颈部包块或下肢水肿；听诊颈动脉、胸主动脉、腹部动脉和股动脉的杂音提示血管狭窄或血流紊乱；股动脉搏动延迟出现或阙如，并且下肢血压明显低于上肢，提示主动脉缩窄；腰部肿块提示多囊肾或嗜铬细胞瘤。

（二）辅助检查

辅助检查一方面是对高血压病因进行鉴别诊断，另一方面有助于发现相关的危险因素和靶器官损害（表27-9），用以对高血压进行危险分层（表27-10）。常规检查项目有：尿常规，血红蛋白及红细胞比容，血糖，糖耐量试验，血脂检查，肾功能，血钾，血同型半胱氨酸，心电图，超声心动图等。部分患者根据需要和条件可以进一步做24小时动态血压监测，检查眼底（严重高血压者）、脉搏波传导速度、臂踝血压指数、颈动脉内中膜厚度（IMT）、动脉弹性功能测定，尿微量白蛋白（糖尿病患者必查）、尿蛋白定量（定性检查为阳性者）、胸片（图27-11）等。对怀疑相关继发性高血压患者，根据需要可以分别选择以下检查项目：血浆肾素活性、血和尿醛固酮、血和尿皮质醇、血游离甲氧基肾上腺素（MN）及甲氧基去甲肾上腺素（NMN）、血和尿儿茶酚胺、肾和肾上腺彩超检查排除肾上腺肿瘤、肾动脉狭窄，必要时选择CT或MRI、肾动脉造影、睡眠呼吸监测等。

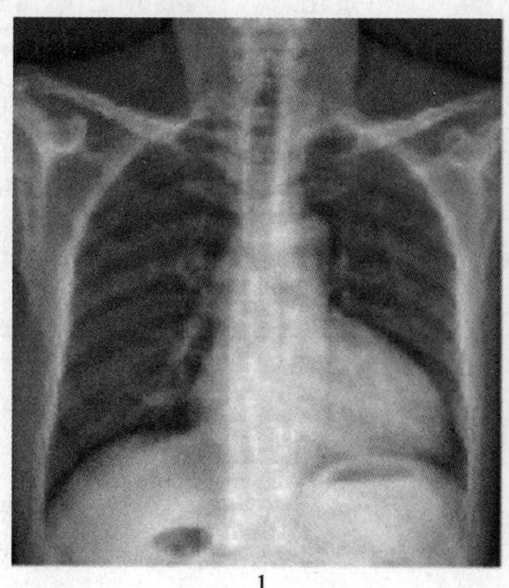

1

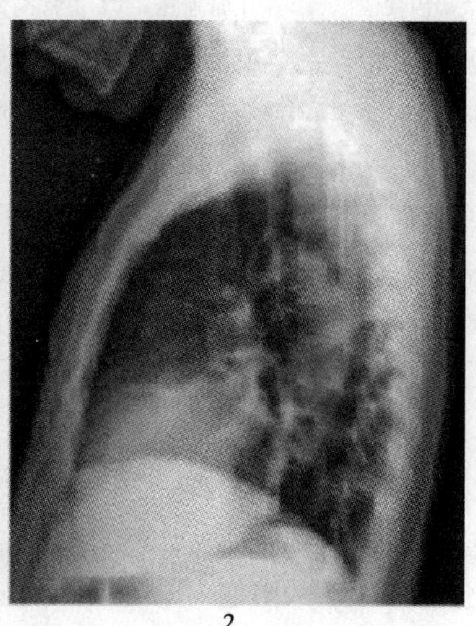

2

图27-11　高血压性心脏病X线平片表现

1. 后前位；2. 左侧位；心脏增大呈主动脉型，左心室增大，心腰凹陷，主动脉迂曲扩张。

表 27-9　影响预后的因素

心血管危险因素	靶器官损害	伴临床疾患
高血压（1～3 级） 男性 >55 岁；女性 >65 岁 吸烟 糖耐量受损（餐后 2 小时血糖 7.8～11.0mmol/L）和（或）空腹血糖受损（6.1～6.9mmol/L） 血脂异常 TC >5.7mmol/L（220mg/dl）或 LDL-C >3.3mmol/L（130mg/dl）或 HDL-C <1.0mmol/L（40mg/dl） 早发心血管病家族史（一级亲属发病年龄男性 <55 岁，女性 <65 岁） 腹型肥胖（腰围：男性≥90cm，女性≥85cm）或肥胖（BMI≥28kg/m²） 血同型半胱氨酸升高（≥10μmol/L）	左心室肥厚 心电图：Sokolow-lyon >38mm 或 Cornell >2440mm·ms；超声心动图 LVMI：男≥125g/m²，女≥120g/m² 颈动脉超声 IMT≥0.9mm 或动脉粥样斑块 颈股动脉脉搏波速度≥12m/s 踝/臂血压指数 <0.9 eGFR 降低（eGFR <60ml·min⁻¹·1.73m⁻²）或血清肌酐轻度升高：男性 115～133μmol/L（1.3～1.5mg/dl），女性 107～124μmol/L（1.2～1.4mg/dl） 微量白蛋白尿：30～300mg/24h 或白蛋白/肌酐比：30mg/g（3.5mg/mmol）	脑血管病 脑出血，缺血性脑卒中，短暂性脑缺血发作 心脏疾病 心肌梗死史，心绞痛，冠状动脉血运重建史，慢性心力衰竭 肾脏疾病 糖尿病肾病，肾功能受损，血肌酐：男性≥133μmol/L（1.5mg/dl），女性≥133μmol/L（1.4mg/dl）；蛋白尿（≥300mg/24h） 外周血管疾病 视网膜病变：出血或渗出，视神经乳头水肿 糖尿病 空腹血糖≥7.0mmol/L（126mg/dl），餐后血糖≥11.1mmol/L（200mg/dl）；糖化血红蛋白≥6.5%

LVMI：左心室质量指数；IMT：颈动脉内中膜厚度；eGFR：估算的肾小球滤过率。

表 27-10　高血压的危险分层

危险因素	正常血压	正常高值血压	1 级 HT	2 级 HT	3 级 HT
无其他危险因素	平均危险	平均危险	危险低度增加	危险中度增加	危险高度增加
1～2 个危险因素	危险低度增加	危险低度增加	危险中度增加	危险中度增加	危险极度增加
≥3 个危险因素，MS，OD 或糖尿病	危险中度增加	危险高度增加	危险高度增加	危险高度增加	危险极度增加
明确的 CV 疾病或肾脏疾病	危险极度增加	危险极度增加	危险极度增加	危险极度增加	危险极度增加

SBP：收缩压；DBP：舒张压；CV：心血管；HT：高血压；OD：亚临床器官损害；MS：代谢综合征。

二、冠状动脉粥样硬化性心脏病

冠状动脉粥样硬化性心脏病（coronary atherosclerotic heart disease）是指冠状动脉粥样硬化使管腔狭窄或阻塞，导致心肌缺血、缺氧而引起的心脏病，其与冠状动脉功能性改变即冠状动脉痉挛一起，统称为冠状动脉性心脏病（coronary heart disease、CHD），简称冠心病，亦称缺血性心脏病（ischemic heart disease，IHD）。由于冠状动脉粥样硬化

是其最主要的病因（95%～99%），因此临床常用冠心病一词代替冠状动脉粥样硬化性心脏病。

由于冠状动脉病变部位、供血范围、血管阻塞程度以及心肌供血不足的发展程度不同，本病可有不同的临床特点。1979年世界卫生组织曾将之分为5型，包括：①隐匿型或无症状性冠心病：患者有心肌缺血的客观依据但无相关症状；②心绞痛：一过性心肌供血不足所致，有发作性胸骨后疼痛，发作时无心肌坏死；③心肌梗死：严重而持续的心肌缺血导致心肌坏死；④缺血性心肌病：长期心肌缺血导致心肌纤维化引起心脏增大、心力衰竭和心律失常；⑤猝死：缺血心肌局部发生电生理紊乱，引起严重的室性心律失常所致。

近年，临床上从提高诊治效果和降低死亡率出发，根据心肌缺血的发生机制、发展速度和预后的不同，将本病分为慢性心肌缺血综合征（chronic ischemic syndrome，CIS）或称慢性冠脉病（chronic coronary artery disease，CAD）和急性冠脉综合征（acute coronary syndrome，ACS）两大类。前者包括稳定型心绞痛、冠脉正常的心绞痛（如X综合征）、无症状性心肌缺血和缺血性心力衰竭（缺血性心肌病）。后者包括不稳定型心绞痛（unSTable angina，UA）、非ST段抬高性心肌梗死（non-ST-segment elevation myocardial infarction，NSTEMI）和ST段抬高性心肌梗死（ST-segment elevation myocardial infarction，STEMI），也有将冠心病猝死也包括在内。本节主要叙述稳定型心绞痛与急性冠脉综合征。

（一）稳定型心绞痛

稳定型心绞痛（stable angina pectoris）亦称稳定型劳力性心绞痛，是在冠状动脉固定性严重狭窄的基础上，当冠状动脉的供血与心肌的需血之间发生矛盾，冠状动脉血流量不能满足心肌代谢的需要时，引起心肌急剧的、暂时的缺血缺氧而发生的心绞痛。在多数情况下，劳力诱发的心绞痛常在同一心肌氧耗水平（心率×收缩压）上发生。

根据典型心绞痛的发作特点和体征，结合年龄和存在冠心病危险因素，除外其他原因所致的心绞痛，一般即可建立诊断。

1. 症状与体征　心绞痛以发作性胸痛为主要临床表现，典型心绞痛的特点如表所示（表27-11）。患者平时一般无异常体征。心绞痛发作时常见心率增快、血压升高、表情焦虑、皮肤冷或出汗，有时出现第四或第三心音奔马律；可有暂时性心尖部收缩期杂音，此为乳头肌缺血以致功能失调引起二尖瓣关闭不全所致。

表27-11　心绞痛发作特点

项目	特点
部位	胸骨体中段或上段之后可波及心前区，有手掌大小范围，甚至横贯前胸，界限不清
放射部位	放射至左肩、左臂内侧达无名指和小指，或至颈、咽或下颌部
性质	压迫、发闷或紧缩性，也可有烧灼感，偶伴濒死的恐惧感觉
持续时间	疼痛出现后常逐步加重，然后在3～5分钟内渐消失
诱发因素	体力劳动或情绪激动（如愤怒、焦急、过度兴奋等）的当时，饱食、寒冷、吸烟、心动过速、休克等亦可诱发，典型的心绞痛常在相似的条件下重复发生
缓解因素	停止原来诱发症状的活动/舌下含用硝酸酯类药物可迅速缓解

2. 辅助检查　约半数患者静息时心电图在正常范围；部分患者有陈旧性心肌梗死改变或非特异性ST段和T波异常，有时可出现房室或束支传导阻滞或室性、房性期前收缩等心律失常。发作时心电图检查可见以R波为主的导联中，ST段压低，T波平坦或倒置，发作过后数分钟内逐渐恢复。心电图无改变的患者可考虑做运动负荷试验。发作不典型者，诊断要依靠观察硝酸甘油的疗效和发作时心电图的改变，或做24小时动态心电图连续监测。诊断有困难者可行放射性核素心肌显像、MDCT或MRI冠脉造影，如确有必要可考虑行选择性冠状动脉造影。冠状动脉造影显示：稳定型心绞痛患者有1、2或3支动脉直径减少>70%的病变者分别各有25%左右；5%～10%的患者有左冠状动脉主干狭窄；其余约15%患者无显著狭窄，此类患者的心绞痛症状可能是由冠状动脉痉挛、冠状循环的小动脉病变、血红蛋白和氧的离解异常、交感神经过度活动、儿茶酚胺分泌过多或心肌代谢异常等因素所致。

3. 心绞痛严重度的分级　稳定型心绞痛根据加拿大心血管病学会（CCS）分级分为四级（表27-12）。

表27-12　加拿大心血管病学会（CCS）心绞痛分级

级别	分级标准
Ⅰ级	一般体力活动（如步行和登楼）不受限，仅在强、快或持续用力时发生心绞痛
Ⅱ级	一般体力活动轻度受限。快步、饭后、寒冷或刮风中、精神应激或醒后数小时内发作心绞痛。一般情况下平地步行200m以上或登楼一层以上受限
Ⅲ级	一般体力活动明显受限，一般情况下平地步行200m，或登楼一层引起心绞痛
Ⅳ级	轻微活动或休息时即可发生心绞痛

4. 鉴别诊断　可导致心肌缺血和缺氧而造成心绞痛的病因除冠状动脉粥样硬化外，还包括炎症（风湿性、梅毒性、川崎病、血栓闭塞性脉管炎等）、栓塞、痉挛、结缔组织疾病、创伤和先天性畸形等。诊断时当注意心绞痛的病因诊断。

心绞痛当同急性心肌梗死、其他疾病引起的心绞痛（包括严重的主动脉瓣狭窄或关闭不全、风湿性冠状动脉炎、梅毒性主动脉炎引起冠状动脉口狭窄或闭塞、肥厚型心肌病、X综合征、心肌桥等）、肋间神经痛和肋软骨炎、心脏神经症、反流性食管炎等疾病相鉴别。

（二）急性冠脉综合征

急性冠脉综合征指冠心病中急性发病的类型，有着共同的病理生理学基础，即在冠状动脉粥样硬化的基础上，发生斑块破裂或糜烂、溃疡，并发血栓形成、血管收缩、微血管栓塞等导致急性或亚急性的心肌供氧减少。由于不稳定型心绞痛（UA）和非ST段抬高型心肌梗死（NSTEMI）在病理生理方面是连续的，其临床表现无异，故目前逐渐将此两者合称非ST段抬高型ACS（NSTE-ACS），此概念上的更改反映了目前临床上对这种频发而且紧急的心脏疾病的思考方式，即更注重早期诊断和早期治疗方案（再灌注策略）的制定。非ST段抬高型ACS约占ACS的3/4，其余1/4为ST段抬高型ACS（包括小部分变异型心绞痛）。

1. 非ST段抬高型ACS

（1）症状与体征：胸痛的部位与性质与典型的稳定型心绞痛相似，但通常程度更重，

持续时间更长，可达 30 分钟，胸痛可在休息时发生。其症状一般具有以下 3 个特点：①静息或夜间发生心绞痛，常持续 20 分钟以上；②新发生的心绞痛（2 个月之内），并因较轻的负荷所诱发，程度严重；③近期心绞痛逐渐加重（包括疼痛发作的频率增加，程度加重、时限延长、出现新的放射部位，发作时常伴有出汗、恶心呕吐、心悸或呼吸困难等症状，硝酸类药物缓解作用减弱）。

体征无特异性，发作时可见患者脸色苍白、皮肤湿冷；体检可发现一过性的第三心音或第四心音，以及由二尖瓣反流引起的一过性收缩期杂音，为乳头肌功能不全所致；偶见低血压休克等表现。

（2）辅助检查

1）心电图症状发作时的 ECG 对诊断有重大意义。UA 发作时（除变异型心绞痛外）心电图有一过性 ST 段压低和（或）T 波倒置，个别表现为 U 波倒置；其 ECG 变化随症状缓解而完全或部分消失，如果 ECG 变化持续 12 小时以上，则提示发生 NSTEMI。

2）心肌坏死标志物主要用于 UA 与 NSTEMI 的界定。对非 ST 段抬高性 ACS 必须检测心肌坏死标记物并确定未超过正常范围时方能诊断 UA。

3）考虑行血运重建术的患者，尤其是经积极药物治疗不佳或高危患者，应尽早行冠状动脉造影明确病变情况以帮助评价预后和治疗。低危患者如在早期药物治疗控制症状后也可行多排螺旋 CT 造影技术等无创检查诊断冠状动脉病变。

（3）分级与危险分层：对于不稳定心绞痛，采用 Braunwald 分级标准（表 27-13），将其严重程度分为Ⅰ、Ⅱ、Ⅲ三级，并根据其发生的临床环境分为 A、B、C 三级。非 ST 段抬高型 ACS 可依据美国心脏病学会/美国心脏病协会（ACC/AHA）制定的危险性分层评判标准判断预后（表 27-14）。

表 27-13　不稳定型心绞痛严重程度分级（Braunwald 分级）

内容	级别	定义	一年内死亡率或心肌梗死率
严重程度	Ⅰ级	严重的初发型或恶化型心绞痛，无静息时疼痛	7.3%
	Ⅱ级	亚急性静息型心绞痛（在就诊 1 个月内发生），但近 48 小时内无发作	10.3%
	Ⅲ级	急性静息型心绞痛，在 48 小时内有发作	10.8%
临床环境	A 级	继发性 UA。在冠状动脉狭窄的基础上，存在加重心肌缺血的冠状动脉以外的诱发因素，①增加心肌氧耗的因素：感染，甲状腺功能亢进或快速性心律失常；②减少冠状动脉血流的因素：低血压；③血液携氧能力下降：贫血和低氧血症	14.1%
	B 级	原发性 UA。无引起或加重心绞痛发作的心脏以外的因素，是 UA 的最常见类型	8.5%
	C 级	MI 后心绞痛，发生于 MI 后两周内的 UA	18.5%

表 27-14　美国心脏病学会/美国心脏病协会（ACC/AHA）非 ST 段抬高型 ACS 危险性分层评判标准

危险度	临床和 ECG 表现
高危	具有以下任何一条： ①缺血症状在 48 小时内恶化； ②长时间进行静息性胸痛（>20 分钟）； ③低血压，新出现杂音或杂音突然变化，心衰，心动过缓或心动过速，年龄>75 岁； ④ECG 改变：静息心绞痛伴一过性 ST 段改变（>0.05mV），新出现的束支传导阻滞，持续性室速； ⑤心肌标志物（TnI，TnT）明显增高（>0.1ng/ml）
中危	无高度危险特征但具备下列中的 1 条： ①既往 MI，周围或脑血管疾病或冠状动脉搭桥，既往使用阿司匹林； ②静息痛已缓解，或过去 2 周内新发 CCS 分级Ⅲ级或Ⅳ级心绞痛，但无长时间（>20 分钟）静息性胸痛； ③年龄>70 岁； ④ECG 改变：T 波倒置>0.2mV，病理性 Q 波或多个导联静息 ST 段压低<0.1mV； ⑤TnI 或 TnT 轻度升高（即<0.1ng/ml，但>0.01ng/ml）
低危	无上述高、中危特征，但有下列特征： ①心绞痛的频率，程度和持续时间延长，诱发胸痛阈值降低，2 周至 2 个月内新发心绞痛； ②胸痛期间 ECG 正常或无变化； ③心肌标志物正常

三、心　肌　病

目前有许多已知因素如冠状动脉疾病、心脏瓣膜病变、高血压、先天性心血管疾病、炎症（特异性自身免疫性及感染性）及部分全身疾病，如肺源性心脏病、代谢性疾病（糖原累积症、糖脂质变性、营养物质缺乏，如钾代谢异常和镁缺乏等）、内分泌疾病（如甲状腺功能亢进或减退）、结缔组织病、白血病、肌营养不良、神经肌肉病变、过敏及中毒反应（乙醇、儿茶酚胺、蒽环类药物、照射等）、克山病（地方性心肌病）、围生期等可导致的心肌结构和功能异常，表现心室扩张和因心肌病变所产生的各种心律失常或传导障碍。因其心肌病变的病因明确，故称之为特异性心肌病，也称继发性心肌疾病。

除外上述特定因素，部分心肌病患者原因不明，称为原发性心肌病，此类心肌病以前曾被定义为“原因不明的心肌疾病”，但近年来研究发现部分心肌病与遗传有关。2007 年我国《心肌病诊断与治疗建议》将原发性心肌病按形态功能分为五型：即扩张型心肌病、肥厚型心肌病、限制型心肌病、致心律失常型右室心肌病和不定型的心肌病。

（一）扩张型心肌病

扩张型心肌病（dilated cardiomyopathy，DCM）主要特征是单侧或双侧心腔扩大，心肌收缩期功能减退，伴或不伴有充血性心力衰竭，常伴有心律失常。本病缺乏特异性诊断指标，临床上看到心脏增大、心律失常和充血性心力衰竭的患者时，如超声心动图证实有心腔扩大与心脏弥漫性搏动减弱，即应考虑有本病的可能，但应除外各种病因明确的器质

性心脏病，如急性病毒性心肌炎、风湿性心脏病、冠心病、先天性心血管病及各种继发性心肌病等后方可确立诊断。

1. 症状与体征　本病起病缓慢，多在气急，甚至端坐呼吸等临床症状明显时方就诊。部分患者可发生栓塞或猝死。检体可发现心脏扩大，常可听到第三或第四心音，心率快时呈奔马律，常合并各种类型的心律失常。可见颈静脉充盈、肝肿大、肝颈静脉反流征（+），水肿、胸腹水。有时可见巩膜黄染。

2. 辅助检查

（1）超声心动图：本病早期即可有心腔轻度扩大，后期各心腔均扩大，以左心室扩大早而显著，室壁运动普遍减弱，提示心肌收缩力下降，以致二尖瓣、三尖瓣本身虽无病变，但在收缩期不能退至瓣环水平而致关闭不全，彩色血流多普勒显示二、三尖瓣反流（图27-12）。

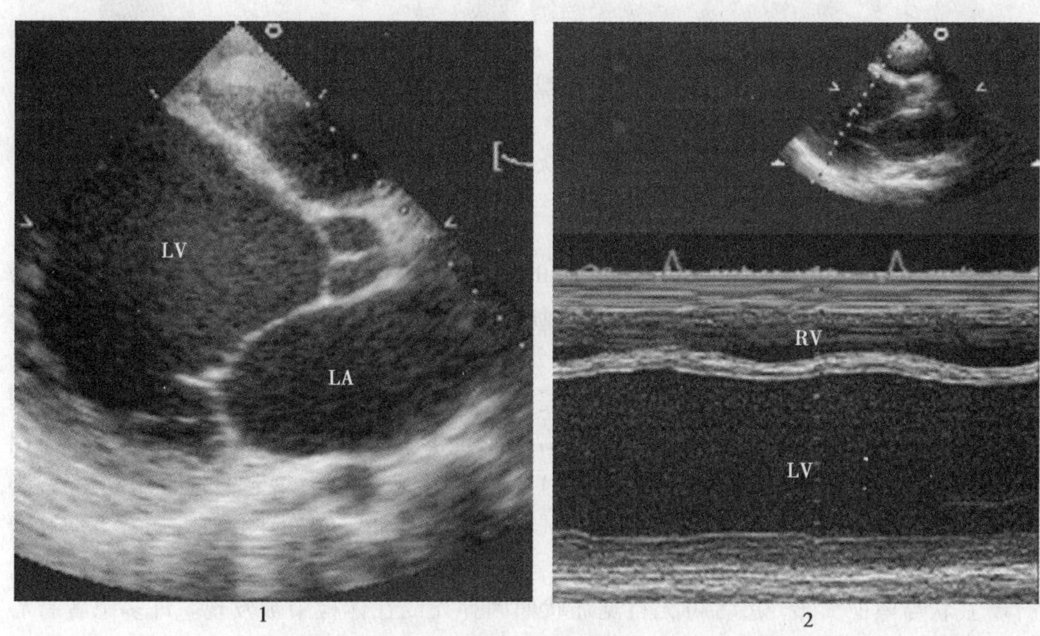

图27-12　扩张型心肌病超声心动图

1. 扩心病全心增大，左心明显；2. 扩心病左室壁搏动幅度明显降低。

（2）胸部X线检查：①心脏增大，呈中度至高度增大，以左室增大最为显著，心影呈“普大”型或“主动脉型”。②心脏搏动异常，表现为两心缘搏动普遍减弱。③可有肺淤血、间质肺水肿等左心功能不全的征象。CT/MRI可见心脏增大、心腔扩大，心肌变薄、心肌收缩力降低（图27-13）。

（3）心电图：可见多种心电异常如心房颤动，传导阻滞等各种心律失常。其他尚有ST-T改变，低电压，R波减低，少数可见病理性Q波，多系心肌广泛纤维化的结果，但需与心肌梗死相鉴别。

（4）心脏放射性核素检查：核素血池扫描可见舒张末期和收缩末期左心室容积增大，左室射血分数降低；核素心肌显影表现为灶性散在性放射性减低。

（5）心内膜心肌活检：可见心肌细胞肥大、变性、间质纤维化等。活检标本除发现组织学改变外，尚可进行病毒学检查。

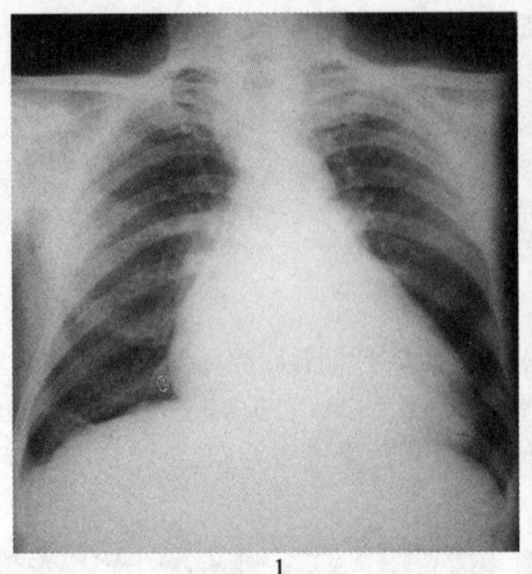

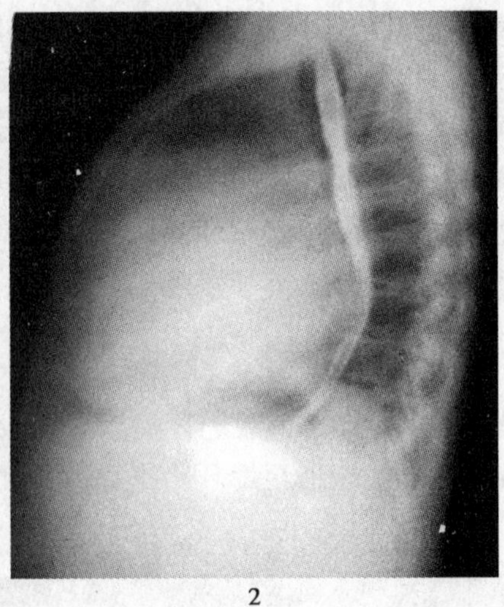

1　　　　2

图 27-13　扩张型心肌病 X 线表现

1. 后前位；2. 左侧位；心脏重度增大呈普大型，左室增大对吞钡食管产生压迹，心缘弧弓基本消失，主动脉结偏小。

(二) 肥厚型心肌病

肥厚型心肌病（hypertrophic cardiomyopathy，HCM）是以左心室（或）右心室肥厚为特征，常为不对称肥厚并累及室间隔，心室血液充盈受阻、舒张期顺应性下降为基本病态的心肌病。根据左心室流出道有无梗阻又可分为梗阻性肥厚型和非梗阻性肥厚型心肌病。对临床或心电图表现类似冠心病的患者，如患者较年轻，诊断冠心病依据不充分又不能用其他心脏病来解释，则应想到本病的可能。结合心电图、超声心动图及心导管检查可做出诊断。如有阳性家族史（猝死，心脏增大等）更有助于诊断。本病可通过超声心动图，心血管造影及心内膜心肌活检等检查与高血压心脏病、冠心病、先天性心血管病、主动脉瓣狭窄等相鉴别。

1. 症状与体征　部分患者可无自觉症状而因猝死或在体检中被发现。许多患者有心悸、胸痛、劳力性呼吸困难等表现。伴有流出道梗阻的患者由于左心室舒张期充盈不足，心排血量减低，可在起立或运动时出现眩晕、晕厥。体征可有心脏轻度增大，有时可闻及第四心音；有流出道梗阻的患者可在胸骨左缘第 3 ~ 4 肋间听到较粗糙的喷射性收缩期杂音；心尖部也常可听到收缩期杂音。

2. 辅助检查

(1) 超声心动图：是临床主要诊断手段，可显示室间隔的非对称性肥厚，舒张期室间隔的厚度与左室后壁之比≥1.3，间隔运动低下，左心室顺应性降低致舒张功能障碍。有梗阻的病例可见肥厚的室间隔突入左室流出道、二尖瓣前叶在收缩期前移（systolic anterior motion，SAM）。运用彩色多普勒法可了解杂音起源和计算梗阻前后的压力差。超声心动图无论对梗阻性与非梗阻性的诊断都有帮助（图 27-14）。心尖肥厚型心肌病的心肌肥厚限于心尖部，以前侧壁心尖部尤为明显，如不仔细检查，很容易漏诊。

(2) X 线检查：胸部 X 线检查时心影增大多不明显，有时可见左心室增大，如有心力衰竭则呈现心影明显增大。通过 CT/MRI 可主要观察心脏形态大小、心肌厚度、心腔大小以及有无肺淤血表现。可见心脏增大，心肌及室间隔非对称性肥厚，心腔缩小与容量减少（图 27-15）。

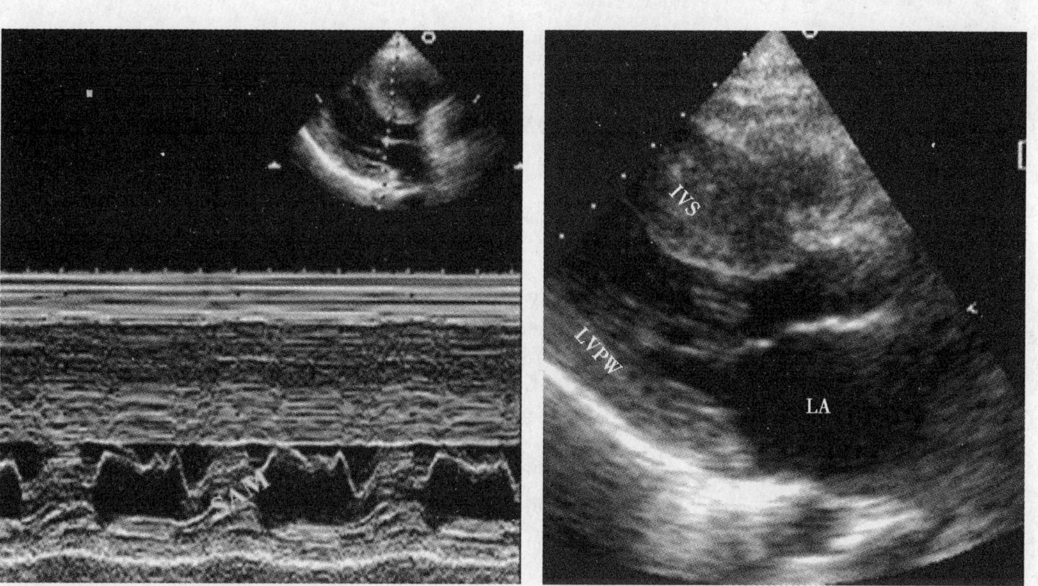

图 27-14　肥厚型心肌病超声心动图

1. 肥厚型心肌病二尖瓣 SAM 现象；2. 肥厚型心肌病室间隔不对称性肥厚。

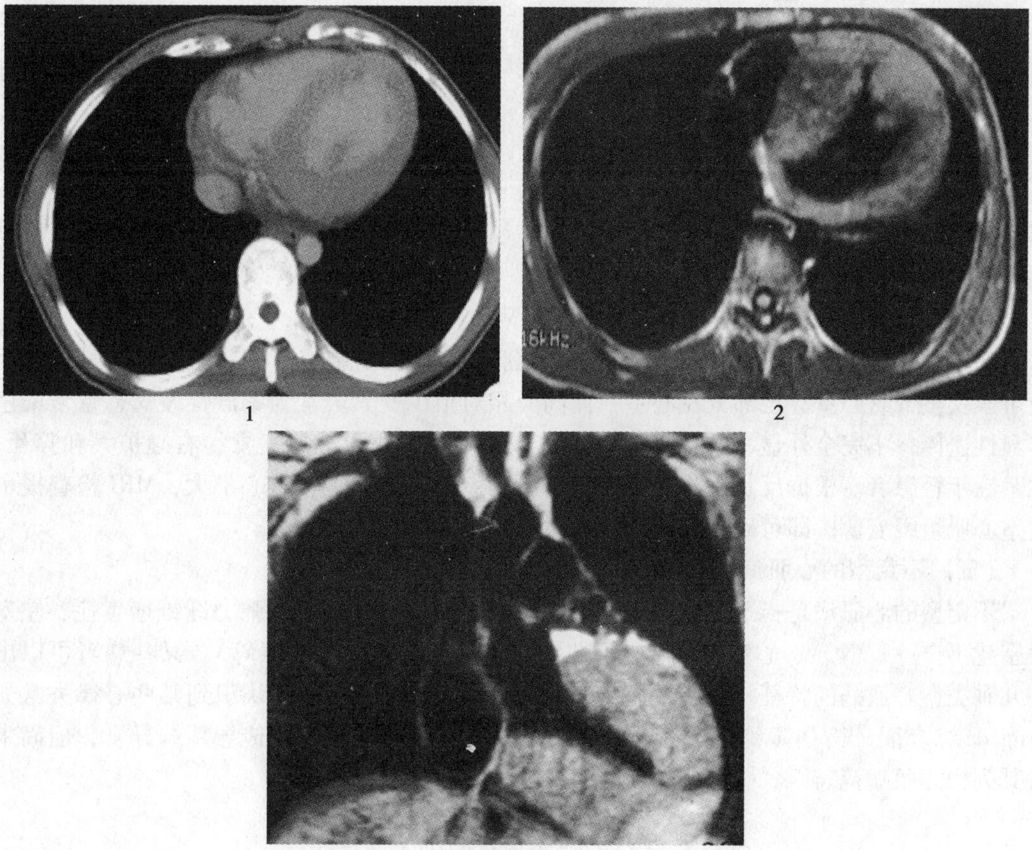

1　　2

3

图 27-15　肥厚型心肌病 CT/MRI 表现

1. 增强 CT；2～3. MRI 黑血序列；左心室壁及室间隔肥厚，心腔变小

（3）心电图：最常见的表现为左心室肥大，ST-T 改变，常在胸前导联出现巨大倒置 T 波。深而不宽的病理性 Q 波可在Ⅰ、aVL 或Ⅱ、Ⅲ、aVF、V_4、V_5 上出现，有时在 V_1 可见 R 波增高，R/S 比增大。此外，室内传导阻滞和期前收缩亦常见。心尖肥厚型患者可在心前区导联出现巨大的倒置 T 波。

（4）心内膜心肌活检：心肌细胞畸形肥大，排列紊乱有助于诊断。

（三）限制型心肌病

限制型心肌病（restrictive cardiomyopathy，RCM）以单侧或双侧心室充盈受限和舒张容量下降为特征，但收缩功能和室壁厚度正常或接近正常。以心脏间质纤维化增生（increased interstitial fibrosis）为其主要病理变化，即心内膜及心内膜下有数毫米的纤维性增厚，心室内膜硬化，扩张明显受限。本病可为特发性或与其他疾病如淀粉样变性，伴有或不伴有嗜酸性粒细胞增多症的心内膜心肌疾病并存。

1. 症状与体征　以发热、全身倦怠为初始症状，以后逐渐出现心悸、呼吸困难、水肿、浆膜腔积液等症状。以呼吸困难、水肿、肝大、颈静脉怒张、腹水等心力衰竭体征为主。

2. 辅助检查　早期可见白细胞增多，特别是嗜酸性粒细胞增多较为特殊。活检可见心内膜增厚和心内膜下心肌纤维化。心电图常呈窦性心动过速、低电压、心房或心室肥大、T 波低平或倒置。可出现各种类型心律失常，以心房颤动较多见。超声心动图可显示心内膜增厚、回声增强，心尖闭塞，双房明显增大，心室腔变形。二尖瓣、三尖瓣受累时，可出现收缩期反流。二尖瓣、三尖瓣血流频谱呈限制型充盈障碍表现，且不随呼吸变化或变化不明显。

本病需与缩窄性心包炎相鉴别，心室腔狭小、变形和嗜酸性粒细胞增多，心包无钙化而内膜可有钙化等有助于本病诊断。本病应与肥厚型心肌病、扩张型心肌病及轻症冠心病相鉴别。还当与一些有心脏广泛纤维化的疾病如系统性硬化症、糖尿病、酒精中毒等特异性心肌病相鉴别。

（四）致心律失常型右室心肌病

此类心肌病特征为右室心肌被进行性纤维脂肪组织所置换，早期呈典型的区域性，逐渐可累及整个右心室甚至部分左心室，而间隔相对很少受累。常为家族性发病，系常染色体显性遗传，不完全外显、隐性型也有报道。临床常表现为心律失常、右心扩大和猝死，尤其在年轻患者。根据反复发作的来源于右室的室性心律失常、右心扩大，MRI 检查提示右室心肌组织变薄，即可确立诊断。

（五）不定型的心肌病

不定型的心肌病是指不适合归类于上述任何类型的心肌病（如弹力纤维增生症、左室致密化不全（LVNC）、心室扩张甚轻而收缩功能减弱、线粒体受累等）。某些患者可以出现几种类型心肌病的特征（如淀粉样变性、原发性高血压）。现已认识到某些心律失常如 Brugada 综合征、长 Q-T 综合征等，为原发的心肌细胞离子通道或传导系统异常，但尚未将其列为心肌病范畴。

四、病毒性心肌炎

心肌炎是以心肌炎症为主的心肌疾病，与心肌病的关系密切。心肌炎可分为局灶性或弥漫性，也可分为急性、亚急性或慢性，亦可分为感染性和非感染性两大类。感染性可由

细菌、病毒、螺旋体、立克次体、真菌、原虫、蠕虫等所引起。非感染性包括过敏、变态反应（如风湿热等）、化学、物理或药物（如阿霉素等）。本节重点叙述病毒性心肌炎。

很多急性病毒感染及持续病毒感染（如柯萨奇 A、B 组病毒，孤儿 ECHO 病毒，脊髓灰质炎病毒等肠道病毒；腺病毒、流感、风疹、单纯疱疹、脑炎、A、B、C 型病毒及 HIV 等）对心肌的直接损害及病毒介导的免疫损伤作用都能引起心肌局灶性或弥漫性炎症病变。病毒性心肌炎患者临床表现常取决于病变的广泛程度，轻重变异很大，可完全没有症状，也可以猝死。1999 年全国心肌炎心肌病专题研讨会提出的成人急性心肌炎诊断参考标准如下：

1. 症状与体征　在上呼吸道感染、腹泻等病毒感染后 3 周内出现与心脏相关的表现，如不能用一般原因解释的感染后严重乏力、胸闷头晕（心排血量降低的表现）。可见心悸、胸痛、呼吸困难、水肿，甚至阿-斯综合征。

心尖区第一心音明显减弱，可见与发热程度不平行的心动过速，各种心律失常；心脏扩大，舒张期奔马律，肺部啰音、颈静脉怒张、肝肿大等心力衰竭体征。

2. 心电图改变　感染后 3 周内出现下列心律失常或心电图改变：①窦性心动过速、房室传导阻滞、窦房阻滞或束支阻滞；②多源、成对室性期前收缩，自主性房性或交界性心动过速，阵发或非阵发性室性心动过速，心房或心室扑动或颤动；③两个以上导联 ST 段呈水平型或下斜型下移≥0.05mV 或 ST 段异常抬高或出现异常 Q 波。

3. 心肌损伤参考指标　病程中血清心肌肌钙蛋白 I 或肌钙蛋白 T（强调定量测定）、CK-MB 明显增高。超声心动图示心腔扩大或室壁活动异常和（或）核素心功能检查证实左室收缩或舒张功能减弱。

4. 病原学依据　①在急性期从心内膜、心肌、心包或心包穿刺液中检测出病毒、病毒基因片段或病毒蛋白抗原。②在相隔 2 周以上的 2 份血清中检查病毒抗体。第 2 份血清中同型病毒抗体（如柯萨奇 B 组病毒中和抗体或流行性感冒病毒血凝抑制抗体等）滴度较第 1 份血清升高 4 倍（2 份血清应相隔 2 周以上）或一次抗体效价≥640 者为阳性，320 者为可疑（如以 1∶32 为基础者则以≥256 为阳性，128 为可疑阳性，根据不同实验室标准而决定）。病毒特异性 IgM，以≥1∶320 者为阳性（按各实验室诊断标准，需在严格质控条件下）。③如同时有血中肠道病毒核酸阳性者更支持有近期病毒感染。

同时具有上述 1、2（①、②、③中任何一项）、3 中任何两项。在排除其他原因心肌疾病后临床上可诊断急性病毒性心肌炎。如具有 4 中的第①项者可从病原学上确诊急性病毒性心肌炎；如仅具有 4 中第②、③项者，在病原学上只能拟诊为急性病毒性心肌炎。

在考虑病毒性心肌炎诊断时，应除外 β 受体功能亢进、甲状腺功能亢进症、二尖瓣脱垂综合征及影响心肌的其他疾患如风湿性心肌炎、中毒性心肌炎、冠心病、结缔组织病、代谢性疾病以及克山病（克山病地区）等。

五、心包疾病

急性心包炎常见病因有特发性和感染性（包括细菌、病毒、真菌、原虫），其他还有肿瘤性、免疫/炎症性（包括结缔组织病、动脉炎、心脏损伤后综合征等）、创伤性、先天性、邻近器官病变受累（主动脉夹层、肺梗死、胸膜炎）、医源性（放射损伤、器械创伤、药物、心肺复苏术等）。根据临床表现、X 线、心电图及超声心动图检查可做出心包炎的诊断，然后需结合不同病因性心包炎的特征及心包穿刺、活体组织检查等资料对其病因学做出诊断。

（一）急性心包炎

1. 症状与体征　急性心包炎按病程分为纤维蛋白性心包炎和渗出性心包炎（表 27-15）。早期为纤维蛋白性心包炎，心包壁层和脏层上有纤维蛋白、白细胞及少许内皮细胞的渗出。随后如液体增加，则转变为渗出性心包炎，常为浆液纤维蛋白性，液体量可由 100ml 至 2～3L 不等，多为黄而清的液体，偶可混浊不清、呈化脓性或血性。积液一般在数周至数月内吸收，但也可发生壁层与脏层的粘连、增厚及缩窄。液体也可在较短时间内大量积聚引起心脏压塞。急性心包炎时，心外膜下心肌有不同程度的炎性变化，如范围较广可称为心肌心包炎。此外，炎症也可累及纵隔、横膈和胸膜。

表 27-15　急性心包炎临床表现

	纤维蛋白性心包炎	渗出性心包炎
主要症状	心前区（亦可为胸骨后）疼痛	呼吸困难
症状特点	疼痛性质尖锐（也可呈压榨样），与呼吸运动有关，常因咳嗽、深呼吸、变换体位或吞咽而加重；疼痛可放射到颈部、左肩、左臂及左肩胛骨，也可达上腹部	端坐呼吸，身躯前倾、呼吸浅速、面色苍白，可有发绀。也可因心包积液压迫气管、食管而产生干咳、声音嘶哑及吞咽困难
主要体征	心包摩擦音	心脏叩诊浊音界向两侧增大，为绝对浊音区；心尖搏动弱，心音低而遥远；在有大量积液时脉压变小、Ewart 征、奇脉；累及静脉回流时出现颈静脉怒张、肝大、腹水及下肢水肿等

2. 辅助检查　根据临床表现、X 线、心电图及超声心动图检查可做出心包炎的诊断，然后需结合特征性的临床症状及心包穿刺、活体组织检查等资料对其做出病因学诊断。如考虑为感染性心包炎，当积极进行病原学检查，判断感染的病原学类型。

（1）影像学检查：超声心动图对心包积液的诊断简单易行，迅速可靠，为首选检查方法。MRI、CT 诊断心包积液敏感，定位准确。胸片了解心肺一般情况或用于复查。

1）超声心动图：M 型或二维超声心动图中均可见液性暗区以确定诊断（图 27-16）。心脏压塞时的特征为：右心房及右心室舒张期塌陷；吸气时右心室内径增大，左心室内径减少，室间隔左移等。可反复检查以观察心包积液量的变化。

2）X 线平片表现为：①心影重度增大，心脏呈烧瓶状或球形，心缘弧弓变浅或消失，透视心脏搏动减弱或消失；②主动脉结短缩，心包根部向上延伸，上腔静脉增宽；③肺血减少，巨大心影与清晰肺野不相称；④可合并胸腔积液（图 27-17）。但当成人液体量少于 250ml、儿童少于 150ml 时，X 线难以检出其积液。

3）CT/MRI 表现：当心包积液量大于 50ml 时即可出现异常征象，表现为心包腔增厚（>4mm），心包腔内带状、新月形液体密度或液体信号（图 27-17）。MRI 可分辨积液的性质，DWI 低信号一般系病毒感染等非出血性渗液；DWI 高信号可能为血性、脓性积液。

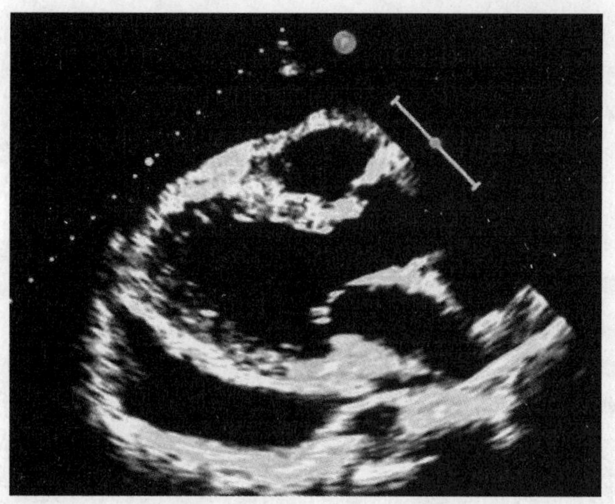

图 27-16　心包积液超声心动图

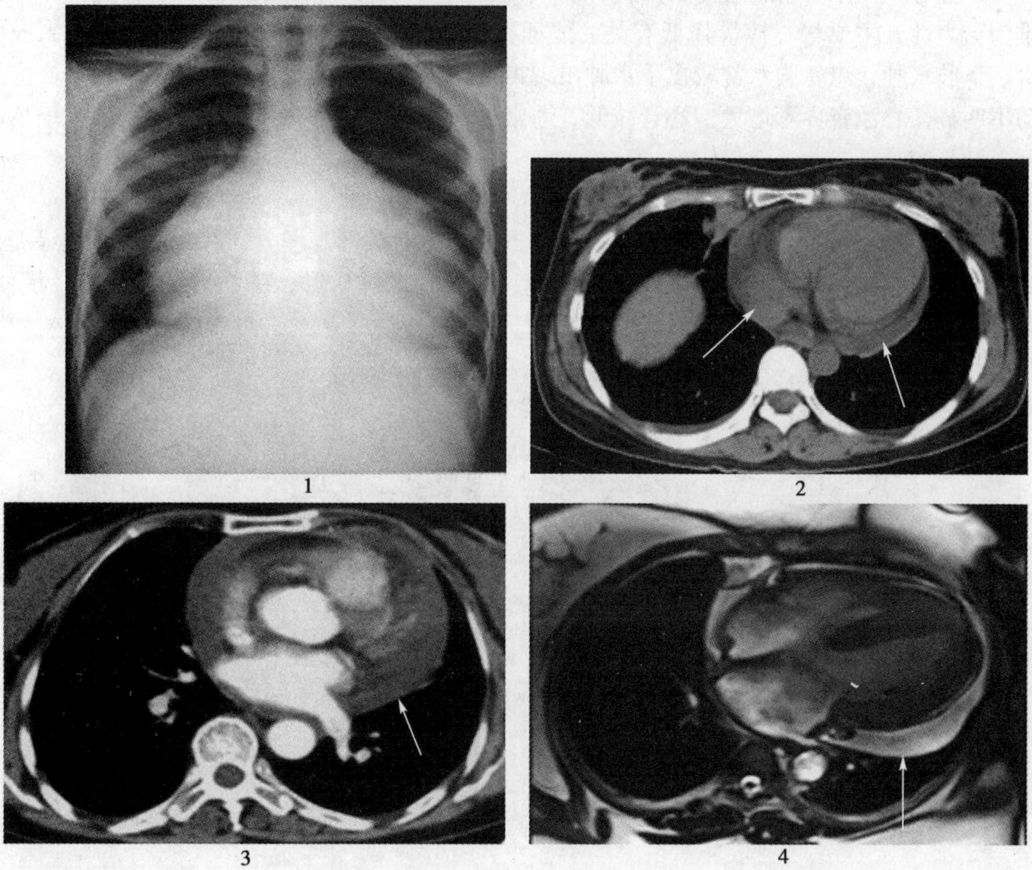

1　　2

3　　4

图 27-17　心包积液平片/CT/MRI 表现

1. X 线平片；2. CT 平扫；3. CT 增强；4. MRI T2WI 序列。

平片示心影显著增大呈烧瓶状，心缘弧弓消失，主动脉结短缩，巨大心影与清晰肺野不相称；

CT/MRI 示心包腔内弧形、新月形液体密度/液体信号影。

（2）心电图：心包炎的心电图异常来自心包下的心肌。主要表现为：①除 aVR 导联以外的所有常规导联 ST 段弓背向下型抬高；②心包积液时有 QRS 低电压，大量渗液时可见电交替；③常伴有窦性心动过速。

（3）实验室检查：取决于原发病，感染性心包炎者常有白细胞计数增加、血沉增快等炎症反应。

（4）心包穿刺：心包穿刺液体可做生物学（细菌、真菌等）、生化、细胞分类的检查，包括寻找肿瘤细胞等，也可有助于解除心脏压塞症状。

（5）心包镜及心包活检有助于明确病因。

（二）缩窄性心包炎

缩窄性心包炎继发于急性心包炎，是指心脏被致密厚实的纤维化或钙化心包所包围，使心室舒张期充盈受限而产生一系列循环障碍的病症。其病因在我国仍以结核性心包炎为最常见，其次为急性非特异性心包炎、化脓性或创伤性心包炎后演变而来。放射性心包炎和心脏直视手术后引起者逐渐增多。少数与心包肿瘤等有关，也有部分患者其病因不明。

1. 症状与体征　常见症状为呼吸困难、疲乏、食欲不振、上腹胀满或疼痛。呼吸困难为劳力性，主要与心搏量降低有关。体征有颈静脉怒张，可见 Kussmaul 征肝肿大及腹水、下肢水肿，患者腹水常较皮下水肿出现得早且明显，心脏检查可见心率增快。心尖搏动不明显，心浊音界不增大，心音减低，通常无杂音，可闻及心包叩击音，动脉收缩压降低，脉压变小。

2. 辅助检查

（1）X 线平片表现：①心影正常、缩小或增大，心脏形态怪异，有时可见心包缘壳样钙化，透视心脏搏动异常；②上腔静脉增宽；肺淤血、肺水肿；肺血管纹理增粗、模糊，有时可见夹杂斑片状渗出病灶（图 27-18）。

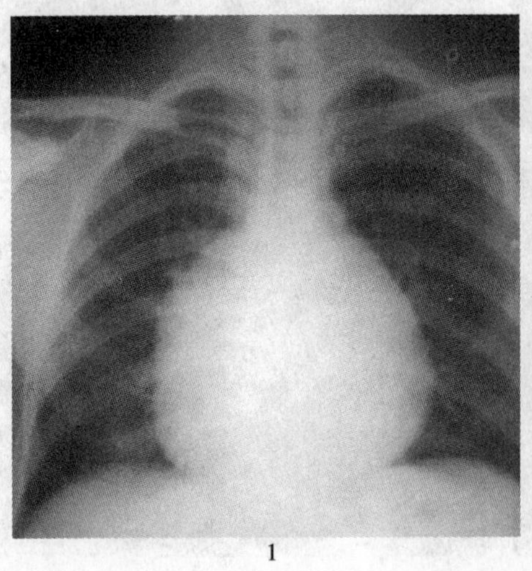
1

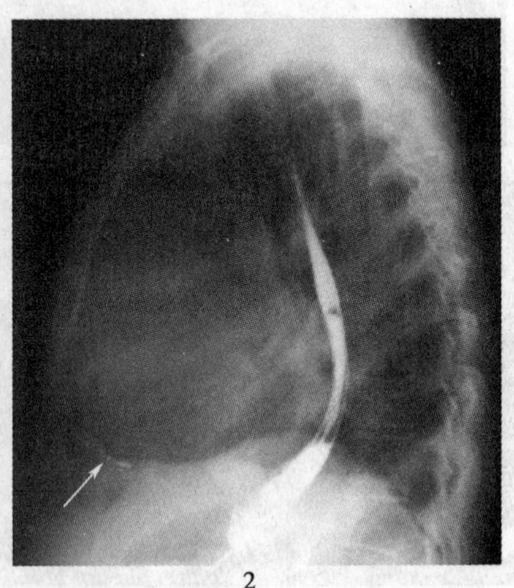
2

图 27-18　缩窄性心包炎 X 线平片表现

1. 后前位；2. 左侧位；心脏中度增大，心影怪异，主动脉结小，侧位见心包前下缘壳样钙化。

（2）超声心动图：M 型和二维可见心包脏层和壁层增厚，回声增强；左右心房增大，心室内径正常或稍小；左室壁舒张中晚期运动受限，呈平直状，室间隔舒张早期出现异常

向后运动，也称室间隔“弹跳征”；下腔静脉内径增宽，随呼吸内径变化减小或消失。频谱多普勒显示二尖瓣口舒张期血流频谱 E 峰呼气时高，与吸气时相比增高大于25%；三尖瓣血流吸气时三尖瓣 E 峰较呼气时增加大于40%。

（3）CT/MRI 表现：主要表现为心包增厚，厚度0.5～2cm，可呈局限性或弥漫性增厚。CT 见心包缘高密度钙化为特征性表现。

（4）右心导管检查：右心导管检查的特征性表现是肺毛细血管压力、肺动脉舒张压力、右心室舒张末期压力、右心房压力均升高且都在同一高水平；右心房压力曲线呈 M 或 W 波形，右心室收缩压轻度升高，呈舒张早期下陷及高原形曲线。

六、心脏瓣膜病

心脏瓣膜病（valvular heart disease）是由于炎症、黏液样变性、退行性改变、先天性畸形、缺血性坏死、创伤等原因引起的单个或多个瓣膜结构（包括瓣叶、瓣环、腱索或乳头肌）的功能或结构异常，导致瓣口狭窄和（或）关闭不全。心室和主动脉、肺动脉根部严重扩张也可产生相应房室瓣和半月瓣的相对性关闭不全。二尖瓣最常受累，其次为主动脉瓣。

（一）二尖瓣狭窄

二尖瓣狭窄（mitral stenosis）的最常见病因为风湿热。2/3 的患者为女性。约半数患者无急性风湿热史，但多有反复链球菌扁桃体炎或咽峡炎史。单纯二尖瓣狭窄占风心病的25%，二尖瓣狭窄伴有二尖瓣关闭不全占40%，主动脉瓣常同时受累。其他病因有先天性畸形或结缔组织病（如系统性红斑狼疮心内膜炎）。心尖区有隆隆样舒张期杂音伴影像学检查提示左心房增大，一般当考虑二尖瓣狭窄，超声心动图检查可确诊。

1. 症状与体征　一般在二尖瓣中度狭窄（瓣口面积 $<1.5cm^2$）时方始有明显症状：最常见的早期症状为呼吸困难。肺静脉压突然升高导致支气管静脉破裂引起大咯血可为本病首发症状。咯血还可表现为心力衰竭时阵发性夜间呼吸困难或咳嗽时的血性痰或带血丝痰、急性肺水肿时咳大量粉红色泡沫状痰。肺梗死伴咯血为本症晚期伴慢性心力衰竭时少见的并发症。扩大的左心房和肺动脉压迫左喉返神经可致声嘶（表27-16）。

2. 辅助检查

（1）X线平片表现：①心脏轻中度增大似梨状，心脏呈二尖瓣型。典型表现为左心房明显增大对吞钡食管产生压迹，左心耳部膨出；右心室增大，后期右心房增大，右心缘双房影；主动脉结缩小。②左主支气管受压抬高，左心房增大对吞钡食管产生压迹。③肺淤血、间质性肺水肿，双肺血管纹理增粗、模糊；合并右心衰时上腔静脉增宽（图27-19）。

（2）CT/MRI 表现：可见左心房明显增大，右心室可增大；肺淤血、肺水肿；CT 有时可见二尖瓣钙化。

（3）超声心动图：超声心动图可明确和量化诊断二尖瓣狭窄，还可对房室大小、室壁厚度和运动、心室功能、肺动脉压、其他瓣膜异常和先天性畸形等方面提供信息。M 型示二尖瓣城墙样改变（EF 斜率降低，A 峰消失），后叶向前移动及瓣叶增厚。二维超声心动图可显示狭窄瓣膜的形态和活动度，测绘二尖瓣口面积。典型者为舒张期前叶呈圆拱状，后叶活动度减少，交界处粘连融合，瓣叶增厚和瓣口面积缩小。用连续多普勒测得的二尖瓣血流速度计算跨瓣压差和瓣口面积与心导管法结果相关良好。彩色多普勒血流显像可实

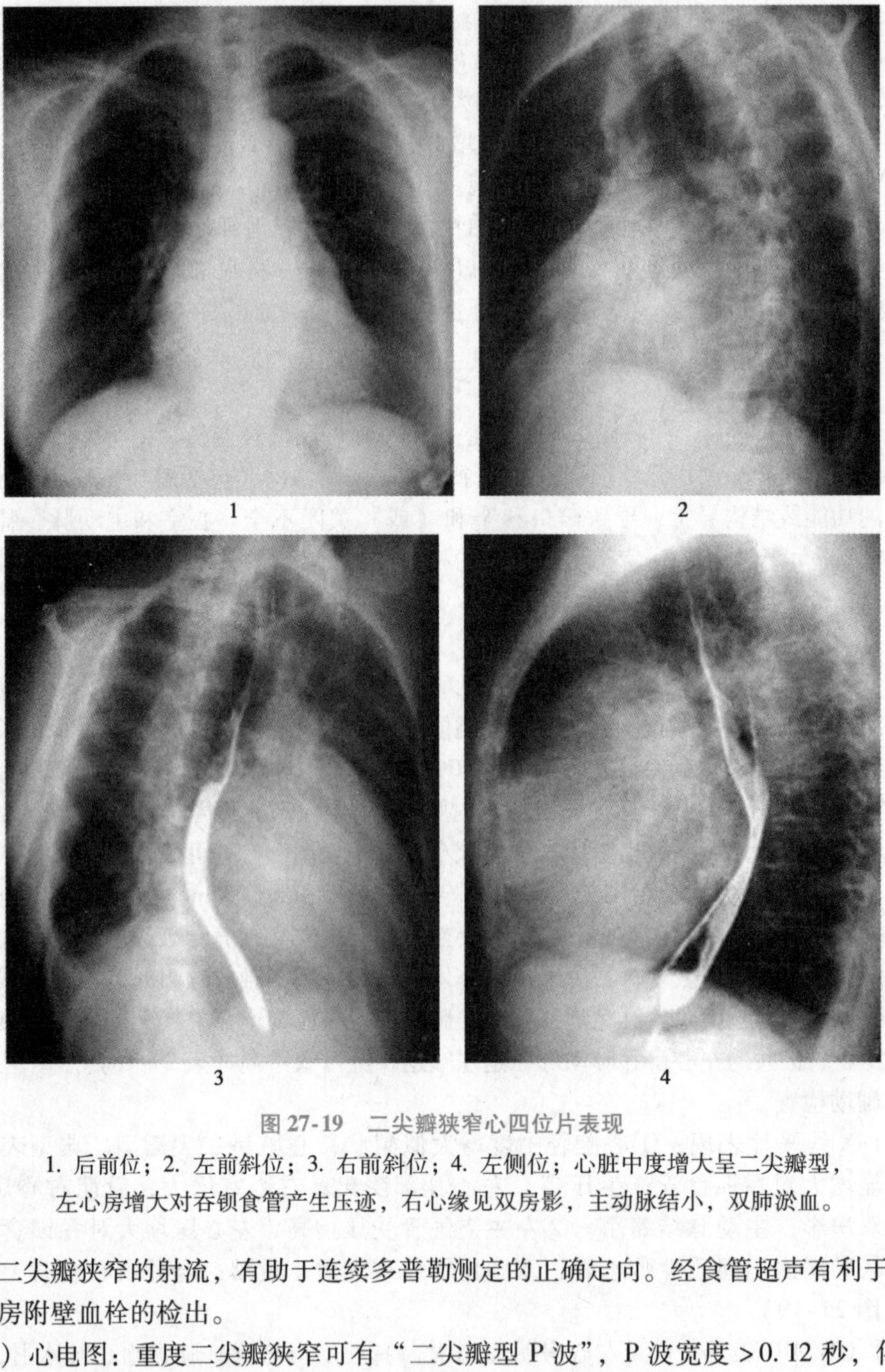

1　2

3　4

图 27-19　二尖瓣狭窄心四位片表现

1. 后前位；2. 左前斜位；3. 右前斜位；4. 左侧位；心脏中度增大呈二尖瓣型，左心房增大对吞钡食管产生压迹，右心缘见双房影，主动脉结小，双肺淤血。

时观察二尖瓣狭窄的射流，有助于连续多普勒测定的正确定向。经食管超声有利于左心耳及左心房附壁血栓的检出。

（4）心电图：重度二尖瓣狭窄可有“二尖瓣型 P 波”，P 波宽度 >0.12 秒，伴切迹，$PtfV_1$ 终末负性向量增大。QRS 波群示电轴右偏和右心室肥厚表现。

（二）二尖瓣关闭不全

收缩期二尖瓣关闭依赖二尖瓣装置（瓣叶、瓣环、腱索、乳头肌）和左心室的结构和功能的完整性，其中任何部分的异常可致二尖瓣关闭不全（mitral incompetence）。

1. 症状与体征　急性起病（如乳头肌断裂）的严重二尖瓣关闭不全患者很快发生急性左心衰竭，甚至发生急性肺水肿或心源性休克。慢性起病者首先出现的突出症状是疲乏无力，呼吸困难等肺淤血的症状出现较晚（表 27-16）。

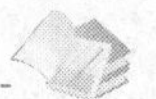

2. 辅助检查

（1）X 线检查：急性者心影正常或左心房轻度增大伴明显肺淤血，甚至肺水肿征。慢性重度反流常见左心房左心室增大，左心室衰竭时可见肺淤血和间质性肺水肿征。二尖瓣环钙化为致密而粗的 C 形阴影，在左侧位或右前斜位可见。

（2）超声心动图：脉冲式多普勒超声和彩色多普勒血流显像可于二尖瓣心房侧和左心房内探及收缩期反流束，可半定量反流程度（左心房内最大反流束面积 $<4cm^2$ 为轻度反流、$4\sim8cm^2$ 为中度以及 $>8cm^2$ 为重度反流）。二维超声可显示二尖瓣装置的形态特征，如瓣叶和瓣下结构增厚、融合、缩短和钙化、瓣叶冗长脱垂、连枷样瓣叶、瓣环扩大或钙化、赘生物、左室扩大和室壁矛盾运动等，有助于明确病因。超声心动图还可提供心腔大小、心功能与合并其他瓣膜损害的资料。

（三）主动脉瓣狭窄

主动脉瓣狭窄（aortic stenosis）的常见原因有：①风心病：风湿性炎症导致瓣膜交界处粘连融合，瓣叶纤维化、僵硬、钙化和挛缩畸形，导致瓣口狭窄，大多伴有关闭不全和二尖瓣损害；②先天性畸形：先天性二叶瓣畸形为成人孤立性主动脉瓣狭窄的常见原因，易并发感染性心内膜炎，其他引起主动脉瓣狭窄的先天性畸形有先天性单叶瓣、先天性三个瓣叶狭窄；③退行性老年钙化性主动脉瓣狭窄为 65 岁以上老年人单纯性主动脉狭窄的常见原因。

1. 症状与体征　正常主动脉瓣口面积约 $2.5\sim3.5cm^2$。当瓣口面积减少一半时，收缩期仍无明显跨瓣压差。瓣口 $\leq1.5cm^2$ 时，左心室收缩压明显升高，跨瓣压差显著。症状出现较晚。呼吸困难、心绞痛和晕厥为典型主动脉狭窄常见的三联征（表 27-16）。

2. 辅助检查

（1）X 线平片：①心影可不增大，左心缘圆隆，主动脉狭窄后扩张；②合并心衰时心影增大，左心室明显增大，还可见左心房增大；③肺动脉主干突出，肺静脉增宽，肺淤血。

（2）超声心动图：超声心动图是临床上评价主动脉瓣狭窄的首选方法。二维可显示主动脉瓣的瓣叶数、瓣叶增厚、回声增强，活动受限，瓣口开放面积减小。彩色多普勒显像收缩期可见起自主动脉瓣口的五彩射流束，射流束的宽度与狭窄程度成反比。连续多普勒可记录到主动脉瓣口的收缩期高速射流频谱，频谱呈单峰曲线，其上升支速度缓慢，峰值后移，射血时间延长。根据连续多普勒频谱曲线可准确地测定主动脉瓣口的跨瓣压差，估测主动脉瓣狭窄的严重程度。此外，超声心动图检查除可观察主动脉瓣病变外，因左心室血流排出受阻，负荷加重，病变早期还可见室间隔与左室壁呈向心性增厚，晚期左室腔可扩大。

（3）CT/MRI 表现：左心室增大或心肌肥厚，有时可见左心房增大；同时可清楚显示主动脉狭窄后扩张的影像；有时可见肺淤血。

（四）主动脉瓣关闭不全

急性发病者多由感染性心内膜炎致主动脉瓣瓣膜穿孔或瓣周脓肿引起，创伤、主动脉夹层、人工瓣撕裂等亦可引起。慢性者多由主动脉瓣病变和（或）主动脉根部扩张所致。常见原因为风心病（常合并二尖瓣损害）、感染性心内膜炎、先天性畸形（二叶主动脉瓣、室间隔缺损）、主动脉瓣黏液样变性等原因引起的瓣膜病变以及梅毒性主动脉炎、马方综合征、特发性升主动脉扩张、严重高血压和（或）动脉粥样硬化导致升主动脉瘤。

1. 症状与体征　程度较轻或慢性起病的主动脉关闭不全者可无症状，急性重度主动脉瓣关闭不全可出现急性左心衰竭和低血压。慢性主动脉关闭不全患者的最先主诉为与心搏量增多有关的心悸、心前区不适、头部强烈搏动感等症状，晚期始出现左心室衰竭表现。心绞痛较主动脉瓣狭窄时少见，常有体位性头昏，晕厥罕见（表 27-16）。

2. 辅助检查

（1）X 线检查：急性者心脏大小正常。除原有主动脉根部扩大或有主动脉夹层外，无主动脉扩大。常有肺淤血或肺水肿征。慢性者左心室增大，可有左心房增大。升主动脉继发性扩张，并可累及整个主动脉弓。严重的瘤样扩张提示为马方综合征或中层囊性坏死。左心衰竭时有肺淤血征。

（2）超声心动图：M 型显示舒张期二尖瓣前叶或室间隔纤细扑动，为主动脉瓣关闭不全的可靠诊断征象，但敏感性低。急性者可见二尖瓣提前关闭，主动脉瓣舒张期纤细扑动为瓣叶破裂的特征。脉冲式多普勒和彩色多普勒血流显像在主动脉瓣的心室侧可探及全舒张期反流束，为最敏感的确定主动脉瓣反流方法，并可通过计算反流血量与搏出血量的比例，判断其严重程度。二维超声可显示瓣膜和主动脉根部的形态改变，有助于确定病因。经食管超声有利于主动脉夹层和感染性心内膜炎的诊断。

表 27-16　常见瓣膜病体征

病变	视诊	触诊	叩诊	听诊
二尖瓣狭窄	二尖瓣面容，心尖搏动略向左移，中心性发绀	心尖搏动向左移，心尖部可触及舒张期震颤	心浊音界早期稍向左，以后向右扩大，心腰部膨出，呈梨形	心尖部 S_1 亢进，心尖部较局限的递增型隆隆样舒张中晚期杂音，可伴开瓣音，P_2 亢进、分裂，肺动脉瓣区 Graham Steell 杂音，三尖瓣区收缩期杂音
二尖瓣关闭不全	心尖搏动向左下移位	心尖搏动向左下移位，常呈抬举性	心浊音界向左下扩大，后期亦可向右扩大	心尖部 S_1 减弱，心尖部有 3/6 级或以上较粗糙的吹风样全收缩期杂音、范围广泛，常向左腋下及左肩胛下角传导，并可掩盖 S_1，P_2 亢进、分裂，心尖部可有 S_3
主动脉瓣狭窄	心尖搏动向左下移位	心尖搏动向左下移位，呈抬举性，主动脉瓣区收缩期震颤	心浊音界向左下扩大	心尖部 S_1 减弱，A_2 减弱或消失，可听到高调、粗糙的递增递减型收缩期杂音，向颈部传导，可有收缩早期喷射音，甚至 S_2 逆分裂
主动脉瓣关闭不全	颜面较苍白，颈动脉搏动明显，心尖搏动向左下移位且范围较广，可见点头运动	心尖搏动向左下移位并呈抬举性，有水冲脉及毛细血管搏动征	心浊音界向左下扩大，心腰明显，呈靴形	心尖部 S_1 减弱，A_2 减弱或消失，主动脉瓣第二听诊区叹气样递减型舒张期杂音，可向心尖部传导，心尖部可有柔和的吹风样收缩期杂音，也可有 Austin Flint 杂音。可有动脉枪击音及杜氏双重杂音

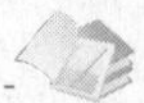

七、心律失常

心律失常（cardiac arrhythmia）是指心脏冲动的频率、节律、起源部位、传导速度或激动次序的异常。按其发生原理，分为冲动形成异常和冲动传导异常两大类。主要表现为心动过速、心动过缓、心律不齐和心脏停搏（图 27-20）。

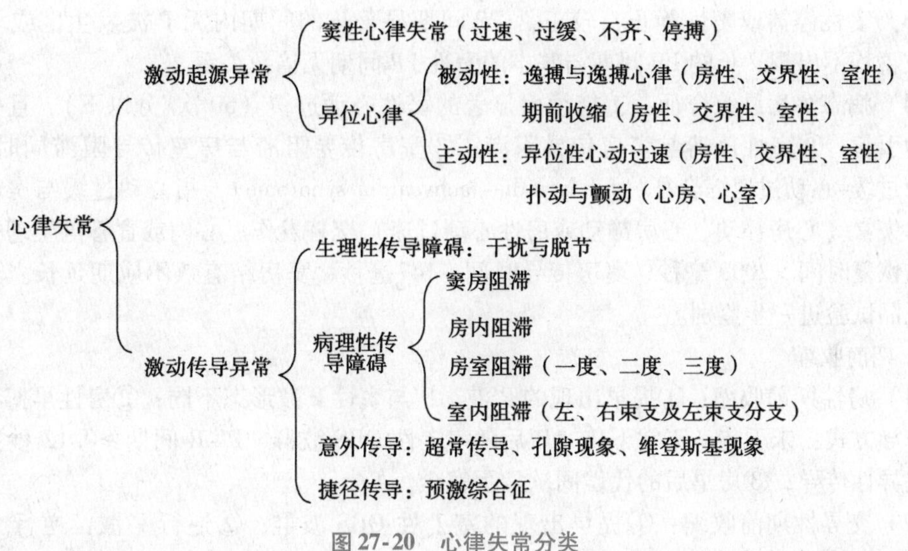

图 27-20　心律失常分类

（一）症状与体征

心律失常的诊断应从详尽采集病史入手，病史通常能提供对诊断有用的线索：①心律失常发作的频繁程度、起止方式，心律失常对药物和非药物方法（如体位、呼吸、活动等）的反应，以推测心律失常的存在及其类型；②心律失常的诱发因素（烟、酒、咖啡、运动及精神刺激等）；③鼓励患者客观描述发生心悸等症状时的感受，如是否有心悸不适，是否伴随血流动力学障碍如头晕乏力、胸痛、呼吸困难、黑蒙、晕厥等症状，以评价心律失常对患者造成的影响或潜在预后意义；④是否存在其他系统疾病的症状。

除检查心率与节律外，某些心脏体征有助于心律失常的诊断。例如早搏可及脉搏脱漏，提前出现的心搏后有一长间歇。心房颤动时可见第一心音强弱不等，心律绝对不齐，脉搏短绌。不同程度房室传导阻滞有各自的症状和体征（表 27-17）。左束支阻滞可伴随第二心音反常分裂。

表 27-17　不同程度房室传导阻滞的症状与体征

	一度	二度	三度
症状	无症状	可有心悸、心搏脱漏感，乏力	可有乏力、头晕、心绞痛、晕厥、猝死
体征	S_1 减弱	有心音消失和脉搏脱落；Ⅰ型有 S_1 逐渐减弱，Ⅱ型无	因 PR 间期不同，S_1 强度不一，时有大炮音和颈静脉 a 波。心房收缩与房室瓣关闭同时发生，颈静脉可见巨大 a 波

（二）辅助检查

心电图和 24 小时动态心电图是诊断心律失常最重要的无创伤性检查技术。如需进一步明确诊断可行电生理检查。

1. 窦性心律失常

（1）窦性心动过速：心电图符合窦性心律特征，成人窦性心律的频率超过 100 次/分。

（2）窦性心动过缓：窦性心动过缓常同时伴有窦性心律不齐（不同 PP 间期的差异大于0.12 秒）。

（3）窦性停搏或窦性静止：较正常 PP 间期显著长的间期内无 P 波发生，或 P 波与 QRS 波群均不出现，长的 PP 间期与基本的窦性 PP 间期无倍数关系。

（4）病态窦房结综合征：①持续而显著的窦性心动过缓（50 次/分以下），且并非由于药物引起；②窦性停搏与窦房传导阻滞；③窦房传导阻滞与房室传导阻滞同时并存；④心动过缓-心动过速综合征（bradycardia-tachycardia syndrome），指心动过缓与房性快速性心律失常（心房扑动、心房颤动或房性心动过速）交替发作。心内或食管电生理检查示窦房结恢复时间 >2000 毫秒、窦房传导时间 >147毫秒、窦房结有效不应期延长。亦可采用阿托品试验进一步鉴别。

2. 期前收缩

（1）房性期前收缩：①提早出现的P′波，P′与窦性 P 波形态不同；②房性早搏有三种房室传导方式：未下传、正常下传（P′后随室上性 QRS 波群，P′-R 间期≥0.12 秒）或伴室内差异性传导；③房早后的代偿间歇常不完全。

（2）交界性期前收缩：①提早出现的室上性 QRS 波群；②逆行 P 波：逆行 P 波与 QRS 波群的关系取决于交界性激动传入心房、心室的先后；激动逆传到达心房早于下传到达心室，则逆行 P 波在 QRS 波群之前（P^--R <0.12 秒）；激动先到达心室，则逆行 P 波在 QRS 波群之后（R-P^- <0.20 秒）；激动同时传至心房与心室，心房与心室同时除极，则逆行 P 波可被 QRS 波群掩盖而不可见；③常有完全性代偿间歇。

（3）室性期前收缩：①提早出现的宽大畸形的 QRS 波群（时间 >0.12 秒）；②其前无 P 波或无相关 P 波；③其后 T 波方向与 QRS 波群主波方向相反；④一般代偿间歇完全。同一导联中，室性早搏的 QRS 波群有两种或两种以上形态，且联律间期不等，称多源性室性早搏；同一导联中，有 2 种或 2 种以上形态的室性早搏，但联律间期相等称多形性室性早搏。

3. 心动过速

（1）室上性心动过速：①心动过速突发突止，发作时 QRS 波频率大多数为 160 ~250 次/分；②节律一般绝对规则；③ QRS 波群形态基本正常（伴心室内差异性传导而使 QRS 波群增宽）；④ ST-T 可无变化，或呈继发性 ST 段下移和 T 波倒置。

（2）室性心动过速：①连续 3 次或 3 次以上的室性早搏称为室速，频率一般在 140 ~180 次/分之间，室律基本整齐；② QRS 波群畸形、增宽，时间≥0.12 秒（如 >0.14 秒更有助于诊断），其后 T 波与 QRS 主波方向相反；③有时见房室分离；④偶可发生心室夺获或室性融合波。

4. 扑动与颤动

（1）心房颤动：① f 波：P 波消失，代之以一系列大小不等、间距不均、形态各异的心房颤动波（f 波）。f 波频率为 350 ~600 次/分。f 波通常在 V_1、下壁导联较清楚。② R-R 间距绝对不匀齐（如合并三度房室传导阻滞时心室律规则）。③ QRS 波群呈室上性（如伴有心室内差异性传导则 QRS 波群增宽）（图 27-21）。

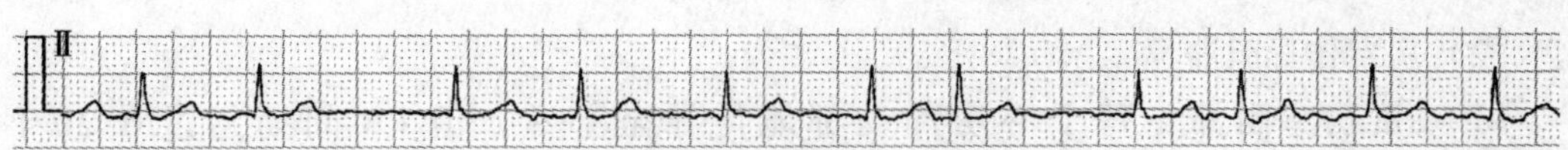

图 27-21　心房颤动

（2）心房扑动：①F 波：P 波消失，代之以间距匀齐、波形一致、连续呈锯齿状的 F 波。F 波间无等电位线，在下壁导联上明显。F 波频率约 250～350 次/分。②QRS 波呈室上性（如合并室内差异性传导则 QRS 波群增宽）。③房室传导比例多呈 4∶1 或 2∶1，呈 1∶1者少见。传导比例固定时心室律匀齐（图 27-22）。

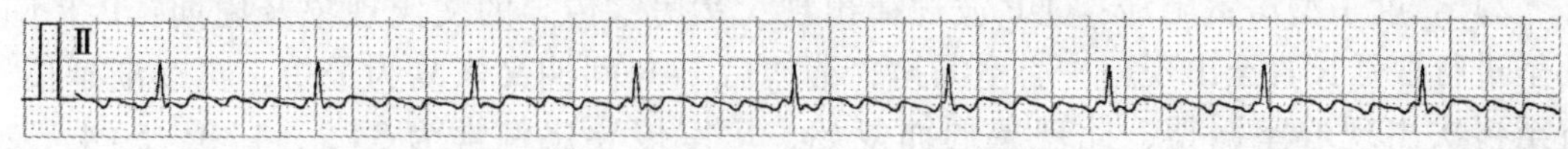

图 27-22　心房扑动（4∶1 房室传导）

（3）心室扑动：①QRS 波群与 T 波相连，两者难以区分；②出现规律、连续、快速、粗大的心室扑动波，频率为 150～250 次/分。

（4）心室颤动：P-QRS-T 波群完全消失，代之以形状不一、大小不等、极不规则的心室颤动波，频率为 150～500 次/分。

5. 传导阻滞　传导阻滞可发生在心脏传导系统的各个部位。根据传导阻滞的部位，可分为窦房阻滞、房内阻滞、房室阻滞、室内阻滞。根据阻滞程度可分为：①一度：传导时间延长，但所有冲动仍能传导；②二度：冲动部分被阻滞。二度传导阻滞分为两型：Ⅰ型表现传导时间进行性延长，直至受阻；Ⅱ型表现为间歇性出现阻滞；③三度传导阻滞：冲动全部被阻滞。

（1）窦房阻滞：体表心电图不能显示窦房结电活动，因而无法确立一度窦房传导阻滞的诊断。三度窦房传导阻滞与窦性停搏鉴别困难。二度窦房传导阻滞分为两型：莫氏（Mobitz）Ⅰ型即文氏（Wenckebach）阻滞和莫氏Ⅱ型。窦房传导阻滞后可出现逸搏心律。

1）二度Ⅰ型窦房阻滞：为发生在窦房交接区的文氏现象，窦房传导逐渐延长，直至一次窦性激动不能传入心房。此现象周而复始，和呼吸无关（屏住呼吸此现象依然存在）。心电图表现为：①PP 间期逐渐缩短，直至出现一次 P 波漏搏而见 PP 间距突然延长；②长 P-P 间期和短 P-P 间期间无倍数关系（图 27-23）。

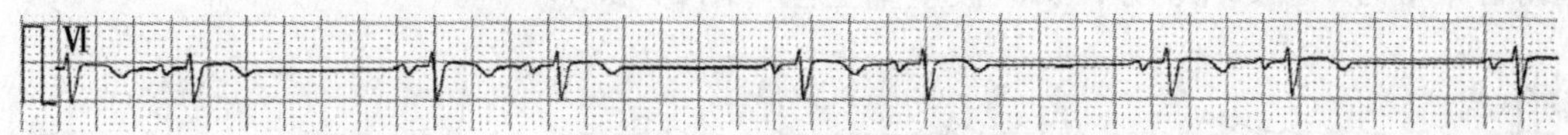

图 27-23　二度Ⅰ型窦房阻滞

2）二度Ⅱ型窦房阻滞：在规则的窦性 P-P 间期中突然出现长的 P-P 间期（P 波及其后的 QRS 波脱落），长的 P-P 间期是短 P-P 间期的整倍数（常见 2 倍或 3 倍），阻滞部位在窦房交接区（图 27-24）。

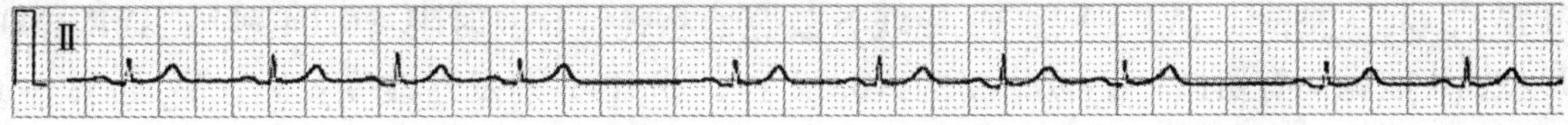

图 27-24　二度Ⅱ型窦房阻滞

（2）房室传导阻滞

1）一度房室阻滞：每个心房冲动都能传导至心室，但 PR 间期超过 0.20 秒（图 27-25）。

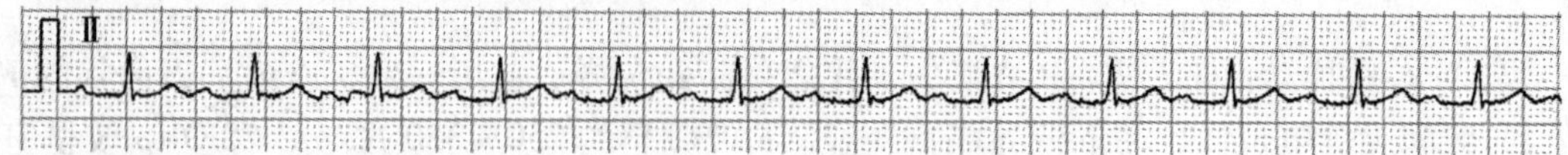

图 27-25　一度房室阻滞

2）二度Ⅰ型房室阻滞：①P 波规律出现；②房室传导的文氏现象及周期：P-R 间期呈进行性延长直至出现一次心室漏搏，漏搏后 P-R 间期又恢复为最短，再逐渐延长，直至再次出现心室漏搏，此现象周而复始，房室传导比例常为 3∶2、4∶3、5∶4 等；③R-R 间距“渐短突长”；④心室漏搏所致的最长 R-R 间歇短于任何两个最短的 R-R 间距之和（图 27-26）。

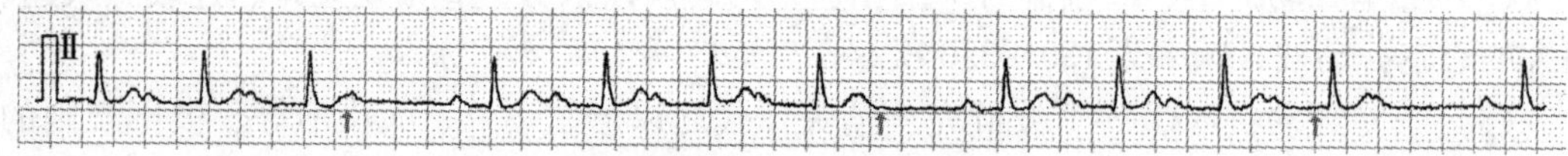

图 27-26　二度Ⅰ型房室阻滞（3∶2 房室传导）

3）二度Ⅱ型房室阻滞：在规则的窦性 P-P 间期中突然出现窦性 P 波后 QRS 波群间断脱落，而下传的 P-R 间期固定。其阻滞部位一般在房室结以下，基本上在希-普系统内（图 27-27）。

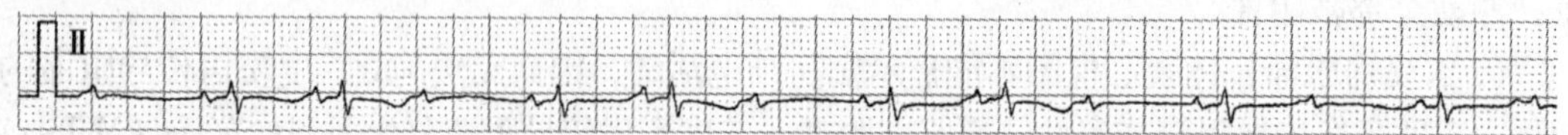

图 27-27　二度Ⅱ型房室阻滞（3∶2 房室传导）

4）三度房室阻滞：①P 波与 QRS 波群无固定关系，但 P-P 与 R-R 间距各有其固定的规律性；②心房率＞心室率，即 P-P 间期＜R-R 间期；③心室率及 QRS 波群的形态取决于控制心室的异位起搏点。室性逸搏心率常在 40 次/分以下，QRS 波群宽大畸形。交界性逸搏心率常为 40～60 次/分，QRS 波呈室上性（图 27-28）。

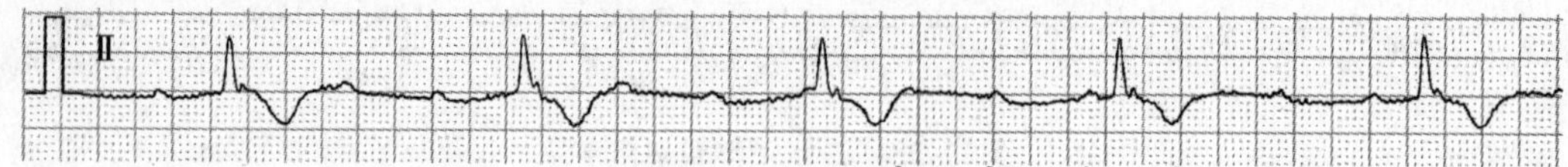

图 27-28　三度房室阻滞

（3）室内阻滞

1）右束支阻滞：①QRS 波群形态改变：V_1、V_2 导联呈 rSR′型或呈宽大有切迹的 R 波（M 型），无 Q 波；I、aVL、V_5、V_6 导联 S 波宽而粗钝（S 波时限≥0.04 秒）；aVR 导联 QR 型，R 波宽而有切迹；②QRS 波群≥0.12 秒；③ST-T 继发性改变：V_1、V_2 导联 S-T 段下移，T 波倒置；I、V_5、V_6 导联 T 波仍直立（图 27-29）。

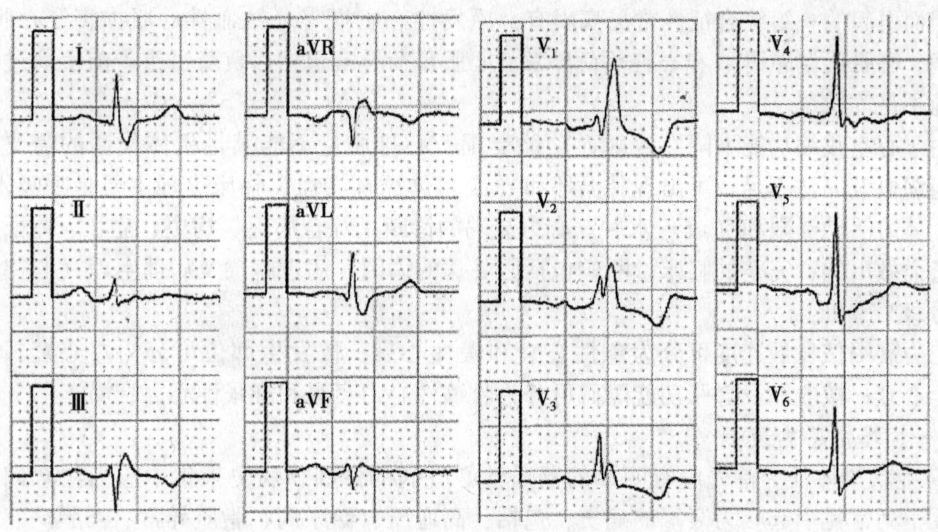

图 27-29　完全性右束支阻滞

2）左束支阻滞：①QRS 波群形态改变：Ⅰ、aVL、V_5、V_6 导联 R 波增宽，顶部粗钝或有切迹，一般无 q 波及 S 波；V_1、V_2 导联常呈 rS 型（r 波极小，S 波明显加深增宽）或呈 QS 型；②QRS 波群≥0. 12 秒；③ST-T 继发性改变：ST-T 方向常与 QRS 波群主波方向相反（图 27-30）。

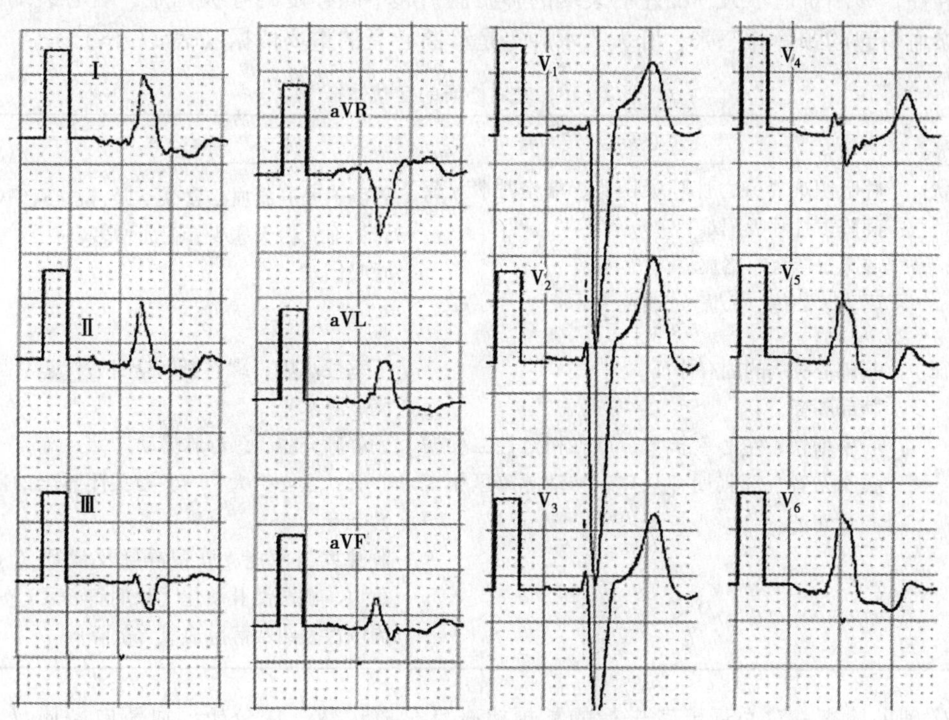

图 27-30　完全性左束支阻滞

八、心力衰竭

心力衰竭（heart failure）是各种心脏结构或功能性疾病导致心室充盈和（或）射血能

力受损而引起的一组综合征。常见病因有：原发性心肌损害（缺血性心肌损害、心肌炎、心肌病、心肌代谢障碍）和心脏负荷异常。心脏负荷异常包括后负荷过重、前负荷过重和前负荷不足等情况。

由于心室收缩功能下降而致射血功能受损，心排血量不能满足机体代谢的需要，器官、组织血液灌注不足，可出现肺循环和（或）体循环淤血，临床表现主要是呼吸困难、无力、体力活动受限和（或）水肿。心力衰竭的诊断是综合病因、病史、症状、体征及客观检查而做出的，完整的临床诊断应包括心脏病的病因、病理解剖及病理生理（心律及心功能分级）诊断。

心力衰竭按发展速度可分为急性心衰和慢性心衰；按发生部位可分为左心衰、右心衰、全心衰；按收缩及舒张功能障碍可分为收缩性心力衰竭和舒张性心力衰竭。

（一）慢性心力衰竭

1. 症状与体征　首先应有明确的器质性心脏病的诊断，病史采集中应当注意询问患者有无下列常见引起心力衰竭的病史，包括：高血压、糖尿病、脂质异常、瓣膜病、冠状动脉性或周围血管疾病、心肌病、风湿热、纵隔放射、甲状腺疾病、嗜铬细胞瘤、肥胖、睡眠呼吸障碍、心脏毒性药物的接触史、目前与过去的酒精摄入量、吸烟、胶原血管病、性传播疾病接触史、家族史（动脉粥样硬化性疾病、心肌病、不明原因的猝死、传导系统疾病和骨骼肌病）等。

心衰的症状体征是诊断心衰的重要依据。由于心排血量减少产生的疲乏、无力等症状无特异性，诊断价值不大，而左心衰竭的肺淤血引起不同程度的呼吸困难，右心衰竭的体循环淤血引起的颈静脉怒张、肝大、水肿等是诊断心衰的重要依据（表27-18）。

表27-18　左右心衰的症状体征

	左心衰	右心衰
症状	呼吸困难（劳力性呼吸困难、端坐呼吸、夜间阵发性呼吸困难） 咳嗽、咳痰、咯血 乏力、疲倦、心慌、头昏	胃肠道及肝淤血：食欲不振、恶心、呕吐 肾淤血：白天尿少、夜尿增多 呼吸困难
体征	基础心脏病的固有体征 肺部啰音 心率增快、左心室扩大、可有相对性二尖瓣关闭杂音、舒张期奔马律、肺动脉瓣区第二心音亢进	下垂性水肿，踝、骶、全身、严重、可伴胸、腹水） 颈静脉充盈、颈静脉搏动 心脏：全心扩大、三尖瓣关闭不全的反流性杂音 肝肿大与压痛、肝颈静脉反流征（+）、黄疸、心源性肝硬化（长期右心衰） 周围性发绀：静脉血氧含量降低

2. 辅助检查　对心衰患者进行的常规检查有全血记数、尿分析、血清电解质（包括钙和镁）、血尿素氮、血清肌酐、空腹血糖（糖化血红蛋白）、血脂、肝功、促甲状腺素、BNP等，所有患者初诊时均应行12导联心电图和X线胸片（前后位与侧位）检查，二维及Doppler超声心动图检查（LVEF、左室大小、室壁厚度与瓣膜功能）。为了明确心衰病因，对特定患者可针对性地选用下列检查：如无血管重建治疗禁忌证的心绞痛或有严重缺

血的患者行冠脉造影检查；对可疑淀粉样变的患者行病理检查；选择相关检查项目以筛查血红蛋白沉着症、睡眠呼吸障碍、类风湿疾病、嗜铬细胞瘤、HIV 等；对怀疑有影响治疗的特殊诊断的患者可行心内膜活检。

（1）X 线检查：左心衰 X 线可见：①心脏中、重度增大呈主动脉型或普大型，心房、心室均可增大；②肺淤血：早期肺静脉压增高时，主要表现为左心房、左心室轻度增大；双上肺静脉扩张（>3mm），右下肺动脉稍增粗；肺纹理增多，双下肺血管纹理相对较细，边缘模糊。由于肺动脉压力增高可见右下肺动脉增宽，进一步出现间质性肺水肿可使肺野模糊，Kerley B 线是在肺野外侧清晰可见的水平线状影，是肺小叶间隔内积液的表现，是慢性肺淤血的特征性表现。急性肺泡性肺水肿时肺门呈蝴蝶状，肺野可见大片融合的阴影。右心衰可见上腔静脉增宽、右房、右室，或全心扩大、单纯右心衰时肺野清晰（图 27-31）。

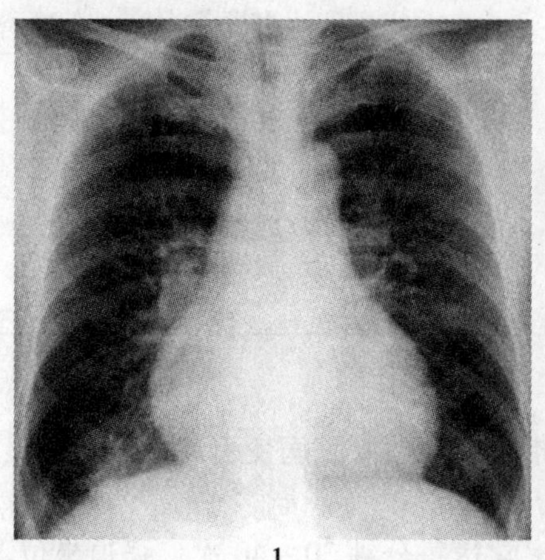

1

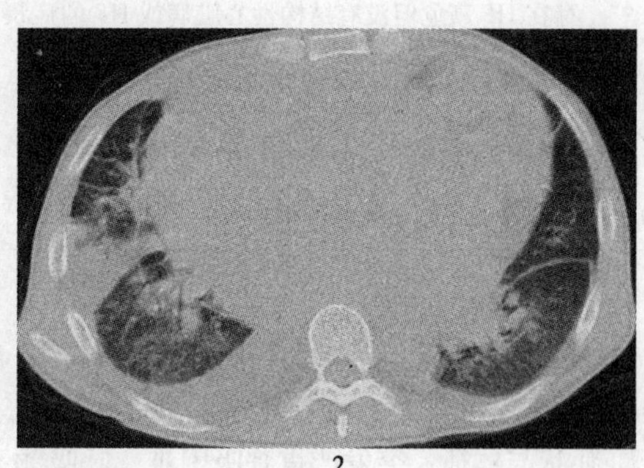

2

图 27-31　慢性心力衰竭 X 线平片/CT 表现

1. X 线平片后前位：心脏中度增大呈普大型，双肺淤血呈斑片状影；2. CT 平扫：心脏重度增大，双肺斑片状影，小叶间隔增厚、积液等肺水肿表现。

（2）超声心动图：能准确地提供各心腔大小变化及心瓣膜结构及功能情况；估计心脏功能。在静息状态下，LVEF <50% 已被公认为左室收缩功能减低的诊断标准。超声多普勒亦是临床上最实用的判断舒张功能的方法，心动周期中舒张早期心室充盈速度最大值为 E 峰，舒张晚期（心房收缩）心室充盈速度最大值为 A 峰，E/A 为两者之比值。正常人 E/A 值不应小于 1，中青年应更大。舒张功能不全时，E 峰下降，A 峰增高，E/A 比值降低。

3. 分级与分期

（1）NYHA 分级：目前临床仍沿用 1928 年纽约心脏病学会（NYHA）制定的心衰分级标准（表 27-19）。心衰症状的严重程度与生存率明确相关，但轻度症状的患者仍有可

表 27-19　纽约心脏病学会（NYHA）分级标准

分级	判断标准
NYHA Ⅰ	体力活动不受限制（日常体力活动不引起 HF 的症状）
NYHA Ⅱ	体力活动轻度受限（静息时舒适，日常体力活动引起 HF 的症状）
NYHA Ⅲ	体力活动明显受限（静息时舒适，低于日常体力活动引起 HF 的症状）
NYHA Ⅳ	体力活动能力完全丧失，休息时也有症状

能有较高的住院率和死亡的绝对风险。

（2）6 分钟步行试验：要求患者在平直的走廊里尽可能快地行走，测定 6 分钟步行的距离。步行距离 < 150m 为重度心功能不全；150 ~ 425m 为中度心功能不全；425 ~ 550m 为轻度心功能不全。

（3）心衰分期：2001 年 AHA/ACC 成人慢性心力衰竭指南对心衰进行分期评价，与 NYHA 心功能分级方案互补地提供了 HF 存在和严重程度的有用信息。NYHA 分级的重点是强调患者的运动能力和疾病的症状状态，而分阶段标准则强调了疾病的发生和进展，能被用于描述个体和群体（表 27-20）。

表 27-20　ACCF/AHA HF 分阶段与 NYHA 心功能分级的比较

ACCF/AHA HF 分阶段		对应 NYHA 分级
A	存在 HF 高危但没有结构性心脏病或 HF 的症状	无
B	有结构性心脏病，但没有 HF 的症状或体征	Ⅰ级
C	有结构性心脏病，既往或当前有 HF 的症状	Ⅰ级、Ⅱ级、Ⅲ级
D	需要特殊干预的难治性 HF	Ⅳ级

（二）急性心力衰竭

急性心力衰竭（acute heart failure，AHF）是指由于急性心脏病变引起心排血量显著、急骤降低导致的组织器官灌注不足和急性淤血综合征。

1. 症状与体征　突发严重呼吸困难，呼吸频率常达每分钟 30 ~ 40 次，强迫坐位、面色灰白、发绀、大汗、烦躁，同时频繁咳嗽，咳粉红色泡沫状痰。极重者可因脑缺氧而致神志模糊。发病开始可有一过性血压升高，病情如不缓解血压可持续下降直至休克。听诊时两肺满布湿啰音和（或）哮鸣音，心尖部第一心音减弱，频率快，同时有舒张早期第三心音而构成奔马律，肺动脉瓣第二心音亢进。

2. 辅助检查　胸部 X 线片显示：早期间质水肿时，上肺静脉充盈、肺门血管影模糊、小叶间隔增厚；肺水肿时表现为蝶形肺门。蝶形肺门是指位于两肺中内带的大片状阴影，肺野的外带、肺尖、肺脏基底部、叶间裂周围和大血管附近病变轻微或正常（可对蝶形肺门加以解释）。严重肺水肿时，为弥漫满肺的大片阴影。重症患者采用漂浮导管行床边血流动力学监测，肺毛细血管嵌压（PCWP）随病情加重而增高，心脏指数（CI）则相反（图 27-32）。

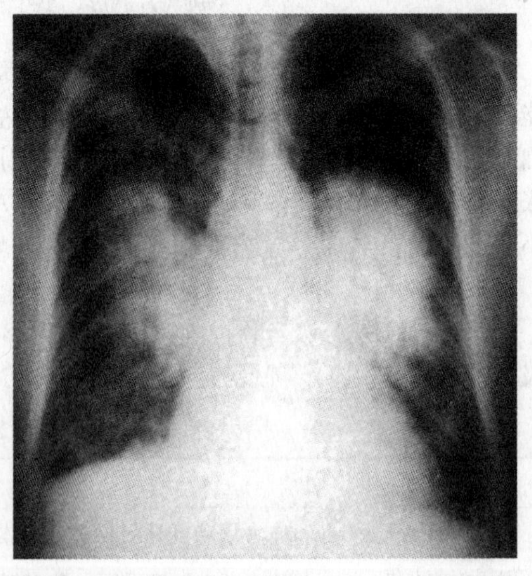

图 27-32　急性心力衰竭 X 线平片表现

心脏轻度增大呈主动脉型，双肺门对称性片状高密度影呈蝶翼状分布（蝶翼征）。

3. 分级　急性心梗后的急性心衰多采用 Killip 分级标准（表 27-21）。

表 27-21　Killip 分级标准

级别	判断标准
Ⅰ级	无心力衰竭征象，但 PCWP（肺毛细血管楔嵌压）可升高，病死率 0~5%
Ⅱ级	轻至中度心力衰竭，肺啰音出现范围 <50% 肺野，可出现第三心音奔马律、持续性窦性心动过速或其他心律失常，静脉压升高，有肺淤血的 X 线表现，病死率 10%~20%
Ⅲ级	重度心力衰竭，出现急性肺水肿，肺啰音出现范围 >50% 肺野，病死率 35%~40%
Ⅳ级	出现心源性休克，收缩压小于 90mmHg，尿少于 20ml/h，皮肤湿冷，发绀，呼吸加速，脉率大于 100 次/分，病死率 85%~95%

（王肖龙　刘 勇　张 嫣）

第二十八章 消化系统疾病诊断

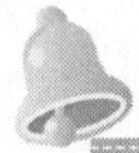【培训目标】

1. 识记：消化系统疾病诊断常用辅助检查方法的基本原理、适应证、禁忌证及正常参考值。

2. 领会：消化系统疾病常用辅助检查的临床意义；消化系统常见疾病的诊断标准。

3. 运用：消化系统疾病诊断时辅助检查项目的选择及检查结果的分析。

第一节 消化系统疾病诊断常用技术

一、问诊与查体

消化系统疾病除了食管、胃、肠、肝、胆、胰的疾病外，还包括腹膜、肠系膜、网膜等脏器的疾病。有的消化系统疾病的典型症状或临床表现可以为诊断提供重要线索乃至做出临床诊断；有的消化系统疾病虽有明显症状却不伴有明显体征；有的消化系统症状不一定是消化系统疾病，如恶心、呕吐、腹痛等也可见于内分泌、泌尿、心血管、呼吸等其他系统疾病；有的消化系统疾病不一定都表现出消化系统的症状，如胃食管反流病可表现咳嗽、哮喘、胸痛，胰腺癌可表现为腰背痛，有的消化道出血首先表现为心慌、头晕、晕厥等；胃肠道是人体第二情绪器官，容易受心理、情绪的影响出现功能性胃肠病或由于患器质性疾病而影响心理、情绪进而加重疾病。因此，正确的诊断必须建立在认真收集临床资料包括病史、症状、体征等，在全面分析这些资料的基础上，才能有针对性地选择恰当的实验室检查及有关特殊检查，以求既能尽快做出正确的诊断，又能减少各种检查给患者带来的精神负担并节省医疗资源。

在采集消化系统疾病的病史时，当结合上篇相关章节内容特别注意询问是否存在一些提示消化系统疾病的特异性症状（表28-1）。尽可能详细了解相关诱因、起病情况、发病经过（急性还是慢性、间歇还是持续等）、用药反应、部位、性质、程度、时间、加剧和缓解的规律，以及所伴随的症状等。此外，患者的年龄、性别、籍贯、职业、精神状态、饮食起居及生活习惯、烟酒嗜好、性格情绪、用药史、家族史等对诊断也有相当意义，生育年龄妇女一定不能忽视月经史的询问。

表 28-1　消化系统疾病常见症状特点

常见症状	症状特点	常见消化系统疾病
烧心	胸骨后或剑突下烧灼感	胃食管反流病
吞咽困难	进食通过缓慢或咽下困难	食管癌、贲门失弛缓症、严重反流性食管炎
上腹痛	慢性过程、周期性发作、发作时上腹痛呈节律性	消化性溃疡
黏液脓血便	常与腹泻、腹痛并存	溃疡性结肠炎
急性腹痛	突然起病，可为钝痛、刀割样痛、钻痛或绞痛，呈持续性，可为阵发性加剧，部位多为中上腹或右上腹	急性胰腺炎、空腔脏器穿孔、小肠扭转、肠梗阻或急性胆囊炎
呕血与黑便	呕血多为棕褐色或咖啡色，如出血量大也可为鲜红或暗红色混有血凝块。黑便呈柏油样，黏稠而发亮	上消化道出血（消化性溃疡、急性胃黏膜病变、食管胃底食管静脉曲张破裂出血）
血便	血色鲜红，附于粪便表面，便后滴血或喷血；暗红色血便	痔或肛裂、直肠癌、直肠息肉； 上消化道大出血、肠间质瘤、肠息肉、肠憩室、缺血性肠病
腹水	不同程度的腹胀、食欲缺乏、少尿，腹部饱满，叩诊移动性浊音呈阳性	肝硬化、恶性肿瘤、结核性腹膜炎等
肝区疼痛	多呈持续性胀痛或钝痛，常伴肝脏肿大、腹水等	肝癌
黄疸	巩膜、皮肤、黏膜以及其他组织和体液发生黄染	溶血性、肝细胞性、梗阻性黄疸（结石、癌肿）
急性腹泻	起病急，与受凉、不洁食物和水质有关，可伴有腹痛、恶心、呕吐等	急性肠炎、菌痢、霍乱、食物中毒
慢性腹泻	缓慢起病，可伴有慢性腹痛腹胀，有的与食物、情绪有关	肠易激综合征、肠结核、慢性痢疾、慢性胰腺炎、结肠癌
急性便秘	起病急，伴有急性腹痛	肠梗阻、肠套叠

在消化系统的检体诊断中尤其需要注意某些阳性体征的临床意义。如黄疸是肝胆胰腺疾病的常见表现。左锁骨上窝淋巴结肿大多为腹腔脏器癌肿（如胃、肝、大肠等）转移。全腹膨隆多为腹腔积气（如肠梗阻、肠麻痹）、积液（如肝硬化、结核性腹膜炎、腹膜转移癌等）、巨大肿块（如卵巢囊肿）的体征。局部隆起多为相应部位的炎性包块、脏器肿大、肿瘤、疝气、肠梗阻、肠扭转等，具体疾病还视隆起形态、搏动与否、随呼吸或体位变动与否而定。蜘蛛痣、肝掌、腹壁静脉曲张、腹水是肝硬化的体征。腹壁紧张、压痛和反跳痛是局限性（如急性阑尾炎）、弥漫性（空腔脏器穿孔、重症胰腺炎、严重肠坏死和

肠扭转等）腹膜炎的体征。墨菲征阳性是急性胆囊炎的典型体征。叩诊发现有移动性浊音常提示有中等量以上腹水。听诊时注意肠鸣音的特点及腹部是否存在血管杂音。需要强调肛门直肠指检在胃肠道疾病诊断中的重要性，尤其对便血、腹泻、便秘、下腹痛的患者更是必要，这能发现大多数的直肠肿瘤及胃肠道恶性肿瘤的盆腔转移。为进一步明确诊断，可选择相关实验室和其他检查，如化验检查（如血常规、粪便常规、血淀粉酶、甲胎蛋白、肝功能、腹水常规检查、幽门螺杆菌检查等）、内镜检查、影像学检查（如超声、X线、CT、MRI、放射性核素检查、PET等）、活组织检查和脱落细胞检查、脏器功能试验（如胃液分泌功能检查、小肠吸收功能检查等）、胃肠动力学检查、剖腹探查等。

二、血液检查

血常规和血液生化检查对胃肠道疾病缺乏特异性诊断价值，但这些检查对估计某些疾病的严重程度和活动性有一定的作用。

（一）血常规

消化系急性炎症时如急性胃肠炎、胆囊炎、胆管炎、胰腺炎、腹膜炎、阑尾炎、肠梗阻、肠坏死、肠缺血等可有白细胞升高；消化道出血、肿瘤、胃肠手术后患者常有小细胞性贫血，除血红蛋白（Hb）、红细胞数目（RBC）降低外，还有平均红细胞体积（MCV）、平均红细胞血红蛋白含量（MCH）、平均红细胞血红蛋白浓度（MCHC）也降低；慢性萎缩性胃炎、胃大部切除后可有大细胞性贫血，MCV、MCH、MCHC增高；脾功能亢进时可有红细胞、白细胞、血小板三系减少。大量呕吐、腹泻时血液浓缩可有红细胞比积（HCT）增高，各种贫血或血液稀释可出现HCT下降，但由于贫血类型不同红细胞与HCT的降低不一定成比例。

（二）肝功能

（1）血清酶类：包括谷丙转氨酶（ALT）、谷草转氨酶（AST）、γ-谷氨酰转肽酶（γ-GT）、碱性磷酸酶（ALP或AKP）、乳酸脱氢酶（LDH）等。血清酶类主要反映肝细胞实质损伤。ALT是最常用的敏感指标，1%的肝细胞发生坏死时，血清ALT水平即可升高1倍。反映急性肝细胞损伤以ALT最敏感，反映其损伤程度则AST较敏感。在急性肝炎恢复期，虽然ALT正常而γ-GT持续升高，提示肝炎慢性化。慢性肝炎γ-GT持续不降常提示病变活动。

（2）蛋白质代谢功能检查：包括血清总蛋白（TP）、白蛋白或清蛋白（ALB）与球蛋白（GLB）之比等。

（3）胆红素和胆汁酸检查：主要包括总胆红素（TBil）、直接胆红素（DBil）、间接胆红素（IBil）、尿胆红素、尿胆原、血胆汁酸（TBA）等。胆红素、胆汁酸等主要反映肝脏排泄功能。如果胆红素进行性上升并伴ALT下降，叫作酶胆分离，提示病情加重，见于重症肝炎，预后不良。肝细胞变性坏死、胆红素代谢障碍或者肝内胆汁淤积及溶血性黄疸时，可出现胆红素代谢异常而表现为黄疸（详见第十二章）。

以上是通常意义上的肝功能检查指标。除此以外还有：①反映肝脏凝血功能的指标：如各种凝血因子、凝血酶原时间（PT）、凝血酶原活动度（PTA）、肝促凝血活酶试验（HPT）。血浆蛋白及凝血因子主要反映肝脏合成、贮备功能，ALB下降提示蛋白合成能力减弱，PT延长提示各种凝血因子的合成能力降低。长期ALB、胆碱酯酶降低，PTA下降，补充维生素K不能纠正时，说明正常肝细胞逐渐减少，肝细胞合成蛋白、凝血因子功能

差，肝脏储备功能减退，预后不良。②肝纤维化指标：主要包括Ⅲ型前胶原（PⅢP）、Ⅳ型胶原透明质酸（HA）、层连蛋白（LN）等。血清γ球蛋白、胶原、透明质酸反映肝脏间质变化，血清蛋白电泳已基本取代了絮浊反应，γ球蛋白增高的程度可评价慢性肝病的演变和预后，提示枯否氏细胞功能减退，不能清除血液循环中内源性或肠源性抗原物质。此外，HA、LN、PⅢP的血清含量，可反映肝脏内皮细胞、贮脂细胞和成纤维细胞的变化，与肝纤维化和肝硬化密切相关。

（三）淀粉酶及脂肪酶

淀粉酶（AMS）分胰腺型和唾液腺型。胰腺型淀粉酶增高可见于：①胰腺疾病：急性胰腺炎（AP）、慢性胰腺炎（CP）急性发作、胰腺囊肿、胰腺癌、胃十二指肠等；②药物：促胰腺激素、肠促胰腺肽、缩胆囊素、药物性胰腺炎、噻嗪类、类固醇等；③胰液从消化道漏出、吸收：消化道穿孔、肠管坏死、腹膜炎、穿通性溃疡等；④胰液逆流：ERCP（内镜逆行胰胆管造影）等胰胆管检查等。唾液腺型淀粉酶增加可见于唾液腺疾病（如腮腺炎）、肿瘤产生淀粉酶、术后、休克、烧伤等。胰腺型和唾液腺型淀粉酶均增加可见于慢性肾功能不全，还有原因不明或羟乙基淀粉静点后的巨淀粉酶血症。由于临床检测尚无法分辨胰腺型和唾液腺型，故而AMS升高时应综合分析。一般而言，AP起病6~12小时开始升高，48小时开始下降，持续3~5天，至少高于正常上限值3倍以上有诊断意义；尿淀粉酶则在起病12~14小时开始升高，持续1~2天，由于受尿量的影响，其诊断AP的价值不如血淀粉酶。AMS的高低并不一定反映病情轻重。

血清脂肪酶常在AP起病后24~72小时开始升高，持续7~10天，对于就诊晚者有诊断价值，且特异性高，至少高于正常上限值3倍。

（四）其他

血C反应蛋白（CRP）、血沉（ESR）为非特异性炎性指标。ESR可作为炎症性肠病、肠或腹膜结核的活动性指标，CRP与AP的炎症程度正相关，尤其是在AP时>150mg/L多提示重症倾向。各种肝炎病毒标志物的检测可以确定病毒性肝炎的类型。甲胎蛋白（AFP）对于原发性肝细胞癌有较特异的诊断价值，而癌胚抗原（CEA）、糖链抗原19-9（CA19-9）、CA50等肿瘤标志物对胃癌、结直肠癌、胰腺癌、胆囊癌具有辅助诊断和估计疗效的价值，结果正常不能排除肿瘤，早期诊断价值不大。某些血清自身抗体测定对恶性贫血、原发性胆汁肝硬化、自身免疫性肝炎等有重要的辅助诊断价值。消化道出血时血尿素氮（BUN）可增高。

三、粪、尿检查

粪常规检查是胃肠道疾病的一项重要常规检查，粪便的肉眼观察、隐血试验、显微镜下检查可以为诊断提供重要资料，对肠道感染、某些寄生虫病有确诊价值，必要时可进行细菌培养以确定致病菌；隐血试验阳性是消化道出血的重要证据，但要注意假阳性。粪便（幽门螺杆菌H. pylori，Hp）抗原的检测有助于Hp感染的诊断。尿胆红素，尿胆原试验常对于黄疸的诊断和鉴别诊断具有初筛的意义。尿淀粉酶对急性胰腺炎诊断有一定的意义。

四、其他实验室检查

（一）Hp检测

其方法分为侵入性和非侵入性两类，前者需做内镜检查和胃黏膜活检，常用的有快速尿素酶试验、胃黏膜直接涂片染色、胃黏膜组织切片染色、胃黏膜培养等；后者主要有 ^{13}C－或 ^{14}C－尿素呼气试验（urea breath test，UBT）、粪便 Hp 抗原检测和血清学检测。其中以尿素酶法最简便快速，^{13}C－UBT 或 ^{14}C－UBT 检测诊断 Hp 感染的敏感性和特异性高，可作为根除治疗后复查的首选方法。

（二）胃液分泌功能试验

有组胺或五肽胃泌素刺激试验等，对卓-艾综合征的诊断与鉴别诊断有一定价值。

（三）小肠吸收功能试验

脂肪平衡试验、木糖试验、维生素 B_{12} 吸收试验、氢呼气试验等，对于小肠吸收不良等有诊断和鉴别诊断的价值。

（四）活组织及细胞学检查

消化系统的活组织检查主要是内窥镜直视下直接取材，如胃镜或结肠镜下对食管、胃、结直肠黏膜病变组织或腹腔镜下对病灶取材。超声或 CT 引导下细针穿刺取材也是常用的方法，如对肝、胰或腹腔肿块的穿刺。也可盲目地穿刺取材，如采用 1 秒钟穿刺吸取法做肝穿刺活检，经口导入活检囊盲目钳取小肠黏膜等。手术标本的组织学检查也属此范畴。取活组织做组织病理学检查具有诊断价值，对诊断有疑问者尤应尽可能做活检。另外通过内镜冲洗探刷食管及胃黏膜，收集脱落细胞做病理检查，有助于发现食管癌及胃癌。腹水中脱落细胞检查有助于转移性腹膜疾病的诊断。

五、内镜检查

消化内镜包括食管镜、胃镜、十二指肠镜、胆道镜、双气囊/单气囊小肠镜、胶囊内镜、结肠镜、腹腔镜、胰管镜、染色内镜、超声内镜、放大内镜等。应用内镜可以直接观察消化道腔内病变，包括溃疡、出血、炎症、肿瘤等，也可拍照、录像、记录及进行治疗。医师可以针对消化道的不同部位、不同性质的病变选择不同类型的内镜对胃、小肠、大肠、胆管、胰管等进行检查和治疗。为减轻痛苦、恐惧，现还同时开展了无痛内镜。由于食管镜多在耳鼻喉科用于取下咽、食管入口处异物等，故而不在此介绍。

（一）胃镜及肠镜

1. 概述　上消化道内镜检查包括食管、胃、十二指肠的检查，是应用最早、进展最快的内镜检查，通常亦称胃镜检查。中、下消化道内镜检查包括乙状结肠镜、结肠镜和小肠镜检查，以结肠镜应用较多，可达回盲部甚至末端回肠，了解全结肠和部分小肠病变。

2. 临床应用　急诊胃镜检查对急性上消化道出血原因及部位的诊断起确诊作用。某些困难病例还可做术中内镜。胃镜、小肠镜、结肠镜结合黏膜染色、细胞病理学检查能对早期食管、胃、肠癌做出诊断。目前在此基础上已研制出的染色内镜、放大内镜、共聚焦内镜等，在发现微小病变、早癌方面显示出明显优势。

结肠镜可插过回盲部，观察回肠末端和整个结肠，可了解全结肠和部分小肠病变。双气囊推进式小肠镜可到达小肠任何部位，是大多数小肠疾病理想的诊断手段。小肠镜具有直观、操作可控性和可进行活检、治疗的优点，可以作为小肠恶性肿瘤的首选检查方法。但是检查时间长，部分患者耐受较差，小肠镜检存在一定的盲区。胶囊内镜主要用于全小肠的疾病检查，对于小肠出血有较高诊断价值。胶囊内镜使漏诊率显著降低，但仍存在盲区，无法进行活检和内镜下治疗且定位精准程度稍差，如果存在肠梗阻、狭窄、瘘管的可

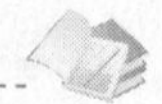

能会引起胶囊的滞留，滞留率为5%。一般胶囊在一个月内未排出体外，应行手术取出，防止胶囊内电池崩解后造成肠道损伤。

内镜的临床应用除了诊断疾病外，随着各种治疗附件的开发应用还可以进行镜下止血、切除息肉、异物取出、支架放置、圈套结扎等内镜治疗，形成了新兴的治疗内镜（therapeutic endoscopy）领域。

内镜检查属于有创诊疗项目，有一定的风险和并发症，术前应当严格把握适应证及禁忌证（表28-2），仔细询问是否有心脑血管病史、血液系统疾病病史。内镜术前进行血常规、凝血功能、HBsAg、肝功能等检查，必要时查心电图等。患者应签署知情同意书。如果进行无痛内镜检查，另需签署麻醉知情同意书。为避免交叉感染，内镜当按规定进行消毒清洗。

表28-2　常用消化道内镜的适应证、禁忌证及并发症

	适应证	禁忌证	并发症
胃镜	①有上消化道症状，疑有胃、食管及十二指肠病变（炎症、溃疡、肿瘤等）临床又不能确诊者；②急性上消化道出血及慢性病因不明出血者；③有上消化道症状而上消化道X线钡剂检查未能发现病变性质者；④已确诊的上消化道病变如溃疡、萎缩性胃炎、肠化和上皮内瘤变等胃癌前病变，需行内镜随访复查者；⑤上消化道手术后有无法解释的症状者；⑥需要内镜下治疗者	绝对禁忌证：①严重的心肺疾患无法耐受胃镜检查；②处于休克等危重状态者；③疑有胃穿孔者；④不合作的精神病患者或严重智力障碍者；⑤口腔、咽喉、食管及胃部腐蚀性炎症；⑥其他：明显的胸主动脉瘤、脑出血等 相对禁忌证：①巨大食管憩室、高度脊柱弯曲畸形者；②心肺等重要脏器功能不全者；③出血倾向或血红蛋白低于50g/L者；④高血压未获控制者	严重出血、穿孔及感染等；颞下颌关节脱位、喉痉挛、腮腺炎、过度屏气导致的低氧血症等
结肠镜	①原因不明的下消化道出血、便血、消瘦、贫血；②原因不明的慢性腹泻、黏液便、脓血便；③顽固性便秘、排便不畅感、排便习惯改变和不明原因的大便性状改变；④疑为大肠病变引起的腹痛和腹部包块；⑤钡灌肠检查怀疑有异常需要进一步确诊；⑥对已确诊的大肠病变和结肠术后的随诊观察；⑦结肠镜下的治疗，如息肉摘除、止血、早期肿瘤的治疗等	①肛门、直肠有严重的化脓性炎症或疼痛性病灶；②各种急性肠炎、严重的缺血性疾病及放射性肠炎；③妇女妊娠期或在月经期；④腹膜炎、肠穿孔、腹腔内广泛粘连以及各种原因导致的肠腔狭窄者；⑤肝硬化腹水、肠系膜炎症、腹部大动脉瘤、肠管高度异常屈曲及癌肿晚期伴有腹腔内广泛转移者；⑥体弱、高龄以及严重心脑血管疾病，对检查不能耐受者，应慎重。小儿及精神病疾患者不宜施行检查，必要时可在全麻下施行	肠穿孔、肠道出血、肠系膜撕裂、肠扭转、肠套叠、菌血症等

续表

	适应证	禁忌证	并发症
双气囊或单气囊小肠镜	经胃镜和结肠镜检查无阳性发现的以下情况，考虑行小肠镜检查：①原因不明的消化道出血；②怀疑小肠克罗恩病；③小肠造影有异常；④慢性腹痛、腹泻，怀疑有小肠疾病；⑤家族性结肠息肉病；⑥怀疑有小肠癌、黏膜下肿物；⑦术前诊断	同胃镜和结肠镜的禁忌证，严重的肠道狭窄、腹膜炎和肠粘连的患者不适合小肠镜检查	食管贲门黏膜撕裂、麻痹性肠梗阻、穿孔、急性胰腺炎、麻醉意外等
胶囊内镜	有小肠镜的适应证，但不宜或不愿做小肠镜者	①已知或可能有胃肠道梗阻、狭窄、憩室及瘘管者；②存在或可疑消化道畸形、消化道穿孔者；③患者体内置有心脏起搏器或其他电子医学仪器者；④严重吞咽困难，不能吞入胶囊内镜者；⑤妊娠妇女及婴幼儿	胶囊内镜滞留于消化道等

3. 结果分析及注意事项

（1）胃镜：胃镜检查除了急诊胃镜外不应有盲区。对不明原因的上消化道出血，内镜应尽量达到十二指肠降部，观察有无胆道出血或十二指肠乳头占位。如发现胃黏膜的可疑病变，如糜烂、溃疡等，应取活检，注意病变边缘的阳性率往往更高，必要时可做镜下染色观察。行胃镜检查时一定要结合病史，以便有所侧重。对病变明显的地方要有照片，以便他人观察或复诊时有参考作用。术前需要空腹 8～12 小时。对于恐惧不能耐受者可在有人陪伴下选做无痛胃镜（静脉麻醉或笑气麻醉），但要掌握麻醉的适应证与禁忌证、并发症。无痛术后 2 小时禁食水，24 小时不能驾驶或从事高空危险或精细工作或签署法律文书。活检后禁食 2 小时和剧烈活动，3 日内禁食粗糙及烫热食物。

自纤维内镜使用以来，上消化道疾病诊断率明显提高，现多为电子内镜，更清晰，诊断率更高。胃镜下常见的疾病有炎症、溃疡和肿瘤（见第二节相关内容）。其次还有息肉、食管胃底静脉曲张、食管贲门黏膜撕裂（Mallory weisis 综合征）、憩室、异物、寄生虫等。胃息肉黏膜或呈半球形、球形、丘形、卵圆形或手指状突起，也可有糜烂出血或有蒂、无蒂（图 28-1）。

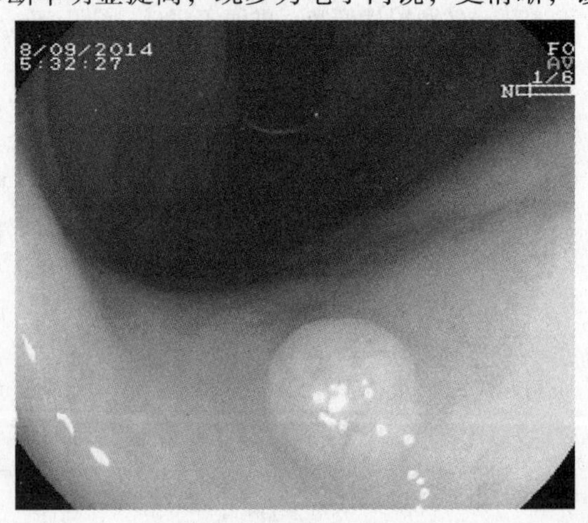

图 28-1　胃体单发息肉

（2）结肠镜：结肠镜检查前应充分清洁肠道，以免漏诊可能的病变，尤其是较小的息肉和早期肿瘤。检查前应进行肛诊，因结肠镜检查可能漏诊肛管疾患。检查后，如患者出现便血、腹痛等并发症，应严密观察并酌情处理。

结肠疾病的基本病变是炎症、溃疡及肿瘤，与上消化道疾病有相似之处。结肠黏膜炎症由多种原因引起，形态改变必须结合病原学、病因学及临床表现才能做出诊断。结肠镜检查是诊断和随访结肠癌的主要手段。溃疡性结肠炎、克罗恩病、大肠癌的镜下表现可参见第二节相关内容。结肠息肉镜下表现同胃息肉（图 28-2）。其中家族性结肠息肉病是一种常染色体显性遗传性疾病，息肉数从 100 左右到数千个不等，自黄豆大小至直径数厘米不等，常密集排列，有时成串，癌变率高。

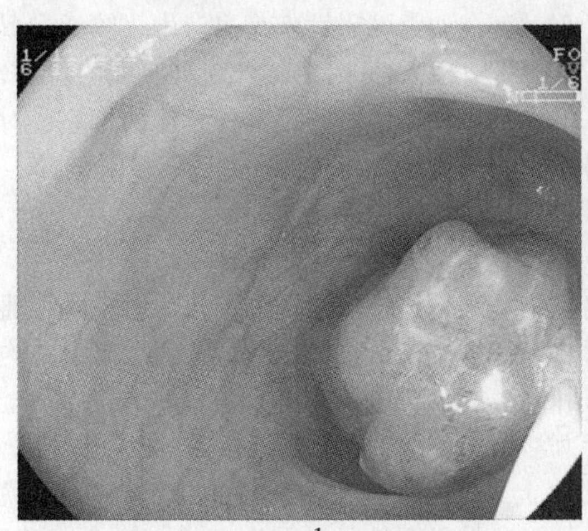

1

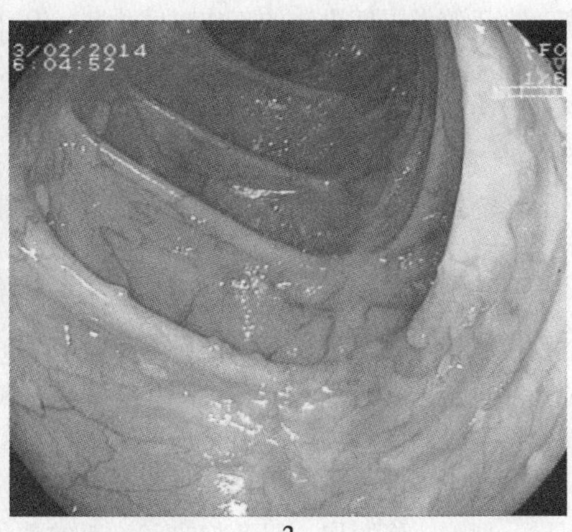

2

图 28-2　结肠息肉

1. 结肠单发息肉（病理腺瘤）；2. 家族性息肉病。

缺血性肠炎急性期（发病后 24 小时）肠腔可见血性液体，局部不同程度充血、水肿，血管网消失，严重者皱襞增厚如肿块（假瘤征），内镜接触易渗血；至发病后 48 小时，出现红斑、2～4mm 大小的散在多发溃疡、黏膜下瘀点状出血，病变部位与非病变部位界限清楚，或节段或点片性分布（图 28-3）。

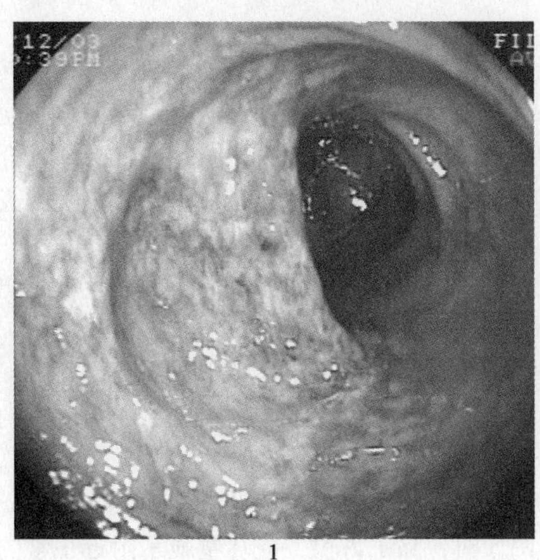

1

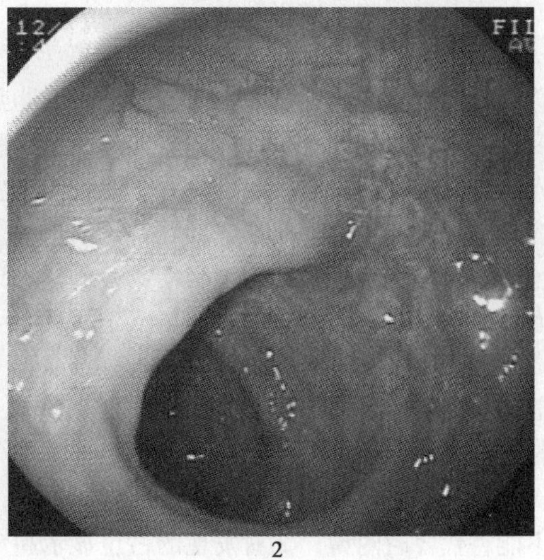

2

图 28-3　缺血性肠炎

1. 治疗前内镜下肠黏膜糜烂充血；2. 治疗 8 天后复查肠黏膜糜烂充血消失。

（3）双气囊或单气囊小肠镜：双气囊的操控性稍优于单气囊。由于小肠解剖特殊性及小肠镜检查的技术限制，应根据病史及相关检查，选择恰当的进镜途径。由于小肠壁要薄于胃壁及结肠壁，对于小肠息肉的切除、小肠良性狭窄的扩张治疗风险要高于胃镜及结肠镜的治疗。术后观察麻醉恢复情况，密切观察生命体征及排便情况，必要时进行相关检查，尽早发现并处理可能并发症。

小肠恶性肿瘤所见同胃癌、肠癌。还可见息肉、间质瘤、憩室、血管畸形等。

（4）胶囊内镜：对于胃和结肠疾病的诊断，尚不能以胶囊内镜代替胃镜或结肠镜检查。由于胶囊内镜电池的工作时间为 8～10 个小时，在动力障碍性疾病患者中，胶囊在胃内可能滞留时间较长，影响小肠病变的观察，对于这类患者可以在体外观察胶囊的位置，必要时采用胃镜将胶囊送至十二指肠的方法，增加检查成功率。肠道准备工作的好坏，对病变的观察有直接影响。嘱患者注意胶囊的排出，如未排出可行腹部平片明确胶囊位置。

胶囊内镜下相关疾病的镜下表现同小肠镜。

（二）超声内镜（EUS）

超声内镜（EUS）检查是将超声探头和内镜技术结合，将内镜送入消化道时，既可通过内镜直接观察黏膜表面病变，又可进行实时超声扫描，以观察消化管管壁各层组织结构及其邻近器官的超声图像，进一步提高了内镜和超声的诊断水平。EUS 是目前消化内镜最有发展前景的新技术。内镜超声引导的细针穿刺活检术可准确取得活检标本。

消化道管壁从管腔内到外分别是黏膜层（由上皮层、固有层和黏膜肌层组成）、黏膜下层、肌层、浆膜层。EUS 扫描时，正常消化管管壁从里至外可显示为高-低-高-低-高五层回声结构，分别对应：第 1 层，黏膜层表面与腔内液体界面的反射（高回声带）；第 2 层，黏膜肌层（低回声带）；第 3 层，黏膜下层（高回声带）；第 4 层，固有肌层（低回声带）；第 5 层，浆膜下层和浆膜（或外膜）层（高回声带）。正常食管壁厚度约 3.1～3.3mm，胃壁厚度（3.7 ± 0.6）mm，十二指肠壁厚度约 3mm，结肠壁厚约 2.75mm。

超声内镜可观察消化道黏膜下病变的浸润深度、性质、大小及周围情况，并可在超声引导下行穿刺取样活检，也可对食管周围的心脏大血管、纵隔肿块及胃周围的胰腺、肿块的形态及毗邻关系做出判断。

以下情况考虑行 EUS 检查：①判断上消化道及结直肠恶性肿瘤的侵犯深度及淋巴结转移；②判断黏膜下肿瘤的起源与性质；③胆总管良恶性病变的诊断，尤其是远端胆总管病变；④对食管周围有关纵隔病变的诊断；⑤胰腺良恶性肿瘤生物诊断；⑥各种需要 EUS 介入治疗的疾病；⑦对溃疡的良恶性有一定的鉴别诊断价值；⑧超声肠镜对炎症性肠病的炎症程度、范围、治疗效果、判断是否治愈等。

EUS 检查禁忌证同胃镜和结肠镜的禁忌证，严重的食管静脉曲张最好不做以免诱发出血，因为 EUS 镜身较一般胃镜粗，还需要注水或带水囊，操作时间相对长。

行 EUS 检查可出现以下并发症：①同普通内镜，如出血、穿孔、心脑血管意外、咽喉部的相关并发症；②如在 EUS 引导下行穿刺，则警惕穿刺部位的化脓性感染、造成肿瘤的转移与扩散、误穿大血管造成大出血等。

行 EUS 检查应注意：①EUS 为内镜与超声相结合的产物，由于受视野的限制，EUS 不能替代普通内镜；②对发现的占位显示超声图像时，除了占位，应尽量显示附近正常的消化道超声图，以准确判断其来源，并在不同的断面测量其大小；③对低回声的占位进行穿刺时，要反复从不同的断面进行确认，以免误穿大血管。

（三）内镜逆行胰胆管造影

通过十二指肠镜镜身的活检通道将导管插入十二指肠乳头，进行内镜逆行胰胆管造影（endoscopic retrograde cholangiopancreatography，ERCP）已成为诊断胰腺、胆道疾病的重要手段，并可进行内镜下治疗，如内镜下乳头切开（endoscopic sphincterotomy，EST）、取石、放支架等。

凡属胰胆疾病及疑有胰胆疾病者皆为适应证：①原因不明的梗阻性黄疸；②上腹部疼痛怀疑慢性胰腺炎、胰腺癌或胆石症者；③上腹部肿块怀疑胰胆系统肿瘤者；④复发性胆道疾病，疑有结石、炎症或畸形者；或胆管、胆囊术后症状反复，常规检查不能确诊者；⑤不明原因的上腹痛，疑有 Oddi 括约肌功能障碍者，可行 Oddi 括约肌测压。

不宜行 ERCP/EST 的情况有：①不适宜行胃镜检查者；②急性胰腺炎或慢性胰腺炎急性发作者，但经超声证实为结石嵌顿引起，且可以解除梗阻者则不为禁忌证；③上消化道梗阻者，如溃疡引起的幽门梗阻者；④严重的心、肺、肝、肾功能不全者。

行 ERCP/EST 可能出现以下并发症：①注射性胰腺炎，甚至重症坏死性胰腺炎；②化脓性胆管炎，甚至肝脓肿；③脓毒症；④十二指肠乳头损伤，甚至十二指肠穿孔。

行 ERCP/EST 应注意：①ERCP/EST 为有创操作，应严格掌握适应证，并尽量注意操作的无菌性；②注入造影剂不宜过多，以免压力过大；③术后 2 小时及 6 小时需复查血淀粉酶，并禁食 6 ~ 8 小时，留院观察。

（四）染色内镜

染色内镜根据工作原理的不同有内镜下色素（染色剂）喷洒术、内镜智能分光比色技术（FICE）、内镜窄带光谱成像术（NBI）等。在内镜检查时，用色素将消化道黏膜染色，病变组织与正常组织出现鲜明对比，可以清楚显示微小癌灶，提高癌前病变、早期癌的诊断率。其适应证即为胃、肠镜检查时发现的可疑病灶。禁忌证同胃、肠、小肠镜。FICE、NBI 属于电子染色，本身无损伤和并发症。胃、肠染色多用亚甲蓝、靛胭脂，食管染色多用复方碘溶液（卢戈氏液），也用刚果红。靛胭脂不吸收，属于食物染色剂，基本无副作用；亚甲蓝可吸收，用量大时注意肝肾功能，偶可出现尿痛、尿少等。

六、影像检查

（一）超声

超声具有简便、安全、实时等优点，已广泛用于肝脏、胆道、胰腺、胃肠等消化器官疾病的诊断，为临床诊断消化系统疾病首选的影像诊断方法。超声检查对消化系统急症有十分重要的诊断价值，如急性胆囊炎、胆石症、胆道蛔虫病、急性胰腺炎及其合并症、急性阑尾炎、胃肠穿孔、肠梗阻、肠套叠、各种腹腔脓肿（阑尾周围脓肿、膈下脓肿、术后脓肿）以及腹部多种闭合性损伤（肝、脾、胰腺顿挫伤、撕裂伤和内脏破裂），还可估计病情严重程度及发现并发症。近年来，介入性超声和超声内镜有许多重要进展。介入性超声是在超声监视下准确、安全地完成各种穿刺、活检、引流、注药及肿瘤消融等操作，可使某些疾病不用外科手术即可达到理想的治疗效果，还可对囊肿、脓肿等进行抽吸和置管引流，注药造影或注药治疗，如进行经皮肝胆管造影（PTC）和置管引流（PTCD）等。

1. 肝脏超声检查

（1）适应证：①了解肝脏大小、形态和位置，肝脏生理性变异；②肝脏局限性疾病（实性、囊性占位性病变）；③肝脏弥漫性疾病；④肝血管性疾病（门静脉高压、门静脉血栓或癌栓、门静脉海绵样变性、布加氏综合征等)；⑤肝脏外伤；⑥肝移植术后检测；⑦肝脏超声介入性诊断与治疗及肝脏术中超声。

(2) 检查前准备：最好空腹，如果同时还要做胃肠钡餐造影或胃镜检查，则应该先做超声再做胃肠钡餐造影或胃镜检查，或者在胃肠钡餐造影或胃镜检查 2 ~3 日后再做超声检查。

2. 胆道系统超声检查

(1) 适应证：①右上腹痛怀疑胆囊炎及胆囊结石、胆道蛔虫等；②黄疸的鉴别；③右上腹肿块的鉴别诊断；④有消化道症状，不明原因发热等，除外胆系炎症；⑤先天性胆管异常（先天性胆管囊性扩张症等)；⑥脂餐试验，检测胆囊功能；⑦介入性超声（超声引导下胰胆管引流术 EUS-BPD，超声引导下胆管穿刺)。

(2) 检查前准备：禁食 8 小时以上保证胆汁充盈，检查前 24 小时应禁食脂肪餐；停用某些药物（如头孢曲松钠、抗凝药、双嘧达莫、环孢素、避孕药等)。应在胃肠钡餐造影及胃镜检查前或 2 ~3 天后检查。

3. 胰腺超声检查

(1) 适应证：①急、慢性炎症；②胰腺占位性病变（肿瘤、囊肿)；③超声介入穿刺和治疗。

(2) 检查前准备：常规禁食 8 小时以上，采取减少胃肠气体的方法，必要时可饮水 500 ~800ml，以胃作为透声窗。

4. 脾脏超声检查

(1) 适应证：①脾弥漫性肿大；②脾外伤（脾破裂、脾血肿)；③脾占位性病变；④脾血管性病变；⑤先天异常；⑥超声介入。

(2) 检查前准备：一般无需特殊准备，最好空腹。

5. 胃肠超声检查　检查受气体干扰，其应用受一定限制，必要时可进行保留灌肠或先饮水、饮料或淀粉糊等作为超声对比剂，行胃肠声学造影检查。胃肠声学造影方法的应用，开拓了胃肠超声的领域，可以敏感地发现消化道溃疡及消化道良恶性占位病变，适用于体检及不能做胃镜检查者。

(二) X 线检查

1. X 线平片　临床常用腹部平片，包括腹部立、卧位平片。X 线平片的优点是对急腹症（如消化管穿孔、消化管梗阻等）的检查方便、快捷。但是由于其影像重叠干扰，软组织分辨率不高，逐渐被 CT、MRI 取代。

2. 消化管造影　临床常用消化管分段造影方法，主要有上消化管造影（钡餐)、下消化管造影（钡灌肠、排粪造影）及全消化管造影（口服钡剂造影)。对比剂一般采用医用硫酸钡。钡餐、钡灌肠常用气钡双重造影。

(1) 钡餐：通过口服对比剂显示食管、胃、十二指肠、空肠上段。

(2) 钡灌肠：通过从肛门灌注对比剂显示全部结肠及回肠部。

(3) 全消化管造影：通过口服对比剂显示全部消化管，即食管、胃、十二指肠、小肠、结肠。上述三种检查方法，主要观察消化管黏膜，管腔形态、轮廓、位置、蠕动情况。适用于消化管肿瘤、炎症及先天性疾病的检查。禁忌证为消化管出血、穿孔及梗阻。

(4) 排粪造影：通过向患者直肠注入造影剂，对患者“排便”时肛管直肠部位进行

动、静态结合观察的检查方法。它能显示肛管直肠部位的功能性及器质性病变，为临床上便秘的诊断治疗提供依据。

（三）CT检查

CT检查包括平扫与增强。CT平扫软组织分辨率较差，单独应用效果有限，需配合增强扫描。CT增强的优势：①CT平扫不能定性的疾病，如良恶性肿瘤。②肿瘤的术前评价，如肿瘤的范围、血供及邻近结构情况。③CT平扫阴性但临床其他检查强烈提示的疾病。④对消化系统血管源性疾病的诊断，如布加氏综合征等。CT增强有一定的风险性，对比剂会诱发不良反应，如对比剂肾病，因此对心、肺、肾功能不全的患者需要准确评估检查的风险性。CT扫描没有脏器的重叠干扰，对消化管及消化腺（肝脏、胆系、胰腺、脾脏）疾病显示清楚；适用于消化管与消化腺肿瘤、炎症及先天性疾病的诊断与肿瘤疗效评估。

（四）MRI检查

MRI高软组织分辨率、多方位成像、无辐射污染等优点，对消化系统疾病诊断应用广泛。MRI可以清楚地显示消化系统的肿瘤、炎症及先天性疾病等病变；特别是磁共振胰胆管成像（MRCP）可以无创显示胆胰管的轮廓、形态大小，对胆道梗阻、胰腺疾病检出率高，定位准确，定性诊断价值大；MRI对CT不能定性或检出的疾病，特别是不能进行CT增强者是得天独厚的检查方法。但MRI禁忌证多，扫描时间长，一般不用作对急腹症、急性腹部外伤（如肝、脾挫裂伤）的检查。

（五）正电子射线断层检查（PET）

PET-CT检查是先将示踪剂注入血管，等充分灌注和代谢旺盛区域结合而显像；其示踪剂为放射性元素，同时需要配合CT扫描，可以提供疾病的形态学和代谢改变，对肿瘤的良恶性判断和肿瘤的TNM分期具有较高的临床应用价值。但PET-CT装机量少，费用昂贵，存在辐射污染，在消化系统疾病检查应用有限。

（六）消化系统疾病影像学检查的选择

不同的影像检查方法消化系统疾病有各自的适应证（表28-3）。对于肝胆胰脾等实质性脏器疾病的筛查，首选超声检查。对消化系统疾病，一般不选用CT平扫，需要做CT增强，主要显示疾病本身及周围结构是否侵犯情况，对器质性病变如肿瘤等诊断价值大。对消化道功能性改变，首选造影检查（上消化道、全消化道造影及钡灌肠）。CT血管造影（CTA）、数字减影技术（DSA）、磁共振血管造影（MRA）均对血管造影具有优势，MRA无创、不需要注射造影剂，MRI同时完成，但分辨率差，多作为初筛；CTA无创，需要注射含碘的造影剂和了解肾功能情况（造影剂通过肾脏排泄），可以快速完成，患者痛苦相对少；DSA需要进行动脉插管，有一定创伤，分辨率最高，是诊断血管疾病的“金标准”。如要了解病变为哪支血管供血，三者均可；如既要了解病变的责任血管，又要做治疗（栓塞血管、血管内注药），宜选择DSA。

CT、MRI主要从形态学方面诊断疾病，对器质性病变如肿瘤不失为价廉物美的方法，特别是MRI，无辐射污染，对肿瘤诊断价值大，临床应用广泛；如需要了解是否有其他部位转移病变，可选用MRI全身弥散成像与PET-CT检查。

CT、MRI与超声在消化系统应用时，急诊患者不管什么情况，首选应选择超声、CT。观察消化道梗阻，选腹部平片及CT。脏器肿瘤性病变，经超声检查筛查后，进一步明确需要增强CT或MRI。对对比剂过敏的患者，只能选MRI检查。

表 28-3　消化系统疾病影像检查适应证

检查方法	适应证
X 平片	急腹症（消化管穿孔、梗阻）
消化管造影	消化管肿瘤、炎症、畸形、异物、功能性改变
CT	消化系统肿瘤、炎症、畸形、腹部外伤、急腹症
MRI	消化系统肿瘤、炎症、畸形
PET-CT	消化系统肿瘤

第二节　常见消化系统疾病诊断

一、胃食管反流病

胃食管反流病（gastroesophageal reflux，GERD）是指胃十二指肠内容物反流入食管而引起不适症状和（或）并发症的一组疾病，分为反流性食管炎（reflux esophagitis，RE）或称糜烂性食管炎（erosive esophagitis，EE）、非糜烂性反流病（non-erosive reflux disease，NERD）和 Barrett 食管（barrett esophagus，BE）3 种类型。当然也有学者认为 BE 不能自成一类，而是 GERD 的一个并发症。NERD 是指存在反流相关的不适症状，但内镜下未见 BE 和食管损害，RE 是指内镜下可见食管远段破损，BE 系指食管远段的鳞状上皮被柱状上皮所取代。

（一）症状与体征

可分为典型症状、非典型症状和食管外症状。部分患者可无症状，但有 RE。

（1）典型症状：烧心、反流是 GERD 最常见和典型的症状。

（2）非典型症状：胸痛、上腹疼痛、胃灼热感、嗳气、恶心等。

（3）食管外症状：包括咳嗽、咽喉症状、哮喘、牙蚀症及其他部位（如脑、心）的一些症状。

本病一般无明显体征。

（二）辅助检查

1. 内镜　内镜检查有助于确定有无 RE、BE 及有无合并症和并发症，如食管裂孔疝、食管炎性狭窄、食管癌等。内镜下 RE 分级（洛杉矶分级法）如下：正常，食管黏膜没有破损；A 级：一个或一个以上食管黏膜破损，长径小于 5mm；B 级：一个或一个以上食管黏膜破损，长径大于 5mm，但没有融合性病变；C 级：黏膜破损有融合，但小于 75% 的食管周径；D 级：黏膜破损融合，至少达到 75% 的食管周径（图 28-4）。

内镜下正常食管黏膜为粉红色，胃黏膜为橘红色，两者交界处形成不规则的波浪线即齿状线（“Z”线），也被称为鳞柱上皮交界处（SCJ）。生理情况下 SCJ 与胃-食管连接处（GEJ）在同一部位。当发生 BE 时 Z 线上移，遗留柱状上皮；或 Z 线上方出现柱状上皮黏膜，可呈锯齿状、岛状、舌状（橘红色），内镜下诊断 BE 食管的关键是明确 GEL 和 SCJ 的位置，即二者的分离（见图 28-5）。

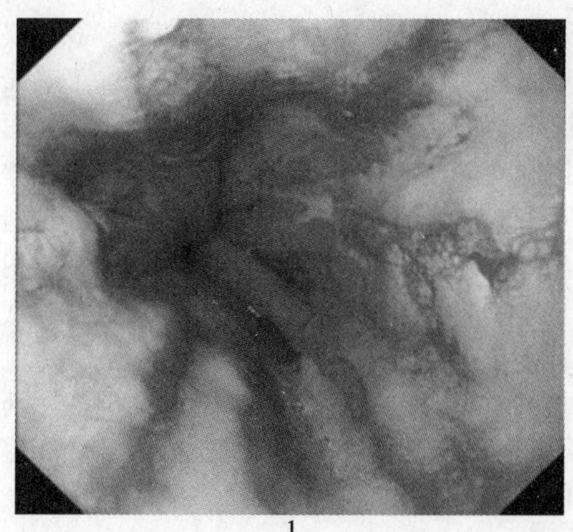

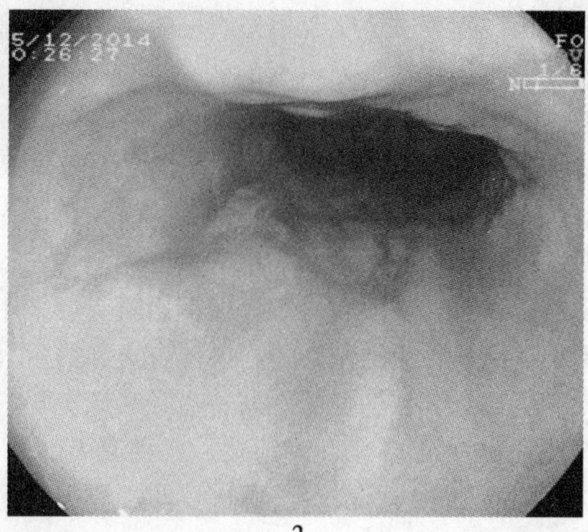

1　　　　2

图 28-4　反流性食管炎内镜下所见

1. 反流性食管炎（B 级）；2. 反流性食管炎（C 级）。

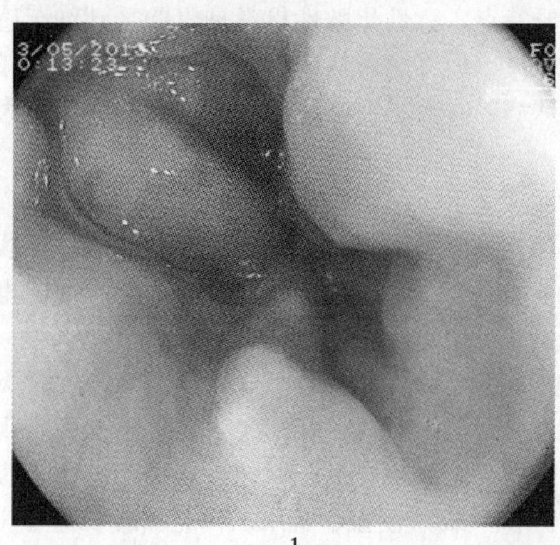

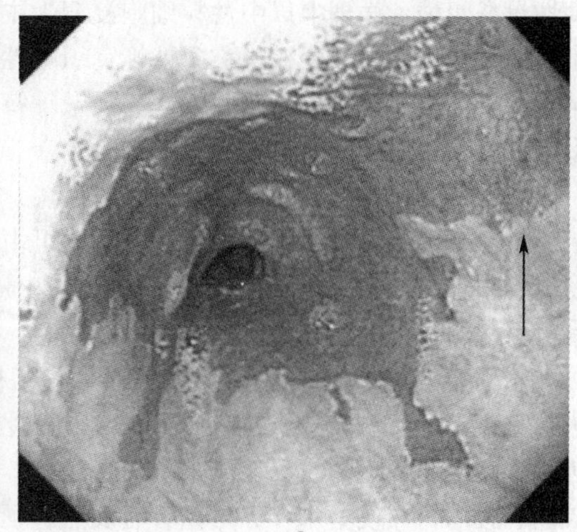

1　　　　2

图 28-5　Barrett 食管内镜下表现

1. 岛型 BE；2. 舌型 BE。

2. 影像学　钡餐检查对 GERD 有一定的临床价值，表现为：①食管下段痉挛性收缩，钡剂通过受阻；②由于瘢痕收缩可形成食管器质性狭窄；③可见胃内对比剂反流，卧位时更明显。CT、MRI 影像表现无特异性，临床基本不用其来辅助诊断 GERD。

3. 24 小时食管 pH 监测　目前为鉴定酸反流的“金标准”，是诊断 GERD 的重要方法，但属于创伤性，临床难以常规使用。即将一微探头固定在食管下括约肌（lowesophagealsphincter，LES）上方 5cm 处，记录 24 小时的酸反流活动，能详细显示酸反流、昼夜酸反流规律、酸反流与症状的关系以及患者对治疗的反应，有助于个体化治疗。

4. 食管测压　可测定 LES 的压力、显示频繁的一过性 LES 松弛和评价食管体部的功能。当 GERD 内科治疗效果不好时，可作为辅助性诊断方法。

本病与心理、精神因素、生活方式有关，有时可根据症状群做出诊断：①有典型症状，且无幽门梗阻或消化道梗阻的证据，临床上可考虑 GERD。②有食管外症状，又有反流症状，可考虑是反流相关或可能相关的食管外症状，如反流相关的咳嗽、哮喘。③如仅有食管外症状，但无典型的胃灼热和反流症状，尚不能诊断为 GERD。内镜检查可确诊 RE，但针对 NERD 还需结合诊断性治疗来确定。诊断性治疗：临床上对疑诊为本病而内镜检查未见 BE 和食管损害的患者常用质子泵抑制剂（PPI）做试验性治疗（如奥美拉唑每次 20mg，每天 2 次，连用 7～14 天），如有明显效果，本病诊断一般可成立。PPI 试验简便、有效，可作为 GERD 的初步诊断方法。④BE 本身不引起症状，其诊断主要根据内镜检查和食管黏膜活检。病理学诊断一般采用 4 象限活检法，组织分型为贲门腺型、胃底腺型、特殊肠化生型，并均可伴有异型增生（或上皮内瘤变）。

虽然 GERD 的症状有其特点，临床上仍应与其他病因的食管炎（如真菌性食管炎、药物性食管炎等）、消化性溃疡、各种原因的消化不良、胆道疾病以及食管动力疾病等相鉴别。胸痛为主时，应与心源性、非心源性胸痛的各种病因进行鉴别。

二、急性胃炎

急性胃炎是各种原因引起的急性胃黏膜炎症，分为急性单纯性、糜烂性、化脓性、腐蚀性胃炎四种，病理上以中性粒细胞浸润为主要特点。急性化脓性胃炎是胃壁受到细菌感染而引起的化脓性病变，又称急性蜂窝织炎性胃炎，但本病自从广泛应用抗生素以来已较罕见；急性腐蚀性胃炎与吞服强酸、强碱等特殊病因有关，在临床上少见。故而临床上大多为前两种。

（一）急性单纯性胃炎

急性单纯性胃炎是临床常见多发病，可由理化因素（如过热、过冷或粗硬食物、X 线照射、咖啡、浓茶、尼古丁、乙醇及一些刺激性调味品、药物等）、微生物感染或细菌毒素等引起，以后者多见。一般短期可以治愈，少数可留有后遗症。

1. 症状与体征　临床上以感染或进食了被细菌污染的食物后所致的急性单纯性胃炎为常见。一般起病较急，在进食污染食物后数小时至 24 小时发病，症状轻重不一，表现为中上腹不适、疼痛，以至剧烈的腹部绞痛，厌食、恶心呕吐，因常伴有肠炎而有中下腹绞痛、腹泻，粪便呈水样，严重者有发热、呕血和（或）便血、脱水、休克和酸中毒等症状。轮状病毒引起的胃肠炎多见于 5 岁以下儿童，冬季为发病高峰，常伴脱水，病程约 1 周左右。Norwalk 病毒性胃肠炎症状较轻，潜伏期约 1～2 天，病程平均 2 天，无季节性，还伴有咽痛等。

体征可见上腹或脐周轻度压痛，肠鸣音亢进。

2. 辅助检查

（1）实验室检查：感染因素引起者末梢血白细胞计数一般轻度增高，中性粒细胞比例增高；伴肠炎者粪便常规检查可见少量黏液及红、白细胞，粪便培养可检出病原菌。病程中可有短暂的胃酸分泌低下。

（2）内镜检查：可见胃黏膜明显充血、水肿，有时见糜烂及出血点，黏膜表面覆盖黏稠的炎性渗出物和黏液。但内镜不必作为常规检查，病因明确者不需做此检查。

（二）急性糜烂性胃炎

急性糜烂性胃炎是以胃黏膜多发性糜烂为特征的急性胃炎，近年来有上升趋势，又称急性胃黏膜病变或急性糜烂出血性胃炎。本病已成为上消化道出血的重要病因之一，约占上消化道出血的 20%。

1. 症状与体征　发病前多有服用非甾体消炎药（non steroid antiinflammatory drug, NSAID）、酗酒以及烧伤、大手术、颅脑外伤、重要脏器功能衰竭等应激状态病史，临床症状多为上腹部隐痛或剧痛，或伴恶心、烧灼感等症状，由药物所致者，亦称为药物性胃炎。少数重病患者上述胃肠道症状常被忽视或不明显，常以上消化道出血为首发症状，表现为呕血和（或）柏油样便，出血常为间歇性，部分患者表现为急性大量出血，病情较重，可出现失血性休克。无特征性体征。

2. 辅助检查

（1）内镜：在出血后的24～48小时内做急诊内镜检查，有确诊价值。内镜下见胃黏膜局限性或弥漫性充血、水肿、点状或片状出血、血痂，黏液分泌增多，重者可见散在多发圆形或椭圆形糜烂，直径1～2mm的浅表溃疡，黏液湖可见新鲜和陈旧血液（见图28-6）。

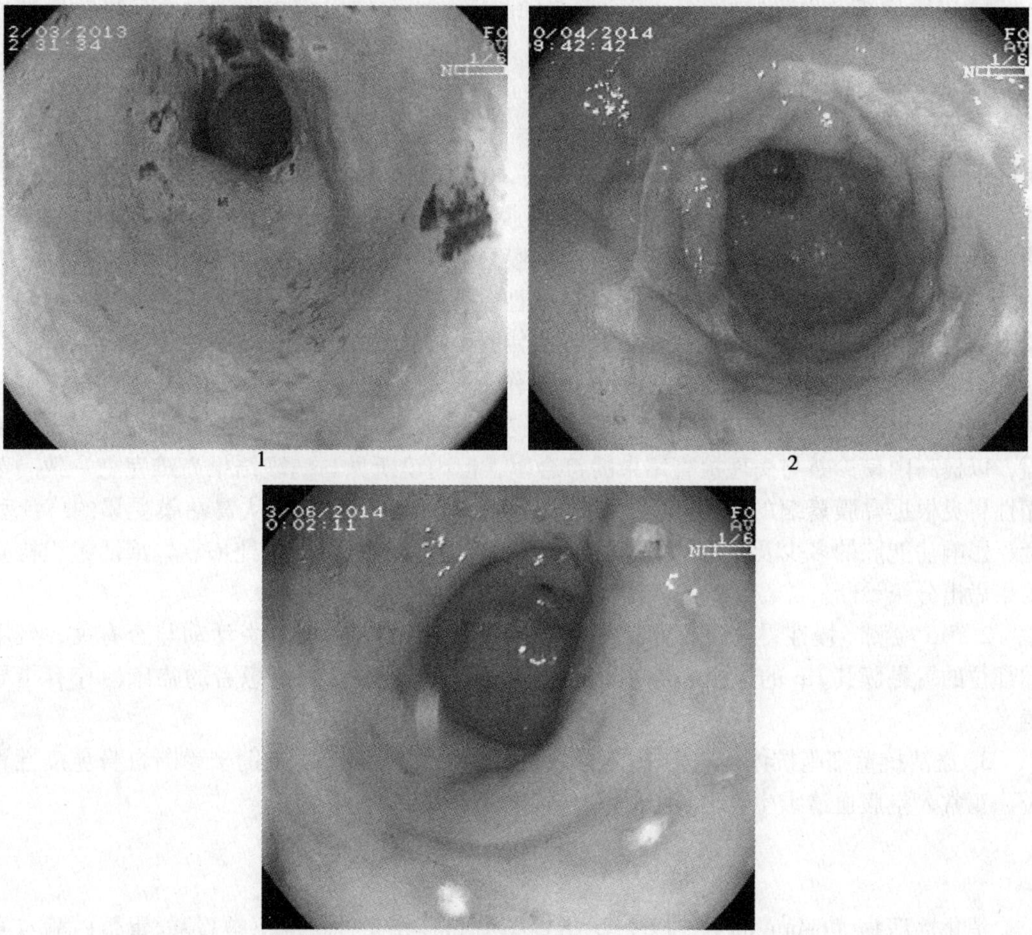

1

2

3

图28-6　急性胃黏膜病变

1. 胃窦多发糜烂出血灶；2. 胃窦多发浅表溃疡；3. NSAID胃炎及溃疡，镜下表现为深浅不一溃疡及糜烂。

（2）X线检查：胃肠道钡餐检查常不能发现糜烂性病变，且不适用于急性活动性出血患者，因为钡剂可涂布于黏膜表面，使近期不能作内镜或血管造影检查；在急性出血时肠系膜上动脉选择性血管造影术可做出出血的定位诊断，出血间歇时则常为阴性。

三、慢性胃炎

慢性胃炎（chronic gastritis）是指不同病因引起的胃黏膜的慢性炎症，分为非萎缩性（或浅表性）、萎缩性、特殊类型3种，病理上以淋巴细胞浸润为主要特点。特殊类型胃炎包括感染性胃炎、化学性胃炎、嗜酸细胞性胃炎、淋巴细胞性胃炎、非感染性肉芽肿性胃炎、放射性胃炎、充血性胃病等。

（一）症状与体征

大多数患者无明显症状。可表现为中上腹不适、饱胀、钝痛、烧灼痛等，也可呈食欲不振、嗳气、泛酸、恶心等消化不良症状。体征多不明显，有时上腹轻压痛。

（二）辅助检查

1. 内镜检查及胃黏膜活检　内镜检查同时取活组织做组织病理学检查是诊断慢性胃炎最可靠的方法。内镜下分慢性非萎缩性胃炎或浅表性胃炎（chronic superficial gastritis, CSG）和慢性萎缩性胃炎（chronic atrophic gastritis, CAG）两种。根据炎症分布的部位，可再分为胃窦胃炎、胃体胃炎和全胃炎。内镜下CSG表现为红斑（点、片、条状）、黏膜粗糙不平、出血点（斑）、黏膜水肿、渗出等。内镜下CAG有两种类型，即单纯萎缩性胃炎和萎缩性胃炎伴增生。前者主要表现为黏膜红白相间，白相为主、血管显露、色泽灰暗、皱襞变平甚至消失；后者主要表现为黏膜呈颗粒状或结节状。CSG和CAG均可伴有糜烂、胆汁反流。病理上CSG胃黏膜无萎缩性改变，而见以淋巴细胞和浆细胞为主的慢性炎症细胞浸润；CAG表现黏膜萎缩，伴或不伴肠上皮化生、上皮内瘤变。

由于萎缩性病变常呈局灶性，或内镜操作上的一些技术因素如胃内充气量、胃腔压力、胃镜与黏膜的距离等亦可引起诊断上的差别，故应在不同部位或同一区域做多块活检，以提高内镜诊断与病理检查结果的符合率，但内镜所见与病理结果尚难完全一致。萎缩性胃炎根据黏膜萎缩的程度可分为轻、中及重三级，其诊断应从胃黏膜受累的广泛程度、影响功能腺的多少及血管的显露程度等加以综合分析，不应单纯依靠局部活组织检查结果做出分级诊断。

2. Hp检测　慢性胃炎患者胃黏膜中Hp的阳性率的高低与胃炎活动与否有关，且不同部位的胃黏膜其Hp的检出率亦不相同。Hp的检测对慢性胃炎患者的临床治疗有指导意义。

3. 血清抗壁细胞抗体、内因子抗体及维生素B_{12}水平测定　有助于诊断自身免疫性胃炎，正常人空腹血清维生素B_{12}的浓度为300～900ng/L。

四、消化性溃疡

消化性溃疡（peptic ulcer, PU）泛指胃肠道黏膜在某种情况下被胃酸/胃蛋白酶自身消化而造成的溃疡，可发生于食管、胃或十二指肠，也可发生于胃-空肠吻合口附近以及含有胃黏膜的Meckel憩室。因为胃溃疡（gastric ulcer, GU）和十二指肠溃疡（duodenal ulcer, DU）最常见，故一般所谓的消化性溃疡即是指GU和DU。溃疡与糜烂的区别在于：溃疡指胃或十二指肠壁缺损超过黏膜层，而糜烂则表浅，未超过黏膜层。

（一）症状与体征

本病的临床表现不一，部分患者可无症状，或以出血、穿孔等并发症作为首发症状。典型的周期性和节律性上腹部疼痛为主要症状，且上腹痛可为进食或抗酸药所缓解，除上

腹疼痛外，尚可有反酸、嗳气、烧心、上腹饱胀、恶心、呕吐、食欲减退等消化不良症状，但这些症状均缺乏特异性。

本病缺乏特异性体征。在溃疡活动期，多数患者有上腹部局限性轻压痛，DU 压痛点常偏右。少数患者可因慢性失血或营养不良而又贫血。部分 GU 患者的体质较瘦弱。

（二）辅助检查

1. Hp 检测　Hp 感染的诊断已成为 PU 的常规检测项目，如能排除检测前患者服用过抗生素、铋剂或非甾体消炎药（NSAID）等因素，DU 患者的 Hp 感染率为 90% ~100%，GU 为 80% ~90%。

2. 胃液分析　GU 患者的胃酸分泌正常或低于正常，部分 DU 患者则增多，但与正常人均有很大重叠，故胃液分析对 PU 的诊断和鉴别诊断价值不大。目前胃液分析主要用于胃泌素瘤的辅助诊断。

3. X 线钡餐检查　GU 的 X 线检查可表现有直接征象和间接征象：①直接征象：胃腔外龛影或钡斑，即对比剂填充胃壁的直接投影；同时可见龛影的形状、大小、数目，溃疡口部水肿带（黏膜线、项圈征）、狭颈征（图 28-7）；②间接征象：可见溃疡造成的功能性和器质性表现，如激惹征（胃壁收缩，分泌增加，钡剂不能正常停留）、胃排空紊乱、幽门痉挛、黏膜纠集、胃变形等。直接征象是诊断本病较可靠的依据。

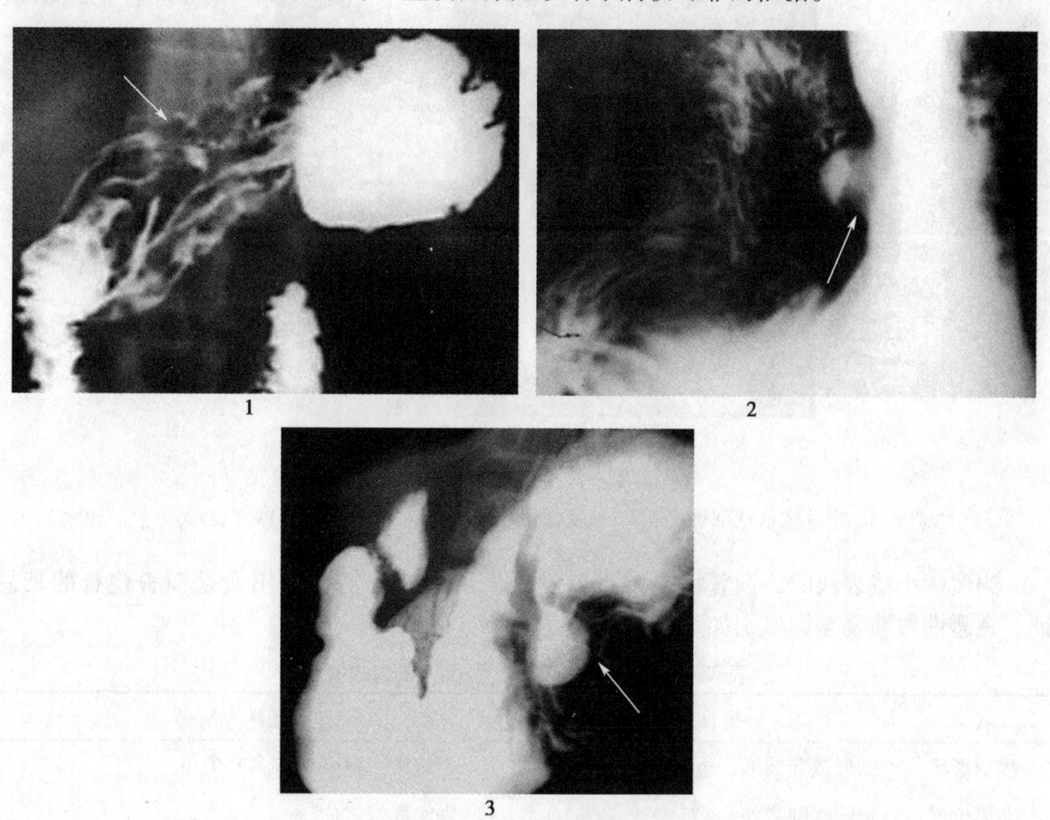

图 28-7　胃溃疡钡餐表现

1. 黏膜像示胃小弯钡斑；2. 充盈像示胃小弯龛影与项圈征；3 充盈像示胃大弯龛影与黏膜纠集。

DU 钡餐表现：①直接征象：腔外龛影或钡斑，约占 17%；②间接征象：绝大部分 DU 仅见球部变形，有时可见黏膜纠集（图 28-8）。

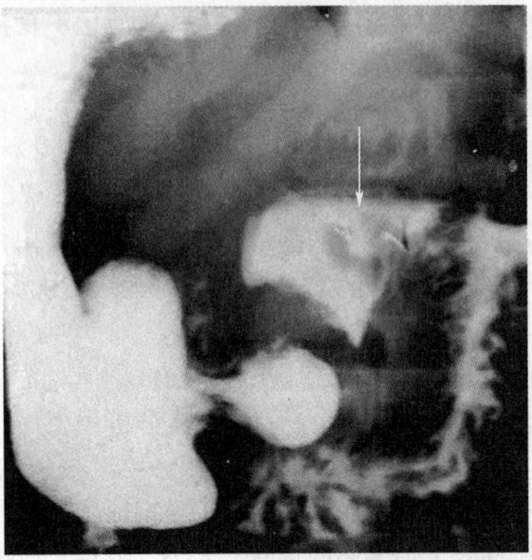

1

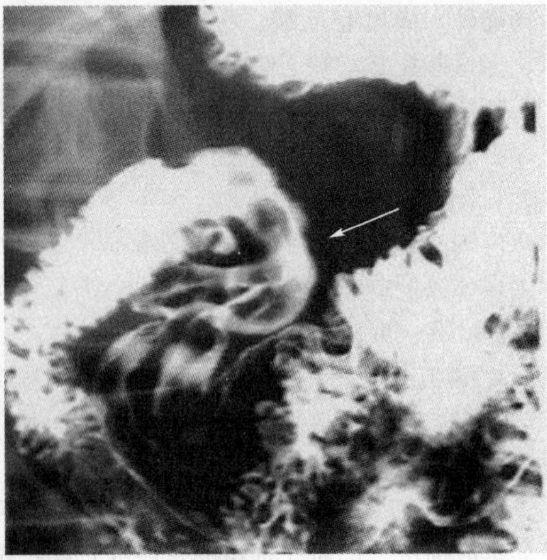

2

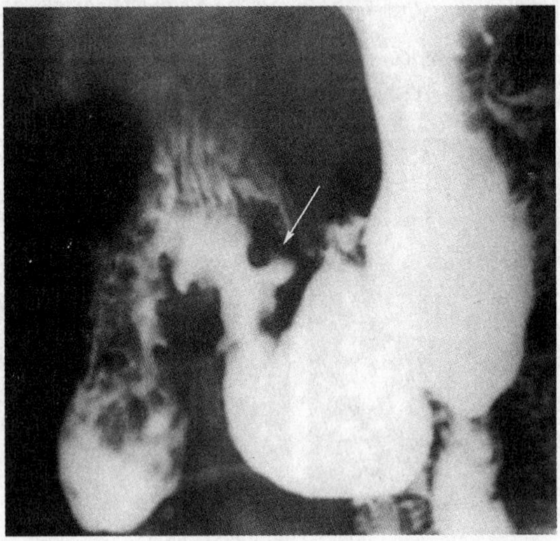

3

图 28-8　十二指肠溃疡钡餐表现

1. 充盈像示球部钡斑；2. 黏膜像示球部钡斑；3. 充盈像示球部变形。

当溃疡小或表浅时，钡餐检查常难以发现。活动性上消化道出血是钡餐检查的禁忌证。良恶性胃溃疡龛影鉴别如下（表 28-4）。

表 28-4　X 线钡餐下良、恶性胃溃疡的鉴别

	良性胃溃疡	恶性胃溃疡
龛影形状	圆形或椭圆形，边缘光滑整齐	不规则、扁平，有多个尖角
龛影位置	胃轮廓壁之外	胃轮廓壁之内
龛影大小	较小，较浅，＜2.5cm	较大、较深，≥2.5cm
龛影口部	黏膜纠集、紊乱，项圈征，狭颈征	黏膜破坏、中断，指压迹，环堤征，尖角征
附近胃壁	柔软，有蠕动波	僵硬，峭直，蠕动消失

4. 内镜检查　内镜检查对PU的诊断和良、恶性溃疡鉴别诊断的准确性高于钡餐检查（表28-5，图28-9）。但内镜检查不但可确定其来源和性质，还可以在内镜下止血。内镜下可取活检做病理检查来鉴别良、恶性溃疡。

表28-5　内镜下胃良性溃疡与恶性溃疡的区别

	良性溃疡（胃溃疡）	恶性溃疡（溃疡型胃癌）
外形	圆形或椭圆形	不规则
大小	直径一般小于2cm	一般较大，直径多>2cm
边缘	光滑、整齐	不整齐、隆起
底部	较平坦，常覆白苔或黄苔	凹凸不平、有坏死，出血明显，苔污秽
周围黏膜	黏膜皱襞向溃疡集中	黏膜皱襞中断、呈结节状肥厚

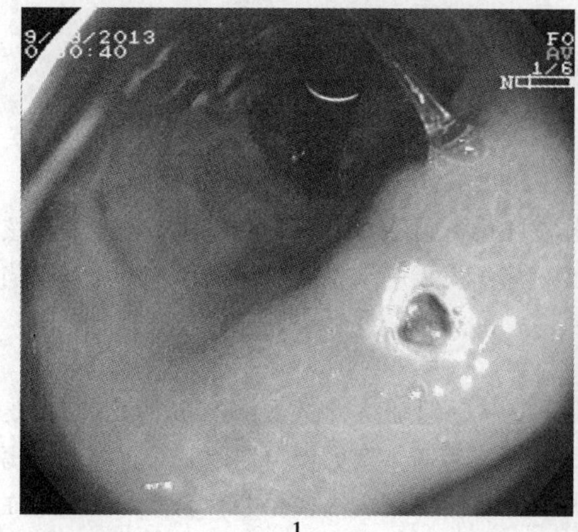

1

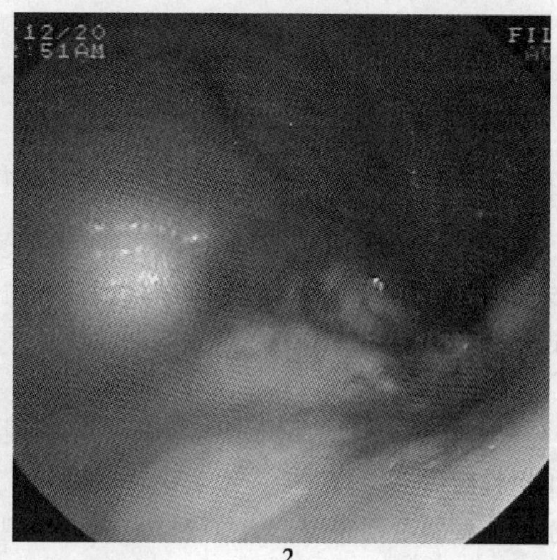

2

图28-9　内镜下良恶性胃溃疡

1. 胃角溃疡；2. 胃癌（腺癌）。

内镜下溃疡分为三个病期，每一期又可分为两个阶段：①活动期（active stage，A）：溃疡基底部蒙有白色或黄色厚苔。周边黏膜充血、水肿（A1），或周边黏膜充血、水肿开始消退，四周出现再生上皮所形成的红晕（A2）。②愈合期（healing stage，H）：溃疡缩小变浅，苔变薄，四周再生上皮所形成的红晕向溃疡围拢，黏膜皱襞向溃疡集中（H1），或溃疡面几乎为再生上皮所覆盖，黏膜皱襞更加向溃疡集中（H2）。③瘢痕期（scar stage，S）：溃疡基底部的白苔消失，呈现红色瘢痕（S1），最后转变为白色瘢痕（S2）（图28-10）。

5. CT/MRI表现　胃溃疡时胃壁增厚或正常；有时可见腔内面凹凸不平，局限性突出于胃壁；主要显示溃疡处胃壁内外情况。十二指肠溃疡：偶尔可见球部变形。

本病可通过胃液分析、内镜检查、组织学检查可与非溃疡性消化不良、反流性食管炎、慢性胆囊炎和胆石症、胃泌素瘤、胃癌相鉴别。

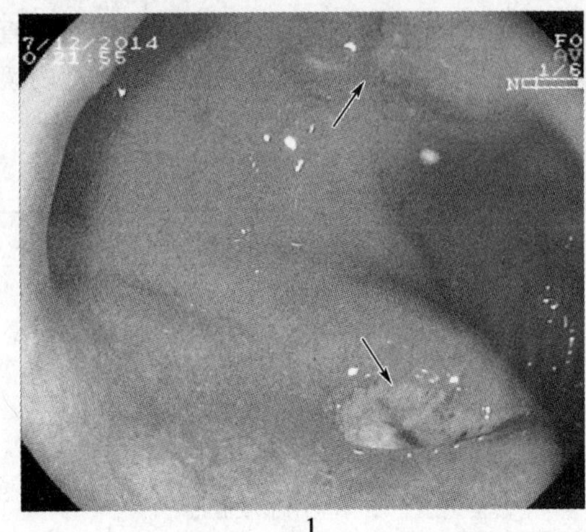

1

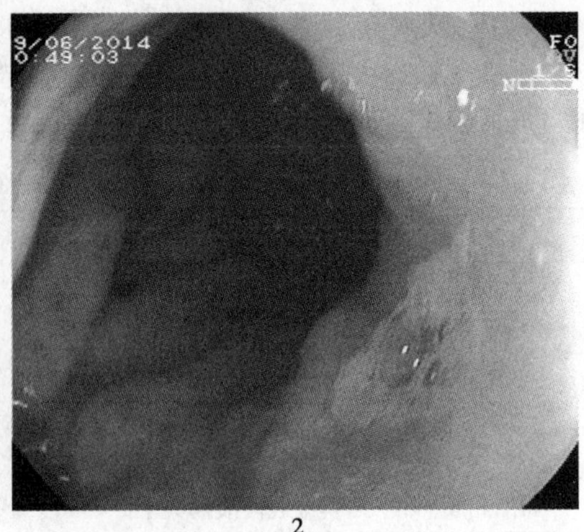

2

图 28-10　内镜下消化性溃疡

1. 十二指肠球部对吻性溃疡（A1 期）；2. 胃体溃疡（A1 期）。

五、肠　结　核

肠结核（intestinal tuberculosis）是结核分枝杆菌引起的肠道慢性特异性感染。肠结核发病部位多在回盲部，可分为溃疡型和增生型。常继发于肺结核，或伴发于人类免疫缺陷病毒感染、长期使用免疫抑制剂时。

（一）症状与体征

起病缓慢，病程较长，疾病早期缺乏特异症状，但随病情进展可有以下几种表现：①慢性腹痛，疼痛性质一般为隐痛或钝痛，多位于右下腹。②大便习惯改变：腹泻是溃疡性肠结核的主要表现，而便秘多见于增生型肠结核。也可腹泻、便秘交替出现。③全身症状：溃疡型肠结核表现为下午低热或不规则热，伴有盗汗、倦怠、消瘦。并同时有肠外结核特别是肺结核的临床表现。回盲部增生型肠结核无毒血症症状、无发热。

部分患者体检时可在右下腹扪及包块、压痛及腹膜刺激征、腹水。

（二）辅助检查

1. 血液检查　可有中度贫血，血沉多明显增快，可作为估计结核病活动程度的指标之一，这二者无特异性。结核菌素（PPD）试验强阳性或结核感染 T 细胞斑点试验（T-SPOT）阳性有助于诊断。结核蛋白芯片阳性有助于诊断，但阴性不能排除。

2. 粪便常规中可见少量脓细胞与红细胞。

3. X 线钡剂检查　黏膜紊乱、激惹跳跃征、小溃疡、肠管变形和肠腔狭窄等征象（图 28-11）。

4. 结肠镜检查和活检　结肠镜下表现主要位于回盲部的肠黏膜充血、水肿、溃疡、炎性息肉或肠腔狭窄；如果活体组织病检能找到干酪性坏死、肉芽肿、抗酸染色阳性杆菌具有确诊意义。

对高度怀疑肠结核的病例，如抗结核治疗数周后（2～6 周）症状明显改善，2～3 个月后肠镜检查病变明显改善或好转，可做出肠结核的临床诊断。对诊断有困难而又有手术指征的病例行手术剖腹探查，病变肠段或（及）肠系膜淋巴结病理组织学检查发现干酪性

肉芽肿可获确诊。应注意与克罗恩病、右侧结肠癌、阿米巴病或血吸虫病性肉芽肿、溃疡性结肠炎合并逆行性回肠炎、肠恶性淋巴瘤、伤寒、肠放线菌病等鉴别。偶有患者肠结核与克罗恩病两种疾病共存。

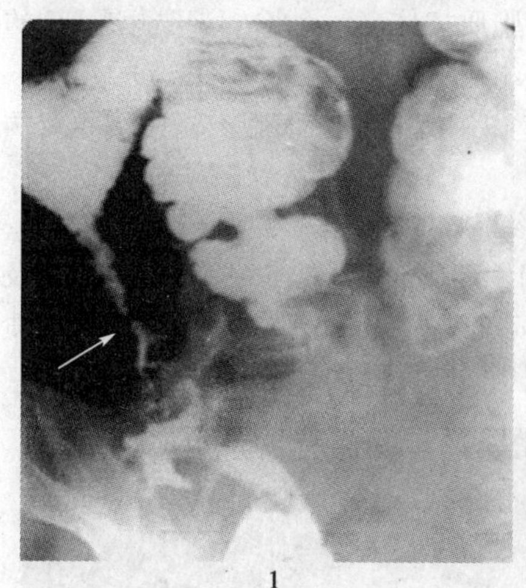
1

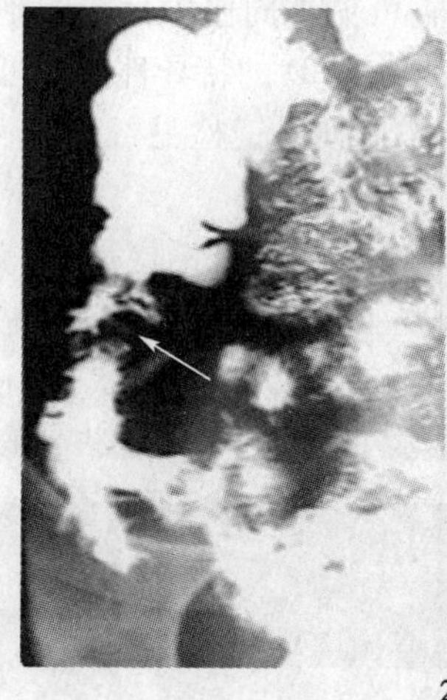
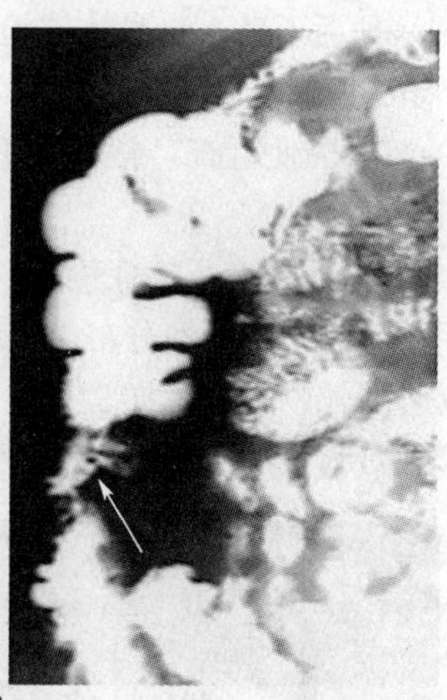
2

图 28-11　肠结核钡灌肠表现

充盈像示回盲部肠管结构紊乱，肠腔不规则变细、狭窄。

六、溃疡性结肠炎

溃疡性结肠炎（ulcerative colitis，UC）是一种病因不明的、难治的炎症性肠病（inflammatory bowel disease，IBD）。病变局限在肠黏膜与黏膜下层，且以溃疡为主，多累及直肠和远端结肠。病情迁延，轻重不等，容易复发等。

（一）症状及体征

主要表现为持续或反复发作的腹泻、黏液脓血便伴腹痛、里急后重和不同程度的全身症状，病程多在 4 ~ 6 周以上。一般而言，UC 患者的症状与病变的范围和严重程度相平行。

1. 消化系统表现　①腹泻：是本病的主要症状，轻者每日 2 ~ 4 次，重者每日达 30 ~ 40 次，少数有便秘与腹泻交替出现，多为黏液血便。直肠炎者常有明显里急后重感或便秘；②腹痛：随病变轻重而不同，轻者只有腹部不适感或隐痛，重者多为阵发性痉挛性疼痛，排便后减轻或缓解，当病变累及浆膜面时变为持续性剧痛；③其他：中重型患者可出现食欲不振、腹胀不适、恶心呕吐等症状。

2. 全身反应　患者常因进食后腹痛而不愿意进食，腹泻及肠吸收障碍等导致贫血、营养不良、全身乏力、低蛋白血症和体重下降。重型及急性暴发型者可有发热、体温高达 39 ~ 40℃、脉快、脱水、结肠胀气、腹部压痛、肌紧张等。

3. 胃肠外表现　如关节炎、皮肤红斑、脊柱炎、口腔溃疡、心肌病变、耳和肝脏病变等。我国溃疡性结肠炎患者胃肠外表现的发生率较欧美为低，一般 <10%，而且症状亦较轻。

（二）辅助检查

1. 血液检查　依据病情轻重不同，可出现 Hb 降低（多为低色素性小细胞性贫血）、急性期中性粒细胞增多、血沉增快、CRP 增高、IgG 稍高、凝血酶原时间延长、凝血因子Ⅲ、Ⅶ、Ⅷ的活性增加、血小板数升高、血清 ALB 降低、电解质紊乱（低钾最明显）。血清蛋白电泳如果在缓解期 α_2 球蛋白增加，常为复发的信号；在发作时期 γ 球蛋白下降常提示预后不良。自身抗体检查可见外周血中性粒细胞胞质抗体（p-ANCA）可能是 UC 的特异性抗体，有助于与 CD 鉴别，CD 的特异性抗体可能是酿酒酵母抗体（ASCA）。

2. 粪便检查　常有黏液脓血便，镜检见红细胞、白细胞和巨噬细胞。粪便培养致病菌阴性。

3. 结肠镜及病理检查　结肠镜检查并活检是 UC 诊断的主要依据。病变多从直肠开始，呈连续性、弥漫性分布，表现为：①黏膜血管纹理模糊、紊乱、充血、水肿、易脆、出血及脓性分泌物附着，亦常见黏膜粗糙，呈细颗粒状；②病变明显处可见弥漫性多发糜烂或溃疡；③慢性病变者可见结肠袋囊变浅、变钝或消失，假息肉及桥形黏膜等（图 28-12）。

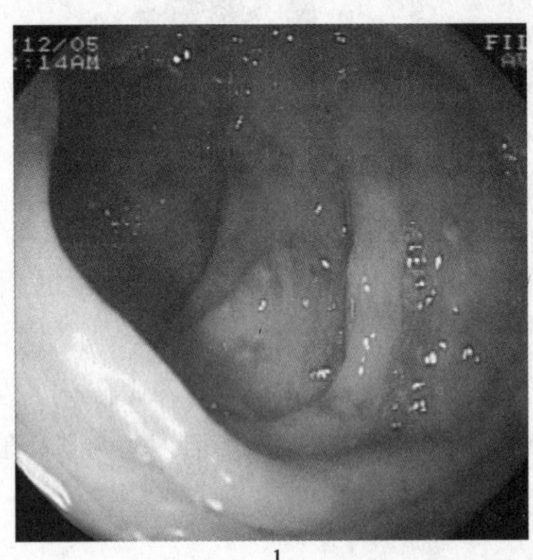
1

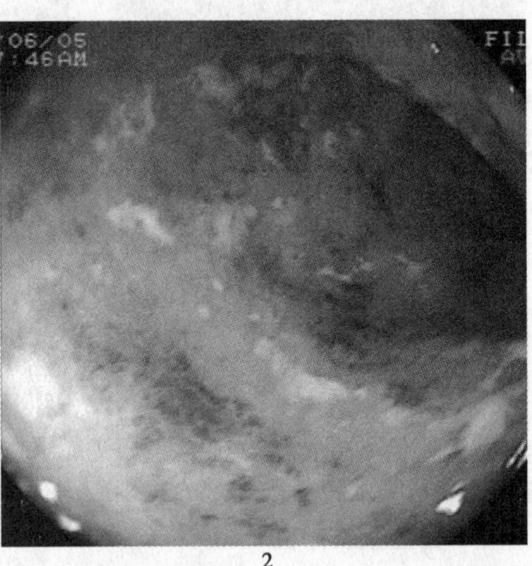
2

图 28-12　内镜下溃疡性结肠炎

1. 肠腔弥漫多发浅表溃疡；2. 黏膜血管纹理模糊、紊乱，肠腔弥漫溃疡融合成片，可见脓液。

在 UC 活动期黏膜病理学检查可见：①固有膜内弥漫性、急性、慢性炎症细胞浸润，如中性粒细胞、淋巴细胞、浆细胞、嗜酸性粒细胞等，尤其是上皮细胞间有中性粒细胞浸润和隐窝炎，乃至形成隐窝脓肿；②隐窝结构改变：隐窝大小、形态不规则，排列紊乱，杯状细胞减少等；③可见黏膜表面糜烂、浅溃疡形成和肉芽组织增生。

UC 缓解期可见：①黏膜糜烂或溃疡愈合；②固有膜内中性粒细胞浸润减少或消失，慢性炎性细胞浸润减少；③隐窝结构改变：隐窝结构改变可加重，如隐窝减少、萎缩，可见 Paneth（潘氏）细胞化生（结肠脾曲以远）。

4. 影像学检查

（1）钡灌肠检查：无条件行结肠镜或结肠镜检查遇肠腔狭窄镜端无法通过时，可应用钡剂灌肠显示结肠镜检查未及部位。UC 钡灌肠检查价值较大，气钡双重对比造影明显优于单钡剂造影。

钡剂灌肠检查主要表现为：①黏膜粗乱和（或）颗粒样改变；②肠管边缘呈锯齿状或毛刷样改变，肠壁多发小息肉和小溃疡；③肠管短缩，袋囊消失呈铅管样（图 28-13）。

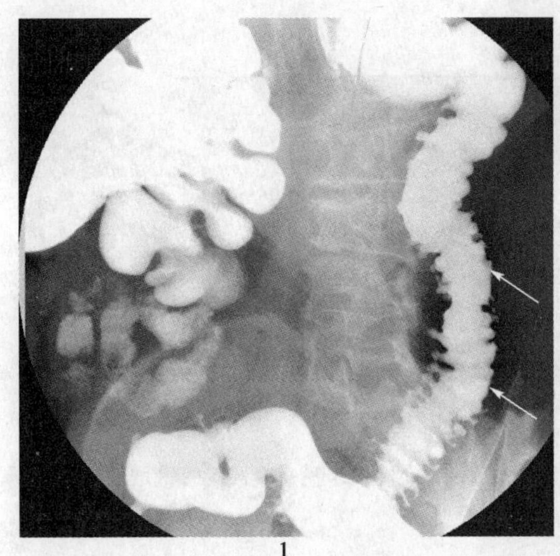
1

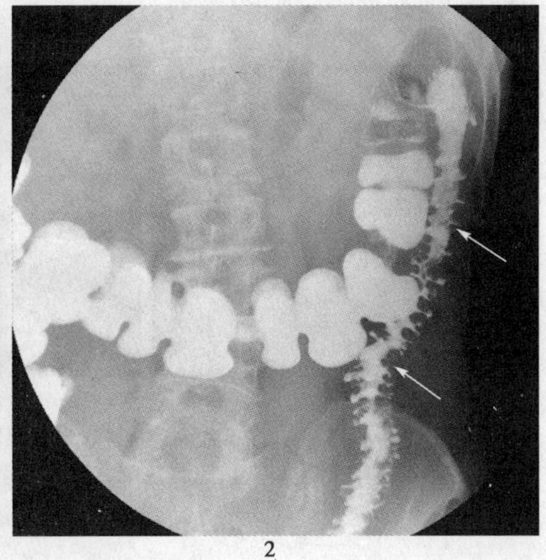
2

图 28-13　溃疡性结肠炎钡灌肠表现

1~2 充盈像示降结肠肠管缩短，结肠袋消失，管腔表面多发小息肉和小溃疡。

（2）腹部 X 线平片：患者不需做任何准备，一般医院便可开展。此检查对 UC 诊断价值不大，但对辅助判断疾病的病变范围等有一定意义，对肠穿孔、中毒性巨结肠等并发症有诊断价值。

UC 不典型者需与细菌性痢疾、慢性阿米巴痢疾、结肠癌、血吸虫病、肠易激综合征、克罗恩病、肠结核、沙门菌结肠炎、抗菌药物相关性肠炎、真菌性肠炎、缺血性肠炎、放射性肠炎、结肠息肉、结肠憩室炎、白塞氏病等相鉴别。

七、克罗恩病

克罗恩病（Crohn disease，CD）是另一种 IBD，其病因迄今未明。CD 最常发生于青年期，在我国男性略多于女性。可侵及从口腔到肛门的消化道任何部分，但以远端小肠和结肠最常累及，多表现为消化道慢性非特异性肉芽肿性改变，同时，也可有胃肠道以外的病变，特别是皮肤。

（一）症状与体征

CD 常见症状有：①消化道症状：主要为腹泻、腹痛，可有血便；②全身表现：主要为体重减轻、发热、食欲不振、疲劳、贫血等，青少年患者可见生长发育迟缓；③肠外表现：与 UC 相似；④并发症：常见瘘管、腹腔脓肿、肠狭窄和梗阻、肛周病变（肛周脓肿、肛周瘘管、皮赘、肛裂等），消化道大出血、急性穿孔较少见，病程长者可发生癌变。

体检可见腹部包块、瘘管形成或是肛门周围病变，全身表现可见发热。

（二）辅助检查

1. 自身抗体　外周血 ASCA 可能是 CD 的特异性抗体，有助于与 UC 鉴别，因为 UC 的特异性抗体可能是 p-ANCA。

2. 钡餐表现　①黏膜皱襞粗乱，纵形性溃疡或裂沟，可见“鹅卵石征”、假息肉、多发性狭窄、瘘管形成等；②病变呈节段性分布，可见“跳跃征”（病变肠管激惹及痉挛，钡剂很快通过不易停留）、“线样征”（钡剂通过迅速而遗留一细条状影）；③肠系膜侧病变较对侧重（图 28-14）。

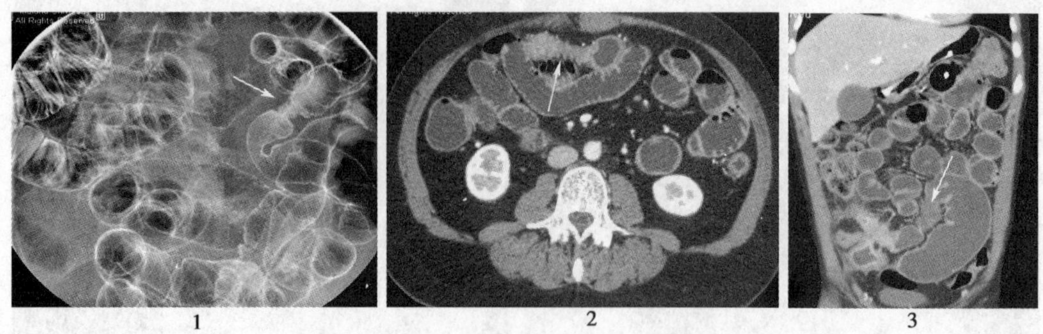

图 28-14　克罗恩病钡灌肠/CT 表现

1. X 线钡灌肠见病变段肠腔狭窄，黏膜增粗紊乱；2～3. 增强 CT 见病变段肠管壁增厚，肠腔狭窄，黏膜增粗紊乱。

3. CT/MRI 表现　节段性肠壁增厚、水肿，肠系膜脂肪增厚、模糊，有时可见肠管外的并发症，如瘘道、肠系膜淋巴结肿大等（图 28-14）。CT 或 MRI 肠道成像评估小肠炎性病变的精确性相似，后者较费时，设备和技术要求较高，但无放射线暴露之虑。CT 或 MRI 肠道造影可更好地扩张小肠，尤其是近端小肠，可能更有利于高位 CD 病变的诊断。

4. 内镜检查　结肠镜检查和活检是首选，镜检应达末端回肠。镜下一般表现为节段性，病变肠段之间黏膜外观正常，纵行溃疡、卵石样外观、肠腔狭窄、炎性息肉等。胶囊内镜主要适用于疑诊 CD 但结肠镜和小肠放射影像学检查阴性者。小肠镜主要适用于胶囊内镜或小肠放射影像学发现小肠病变或尽管上述检查阴性而临床高度怀疑小肠病变需进行确认和鉴别者，或已确诊 CD 需小肠镜检查以指导或进行治疗者。小肠镜下 CD 病变特征与结肠镜所见相同。胃镜检查原则上也列为常规检查。少部分 CD 病变可累及食管、胃和十二指肠，但一般很少单独累及（图 28-15）。组织活检有非干酪性肉芽肿形成及大量淋巴细胞聚集。

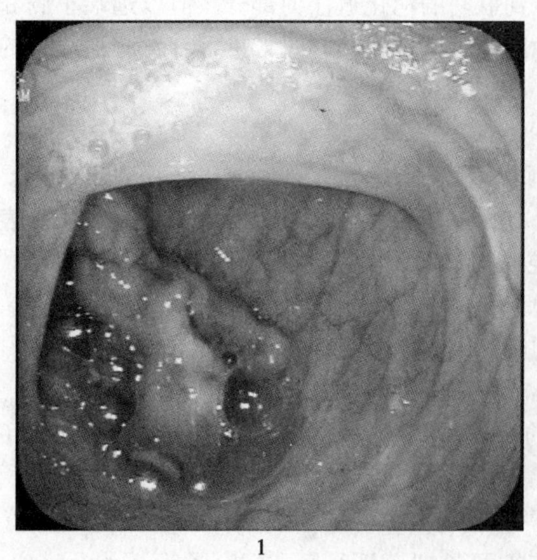

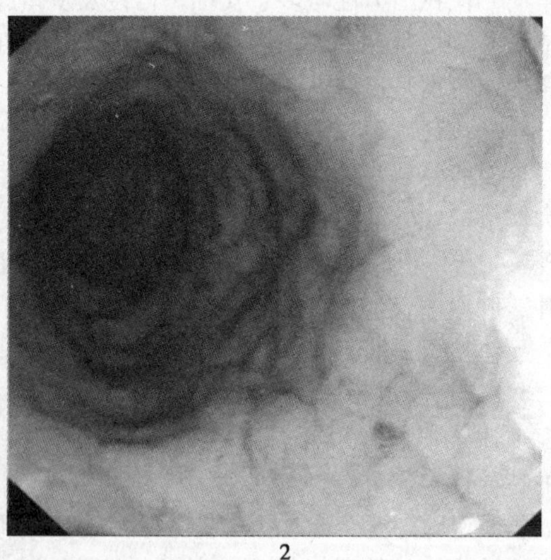

图 28-15　内镜下克罗恩病表现

1. 回盲部炎性息肉形成；2. 回肠末端黏膜呈鹅卵石样改变。

5. 腹部超声　典型克罗恩病超声表现为：肠管壁增厚，呈“靶环征”、“三明治征”，血流信号增多；受累肠壁周围脂肪增生，声像图示“爬行脂肪征”（creeping fat sign）；出现瘘管、炎性包块、肠系膜淋巴结肿大。超声检查方便、无创，有助于确定肠壁结构改变及检出肠外病变，对 CD 诊断的初筛和治疗后活动性随访具有重要的临床意义。由于存在检查盲区，且依赖于检查者经验，超声对 CD 诊断的准确性较低，超声造影和彩色多普勒可增加准确性。

CD 诊断缺乏金标准，确诊需结合临床、内镜、影像学和组织病理学表现进行综合分析并随访观察。与 CD 鉴别最困难的疾病是肠结核（表 28-6），其次是肠道白塞综合征而系统表现不典型者。其他需要鉴别的疾病还包括：溃疡性结肠炎（表 28-7）、感染性肠炎、缺血性结肠炎、放射性肠炎、药物性（如 NSAID）肠病、嗜酸性粒细胞性肠炎、以肠道病变为突出表现的风湿性疾病（如系统性红斑狼疮、原发性血管炎等）、肠道恶性淋巴瘤、憩室炎、转流性肠炎等。

表 28-6　肠结核与克罗恩病的鉴别

	肠结核	克罗恩病
肠外结核	多见	一般无
病程	复发不多	病程长，缓解与复发交替
瘘管、腹腔脓肛周病变	少见	可见
病变节段性分布	常无	有
溃疡形成	常呈横行、浅表而不规则	多成纵行、裂隙状
结核菌素试验	强阳性	弱阳性
抗结核治疗	症状改善，肠道病变好转	无明显改善，肠道病变无好转
组织病理抗酸杆菌	可有	无
干酪性肉芽肿	有	无

表 28-7　溃疡性结肠炎与克罗恩病的鉴别

项目	溃疡性结肠炎	克罗恩病
症状	脓血便多见	有腹泻但脓血便较少见
病变分布	病变持续	呈节段性
直肠受累	绝大多数受累	少见
肠腔狭窄	少见，中心性	多见，偏心性
内镜表现	溃疡浅，黏膜弥漫性充血水肿、颗粒状，脆性增加	纵行溃疡、卵石样外观，病变间黏膜外观正常（非弥漫性）
活检特征	固有膜全层弥漫性炎症、隐窝脓肿、隐窝结构明显异常、杯状细胞减少	裂隙状溃疡、非干酪样肉芽肿、黏膜下层淋巴细胞聚集

八、肠易激综合征

肠易激综合征（irritable bowel syndrome，IBS）是一种以腹痛或腹部不适伴排便习惯改变为特征的功能性肠病，其缺乏可解释症状的形态学改变和生化异常。IBS 的病理生理学基础主要是胃肠动力和内脏感知异常，而造成这些变化的机制尚未完全阐明。已知心理社会因素与IBS发病有密切关系。近年来已注意到肠道急性感染后在易感者中可引起IBS。脑-肠轴神经内分泌调节功能失调以及影响该调节功能的肠道免疫系统的异常，近年来也已受到重视。

（一）症状与体征

IBS起病隐匿，症状反复或慢性迁延，病程数年到数十年不等，全身状况受影响不大，饮食、精神心理常常是病情复发或加重的因素。最主要的症状是腹痛或腹部不适、排便习惯或粪便性状的改变。腹痛或腹部不适部位不定，多在下腹或左下腹，排便或排气后减轻。大便可呈溏稀、干结或二者交替。

一般无明显体征，也可在相应部位有轻压痛，部分患者可触及腊肠样肠管，直肠指检可感到肛门痉挛、张力较高，可有触痛。

（二）辅助检查

当怀疑IBS时，可能需要做的检查包括血常规、粪便常规、粪便寄生虫和隐血、结肠镜或钡灌肠造影来排除器质性疾病。内镜检查能除外炎症、肿瘤及结肠黑变病，不必常规进行直肠黏膜活检。IBS患者血常规、血沉、C反应蛋白的检查很少有异常。一般不需要进行乳糖吸收试验，常规的腹部超声对其诊断没有太大帮助。

IBS的诊断仍然依据罗马Ⅲ诊断标准。①以腹痛为主的IBS，应与肠道细菌感染、肠结核、UC和CD以及肝胆胰、妇科疾病引起的腹痛等鉴别。②以便秘为主的IBS，除了需与由于妊娠、饮食习惯改变或外出旅游等有关的偶发便秘相鉴别外，还要考虑与腹腔内脏器质性病变阻塞肠道的原因（如腹腔内巨大肿瘤）、功能性便秘等相鉴别。③以腹泻为主的IBS，与功能性腹泻有时在临床上鉴别较为困难。功能性腹泻是持续性或反复排稀糊便或水样便，不伴有腹痛，其罗马Ⅲ诊断标准为：至少75%的大便为不伴有腹痛的松散（糊状）便或水样便。④IBS还应与甲状腺功能亢进症、胃泌素瘤、乳糖酶缺乏症、肠道吸收不良综合征等相鉴别。一般而言，以下临床症状不支持IBS的诊断，而多提示存在肠道器质性疾病：老年起病，进行性加重，惊扰睡眠，发热，明显消瘦，脱水，吸收不良，夜间腹泻，大便带脓血或脂肪泻，直肠出血，腹痛与排便关系不肯定，心身疾病多继发于症状等。

九、慢性病毒性肝炎

慢性病毒性肝炎是指各种肝炎病毒引起的肝脏慢性炎症性改变，其炎症组织学及生化学的异常改变超过6个月，病情无明显好转，或肝内有活动性炎症变化，主要包括慢性乙型肝炎（chronic hepatitis B，简称乙肝）、慢性丙型肝炎（chronic hepatitis C，简称丙肝）和慢性丁型肝炎，此外可能还有庚型肝炎病毒、TT病毒以及某些未知的肝炎病毒感染所致的慢性肝炎。本病在我国发病率很高，仅慢性乙型肝炎患者就超过3000万，而慢性乙型肝炎病毒携带者则超过1.2亿。乙肝病毒携带者约10%发展为慢性肝炎，丙肝病毒携带者则有8%～32%发展为慢性肝炎。可与酒精性肝病、自身免疫性肝炎同时存在，易向肝硬化、肝癌发展。

（一）症状与体征

1. 轻度　症状较轻，乏力、食欲减退、厌油、肝区隐痛不适，可伴腹胀、恶心、腹泻等。体征多不明显，肝脏大小正常或稍肿大，质软，有轻度压痛，脾脏多无肿大。

2. 中、重度　症状较重，多有中度黄疸、疲乏无力、食欲缺乏、恶心、呕吐、厌油、

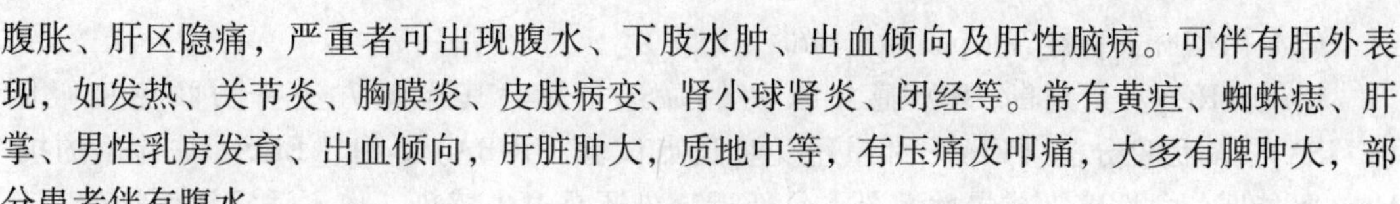

腹胀、肝区隐痛，严重者可出现腹水、下肢水肿、出血倾向及肝性脑病。可伴有肝外表现，如发热、关节炎、胸膜炎、皮肤病变、肾小球肾炎、闭经等。常有黄疸、蜘蛛痣、肝掌、男性乳房发育、出血倾向，肝脏肿大，质地中等，有压痛及叩痛，大多有脾肿大，部分患者伴有腹水。

（二）辅助检查

1. 肝功能　慢性病毒性肝炎患者可肝功能异常：①轻度：血清转氨酶轻、中度持续性或波动性增高，胆红素多正常或轻度升高，血清蛋白多无异常，血清抗体和免疫球蛋白多正常。BSP（磺溴酞钠）潴留试验可轻度异常。②中、重度：血清转氨酶、胆红素持续或反复升高，白蛋白合成减少，球蛋白升高，凝血酶原时间延长，γ-谷氨酰转肽酶和腺苷脱氨酶亦常增高，伴肝内淤胆时碱性磷酸酶增高，BSP 滞留明显，免疫球蛋白增高。

2. 病原学检查

（1）乙型肝炎病毒（hepatitis B virus，HBV）

1）HBV 感染血清标志物：包括血清乙肝表面抗原（HBsAg）、乙肝表面抗体（抗-HBs）、e 抗原（HBeAg）、e 抗体（抗-HBe）、核心抗体（抗-HBc）及乙肝病毒脱氧核糖核酸（HBV – DNA）。HBV 感染血清标志物的意义见表 28-8。

2）HBV-DNA：HBV-DNA 阳性及含量高低反映病毒复制及传染性强弱，是 HBV 感染最直接、特异且灵敏的指标。急性 HBV 感染时，潜伏期即可阳性，于感染后第 8 周达高峰，至血清转氨酶升高时，90% 以上已被清除。慢性 HBV 感染时，HBV-DNA 可长期阳性。斑点杂交法检测 HBV-DNA 特异性高但灵敏度较低，PCR 法大大提高了灵敏度，现广泛用于治疗过程中疗效评估。

表 28-8　HBV 感染血清标志物的意义

HBsAg	抗-HBs	HBeAg	抗-HBe	抗-HBc	意义
+	–	–	–	–	急性 HBV 感染潜伏期
+	–	+	–	–	急性肝炎早期，传染性强
+	–	+	–	+	急性或慢性感染，传染性强
+	–	–	+	+	急性或慢性感染后期，传染性低
+	–	–	–	+	急性或慢性乙型肝炎 HBV 携带，传染性低
+	+	+	–	+	HBsAg 免疫复合物，新的不同亚型再感染
+	+	+	+	+	①一种亚型的 HBsAg 及异型的抗-HBs（常见）；②血清从 HBsAg 转化为抗-HBs 的过程（少见）
–	+	–	–	+	HBV 感染恢复期
–	–	–	+	+	①HBV 感染已过；②抗-HBs 出现前的窗口期
–	+	–	+	+	HBV 感染恢复期
–	+	–	–	–	①注射疫苗后；②遥远的过去感染；③假阳性

（2）丙型肝炎病毒（hepatitis C virus，HCV）

1）抗-HCV：是判断 HCV 感染最初的筛选指标。其检测方法有酶联免疫吸附（ELISA）、酶免疫分析（EIA）和重组免疫斑点试验（RIBA）3 种。ELISA 法检出的抗-HCV 不能区分急性感染或慢性感染，是新近感染还是过去感染，也不适宜评价疗效。其 IgG 抗体仅是 HCV 感染的指标，不是保护性抗体；其 IgM 抗体理论上有独特意义，在自限性病例中可消失，而在慢性化病例中仍阳性，提示可作为演变为慢性的指标，对指导抗病毒治疗似有一定的价值，但临床上还未广泛应用。RIBA 又称为验证试验，以确认 ELISA 阳性的特异性，特别是那些无明显危险因素的阳性反应者，如 ALT 正常者、自愿献血者以及自身免疫疾病者。EIA 阳性、转氨酶升高，则 HCV 感染的几率约 95%，而在转氨酶正常的部分健康人仍可出现 ELISA、EIA 假阳性，这时可用 RIBA 来验证，故而 RIBA 较 ELISA、EIA 有更强的特异性，但因其操作繁琐、价格昂贵，现已被 HCV－RNA 所替代。

2）丙型肝炎病毒核酸 RNA（HCV-RNA）：检测血清 HCV-RNA 是诊断 HCV 感染的“金标准”。多用于抗-HCV 阳性但无 HCV 感染高危情况和免疫抑制的患者；还可用于诊断抗-HCV 出现前的急性 HCV 感染，区分 HCV 活动性感染或既往感染，评价治疗反应等。有两种检测方法：一是反转录多聚酶链反应（RT-PCR），可定性、定量；二是分枝链 DNA（bDNA）信号扩增分析，是定量试验。目前定性试验应用较多，定量试验多用在选择干扰素治疗时，因为高水平的 HCV－RNA 对其治疗反应差。HCV－RNA 检测灵敏度高、特异性强，具有早期诊断的意义，但检出率较低，检测复杂，也可出现假阳性．所以多作为抗-HCV 检验的补充试验。

3）HCV 核心抗原：血清中 HCV 核心抗原检测对处于 HCV 感染“窗口期”的个体有很大价值。

4）HCV 基因型：HCV 基因型检测就是基因顺序分析，对判断预后和抗病毒干扰素（interferon，IFN）治疗有重要价值。

3. 肝穿活检　有助于确定病因、判断肝实质损害及炎症活动程度，估计预后和评价疗效。

4. 超声检查　应用超声检查肝炎，可获知肝、脾大小的改变，观察肝炎的严重程度，在肝炎诊断中具有重要的临床价值。轻度慢性肝炎可无明显改变；中度慢性肝炎部分病例肝包膜可不光滑，肝实质回声增粗，分布尚均匀，肝内管道走行多清晰，门静脉无增宽；重度慢性肝炎肝脏大小一般正常，部分病例肝包膜欠光整，边缘变钝，肝内回声增粗、增多、分布欠均匀，肝内管道可显示欠清，门静脉及脾静脉增宽，脾稍大，胆囊壁增厚，可见“双层征”。

关于病毒性肝炎的诊断，首先应做病原学鉴别，根据病史及实验室检查一般不难鉴别。此外还应与下列疾病鉴别：自身免疫性慢性肝炎、药物性慢性肝炎、隐匿性肝硬化、非特异性反应性肝炎、肝炎后综合征。

十、自身免疫性肝炎

自身免疫性肝炎（auto immune hepatitis，AIH）是一种原因未明的自身持续性的肝脏慢性活动性炎症性疾病，可造成肝细胞炎症及坏死，最后致肝硬化。其特征主要为门静脉周围性肝炎、高 γ 球蛋白血症、自身抗体阳性。本病可伴发其他自身免疫性疾病，女：男为（4～6）：1，青少年期为发病高峰期，女性绝经期为另一高峰，有明显的种族倾向和遗

传背景。

（一）症状与体征

1. 肝病表现　大多数隐匿起病，逐渐出现疲乏无力、恶心、食欲缺乏、腹胀及体重减轻等肝炎症状。可有轻、中度黄疸和皮肤瘙痒，约20% ~25%患者的起病类似急性病毒性肝炎。但严重黄疸和皮肤瘙痒常提示其他疾病。肝脾肿大常见，可有肝掌和蜘蛛痣。晚期可出现肝功能失代偿期的表现如腹水形成、肝性脑病、曲张静脉破裂出血和肝肾综合征等。

2. 肝外表现　有时全身性肝外表现掩盖了原有的肝病，易被误诊为关节炎、结缔组织病或月经不调，出现黄疸时才被诊断。①对称性、游走性关节炎，多侵犯大关节，可反复发作，伴疼痛及僵直，无关节畸形。可先有关节酸痛、低热、乏力、皮疹、闭经等；②低热、皮疹、皮肤血管炎和皮下出血；③内分泌失调，有类库欣综合征面貌，紫纹，痤疮，多毛，女性闭经；男性乳房发育，桥本甲状腺炎，甲状腺功能亢进，糖尿病等；④肾小管酸中毒，肾小球肾炎，肾活检示肾小管有结节状免疫球蛋白淤积；⑤胸膜炎，间质性肺炎、肺不张、纤维性肺泡炎和肺间质纤维化，偶有肺动脉高压症；⑥血液学改变有轻度贫血、白细胞和血小板减少，后两者由脾功能亢进或免疫性自身抗白细胞或抗血小板抗体所致；⑦干燥综合征可见于半数病例，偶见溃疡性结肠炎。

（二）辅助检查

1. 肝功能检查　转氨酶持续或反复增高，常为正常的3 ~5倍以上，一般为ALT > AST，ALP及γ-GT常增高，ALB多正常，γ球蛋白明显增高，以IgG增高最明显，其次为IgM和IgA，血清胆红素常明显升高。

2. 免疫血清学检查　多种自身抗体阳性为本病的特征性表现。抗线粒体抗体（AMA）（－），抗核抗体（ANA）、抗平滑肌抗体（SMA）或肝/肾微粒体1型抗体（抗LKM-1）≥1∶80（成人）和1∶20（儿童）。或有其他自身抗体如核固抗嗜中性粒细胞胞质（pANCA）、可溶性肝抗原抗体（抗SLA）/LP、肝特异性胞液抗原型1抗体（抗LC－1）、无唾液酸糖蛋白受体抗体（ASGPR）、抗肌动蛋白抗体等，对诊断本病有相对特异性，但亦可见于其他肝病。

（三）诊断标准

自身免疫性肝炎的诊断标准见表28-9、表28-10。

表28-9　国际自身免疫性肝炎组修订的诊断标准（2010年）

特征	确诊	疑诊
肝脏组织学	中或重度活动性肝炎伴或不伴小叶肝炎或小叶中央-门静脉区桥接坏死，但不伴胆系损伤或界限清晰的肉芽组织或其他提示不同病因的显著病理改变	同左
血清生化	血清转氨酶的任何异常，特别是血清碱性磷酸酶水平不显著升高。血清α-抗胰岛素抗体、铜离子及铜蓝蛋白浓度正常	同左，但若Wilson病已被检查排除，患者血清铜或铜蓝蛋白浓度异常也可认为疑诊

续表

特征	确诊	疑诊
血清免疫球蛋白	总血清球蛋白、γ球蛋白或IgG大于正常上限1.5倍	血清球蛋白、γ球蛋白或IgG大于正常上限
血清自身免疫抗体	血清ANA、SAM阳性，或抗LKM-1抗体滴度大于1∶80（儿童滴度较低也有意义），血清AMA阴性	ANA、SAM或抗LKM-1≥1∶40（成人），或有其他自身抗体（pANCA、抗SLA、抗LC-1、AS-GPR、抗LKM-3、抗LKM2、抗LM等）
病毒标志物	甲乙丙型肝炎病毒现症感染标志物阴性	同左
其他致病因素	近期未用过肝毒性药物，酒精摄入量<25g/d	近期未用过肝毒性药物，酒精摄入量<50g/d；大量饮酒或近期服用肝毒性药物的患者如在戒酒或停药后仍有持续性肝脏损伤的明确证据亦可疑诊AIH

AIH：自身免疫性肝炎；ANA：抗核抗体；ASGPR：无唾液酸糖蛋白受体抗体；抗LC1：肝特异性胞液抗原型1抗体；抗LKM-1：肝/肾微粒体1型抗体；抗LM：抗肝微粒体抗体；pANCA：核固抗嗜中性粒细胞胞质；抗SLA：可溶性肝抗原抗体；SMA：平滑肌抗体；AMA：抗线粒体抗体。

表28-10 国际自身免疫性肝炎小组对AIH的简化诊断标准（2008年）

项目	因素	评分
ANA或SMA	≥1∶40	1
ANA或SMA	≥1∶80	2*
ANA或LKM-1	≥1∶40	
ANA或SLA	+	
IgG	超过正常值上限	1
	超过正常值上限1.1倍	2
肝脏组织学（肝脏炎症的必须证据）	与AIH相符	1
	为典型AIH	2
可排除病毒性肝炎	是	2

评分≥6很可能为AIH；评分≥7可确诊为AIH。*为对所有自身免疫抗体的附加分（最高2分）。

要确诊AIH不仅需要有门静脉周围性肝炎、高丙种球蛋白血症和自身抗体阳性，而且需要排除其他原因引起的肝脏病变，如嗜肝病毒感染（有相关病原学阳性）、过量饮酒（有长期过量饮酒病史）、输血或血制品（有输血或血制品病史）、药物性肝病（近期有用药病史）、胆系疾患（有相关胆系疾患）等。

十一、肝硬化

肝硬化（cirrhosis of liver）是由一种或多种原因长期或反复作用于肝脏引起的肝脏慢性、进行性、弥漫性损害，肝细胞广泛变性坏死，残存肝细胞形成再生结节，结缔组织增生及纤维化，导致正常肝脏结构破坏、假小叶形成，在此基础上出现以肝功能损害和门静脉高压为主的临床表现。HBV 或 HCV 感染、血吸虫病、长期大量饮酒等是其主要病因。

（一）症状与体征

1. 肝功能损害的表现　肝病面容、消瘦、乏力、营养不良及消化道症状，如厌油、腹胀、恶心、呕吐等；出血倾向；黄疸见于半数以上患者，重度黄疸提示肝细胞有进行性或广泛性坏死。内分泌失调：①雌激素增多、雄激素减少的表现，如肝掌蜘蛛痣、男性性功能减退、乳房发育、女性闭经、月经减少；②继发性醛固酮和抗利尿激素增多；③高血糖/低血糖；④高 rT_3 血症；⑤骨质疏松或骨软化。肝脏质地坚硬有结节感，是诊断肝硬化的重要体征。

2. 门静脉高压的表现　脾肿大及脾功能亢进；侧支循环开放（如食管、胃底静脉曲张、腹壁静脉曲张、痔静脉曲张）；腹水、胸腔积液等。

（二）辅助检查

1. 血常规　脾功能亢进时可出现不同程度的全血减少，出血时 Hb 下降更甚。

2. 肝功能检查　主要为蛋白代谢异常，血 ALB 降低，GLB 升高。其次，PT 延长也常见。ALT、AST 和血清胆红素升高仅用于判断病情活动性。

3. 肝纤维化指标　如检测血清Ⅲ型前胶原（PⅢP）、单胺氧化酶（MAO）、脯氨酸羟化酶、胶原酶、N-乙酰-β-氨基-葡糖糖苷酶（NAG）、层黏蛋白（LN）、透明质酸（HA）等，指标异常有助于肝硬化的诊断，指标正常也不能排除肝纤维化。

4. 超声　可显示肝脏、脾脏、门脉及其属支的形态学改变，发现门静脉高压，还可无创伤、实时动态观察门脉血流动力学，检出早期肝硬化，对提示一些类型肝硬化的病因（肝炎后肝硬化、酒精性肝硬化、淤血性肝硬化、布加氏综合征等）具有一定特征性，排除肝内有无占位病变。肝硬化超声表现为：①早期肝硬化肝脏轻度增大，晚期缩小；②早期肝硬化，肝脏形态无明显改变，晚期肝硬化肝脏失去正常形态，肝表面不平滑，呈锯齿状改变；③肝实质回声增粗、增强，分布不均匀，再生结节可表现为低或稍高回声区，一般大小为 0.1～0.5cm，少数超过 1.0cm，无明显占位感；④肝动脉代偿增宽，血流量增加；⑤肝静脉被挤压变细或粗细不匀、走行迂曲；⑥门静脉系统：门静脉主干扩张（内径＞1.3cm）；⑦胆囊壁增厚水肿，呈“双边征”；⑧脾肿大，脾静脉增宽；⑨腹水；⑩侧支循环开放：在胃底及食管附近有时亦可见到扩张的静脉，脐静脉可重开。超声对早期肝硬化的诊断特异性不强，需结合病史、血清学检查、肝穿刺组织检查进行鉴别。

5. CT 或 MRI　临床常用 CT、MRI 检查，以 MRI 价值更大。CT/MRI 表现：①肝脏体积缩小或增大，早期以左叶、尾叶增大多见，各叶比例失调，肝裂增宽；肝表面呈结节状、波浪状甚至驼峰样改变。②平扫、增强肝脏密度或信号一般较均匀。合并单纯再生结节、脂肪沉积、铁沉积等，CT 表现为密度不均；T1WI 再生结节呈稍高信号，T2WI 及脂肪抑制序列呈低信号。CT/MRI 增强扫描再生结节强化同肝实质。③肝外改变可见腹腔积液，门静脉扩张增粗，门静脉与体循环之间的侧支循环建立、脾脏增大等门静脉高压征象，可合并肝癌（图 28-16）。

6. 胃镜　可发现食管、胃底静脉曲张（图 28-17）。

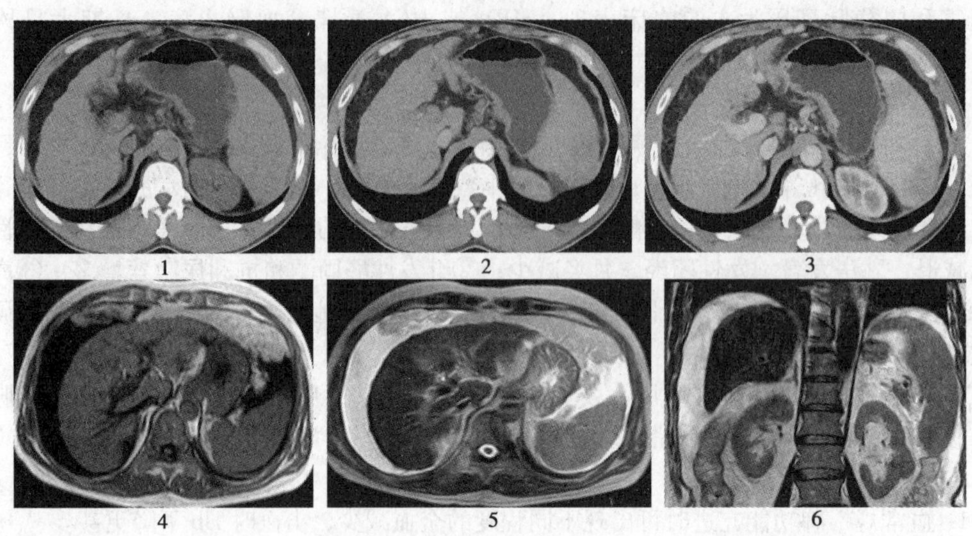

图 28-16　肝硬化 CT/MRI 表现

1. CT 平扫；2～3. CT 增强；4. T1WI 序列；5～6. T2WI 序列：肝脏体积小，各叶比例失调；脾脏增大，胃底静脉丛扩张，腹腔积液。

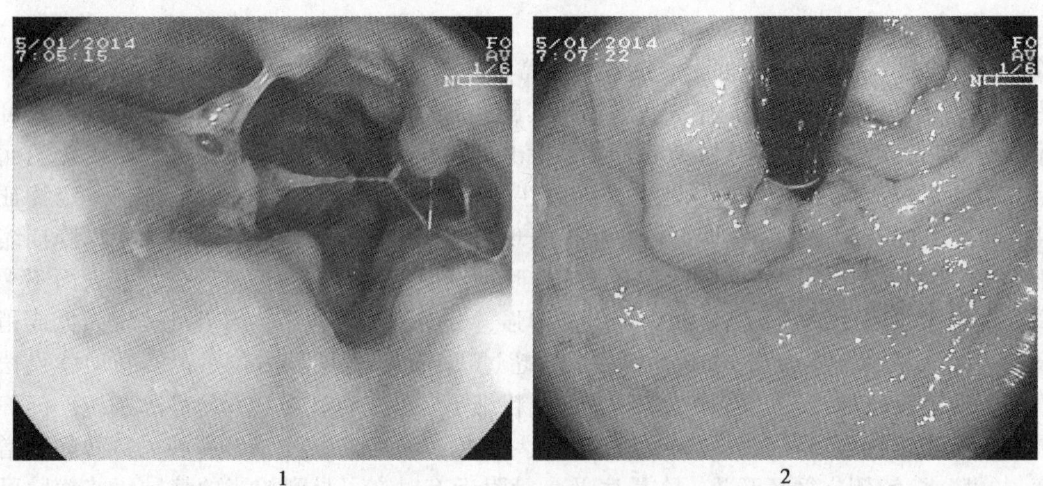

图 28-17　食管胃底静脉曲张

1. 食管静脉曲张；2. 胃底静脉曲张。

7. 肝活组织检查　若发现假小叶，则可诊断。

8. 肝脏储备功能诊断　可用 Child-Pugh 分级来评定（表 28-11）。

表 28-11　Child-Pugh 分级

临床和生化指标	1 分	2 分	3 分
肝性脑病（级）	无	1～2	3～4
腹腔积液	无	轻度	中重度
SB（μmol/L）	<34	34～51	>51

续表

临床和生化指标	1分	2分	3分
白蛋白（g/L）	>35	28~35	<28
凝血酶原时间（INR）	<1.3	1.3~1.5	>1.5
或凝血酶原时间较正常延长（秒）	1~3	4~6	>6

A级≤6分；B级7~9分；C级≥10分。

依据病程不同阶段或并发症的不同所需要鉴别的疾病也不同。肝大时需与慢性肝炎、原发性肝癌、肝脂肪浸润及寄生虫性或代谢性疾病等相鉴别。腹水患者尤应注意腹水病因的鉴别诊断，肝硬化腹水为漏出液，血清腹水ALB梯度（SAAG）>11g/L；合并自发性腹膜炎为渗出液，以中性粒细胞增多为主，但SAAG仍>11g/L；结核性和肿瘤性腹水SAAG<11g/L，结核性腹膜炎为渗出液伴腺苷脱氨酶（ADA）增高，肿瘤性腹水比重介于渗出液和漏出液之间，腹水LDH/血清LDH>1，可找到肿瘤细胞。上消化道大出血时，需与消化性溃疡、糜烂出血性胃炎等鉴别，应注意的是肝硬化常合并存在消化性溃疡。

（注：血清腹水ALB梯度（SAAG）=血清ALB－腹水ALB）

十二、肝性脑病

肝性脑病（hepaticencephalopathy，HE）是由严重肝病或门-体分流引起的以代谢紊乱为基础的、中枢神经系统功能失调的综合征，临床表现轻者可仅有轻微的智力减退，严重者出现意识障碍、行为失常和昏迷。

（一）症状与体征

主要表现为高级神经中枢的功能紊乱（如性格改变、智力下降、意识障碍等）以及运动、反射异常（如扑翼样震颤、肌阵挛、反射亢进和病理反射等），其临床分为5期。

1. 0期（潜伏期）　又称轻微肝性脑病，无行为、性格异常，无神经系统病理征，脑电图正常，只在心理测试或智力测试时有轻微异常。

2. 1期（前驱期）　轻微性格改变和精神异常，如焦虑、欣快激动、淡漠、睡眠倒错、健忘等，有扑翼样震颤，脑电图多数正常。此期症状体征不明显，易被忽略。

3. 2期（昏迷前期）　嗜睡、行为异常（如衣冠不整、随地大小便）、言语不清、书写障碍及定力障碍。有腱反射亢进、肌张力增高、踝阵挛、病理征阳性，有扑翼样震颤，脑电图有特征性异常。

4. 3期（昏睡期）　昏睡但可唤醒，醒时尚能应答，常有神志不清或幻觉，各种神经体征持续或加重，有扑翼样震颤，有腱反射亢进、肌张力增高、踝阵挛、锥体束征阳性，脑电图有异常波形。

5. 4期（昏迷期）　昏迷，不能唤醒。不能配合做扑翼样震颤。浅昏迷时腱反射、肌张力仍亢进；深昏迷时，各种反射消失，肌张力降低。脑电图明显异常。

（二）辅助检查

1. 血生化检查

（1）肝功能：可了解肝脏损害程度、肝脏的储备功能以及病情的严重度及预后。各种相关指标均可异常。

（2）肾功能：血尿素氮（BUN）、血肌酐（Cr）、电解质及酸碱度等检查异常。

（3）血氨：肝硬化及门-体分流后的 HE 患者多有血氨升高，急性 HE 患者血氨可以正常。

（4）血浆氨基酸：正常人血中支链氨基酸与芳香氨基酸的比值 >3，门-体分流性脑病患者的这一比值 <1。

2. 电生理检查　脑电图在所有代谢性脑病时均可出现类似变化，对 0 期和 1 期 HE 的诊断价值较小。脑电图提示较明显的脑功能改变，故对肝性脑病预后判断有一定价值。诱发电位是大脑皮质或皮质下层接受到由各种感觉器官受刺激的信息后所产生的电位，有别于脑电图所记录的大脑自发性电活动，可用于轻微 HE 的诊断和研究。临界视觉闪烁频率视网膜胶质细胞病变可作为肝性脑病时大脑星形胶质细胞病变的标志，通过测定临界视觉闪烁频率可辅助诊断 HE，用于检测轻微 HE。

3. 心理智能测验　一般将木块图试验、数字连接试验及数字符号试验联合应用，筛选轻微 HE。

4. 影像学检查　急性 HE 头部 CT 或 MRI 检查时可发现脑水肿，慢性 HE 则可发现有不同程度的脑萎缩。此外，头颅 CT 及 MRI 检查的重要意义在于排除脑血管及颅内肿瘤等疾病。磁共振波谱分析是一种可测定慢性肝病患者大脑枕部灰质和顶部皮质胆碱、谷氨酰胺、肌酸等含量变化的方法。HE、轻微 HE 甚至一般的肝硬化患者可有某种程度的改变（图 28-18）。

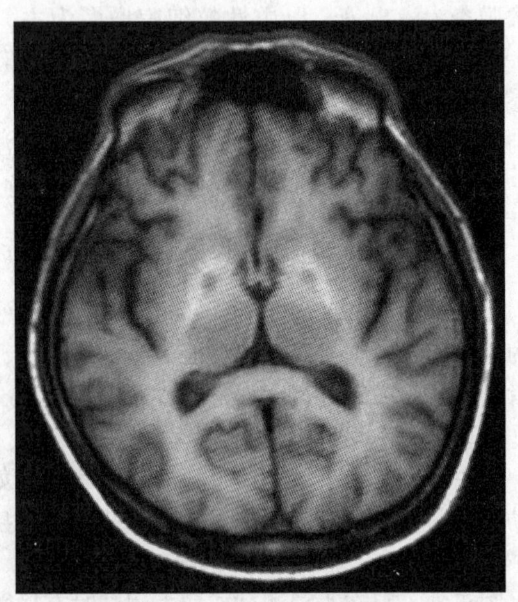

图 28-18　肝性脑病 MRI 表现

T1WI 序列示双侧苍白球对称性稍高信号。

对有精神症状患者，了解其肝病史及检测肝功能等应作为排除 HE 的常规。HE 还应与可引起昏迷的其他疾病，如糖尿病、低血糖、尿毒症、脑血管意外、脑部感染和镇静药过量等相鉴别。

十三、急性胰腺炎

急性胰腺炎（acute pancreatitis，AP）是多种病因导致胰酶激活、作用于胰腺组织后产生的局部炎症反应，但随着病情进展可出现全身炎症反应综合征（systemic inflammatory response syndrome，SIRS）、多脏器功能衰竭（MOF）、甚至死亡，病理改变可为胰腺水肿、出血、坏死等，病因主要有胆道疾病（胆源性 AP）、酒精、胰管阻塞、高 TG 症（脂源性 AP）等。

（一）症状与体征

1. 腹痛　常涉及整个上腹部，以上腹部正中或左上腹多见，部分患者有向腰背部放射的束带状痛，弯腰或前倾坐位可能会轻微减轻疼痛，平卧位加重。部分患者可能无腹痛，突然休克或昏迷，甚至猝死。

2. 恶心、呕吐　90% 患者起病时即有恶心、呕吐，呕吐物可为胃内容物、胆汁或咖啡样液体，呕吐后腹痛多无缓解。

3. 发热　发热与病情有一定关系，轻者仅有轻度发热或无发热，一般持续3～5天，重者发热较高，且持续不退。

4. 低血压及休克　严重时常发生低血压或休克，患者烦躁不安、皮肤苍白、湿冷、脉搏细弱。主要与有效循环血量不足有关。

体征与病情的严重程度相关。轻者体征较轻，往往与腹痛主诉程度相称，仅上腹压痛，多无腹肌紧张、反跳痛，可有腹胀和肠鸣音减少；重者均有腹部压痛、肌紧张，可有明显的腹胀、肠鸣音减弱或消失，常伴全身表现，以血容量不足和中毒症状为多见，包括脉搏>100次/分、血压下降、呼吸困难。肿大的胰头压迫胆总管可造成暂时性阻塞性黄疸，如黄疸持续不退且逐渐加深。另还有少见皮下脂肪坏死小结、多发性关节炎。

（二）辅助检查

1. 血淀粉酶、脂肪酶　血淀粉酶是诊断此病最常用的指标，超过正常值上限3倍有诊断意义，但并非所有的AP患者淀粉酶均升高。血清脂肪酶于起病后24小时升高，持续时间较长，在淀粉酶活性已经下降至正常，或其他原因引起血清淀粉酶活性增高时，它具有互补作用。

2. 腹部平片（KUB）　可排除胃肠穿孔、肠梗阻等急腹症，同时提供支持AP的间接证据：①哨兵袢征：空肠或其他肠段节段扩张；②麻痹性肠梗阻；③结肠切割征：结肠痉挛近端肠腔扩张，含有大量气体，而远端肠腔无气体；④胰腺区见液气平面提示脓肿。

3. 胸片　可发现其并发症，如心衰、胸腔积液、肺间质炎、肺不张等。

4. 超声检查　可作为常规筛查项目。水肿性AP超声表现为：①胰腺肿大、轮廓不清。肿大有两种：全胰腺弥漫性、均匀性肿大；局限性肿大，常为慢性炎症急性发作所致，胰腺边缘呈波浪形，轮廓线可略不规则。②胰腺内部呈无回声区，夹杂有稀疏散在的光点，后壁回声往往增强。③严重水肿时，可出现似囊肿声像图。④部分胰腺区呈气体全反射，而胰腺显示不清。出血坏死性AP时胰腺肿胀表现更为突出，内部回声不均甚至出现小片无回声区，可见多部位腔隙积液。超声能发现胰腺周围、邻近血管周围、网膜囊和腹腔的渗出与积液。超声检查对血清或尿淀粉酶未见增高而临床表现又不典型的胰腺炎诊断价值较高，但腹部胀气明显或操作者缺乏经验时可使诊断价值下降。

5. CT/MRI　诊断价值大，表现为：①胰腺体积明显增大，形状不规则，胰腺实质CT密度减低，MRI T1WI信号减低，T2WI信号增高，DWI高信号；②胰腺周围脂肪间隙模糊，邻近肾周筋膜、腹膜增厚；③小网膜囊、腹腔、胸腔可见积液征象；④增强扫描见胰腺强化程度低或不强化，提示坏死性胰腺炎（图28-19）。

（三）临床分型

1. 轻度急性胰腺炎（mild acute pancreatitis，MAP）　具备AP的临床表现和生化改变，不伴有脏器功能衰竭及局部或全身并发症。

2. 中度急性胰腺炎（moderately severe acute pancreatitis，MSAP）　具备AP的临床表现和生物化学改变，伴有一过性的器官功能衰竭（48小时内可自行恢复），或伴有局部或全身并发症而不存在持续性的器官功能衰竭（48小时内能自行恢复）。

3. 重度急性胰腺炎（severe acute pancreatitis，SAP）　具备AP的临床表现和生物化学改变，须伴有持续的器官功能衰竭（持续48小时以上、不能自行恢复的呼吸系统、心血管或肾脏功能衰竭，可累及一个或多个脏器）。

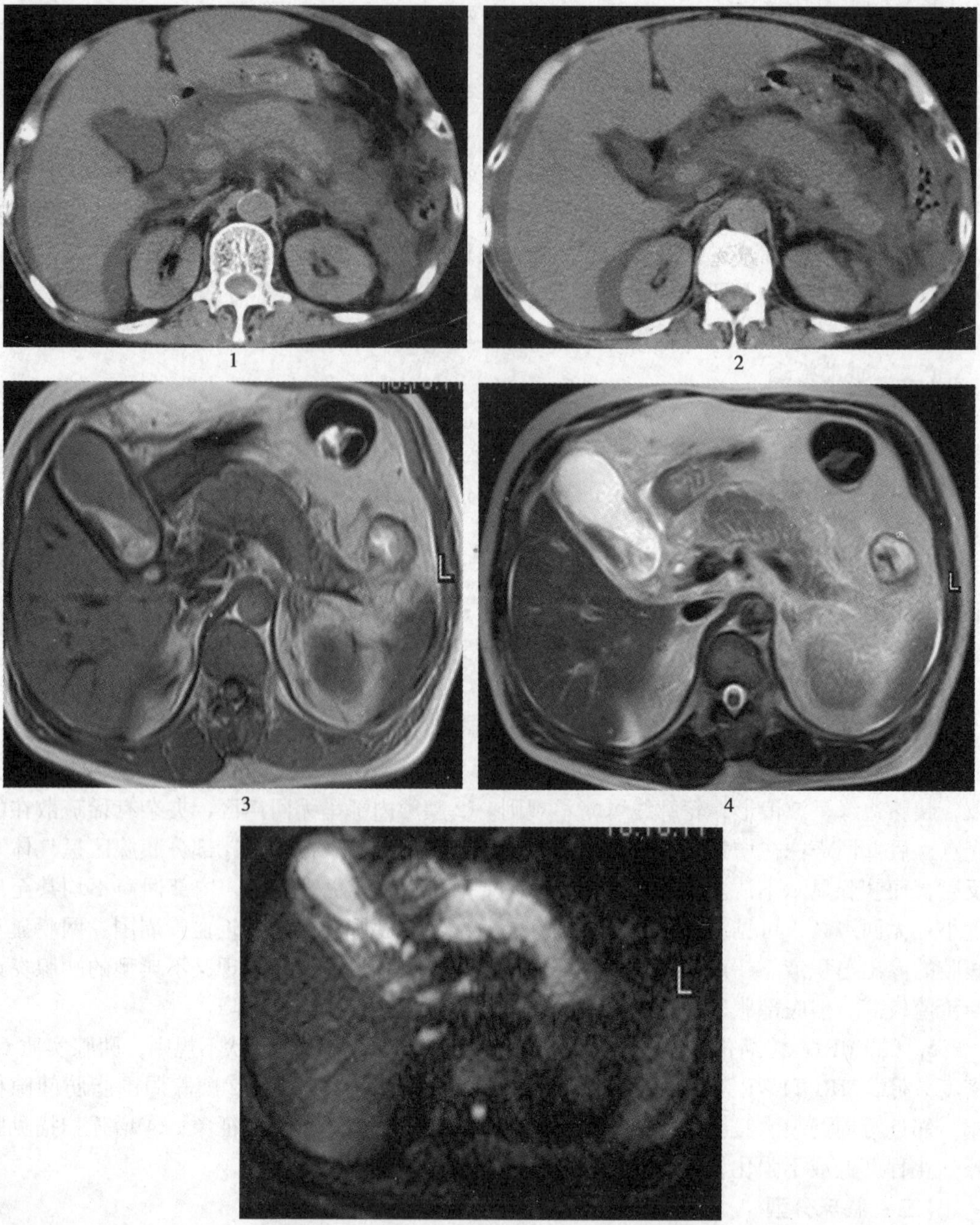

1　　2

3　　4

5

图 28-19　急性胰腺炎 CT/MRI 表现

1～2. CT 平扫：胰腺体积增大，边界不清，周围脂肪间隙模糊，胰周呈渗出性改变，左肾周筋膜增厚，肝周积液；3. T1WI 序列；4. T2WI 序列；5. DWI 序列：胰腺体积增大，T1WI 呈低信号，T2WI 呈稍高信号，DWI 呈高信号。

本病行血清心肌酶谱、血尿淀粉酶、D-二聚体，心电图、腹部超声及 X 线检查可与胆石症和急性胆囊炎、消化性溃疡急性穿孔、急性肠梗阻、心肌梗死、急性肺动脉栓塞相鉴别。

十四、慢性胰腺炎

慢性胰腺炎（chronic pancreatitis，CP）是指由于各种原因引起的胰腺局部、节段性或弥漫性的慢性进展性炎症，导致胰腺组织结构和（或）功能出现不可逆的持续性损害。结构异常包括慢性炎症、腺泡萎缩、胰管变形、部分或广泛纤维化、钙化、假性囊肿形成；功能异常以胰腺外分泌功能障碍造成吸收不良、内分泌功能障碍造成糖尿病为突出表现。临床上表现为反复发作性或持续性腹痛、腹泻或脂肪泻、消瘦、黄疸、腹部包块和糖尿病。

（一）症状与体征

早期可无明显临床症状或仅有轻度消化不良症状，晚期可有 CP 本身、胰腺分泌功能不全以及并发症的表现。

1. 腹痛　是 CP 最突出的症状，部位、性质同 AP，常呈反复发作的上腹痛，初为间歇性，后转为持续性。

2. 胰腺外分泌功能障碍　多在 CP 后期出现食欲减退、餐后上腹饱胀、嗳气、消瘦、营养不良、水肿、不耐受油腻食物等症状，严重者出现脂肪泻，伴有维生素 A、D、E、K 缺乏而造成的夜盲症、皮肤粗糙等。

3. 胰腺内分泌功能障碍　部分患者也可出现糖尿病。

体征可见腹部压痛轻，与腹痛程度不相称。胰腺假性囊肿形成时，腹部可扪及表面光整包块，少数可闻及血管杂音。胰头显著纤维化或假性囊肿压迫胆总管下段，可出现黄疸。

（二）辅助检查

1. 胰腺外分泌功能测定　①大便中糜蛋白酶和弹性蛋白酶含量减少；②粪脂含量：摄入 100g/d 的脂肪餐，收集 3 天大便，24 小时大便脂肪量 >7g 为脂肪泻；③血胰蛋白酶原浓度降低。以上项目的准确性、临床实用性尚有待进一步验证。

2. 胰腺内分泌功能测定　①可有血糖升高或糖耐量试验异常，血浆胰岛素水平降低。②CP 因胰酶分泌减少，对胆囊收缩素（cholecystokinin，CCK）反馈抑制作用减弱，血清 CCK 明显升高。

3. CT/MRI 检查　可表现为：①胰腺萎缩，形态不规整，胰管串珠状扩张，还可见胰管壁钙化；②胰腺周围可见假性囊肿；③胰腺周围筋膜、腹膜增厚；④增强扫描对慢性肿块型胰腺炎与胰腺癌能起到鉴别作用，前者表现为持续强化，后者为低强化（图 28-20）。

4. 腹部超声及超声内镜　腹部超声诊断 CP 的敏感性较差，只有当胰腺出现实质萎缩变薄、表面不规则、内部有强回声或伴有声影以及胰管不规则性扩张、胰管结石等典型征象时，方能做出比较肯定的诊断。有条件者可选用超声内镜，其准确性高，可见胰腺实质内点状、线状回声增强、囊肿、胰腺轮廓不规则；主胰管扩张及不规则、管壁回声增强、结石或钙化灶、分支胰管扩张。

5. 磁共振胆胰管成像（MRCP）　对主胰管扩张、狭窄、结石、假性囊肿的检出率与内镜逆行胰胆管造影（ERCP）基本相同，目前认为基本可以代替 ERCP。

本病可以通过血清标志物检测、MRCP 和超声内镜下胰腺组织细针穿刺（EUS-FNA）检查与胰腺癌、消化性溃疡相鉴别。

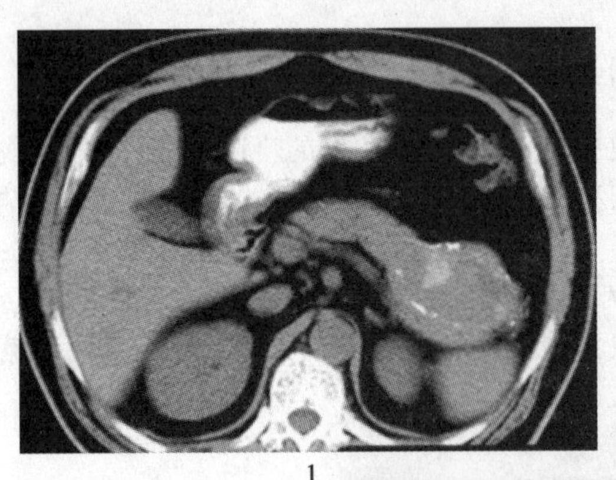
1

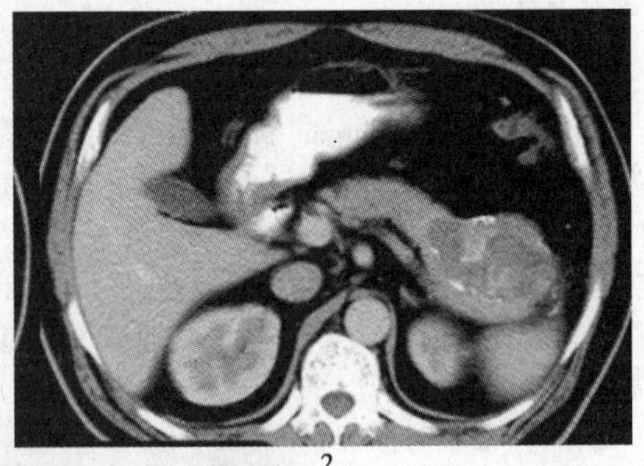
2

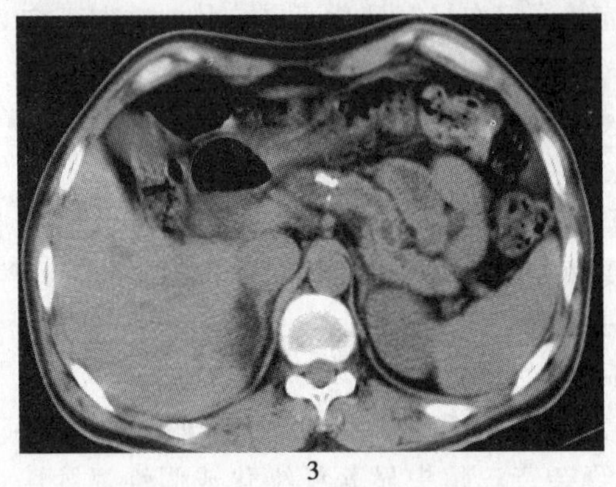
3

图 28-20　慢性胰腺炎 CT 表现

1. CT 平扫；2. CT 增强：胰腺尾部体积增大，可见囊性低密度影（假性囊肿），边缘少许高密度钙化影；3. CT 平扫：胰腺萎缩，胰管扩张，胰管壁小条状钙化。

十五、消化系统肿瘤

（一）食管癌

食管癌（esophageal carcinoma）是主要起源于食管鳞状上皮和柱状上皮的恶性肿瘤，其中，食管鳞癌约占 90%，食管腺癌约占 10%。

1. 症状与体征　早期症状多不典型，易被忽略，主要症状为胸骨后不适、烧灼感、针刺样或牵拉样痛，食物通过缓慢并有滞留感觉或轻度哽噎感；中晚期症状主要为进行性咽下困难、食物反流、咽下疼痛、慢性脱水、营养不良等。

早期体征可阙如。晚期则可出现消瘦、贫血、营养不良、失水或恶病质等体征。当癌转移时，可触及肿大而坚硬的浅表淋巴结，或肿大而又结节的肝脏等。

2. 辅助检查

（1）内镜检查：是发现与诊断食管癌的首选方法。可直接观察病灶形态并可在直视下做活检，以确定诊断。内镜下早期食管癌的形态表现：①病变处黏膜充血肿胀，与正常黏膜分界不清，易出血；②病变处黏膜糜烂，色泽深于正常黏膜且失去正常黏膜光泽，有散在小溃疡，易出血；③病变处黏膜有白斑样改变，微隆起，白斑周围黏膜色泽较深，黏膜中断，食管壁较硬，触之不易出血。内镜下进展期食管癌直径一般在 3cm 以上，其形态学依不同类型各有特点。对可疑病灶，可通过黏膜染色，提高早期食管癌的检出率，如甲苯胺蓝染色，食管黏膜不着色，但癌组织可染成蓝色；碘液染色，正常鳞状细胞因含糖原而

着棕褐色，病变黏膜则不着色。

（2）食管钡剂造影：当患者不适宜行胃镜检查时，可选用此方法。表现为：①黏膜皱襞破坏中断，代之以肿瘤表面杂乱不规则的影像；②管腔狭窄：表现为局限性狭窄，管壁僵硬，钡剂通过受阻，其上方食管扩张；③充盈缺损：肿瘤向腔内突出，造成形状不规则的充盈缺损；④不规则的龛影；⑤受累段食管壁僵硬（图 28-21）。

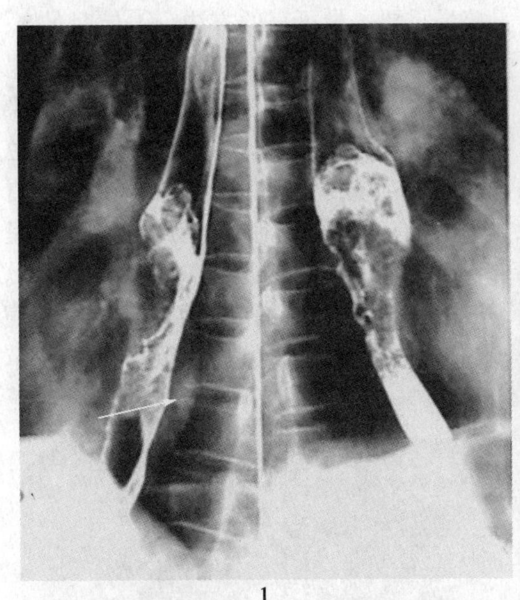
1

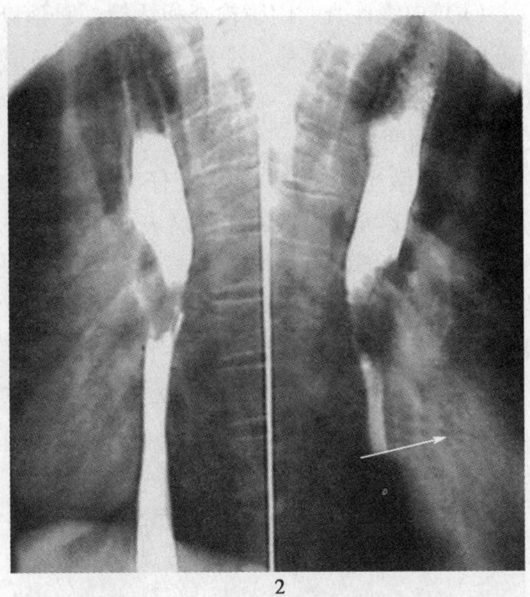
2

图 28-21　食管癌钡餐表现

充盈像，食管中段管腔内充盈缺损，食管黏膜线中断、紊乱，钡剂通过受阻。

（3）胸部 CT 与 MRI 检查：表现为食管局部管壁不规则增厚或呈肿块样，如食管壁厚度 >5mm，与周围器官分界模糊，提示食管病变存在；还可显示纵隔淋巴结有无增大及肺内有无转移灶。但 CT 与 MRI 扫描难以发现早期食管癌。

（4）超声内镜（EUS）检查：有助于判断食管癌的壁内浸润深度、异常肿大的淋巴结以及肿瘤对周围器官的浸润情况。对肿瘤分期、治疗方案的选择以及预后判断有重要意义。该检查的主要缺点在于难以准确区分黏膜层和黏膜下层，而鉴别肿瘤浸润是黏膜层还是黏膜下层是决定治疗方式的重要环节。

本病需与贲门失弛缓症、胃食管反流病、食管良性狭窄、食管平滑肌瘤、食管裂孔疝等疾病相鉴别。

（二）胃癌

胃癌（gastric cancer）系指源于胃黏膜上皮细胞的恶性肿瘤，主要是胃腺癌。胃癌占胃部恶性肿瘤的 95%。全球范围内胃癌发病率、死亡率分别居于所有恶性肿瘤的第 2 位、第 3 位，在我国均居于第 2 位。

1. 症状与体征　早期胃癌 70% 以上无症状，病情发展到一定程度才出现自觉症状，如有上腹部不适、反酸、嗳气、早饱等非特异性消化不良症状。进展期胃癌常见症状：①上腹疼痛（最常见，常为首发症状）；②食欲缺乏、消瘦和乏力；③呕血和黑便；④梗阻症状：胃癌位于贲门附近可引起咽下困难，位于幽门附近可引起幽门梗阻；⑤转移症状：癌肿扩散转移引起的症状，如腹水、黄疸等。

早期胃癌无明显体征，进展期在上腹部可扪及肿块，有压痛。肿块多位于上腹偏右相当于胃窦处。如肿瘤转移至肝脏可致肝大及黄疸，甚至出现腹水。腹膜有转移时也可发生腹水，移动性浊音阳性。侵犯门静脉或脾静脉时有脾脏增大。有远处淋巴结转移时或可扪及 Virchow 淋巴结，质硬不活动。

2. 辅助检查

（1）内镜检查：内镜检查和活检，是诊断胃癌最重要、最可靠的方法。①早期胃癌：好发于胃窦部及胃体部，特别是小弯侧，内镜下可表现为小的息肉样隆起或凹陷；也可呈平坦样，但黏膜粗糙、触之易出血，斑片状充血及糜烂。内镜下疑诊者，可用亚甲蓝染色，癌性病变处着色，有助于指导活检部位。放大内镜、窄带光成像（NBI）、电子染色（FICE）和激光共聚焦内镜能更仔细观察细微病变，提高早期胃癌的诊断率。②进展期胃癌：内镜下多可做出拟诊，肿瘤表面凹凸不平，糜烂，有污秽苔，活检时易出血。也可呈深大溃疡，底部覆有污秽灰白苔，溃疡边缘呈结节状隆起，无聚合皱襞，病变处无蠕动。当癌组织发生于黏膜之下，在胃壁内向四周弥漫浸润扩散，同时伴有纤维组织增生；当病变累及胃窦，可造成胃流出道狭窄；当其累及全胃，可使整个胃壁增厚、变硬，称为皮革胃。结合色素内镜、放大内镜、超声内镜等检查可进一步明确诊断（图 28-22）。

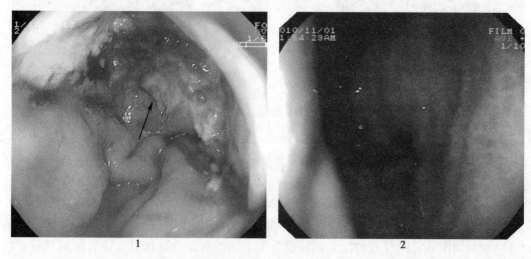

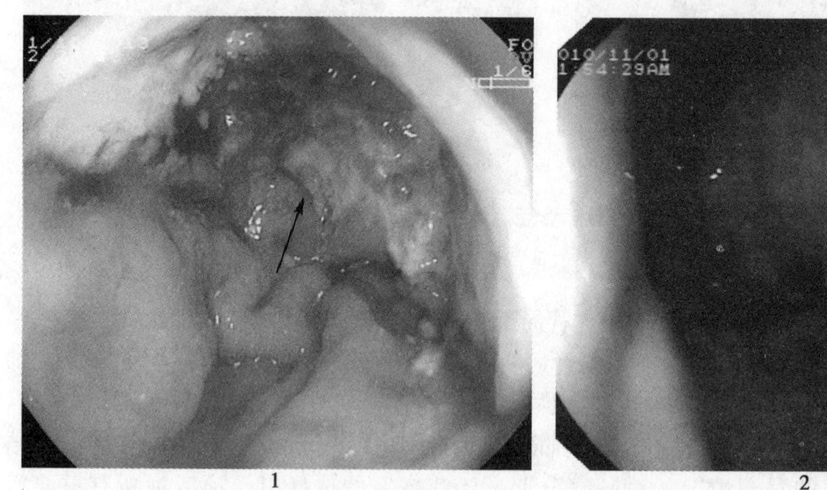

图 28-22　内镜下胃癌表现

1. 胃癌，胃小弯可见一巨大新生物；2. 皮革胃，整个胃壁僵硬，活动度差。

（2）实验室检查：缺铁性贫血较常见，若伴有粪便隐血阳性，提示肿瘤有长期小量出血。有肝转移时肝酶学水平可能会上升。有数种糖蛋白（肿瘤抗原）可作为诊断胃癌或作为预后标记物，有 15% ~30% 的胃癌患者癌胚抗原（CEA）水平升高。

（3）X 线：上消化道造影（钡餐）检查，胃癌表现因病期而不同。进展期胃癌 X 线造影表现与大体形态有关，常见下列表现：不规则的充盈缺损，多见于蕈伞型癌；胃腔狭窄、胃壁僵硬，主要由浸润型胃癌引起，如累及胃大部或全部，则形成“皮革胃”；龛影多见于溃疡型癌，龛影形状不规则，多呈半月形，位于胃轮廓之内，周围绕以宽窄不等的透明带，称为环堤征，环堤上见结节状和指压迹状充盈缺损（指压征），指压痕间有裂隙状钡剂影（尖角征），以上所有表现统称为半月综合征；黏膜皱襞破坏、消失或中断，形态固定不变；肿瘤区蠕动消失（图 28-23）。早期胃癌局限于黏膜或黏膜下，气钡双重造影检查可显示一些异常表现，但诊断需综合 X 线造影、胃镜和活检结果。

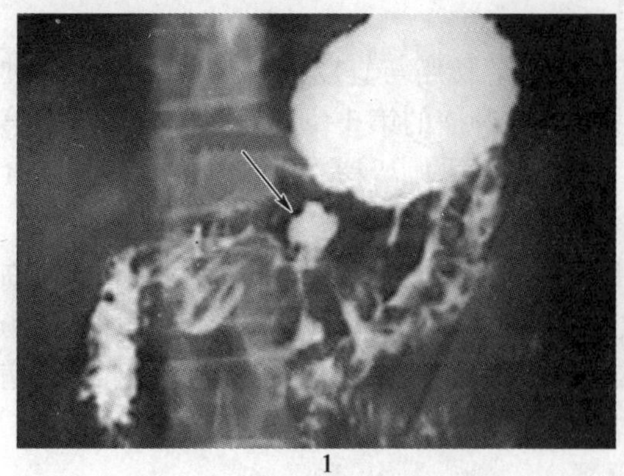
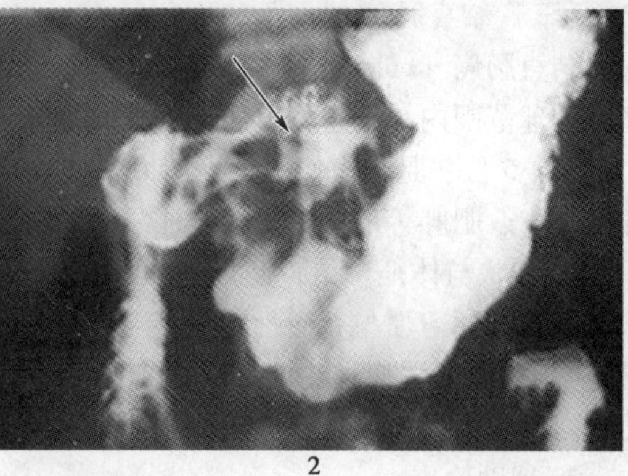

1　　　　　　　　2

图 28-23　胃癌钡餐表现

1. 黏膜像；2. 充盈像：胃小弯腔内巨大龛影，周围见环堤征、指压迹，尖角征，黏膜破坏中断，胃壁僵硬。

（4）超声检查：进展期胃癌可表现为胃壁异常增厚，呈非均质的低回声。

（5）CT 和 MRI：能直接显示肿瘤的大体形状，其重要价值除显示肿瘤侵犯胃壁外，还能直接观察周围浸润和评估淋巴结转移、肝转移等情况。如果肿瘤处胃周脂肪模糊，多提示其已突破胃壁浆膜层（图 28-24）。

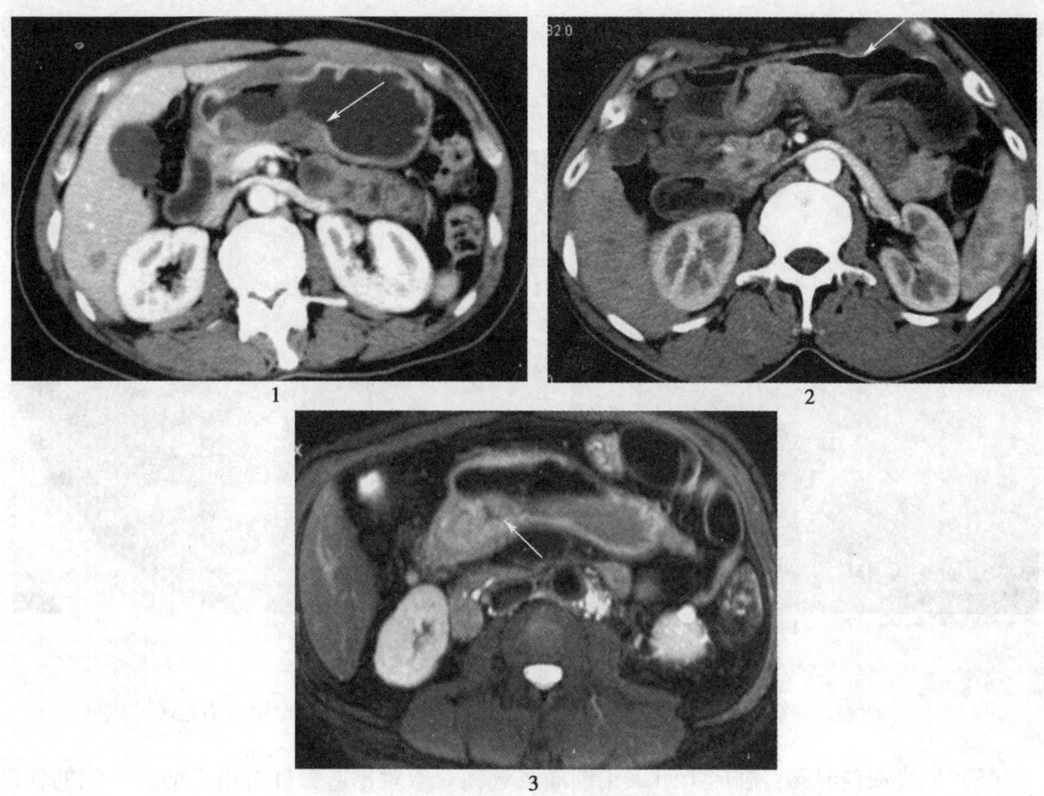

图 28-24　胃癌 CT/MRI 表现

1～2. CT 增强；3. MRI：胃窦部胃壁不规则增厚并突向胃腔内生长形成肿块，胃黏膜中断，胃腔变窄，病灶区较正常胃壁强化程度增加。

胃癌需与胃溃疡、慢性胃炎、胃平滑肌肉瘤、胃淋巴瘤等疾病相鉴别。

（三）结直肠癌（大肠癌）

结直肠癌（colorectal carcinoma）即大肠癌，包括结肠癌与直肠癌，是常见的恶性肿瘤。全球范围内结直肠癌发病率、死亡率均居所有恶性肿瘤的第3位，在我国分别居于第3位、第5位。是与人们不良生活方式如吸烟、饮酒、低体力活动、摄食红肉较多、膳食纤维较少、肥胖等最为密切的肿瘤之一。

1. 症状与体征　结直肠癌起病隐匿，早期常仅见粪便隐血阳性，随后可出现下列临床表现：排便习惯与粪便性状改变（最早出现），包括便血；腹痛（多见于右侧结直肠癌）；不明原因消瘦、贫血等。结直肠癌中晚期可出现腹部肿块、直肠肿块、腹水、恶病质等。直肠指诊可发现距肛门7～8cm以内的中下段直肠肿瘤。

2. 辅助检查

（1）实验室检查：①粪便隐血：粪便隐血试验对本病的诊断虽无特异性，亦非确诊手段，但方法简便易行，可作为普查筛检或早期诊断的线索。②CEA、CA19-9测定：观察CEA动态变化，对结直肠癌的预后估计及监测术后复发有一定的意义。部分患者CA19-9也可升高。

（2）结肠镜检查：对结直肠癌具有确诊价值，通过结肠镜能直接观察全结直肠的肠壁、肠腔的改变，并确定肿瘤的部位、大小，初步判断浸润范围，取活检可获确诊（图28-25）。早期结直肠癌的内镜下形态分为隆起型和平坦型。结肠镜下黏膜染色技术可显著提高微小病变尤其是平坦型病变的发现率，采用染色放大结肠镜技术结合腺管开口分型有助于判断病变性质和浸润深度。超声内镜技术有助于判断结直肠癌的浸润深度，对其T分期准确性较高，有助于判定是否适合内镜下治疗。

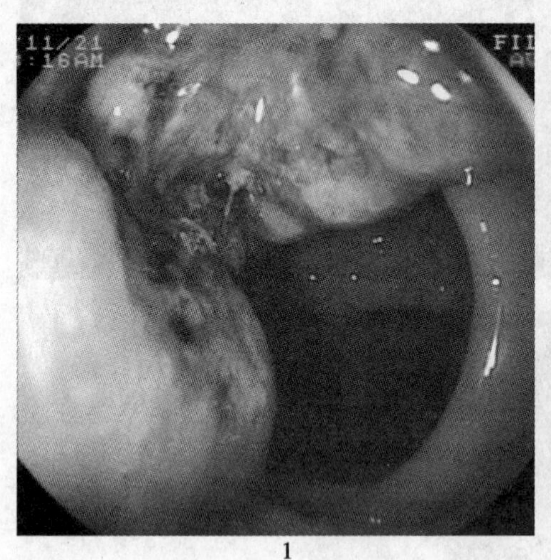

1

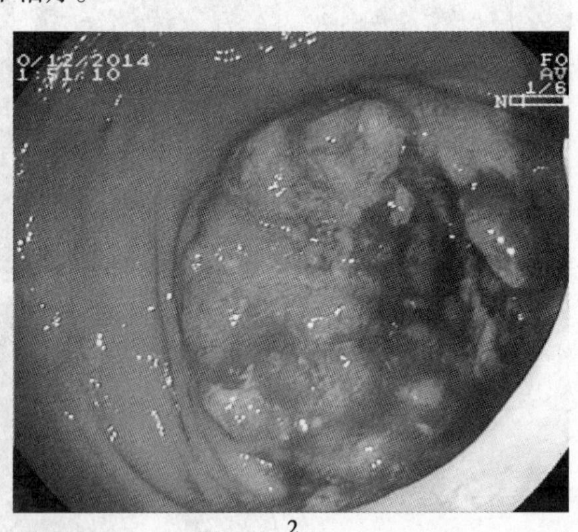

2

图28-25　内镜下大肠癌表现

1. 结肠癌，环绕肠腔1/2周生长；2. 直肠癌，侵犯整个肠腔狭窄镜身不能通过。

（3）X线钡剂灌肠：临床上可采用钡灌肠气钡双重对比造影分析用于结直肠癌的辅助检查，但其诊断价值不如内镜。X线造影表现如下：①肠腔内不规则肿块，如肿瘤较大，钡剂通过困难；②管腔狭窄，狭窄较局限，可偏于一侧或呈向心性狭窄；③较大的龛影，形状多不规则，龛影周围常有不同程度的充盈缺损和管腔狭窄；④病变段肠壁僵硬，结肠

袋消失。

（4）CT 和 MRI：两者均可直接显示病变区肠壁增厚或肿块及其异常强化、肠腔狭窄引起近端肠腔的扩张，且多可明确肿瘤侵犯范围及有无其他脏器及淋巴结的转移。其判断肿瘤是否突破浆膜面的影像表现是：如病变肠壁外缘光滑锐利，表明肿瘤局限于肠壁内；如肠壁浆膜面模糊不清或伴有浆膜外条索影，表明肿瘤已穿透浆膜面（图 28-26）。

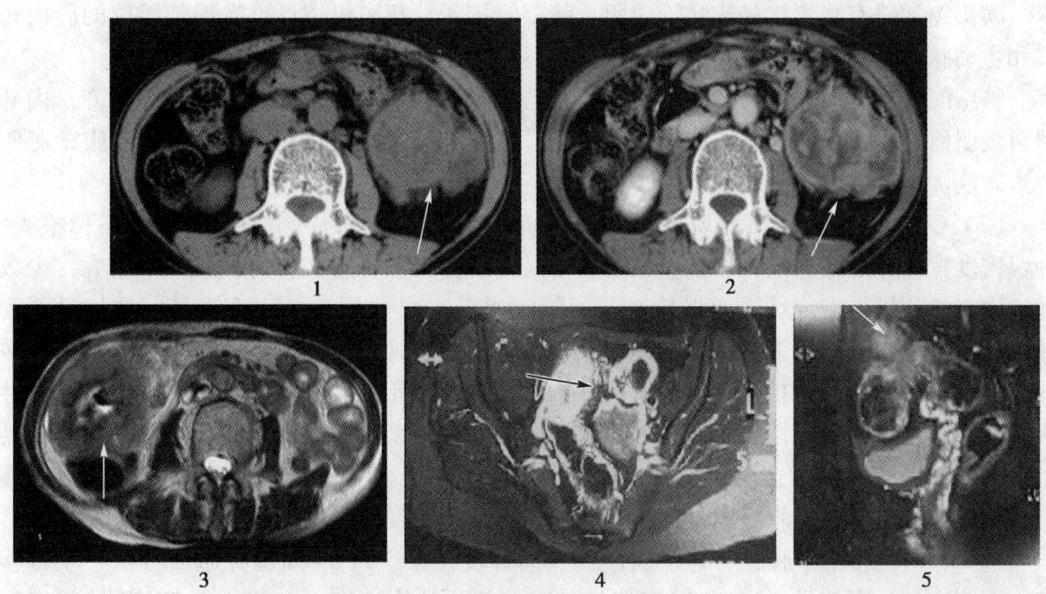

图 28-26　结肠癌 CT/MRI 表现

1. CT 平扫；2. CT 增强，降结肠肠壁增厚呈肿块，增强后不均匀强化；3. T2WI 序列，升结肠肠壁环状明显增厚、肠腔狭窄；4～5. 脂肪抑制序列横轴位和冠状位，乙状结肠肠壁增厚、肠腔明显变窄。

（5）超声检查：结直肠癌的典型声像图征象为“假肾征”，即肿瘤显示为类似肾脏的声像图，周边为增厚的肠壁或肿瘤形成的低回声，中央为肠腔内气体回声。其他间接征象有：肿块附着部位肠蠕动减慢，不随肠管蠕动而移动，癌肿晚期可见腹水、腹腔广泛肠管扩张、蠕动活跃、肠腔积液和漩涡样流动。

右侧结直肠癌应注意和肠阿米巴病、肠结核、血吸虫病、阑尾病变、克罗恩病等鉴别，左侧结直肠癌则须和痔、功能性便秘、慢性细菌性痢疾、血吸虫病、溃疡性结肠炎、克罗恩病、直肠结肠息肉、憩室炎等鉴别。

（四）胰腺癌

胰腺癌（carcinoma of pancreas）是指胰外分泌腺的恶性肿瘤。近年来发病率明显上升。由于胰腺血管、淋巴管丰富，腺泡又无包膜，易发生早期转移，确诊时大多已发生转移，其恶性程度高，整个病程短，病情发展快，迅速恶化、死亡，有“癌中之王”之称。

1. 症状与体征　取决于癌的部位、胆管或胰管梗阻情况、胰腺破坏程度及转移情况。起病隐匿，早期无特殊症状，出现明显症状时，病程多已进入晚期。主要症状为：腹痛（常为首发症状）、体重减轻、黄疸、食欲不振及消化不良等。可见消瘦、上腹压痛和黄疸。也可出现肝肿大（因胆汁淤积而致）、胆囊肿大（扪及呈囊状、无压痛、表面光滑并且可推移，称为 Courvoisier 征，是诊断胰腺癌的重要体征）。晚期可有腹部包块。

2. 辅助检查

（1）超声检查：①胰腺多呈局限性肿大，也有呈弥漫性肿大；②胰腺肿物边界及轮廓不整或不清，肿瘤大于1cm或向胰腺外突出时，或引起邻近血管或其他结构压迫性移位时，才易被超声发现；③胰腺癌内部呈低回声，中间夹杂有散在不均质光点，肿瘤后方呈实性衰减；④亦可侵犯血管、胆管或胰管、十二指肠，可引起胆道梗阻及血管闭塞或狭窄。胰头癌常伴有胰管扩张或胰管－胆总管双管扩张。超声检查可以发现胰腺癌的肝内转移和主动脉旁淋巴结转移、腹水等晚期征象。

胰腺的良性肿瘤如胰岛B细胞瘤多呈局限性的圆形肿块，边界清楚，边缘整齐，内部回声较弱而均匀，与胰腺恶性肿瘤有所区别。胰腺肿瘤超声检查易受胃肠气体和腹壁肥厚因素影响。

（2）CT：CT检查可显示2cm以上的肿瘤，影像学表现为：①直接征象：平扫检查，肿块密度常与邻近胰腺组织相似，较小者不易发现，较大者则表现为胰腺局部增大，少数肿块内有坏死性低密度灶；增强检查，胰腺癌为乏血供肿瘤，强化不明显，呈相对低密度，可有一定程度延迟强化；②间接征象：肿块处游胰管中段，邻近胰管扩张；胰头癌多同时并有胰管和胆总管扩张，形成所谓“双管征”，可有胰腺体、尾部萎缩或胰内潴留性假性囊肿，还可并有急性胰腺炎表现；肿瘤向胰外侵犯，致胰周低密度脂肪层消失；胰周血管受累，增强扫描示血管被包绕、狭窄，甚至中断；胰周、肝门和腹膜后淋巴结转移时，相应部位可见多发软组织密度结节，还可检出低密度的肝转移灶（图28-27）。

（3）MRI：常用于胰腺癌的鉴别诊断。①直接征象：T1WI胰腺肿瘤信号低于正常胰腺，抑脂序列为高信号；T2WI肿瘤信号稍高，坏死灶则更高；多期增强T1WI抑脂序列表现同增强CT检查所见；②间接征象：胰腺肿瘤致胆胰管扩张，在T2WI和MRCP均可清晰显示；胰头癌MRCP可见双管征或四管征，肝内胆管扩张多呈软藤征；MRI检查同样能发现胰周和血管侵犯、淋巴结转移和肝转移，DWI上胰腺原发灶、淋巴结转移和肝转移灶均呈高信号，有利于病变的检出（图28-27）。

（4）超声内镜及腹腔镜：超声内镜在胃内检查，可见胃后壁外有局限性低回声区，凹凸不规整的边缘，内部回声不均匀；腹腔镜在网膜腔内直接观察胰腺，超声腹腔镜的探头可置于肝左叶与胃小弯处或直接通过小网膜置于胰腺表面探查。超声胃镜和超声腹腔镜均可穿刺活检，检出率近100%。

（5）ERCP：除能直接观察十二指肠壁和壶腹部有无癌肿浸润情况外，可显示胰胆管受压以及主胰管充盈缺损和移位，诊断正确率可达90%。还可收集胰液行细胞学检查、壶腹部活检行病理学检查及胆胰管支架植入减轻黄疸。

（6）MRCP：无创、无需造影剂即可显示胰胆管系统，显示主胰管与胆总管病变的效果基本与ERCP相同。但缺点是无法了解壶腹等病变，亦不能进行微创治疗。

（7）X线钡餐造影：可间接反映癌的位置、大小及胃肠受压情况。胰头癌时，十二指肠曲扩大或十二指肠降段内侧呈反“3”形等征象。

（8）选择性动脉造影：经腹腔动脉做肠系膜上动脉、肝动脉、脾动脉选择性动脉造影，对显示胰体尾癌可能比超声和CT更有效。其显示胰腺肿块和血管推压移位征象，对于小胰癌，诊断准确性可达88%，有助于判断病变范围和手术切除可能性。

（9）组织病理学和细胞学：在超声内镜、经腹壁超声或CT定位和引导下，或在剖腹探查中用细针穿刺做多处细胞学或活体组织检查，确诊率高。

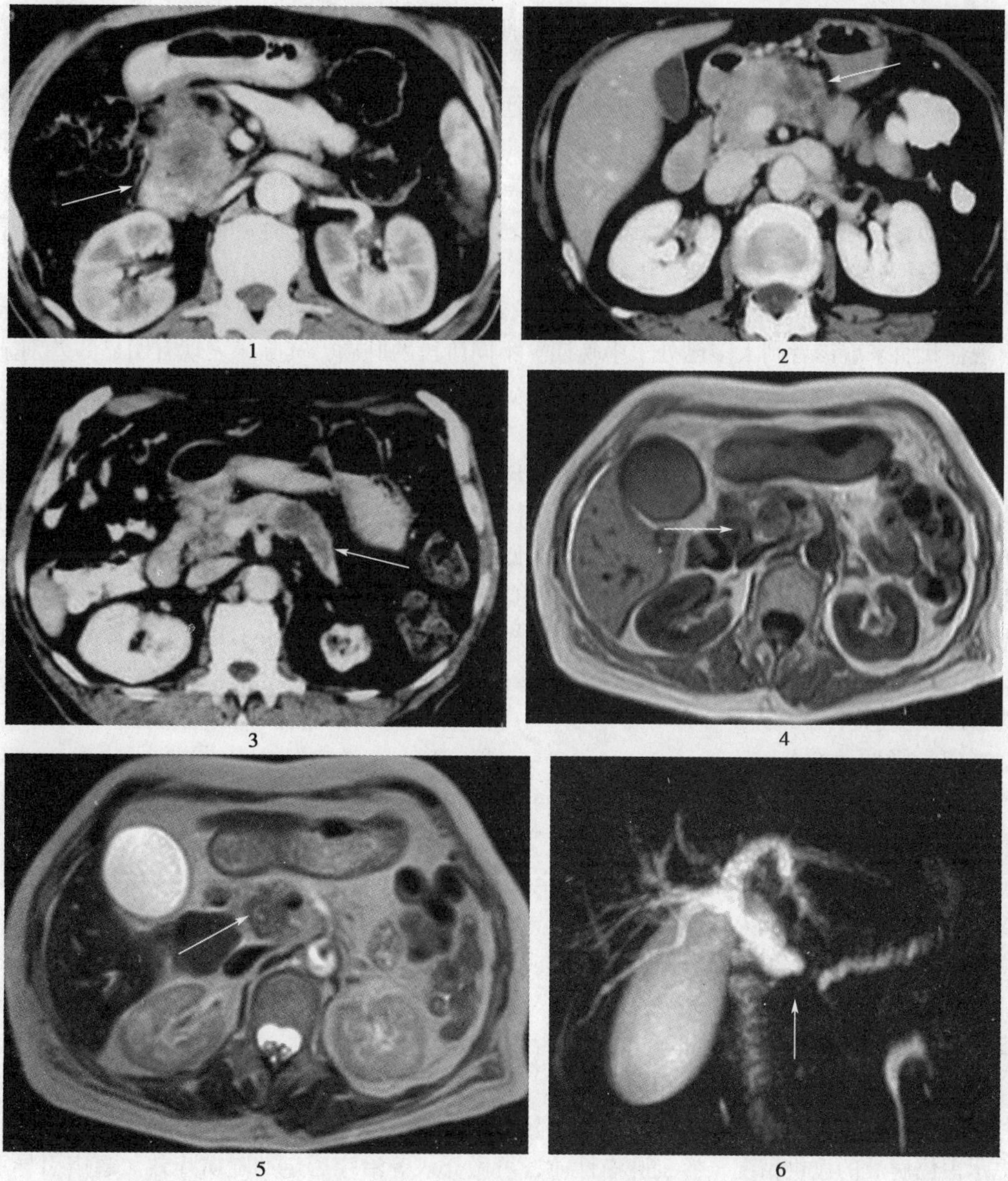

图 28-27　胰腺癌 CT/MRI 表现

CT 增强：1. 胰头癌；2. 胰腺颈部癌；3. 胰腺体部癌；肿瘤病灶密度混杂，内见液化坏死，增强后强化程度低于正常胰腺实质。MRI：4. T1WI 序列；5. T2WI 序列；6. MRCP：胰头见结节病灶，T1WI 呈稍低信号，T2WI 呈稍高信号；MRCP 胆胰管在肿瘤病灶平面截然中断，远端扩张呈双管征。

（10）血液、尿、粪：血清胆红素升高，以结合胆红素为主。血清 ALP、γ-GT、LDH、亮氨酸氨基肽酶、乳铁蛋白、血清核糖核酸、5′-核苷酸酶等可增高。胰管梗阻或并发胰腺炎时，血清淀粉酶和脂肪酶可升高。葡萄糖耐量不正常或有高血糖和糖尿。重度黄疸时尿胆红素阳性，尿胆原阴性，粪便可呈灰白色，粪胆原减少或消失。有吸收不良时粪中可见脂肪滴。

绝大多数患者诊断时已属晚期，为了早期发现，对于 40 岁以上，出现以下情况时应密切随访：①持续上腹不适，餐后加重伴食欲下降；②不能解释的进行性消瘦；③不能解释的糖尿病或糖尿病加重；④多发性深静脉血栓或游走性静脉炎；⑤有胰腺癌家族史、大量吸烟、慢性胰腺炎者。

胰腺癌需与慢性胰腺炎、肝胰壶腹癌和胆总管癌相鉴别。

(五) 原发性肝癌

原发性肝癌（primary carcinoma of the liver）简称肝癌，是指由肝细胞或肝内胆管上皮细胞发生的恶性肿瘤，是我国常见恶性肿瘤之一，其死亡率在恶性肿瘤中居第二位。本病多见于中年男性，男女之比为5:1。

1. 症状与体征　肝区疼痛、乏力、食欲缺乏、消瘦是最具有特征的临床症状。一旦出现症状而来就诊者则大多已处于中晚期。不同阶段的肝癌，其临床表现有明显的差别。

常见体征包括肝脏肿大、脾大、腹水、黄疸、消瘦、发热及转移灶相应的体征。

2. 辅助检查

（1）肝癌标记物检测：①甲胎蛋白（AFP）是诊断肝细胞癌特异性的标志物，阳性率为70%。现已经广泛用于肝癌的普查、诊断、判断治疗效果及预测复发，在排除妊娠和生殖腺胚胎瘤的基础上，AFP >400ng/ml 为诊断肝癌的条件之一。对 AFP 逐渐升高不降或 >200μg/L，持续 8 周，应结合影像学及肝功能变化做综合分析或动态观察。②其他肝癌标志物：血清岩藻糖苷酶（AFU）、γ-谷氨酰转移酶同工酶Ⅱ（γ-GT2）、异常凝血酶原（APT）、α1-抗胰蛋白酶（AAT）、碱性磷酸酶同工酶（ALP-1）等有助于 AFP 阴性肝癌的诊断和鉴别。

（2）影像学检查

1）超声检查：①肝脏内局灶性异常回声区，边界清楚或不清，轮廓可规则或不规则，可见低回声、等回声、高回声及混合回声型。②病变与周围肝组织间多见“晕环征”，显示为低回声光带。③弥漫型肝癌表现为全肝或大部分肝组织呈分布不均匀的强弱回声。④病变较大可见压迫征象，肝内管道走行异常或肝包膜隆起，周围血管受压。⑤常合并肝硬化征象。⑥转移征象：门静脉、肝静脉或者下腔静脉内癌栓，卫星病灶，淋巴结肿大等征象。⑦彩色多普勒表现：病变周边见彩色血流包绕征，色彩明亮，病变内彩色血流丰富，脉冲多普勒显示多为动脉频谱，流速高。⑧超声造影表现：大多数动脉相呈高回声，门脉相造影剂迅速消退，延迟相为低回声，表现为典型的“快进快出型”。

超声检查作为筛查肝脏疾病的首选，除显示占位病变外还能测量进出肿瘤的血流，以提示占位病灶的血供情况，鉴别肿瘤性质，可做介入等治疗后定期随访疗效。超声引导下穿刺组织学或细胞学检查，安全准确。超声导引下穿刺活检和瘤内局部注射已广泛用于小肝癌的诊断和治疗。采用高分辨率的术中超声显像可精确定位以提高手术切除率。超声造影能大幅度提高早期微小肝癌检出率。

2）CT：①直接征象：平扫，巨块及结节型肝癌多表现为肝实质内低密度肿块，巨块型肝癌中央可发生坏死而出现更低密度区；少数肿块可表现为等密度，肿瘤破裂出血可见瘤内斑片状高密度；肿瘤假包膜表现为瘤周的低密度带。弥漫型肝癌表现全肝或局部增大，肝实质内见境界不清多发低密度小结节。多期增强扫描，巨块型或结节型肝癌多数表现典型：动脉期，因肿瘤主要由肝动脉供血，早期出现明显的斑片状、结节状强化，CT 值迅速达到峰值，部分肿瘤内可见肿瘤血管；门静脉期，正常肝实质强化，密度明显升高，肿瘤缺乏门静脉供血而表现为相对低密度；平衡期，肿瘤密度持续减低，与周围正常强化肝实质的对比更加明显。因此，肿瘤整体强化过程呈“快进快出”表现。中央坏死液化区不强化。肿瘤假包膜一般在门静脉期或平衡期出现强化。弥漫型肝癌多数血供不丰富，强化表现不明显，但也可呈“快进快出”表现。②间接征象：静脉内瘤栓，表现为强化门、腔静脉内的低密度充盈缺损，在门静脉期表现最清楚，CTA 可从多角度反映静脉内瘤栓的全貌和范围；淋巴结转移，常见肝门部或腹主动脉旁、腔静脉旁淋巴结增大；胆管受侵犯，可引起上方胆管扩张；其他器官转移，有时可见肺、肾上腺、脾等器官的转移灶。此外，绝大多数肝癌有肝硬化表现（图 28-28）。

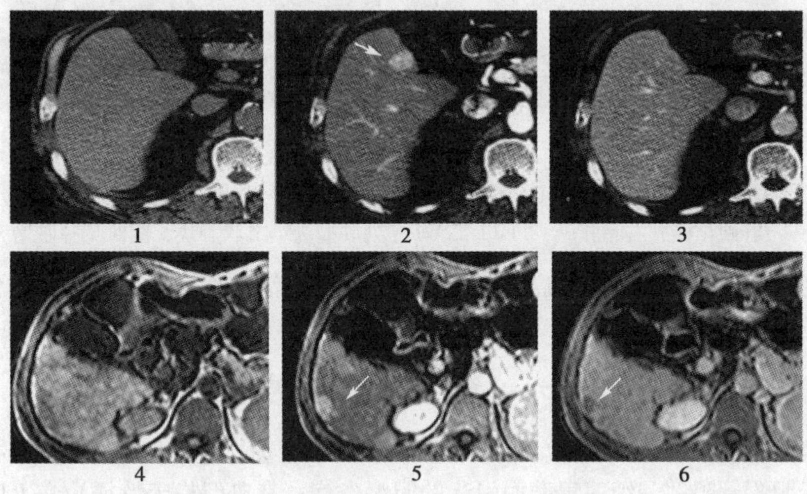

图 28-28　小肝癌 CT/MRI 表现

1. CT 平扫；2～3. CT 增强，肝右叶前下段小肝癌；4. T1WI 序列平扫；5～6. MRI 增强，肝右叶后下段小肝癌，CT 平扫肿瘤病灶呈稍低密度影，T1WI 呈稍低信号；CT/MRI 增强动脉期病灶明显均匀强化，门静脉期强化程度减低，呈快进快出强化特征。

3）MRI：①直接征象：MRI 检查，肿瘤的部位、大小、数目等表现与 CT 相同。平扫检查，肿瘤常表现 T1WI 为低信号，T2WI 及其脂肪抑制序列为稍高信号，信号均匀或不均，肿瘤出血或脂肪变性在 T1WI 表现为高信号；肿瘤假包膜在 T1WI 上表现为肿瘤周围的环状低信号影。Gd-DTPA 多期增强检查，肿瘤强化表现与 CT 相同。应用肝细胞特异性对比剂如钆塞酸二钠、钆贝葡胺行多期增强扫描，动脉期及门静脉期肿瘤的强化表现与 Gd-DTPA 多期增强所见相同，在延迟的肝特异期成像上，由于肝癌细胞不具备转运此对比剂功能而表现为低信号，因而能更敏感地检出较小的肝癌。②间接征象：与 CT 表现相似（图 28-29）。

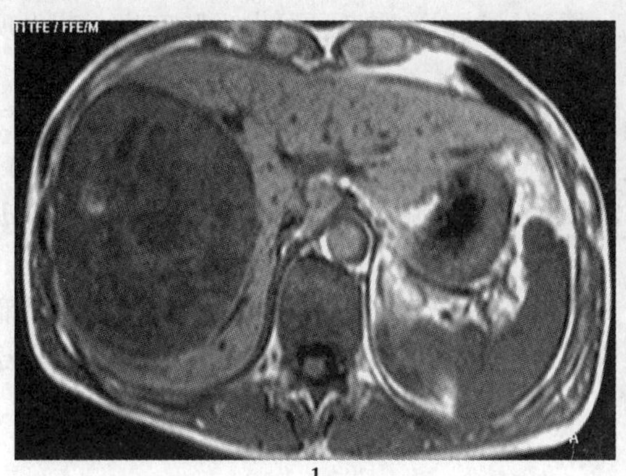

1

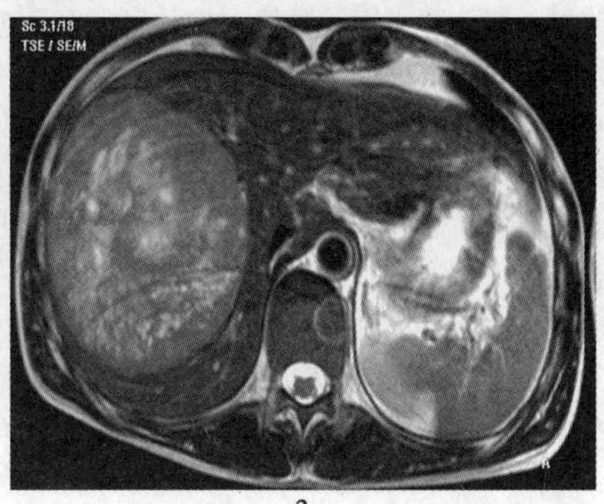

2

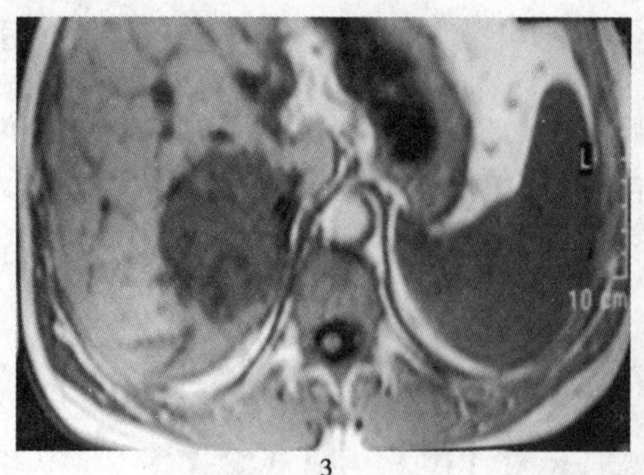

3

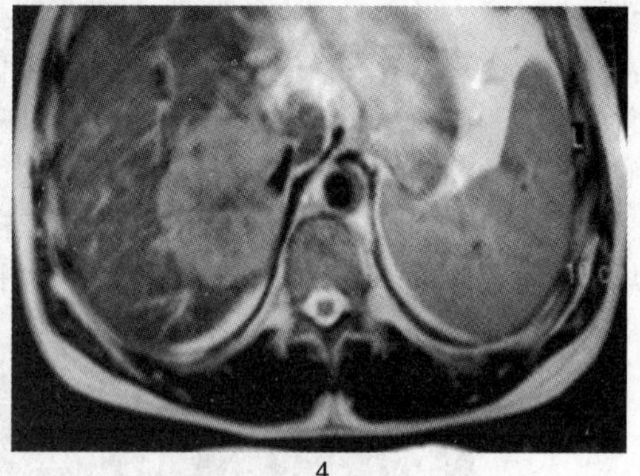
4

图 28-29　原发性肝癌 MRI 表现

1～2. 肝右叶肝癌，T1WI/T2WI 序列肿瘤呈巨大混杂信号肿块，边缘见低信号假包膜；
3～4. 肝硬化伴肝右叶肝癌，T1WI/T2WI 序列肿瘤为结节状肿块，同时见脾脏增大。

原发性肝癌常需与继发性肝癌、肝硬化、肝脓肿、活动性病毒性肝炎、肝包虫病及其他肝脏肿瘤或病变进行鉴别。

十六、急性胆道系统感染

急性胆道系统感染主要包括急性胆囊炎和急性胆管炎。急性胆囊炎（acute cholecystitis）是由于胆囊管阻塞和细菌侵袭而引起的胆囊炎症；其典型临床特征为右上腹阵发性绞痛，伴有明显的触痛和腹肌强直。急性胆管炎是指肝、内外胆管的急性炎症，肝外胆管炎的危害性比肝内胆管炎严重得多，单纯的胆道感染而没有胆道梗阻可以不引起急性胆管炎症状，如其梗阻未能解除和炎症得不到控制，病情则进一步恶化，则可发展为急性梗阻性化脓性胆管炎（acute obstructive suppurative cholangitis，AOSC）而危及生命。

（一）症状与体征

1. 急性胆囊炎　反复发作右上腹胀痛，多在餐后 30～90 分钟发作，呈钝痛或剧烈疼痛，疼痛可放射至右肩背部，常伴恶心、呕吐和恶寒发热。呕吐物为胃、十二指肠内容物。发作间期多无症状或仅表现为餐后上腹饱胀、打呃、嗳气等消化不良症状；当并发胆管炎症或炎症导致肝门淋巴结肿大时，可出现黄疸。急性病容，疼痛阵发加剧时更有烦躁不安，体温不甚高，且并不与病变的严重程度成正比。急性胆囊炎发作时右上腹胆囊区有明显的腹肌紧张、压痛、反跳痛及右季肋部叩击痛，有不少患者墨菲征阳性；15%～30%的患者右上腹可扪及肿块，少数患者有黄疸、腹部胀气，严重者还可出现肠麻痹。若出现胆囊穿孔，炎症加重时，可表现感染性休克。

2. 急性胆管炎　与急性胆囊炎基本相似而略有区别，既往有胆管感染或胆绞痛的反复发作史，症状较急性胆囊炎剧烈，除上述症状外，多有典型查科三联征（Charcot triad）即腹痛、高热和（或）寒战、黄疸，还可出现休克、神经中枢系统受抑表现，称 Reynolds 五联征。

急性胆管炎的体征较急性胆囊炎轻微，除上腹正中偏右深压痛外，腹肌紧张、反跳痛多不明显。至 AOSC 时高热，心率快，血压降低，呈急性重病貌，可出现皮下瘀斑或全身发绀。可有黄疸、肝肿大及肝区叩痛；有时可扪及肿大的胆囊。

（二）辅助检查

（1）X 线平片：有时可见胆囊区、胆管区高密度结石影。

（2）腹部超声：①急性胆囊炎可能出现胆囊增大（长径 >8.5cm，前后径 >3.5cm），胆囊壁炎性水肿、增厚（ >4mm），出现“双边征”。胆囊区局部压痛，亦称超声墨非征。胆囊周围的局限性无回声区，代表局部积液或积脓，还应警惕胆囊穿孔的可能性。②在急性胆管炎时，超声可协助确定阻塞性黄疸的梗阻水平和提示梗阻的病因，对阻塞性黄疸的诊断和鉴别诊断准确率达 95% 以上，是首选检查方法。

（3）CT/MRI 表现：①胆囊体积增大，胆囊壁增厚、水肿，增强后胆囊壁强化；②胆囊结石、胆管结石，CT 上结石表现为稍高密度影；MRI 各序列结石呈低信号，少数结石 T1WI 序列呈稍高信号；③胆管炎时可见胆管壁轻度增厚，胆总管下段呈鼠尾状狭窄，其近端胆管轻度扩张，肝内胆管扩张可见枯枝征；增强后胆管壁强化（图 28-30）。

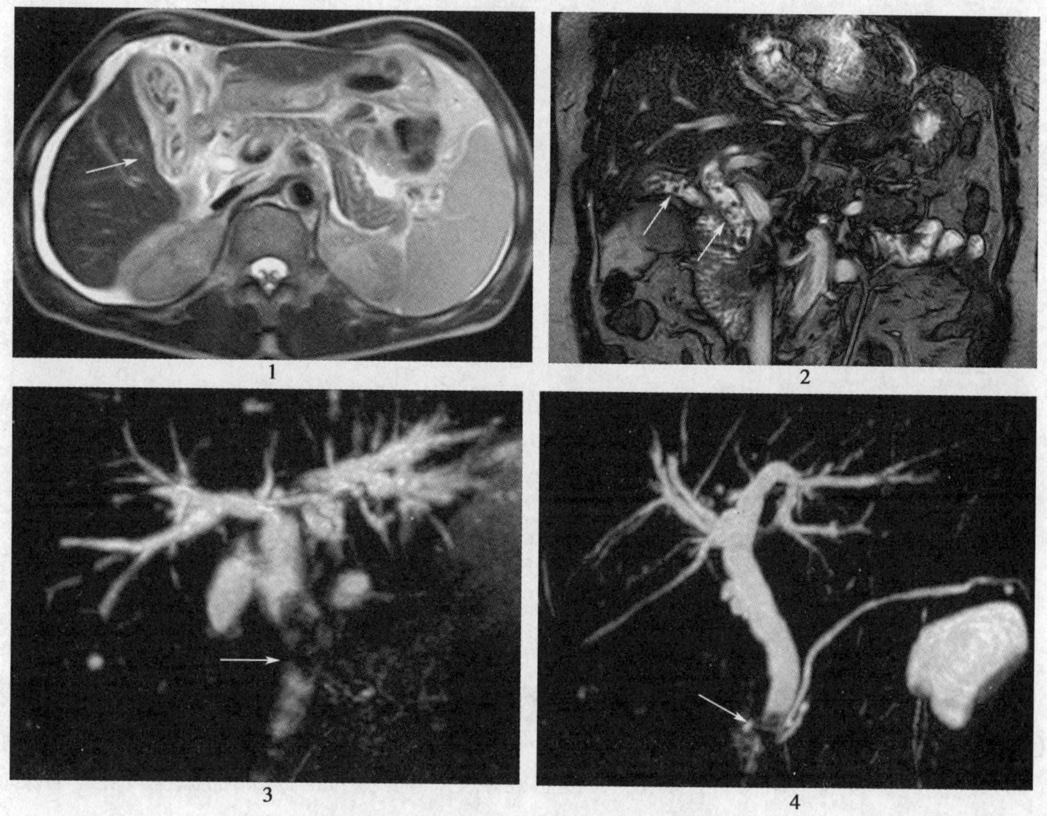

图 28-30　胆系结石伴胆管炎 MRI 表现

1. T2WI 序列：胆囊多发小结石（低信号），胆囊壁增厚、水肿；2. BTF 序列：胆囊、胆总管多发结石（斑点状低信号）；3 ~ 4. MRCP：胆总管下段结石伴胆管扩张，肝内胆管扩张呈枯枝征。

本病可行 X 线腹部平片、胸片、腹部超声检查、CT/MRI、心电图、心肌酶等检查与高位急性阑尾炎、急性胰腺炎、消化性溃疡急性穿孔、急性心梗相鉴别。

（胡运莲　刘 勇　赵 萍）

第二十九章 泌尿系统疾病诊断

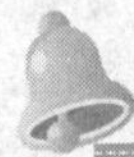

【培训目标】

1. 识记：泌尿系统疾病诊断常用辅助检查方法的基本原理、适应证、禁忌证及正常参考值。

2. 领会：泌尿系统疾病常用辅助检查的临床意义；泌尿系统常见疾病的诊断标准。

3. 运用：泌尿系统疾病诊断时辅助检查项目的选择及检查结果的分析。

第一节 泌尿系统疾病诊断常用技术

一、问诊与查体

泌尿系统疾病的病史采集时，必须了解有无以下症状以提供诊断肾脏疾病的线索（表29-1）。并且在采集相关病史时应注意询问患者是否有与肾脏疾病有关的全身性疾病（如系统性红斑狼疮、糖尿病肾病等），注意妊娠史，既往是否有尿路器械检查史，有无肾毒性药物使用史。

表29-1 泌尿系统疾病的常见特点

常见症状	症状特点	常见肾脏病因
水肿	隐性水肿仅有体重增加；轻度水肿为清晨轻度眼睑肿胀及组织松弛处轻肿，或久坐久立后足背水肿，手指发胀；重度水肿可全身明显水肿，甚至出现腹水、胸腔积液等	急慢性肾小球肾炎；原发性或继发性肾病综合征；肾小管-间质疾病性水肿；肾后性梗阻
尿量改变	少尿、无尿、多尿、夜尿	少尿、无尿，临床上有肾前性、肾性和肾后性三类。多尿可由内分泌障碍、肾小管功能不全、溶质性利尿等原因引起

续表

常见症状	症状特点	常见肾脏病因
排尿异常	排尿困难、尿频、尿急、尿痛；尿潴留；尿失禁；遗尿	多见于膀胱尿道的炎症及机械性刺激
血尿	镜下血尿或肉眼血尿	肾小球肾炎、肾盂肾炎、肾囊肿、泌尿系统结石和肿瘤等
肾肿大	双合触诊法可在深吸气时触及边缘呈半圆形的右肾下级，表面平滑坚实而有弹性，随呼吸移动	单侧肾肿大可见于肿瘤、囊肿、肾盂积水、肾静脉血栓形成；双侧肾肿大可见于急性或急进性肾小球肾炎、多囊肾、双侧肾盂积水等
腰痛	典型表现为突发的间歇或持续而阵发性加重的绞痛，并可放射至上腹部、阴部、大腿内侧等；其次可见有持续的钝痛或刺痛	肾结石、肾肿瘤、炎症及创伤等

泌尿系统疾病临床表现多种多样，全身系统的体格检查是必要的，它可发现肾脏疾病的全身表现，如贫血、水肿、高血压等，对诊断和估计肾脏疾病程度和预后有很大的意义。

注重肾脏局部的检查，观察肾区有无肿块、红肿、膨隆，脊柱有无弯曲及活动情况。在急性肾周围炎患者脊柱弯向患侧。肾区隆起可见于巨大肾积水、肿块、多囊肾或梗阻性肾脏病的患者。触及单侧或双侧肿大的肾脏，常提示肾积水、积脓、肿瘤、多囊肾等，检查时应注意肿块是否随呼吸移动，表面是否光滑及质地，脊柱两旁肌肉有无强直和压痛。肋脊角有压痛常提示肾感染性疾病，如肾周围炎、脓肿或肾盂肾炎等。腹前壁沿输尿管走行的压痛，常提示感染或肾结石。肋弓下听到血管杂音，提示肾血管性疾病，如肾动脉狭窄等。

肾脏疾病的眼底改变是由继发的肾性高血压引起的，系统观察眼底改变可了解疾病过程、发展及估计预后。①功能性视网膜血管改变：动脉不同程度的普遍性收缩或局限性痉挛，静脉淤血扩张，常见于肾性高血压初期；②器质性视网膜血管改变：动静脉交叉压迫，动脉反光增强呈银丝状，常见于肾性高血压晚期；③高血压性视网膜病变：表现为视网膜水肿、出血和棉絮状白斑，见于严重高血压的急性阶段；硬性渗出斑的出现常提示严重高血压的慢性过程。④若出现视神经乳头水肿血管出血等眼底改变，具有诊断急进性高血压的意义。

二、尿液检查

尿液检查包括尿常规分析、尿液中有形成分检测（如尿红细胞、白细胞等）、蛋白成分定量测定、尿酶测定等，在临床上是不可忽视的一项初步检查，对临床诊断、判断疗效和预后有着十分重要的价值。尿常规异常往往是肾脏或尿路疾病的第一个指征，亦常是提供病理过程本质的重要线索。

做尿常规检查时，用清洁容器留取新鲜尿液5～10ml，最好在30分钟内及时送检，以晨尿为佳。成年女性留尿时应避开月经期，取中段尿送检以避免阴道分泌物混入。做尿红细胞形态检查时留取晨起第一次中段尿标本或随机新鲜中段尿，在半小时内完成形态观察，送检尿量不少于10ml。做尿细菌定量培养时，应用1∶1000苯扎溴铵清洗外阴，消毒尿道口，用无菌容器留取中段尿送检。做尿渗透压检测时，晚22：00时禁水，次日凌晨6：00时第一次尿排空，2小时后再排尿送检。做化学定量测定（如尿肌酐、尿蛋白、尿糖、尿酸、电解质等），则必须留取一定时间的尿液（通常为24小时），并适当加入防腐剂以保存某些化学成分。

（一）尿常规

1. pH　pH反映肾脏参与机体内酸碱平衡的调节能力。正常尿液多呈弱酸性，pH值约为6.5。酸性尿见于高蛋白饮食、酸中毒、发热、脱水、严重缺钾、痛风、服用某些药物如氯化钙与维生素C等；碱性尿多见于进食多量蔬菜水果、碱中毒、Ⅰ型肾小管性酸中毒、服用某些药物如碳酸氢钠与噻嗪类利尿剂等。正常参考值为5.0～8.0。

2. 比重　尿液比重指在稳定的温度下一定量的尿液与等体积纯水的重量比。是反映尿液中溶质量的指标，与尿内所含溶质（盐类、有机物）的浓度成正比，与尿量成反比。尿比重的高低如无水代谢失调的情况下，主要取决于肾脏的浓缩功能，因此可以用来评估肾脏的浓缩功能。但由于尿比重受年龄、排汗量、饮水量等因素的影响，故多次测定比单次测定更能反映肾脏的浓缩功能。正常参考值：成年人普通饮食下，一般为1.015～1.025；随机尿标本1.003～1.030；晨起第一次尿标本>1.020；新生儿随机尿标本1.002～1.004。

3. 尿蛋白　正常人尿内仅含有少量蛋白（80±24）mg/24h，常规定性方法阴性。当常规定性方法检查尿蛋白阳性或定量超过150mg/24h者，称为蛋白尿。剧烈运动、紧张、交感兴奋、妊娠、脱水或发热时，尿中可暂时出现蛋白质，但程度较轻（定性不超过+，定量不超过250mg/24h）、持续时间较短，解除诱因后消失。持续存在的蛋白尿往往提示肾小球滤过屏障受损和（或）肾小管重吸收能力降低。肾小球性蛋白尿常伴大分子量蛋白质丢失，一般>1.5g/24h；肾小管性蛋白尿常为少量小分子量蛋白，一般<2.0g/24h。试纸条法对尿中不同蛋白质的敏感性不同，对白蛋白最为敏感。多发性骨髓瘤患者尿中可以出现大量游离轻链，但试纸条法检测呈阴性。尿液偏碱或尿液pH<3.0时，试纸条法也会出现假阴性。使用造影剂或尿中混入血液、脓液、炎症或肿瘤分泌物以及月经、白带等，常规尿蛋白定性呈现阳性；阳性者需进一步进行尿蛋白定量测定。

4. 尿糖　正常人尿糖定性试验为阴性。由高血糖导致肾小球滤过的葡萄糖超出肾小管的重吸收阈值或血糖正常而肾小管重吸收能力下降所致。生理性糖尿多见于饮食过度、应急状态和妊娠；病理性糖尿多见于血糖升高引起的糖尿、肾小管功能受损所导致的肾性糖尿以及一些内分泌异常（如甲状腺功能亢进、嗜铬细胞瘤等）所引发的糖尿。服用大剂量维生素C或某些药物如水杨酸类、氨基比林、异烟肼等从尿中排出时可使结果呈假阳性。

5. 酮体　机体不能有效利用葡萄糖、脂肪酸分解增强，当代谢不完全时可产生大量酮体，从尿液排出形成酮尿。正常人定性检测为阴性。除了糖尿病酮症酸中毒外，酮尿也可见于长期饥饿、急性发热、低糖类饮食、中毒引起的呕吐、腹泻等情况。

6. 隐血　正常为阴性。隐血试验阳性，应高度怀疑：①血尿；②血红蛋白尿：常见于血管内溶血（如输血反应和溶血性贫血）、严重烧伤、剧烈运动（行军性血红蛋白尿）和一些感染；另外，尿中红细胞破坏后也可释放血红蛋白。③肌红蛋白尿：常见于肌肉损伤（如严重挤压伤、外科手术、缺血）、肌肉消耗性疾病、皮肌炎、过度运动等。尿隐血

试验阳性，应进一步显微镜镜检确认有无红细胞。

7. 胆红素及尿胆原　如果血中的结合胆红素升高，经过肾小球滤过后从尿中排出为尿胆红素。在胆红素肝肠循环中小部分尿胆原从肾小球滤出，即为尿中的尿胆原，尿胆原与空气接触变成尿胆素。尿胆红素、尿胆原、尿胆素三者统称“尿三胆”。尿三胆有助于黄疸的鉴别诊断。尿胆红素升高见于肝细胞性黄疸及胆汁淤积性黄疸。尿胆原轻中度升高见于肝细胞性黄疸，明显升高见于溶血性黄疸。尿胆原减少见于胆汁淤积性黄疸。

8. 亚硝酸盐　正常人亚硝酸盐阴性。常用于尿路感染的快速筛选试验，阳性提示还原亚硝酸盐细菌感染。

9. 白细胞酯酶　正常人白细胞酯酶阴性。阳性者高度提示有尿路感染。某些肾脏病如狼疮性肾炎、急性间质性肾炎、肾移植排斥反应，尿液中白细胞也可升高。如果尿白细胞酯酶阳性，必须进一步行显微镜镜检，以确认有无白细胞存在。

10. 乳糜尿　乳糜尿的形成见于广泛的腹部淋巴道阻塞和（或）胸导管阻塞，绝大多数是由班氏丝虫病所致；极少数可由结核、肿瘤、胸腹部创伤或手术、原发性淋巴管疾病所致；偶见于妊娠、肾盂肾炎、肾结核、棘球蚴病（包虫病）、疟疾等。

（二）尿沉渣镜检

尿液经过离心后的沉淀（简称“尿沉渣”）经显微镜检查，能检出尿中管型、细胞、结晶、细菌等微生物，寄生虫以及其他可见的定形和非定形成分。

1. 红细胞　正常参考值为0～3个/HP。通常新鲜尿液中红细胞的形态有助于区别血尿来源。来自肾小球病变的红细胞其形态常为多形型（相差显微镜下红细胞形态大小不一），称为肾小球性血尿；而来自肾盂、输尿管、膀胱的红细胞则为均一型（相差显微镜下红细胞形态与正常血液红细胞相似，大小一致），称为非肾小球性血尿。

2. 白细胞　正常参考值为0～5个/HP。多见于泌尿生殖系统的炎症、急性感染后肾小球肾炎、狼疮性肾炎、急性间质性肾炎等。剧烈体育运动后，尿中白细胞也可增加。

3. 上皮细胞　尿中少量上皮细胞通常是细胞新老更替的生理现象，主要为鳞状上皮细胞和移行上皮细胞。根据上皮细胞形态，可以判断上皮细胞来源的部位，并初步判断疾病的部位。

（1）肾小管上皮细胞：又称小圆上皮细胞，正常尿液中不见或偶见，在急性肾小球肾炎时最为多见。成堆出现时，表示肾小管有坏死性病变。肾移植后1周内，尿内可发现较多的肾小管上皮细胞，随后可逐渐减少至恢复正常。当出现排异反应时，尿中可再度出现成片的肾小管上皮细胞。

（2）鳞状上皮细胞：尿中出现大量鳞状上皮细胞时，表示尿道有炎症病变。在妇女常可见到阴道分泌而来的阴道表层鳞状上皮细胞，一般无临床意义。

（3）移行上皮细胞：当尿中出现较多或成片的移行上皮细胞时，常提示有膀胱炎、肾盂肾炎、输尿管炎、结石等。

4. 管型　管型起源于肾小管的远端曲段，根据管型中的主要成分或内容物不同可分为透明管型、脂肪管型、结晶管型、颗粒管型、各种细胞管型、细菌管型等。少量透明管型和颗粒管型可见于正常人运动、重体力劳动、发热等情况，大量出现或与其他管型同时出现时提示肾脏病变。另外，肾衰竭管型是由坏死脱落的上皮细胞碎片在扩大的集合管内凝集而成，见于肾衰竭。

尿沉渣检查异常结合尿蛋白总量做综合临床分析，对肾疾病的诊断有较大实用价值。

①红细胞管型伴有蛋白尿 > 1.5g/d，常提示为肾小球疾病；②大量红细胞及红细胞管型提示炎症性肾小球病；③缺乏大量红细胞及红细胞管型时，蛋白尿 > 1.5g/d，提示非炎症性肾小球病。④大量红细胞伴有肾小管细胞，颗粒管型，尿蛋白 < 1.5g/d，但无红细胞管型，可见于累及肾小球或肾小动脉的疾病；⑤大量白细胞，伴有白细胞管型，但无红细胞管型，尿蛋白 < 1.5g/d，常提示为炎症性肾小管间质疾病；⑥肾小管细胞、肾小管细胞管型及颗粒管型可见于各种类型肾疾病，但多见于急性肾小管坏死；⑦尿蛋白 < 1.5g/d，缺乏细胞及管型可见于各种不同的非炎症性肾小球疾病、非炎症性肾小管-间质疾病和累及中、小肾动脉的疾病；⑧尿沉渣位相显微镜检查发现大量畸形红细胞（ > 8000/ml），则提示为肾小球病。

（三）尿液蛋白及其他成分分析

1. 尿蛋白定量　24 小时尿蛋白定量是病情演变和疗效判断的重要参考指标。根据 24 小时尿蛋白定量，将 > 3.5g 者称为大量蛋白尿；< 1.0g 者，称为少量蛋白尿；两者之间称为中等量蛋白尿。正常参考值：24 小时尿 < 0.15g。

2. 尿微量白蛋白定量　正常参考值：< 30mg/24h。除糖尿病外，高血压、肥胖、高脂血症、吸烟、口服避孕药、激素替代治疗、女性和老年患者等尿中白蛋白排泄，也可以有轻度增加。微量白蛋白尿可作为早期糖尿病肾病和毛细血管内皮细胞功能紊乱的标志。

3. 选择性与非选择性蛋白尿　由于肾小球滤过膜受损害的程度不同，因此对血浆蛋白的通过存在着选择性。尿蛋白的选择性常用尿蛋白选择性指数（selectivity index，SI）来表示，通常用高分子量蛋白如 IgG、IgM、或 α_2-巨球蛋白与低、中分子量蛋白如白蛋白或转铁蛋白的清除比率来表示。选择性指数（SI） = （尿高分子量蛋白/血浆高分子量蛋白）×（血浆白蛋白/尿白蛋白）。选择性蛋白尿是指 SI < 0.10，非选择性蛋白尿是指 SI > 0.5。选择性蛋白尿见于微小病变肾病患者。蛋白尿的选择性和非选择性不能作为肾小球疾病病因诊断依据，但作为预测肾小球疾病的预后指标有临床实用意义。

4. 其他成分

（1）尿 C3 测定：尿 C3 增加源于肾小球基底膜通透性改变。正常人及非肾小球疾病患者尿中 C3 为阴性。膜增生性肾炎、狼疮性肾炎尿 C3 几乎全为阳性；膜性肾病和局灶性节段肾小球硬化尿 C3 阳性率也很高，而微小病变型常为阴性。尿 C3 阳性者较阴性者病情重，预后差，检测浓度越高病情越重。

（2）尿 α_2-巨球蛋白测定：正常参考值为阴性。尿正常情况下 α_2-M 不能经肾小球滤过，尿中 α_2-M 增加，表明肾小球滤过屏障完整性破坏。

（3）尿 β_2-微球蛋白：正常参考值为 < 0.3mg/L。尿 β_2-MG 分子量小，可直接从肾小球滤过，近端小管可完全重吸收。尿 β_2-MG 是反映近端小管受损的非常灵敏和特性的指标。还可用于鉴别上、下尿路感染：上尿路感染时，尿 β_2-MG 明显增高，而下尿路感染时正常。

（4）尿视黄醇结合蛋白（RBP）：正常参考值为 < （0.11 ± 0.07）mg/L。RBP 可从肾小球自由滤过，99.9% 由近曲小管重吸收。尿 RBP 增高常见于各种原发性和继发性肾脏疾病、糖尿病、药物及中毒引起的近曲小管的损害，是早期肾小管功能损害的敏感指标。

（5）尿 N-乙酰-β-葡萄糖苷酶（NAG）：正常参考值为（终点法） < 16U/（g · Cr）。NAG 是存在于细胞溶酶体内的酸性水解酶，在近曲肾小管上皮细胞含量丰富。大多数肾脏疾病伴肾小管间质损害时，尿 NAG 酶活性异常，是早期肾小管功能损害的可靠、敏感

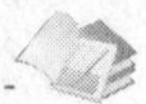

指标。一些重金属中毒、糖尿病肾病早期、各种肾小球肾炎、使用某些药物（如氨基糖苷类药物）时，尿 NAG 酶均可升高。还可用于早期上尿路感染的诊断，急、慢性肾盂肾炎时尿 NAG 酶明显增高，而单纯性膀胱炎尿 NAG 酶正常。

（6）尿 α_1-微球蛋白测定：正常参考值为 <15mg/24h。尿 α_1-微球蛋白作为肾小管性蛋白尿的标志，被广泛用于评估近端肾小管损伤，是早期肾小管功能受损敏感指标，也是肾小管功能恢复的敏感指标，较尿 β_2-微球蛋白及尿 NAG 酶更为敏感。

（7）尿溶菌酶测定：正常参考值：0～2mg/L（比浊法）。溶菌酶可从肾小球自由滤过，近端小管对溶菌酶有强大的重吸收能力，正常人尿液中不含或仅有少量溶菌酶排出。一般情况下，尿溶菌酶升高，常表明肾小管功能异常；但在各种急、慢性肾小球肾炎，肾盂肾炎等大量尿溶菌酶从肾小球滤过，超过肾小管重吸收能力，也可使尿中溶菌酶升高。严重尿路感染时，尿中大量白细胞释放溶菌酶，也会导致尿溶菌酶升高。尿溶菌酶测定还可以进行上尿路感染和下尿路感染的定位诊断，大部分情况下，下尿路感染尿溶菌酶的含量基本正常，而上尿路感染尿溶菌酶的含量增高。

（8）免疫球蛋白轻链：正常值为 $\kappa<35$mg/L，$\lambda<50$mg/L。免疫球蛋白轻链分为 κ 和 λ 两种类型，可从肾小球自由滤过，但近端肾小管重吸收少，对肾小管上皮细胞有直接毒性作用。多发性骨髓瘤 B 细胞克隆增生，产生大量游离轻链，可从肾小球滤过，超过肾小管重吸收能力。尿常规定性检查往往阴性。肾小球疾病时，尿液中免疫球蛋白也可能增加，此时尿游离轻链可轻度升高。此外，华氏巨球蛋白血症（WM）、淋巴瘤及其他浆细胞病患者尿液中游离轻链可显著升高。

三、肾功能评估

各种肾脏疾病随着病情的进展均可损害肾脏功能，发展为终末期肾脏病。肾功能检查主要包括肾小球功能检查、肾小管功能检查和肾血流量测定，对了解有无肾脏疾病、疾病的严重程度、治疗方案的选择、疾病预后的评估有重要意义。临床常用的肾功能检查方法的敏感性和特异性有较大的差异，而且肾脏有强大的贮备能力，因此，肾功能检查结果正常并不能完全排除肾脏器质性损害及功能受损。如何选择肾功能检查项目，如何评价其检查结果，在临床中应给予充分的重视。

（一）肾小球功能检查

1. 肾小球滤过率　肾小球的主要功能是滤过血浆，生成原尿，反映其滤过功能的客观指标是肾小球滤过率（GFR）。临床上常通过测定特定的某种能被肾小球滤过、但不被肾小管重吸收的物质的浓度来表示肾脏对该物质的滤过能力，从而反映肾小球的滤过功能，如菊粉清除率（inulin clearance rate）和内生肌酐清除率（endogenous creatinine clearance rate，Ccr）、胱抑素 C（Cystatin C）等。

菊粉清除率是可准确反映 GFR，是目前测定 GFR 的“金标准”，但操作复杂，给患者带来痛苦，且菊粉作为一种外源性物质注入人体后会引起人体发热，故难以作为临床常规测定。

在严格控制外源性肌酐的情况下，内源性肌酐为血肌酐唯一的来源，且在体内生成量恒定，清除途径主要依靠肾小球滤过，故目前临床最常用内生肌酐清除率反映 GFR，能较早地反映肾小球功能损害并估计损害程度。Ccr 的测定方法为：连续进食低蛋白饮食（禁食肉类、咖啡和茶等外源性肌酐来源物）3 日，准确留取第 4 日 24 小时尿液，在收集尿液结束时采血，分别测定血肌酐、尿肌酐浓度，按下列公式计算每分钟 Ccr。Ccr = 尿肌酐浓度（mg/L）×24 小时尿量（L）/血肌酐浓度（mg/L）。Ccr 正常参考值为 80～120ml/min。必须注意，由于肌酐除了从肾小球滤过外，尚有少量从近端小管分泌，故 Ccr 常常超过实际的 GRF。

胱抑素 C 也可作为评价 GFR 的指标，是反映肾小球滤过功能的一个敏感而特异的指标，特别是用来评价 2 型糖尿病患者 GFR 及监测肾移植后肾功能变化。正常参考值为：0.6～2.5mg/L。

2. 血肌酐及血尿素氮浓度测定　两者的浓度取决于机体氨的分解代谢与肾脏的排泄能力。在一定程度上可以反映肾小球滤过功能的损害程度。血尿素氮除受肾功能影响外，还受肾外因素如高蛋白饮食、消化道出血及高分解代谢等的影响，而血肌酐基本上不受饮食、高分解代谢等肾外因素影响，故在外源性肌酐摄入量稳定、体内肌酐生成量恒定的情况下，血肌酐较血尿素氮能更准确地反映肾小球功能。此外，血肌酐及血尿素氮与肾小球滤过率之间的关系呈平方双曲线，肾小球轻度损害，肾小球滤过率降到正常的 50% 以下时，血肌酐及血尿素氮可在正常范围。当肾小球滤过率下降到正常的 50% 以上时，血肌酐及血尿素氮才开始迅速上升。血肌酐及血尿素氮明显高于正常时，常表示肾功能已严重损害。

3. 放射性核素肾小球滤过率测定　一次性弹丸式注射放射性物质如 I-碘肽酸、^{99m}Tc-DTPA、^{51}Cr-EDTA 等，然后多次采血，测定血浆放射性，绘制血浆时间-放射性曲线（T-A 曲线），按“区”分析法求出曲线下面积，然后用此面积除以投予量即可求出肾小球核素清除率。此方法与菊粉清除率一样能准确地反映肾小球滤过率，且无需收集尿液及连续静脉点滴药物。缺点是需把放射性物质引入人体内，对妊娠和哺乳期妇女不宜应用。

（二）肾小管功能测定

1. 近端肾小管功能检测　某些能在肾小球自由滤过而在近端肾小管被重吸收的物质的血尿浓度可反映肾小管功能。这些物质常见的有：尿中溶菌酶及 β_2-微球蛋白测定；尿 α_1-微球蛋白测定；视黄醇结合蛋白检测；尿 NAG 酶测定；尿滤过钠排泄分数；肾小管葡萄糖最大重吸收量测定（详见尿液检查）。

2. 远端肾小管功能测定　尿浓缩稀释试验：远端肾小管功能反映在对尿液的浓缩稀释能力，常用血液和尿液渗量、莫氏试验、尿 T-H 糖蛋白测定等检查评价。另外，肾小管排泌功能可通过酚红排泄试验或肾小管对氨基马尿酸最大排泌量试验检测，后者特异性强，但操作繁杂，不适用于临床常规检测，仅用于研究性质的试验中。氯化铵负荷试验、碳酸氢离子重吸收排泌试验（碱负荷试验）可以用于肾小管酸中毒检测。

四、影像学检查

（一）超声显像

超声检测简便、无创，可以提供泌尿系梗阻、肾脏大小、肾实质回声及占位等可靠信息，是泌尿系最常用的影像学检查方法，也是健康体检的主要手段。泌尿系统常规超声检查包括二维灰阶超声和多普勒超声，前者用于评估器官结构大小、形态和回声改变，后者可反映血流变化情况。

超声检查的优点是易行、安全、无辐射性损伤，这对与生殖器官相邻的泌尿系统非常有意义。对于肾脏，超声可发现并确诊大多数肾脏结石、囊肿、肿瘤、先天性异常和外伤等病变。对于膀胱，超声检查能发现和诊断大多数膀胱病变，包括膀胱结石、异物、憩室

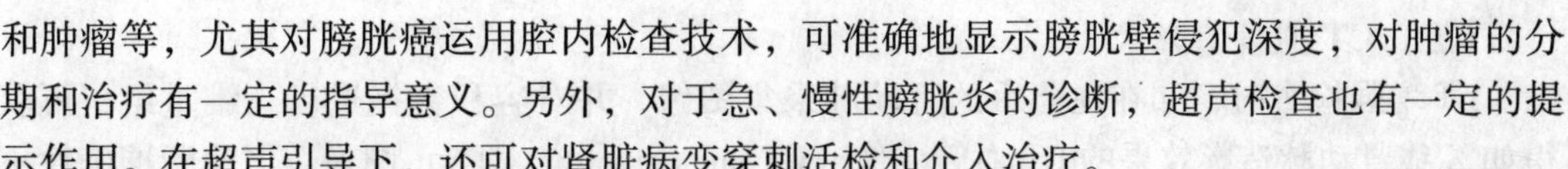

和肿瘤等，尤其对膀胱癌运用腔内检查技术，可准确地显示膀胱壁侵犯深度，对肿瘤的分期和治疗有一定的指导意义。另外，对于急、慢性膀胱炎的诊断，超声检查也有一定的提示作用。在超声引导下，还可对肾脏病变穿刺活检和介入治疗。

然而，超声对较小病变如小结石或小肿瘤的确定较困难。如不能可靠地发现较小的肾盂结石，对肾结核的诊断也有一定的局限性，难以明确诊断某些肾脏少见肿瘤如转移瘤、淋巴瘤等。对于无明显积水的输尿管难以发现其病变；对于膀胱早期较小肿瘤，超声检查亦难以显示。因此，当临床考虑以上病变，而超声检查未显示或难以确定病变性质时，应行其他影像学检查或其他辅助检查，如 CT、MRI 等。

（二）泌尿系统腹部平片

泌尿系统腹部平片检查常规摄取仰卧前后位片，临床上称之为 KUB（kidney-ureter-bladder），仅可用于显示阳性结石存在与否。

（三）静脉尿路造影

主要用于观察肾盏、肾盂、输尿管和膀胱的内壁及内腔，分排泄性和逆行性造影。

1. 排泄性尿路造影（excretory urography）　又称静脉性肾盂造影（intravenous pyelography，IVP）。含碘水溶性对比剂由静脉注入后，由肾小球滤过而排入肾盏和肾盂内，不但显示肾盏、肾盂、输尿管及膀胱内壁和内腔形态，且可了解双肾排泄功能。排泄尿路造影不但能显示肾盂输尿管系统的解剖学形态，还可判断肾排泄功能，因此，它仍是泌尿系疾病的常用检查方法。其可用于发现致使尿路形态改变的病变，如尿路上皮肿瘤所致的充盈缺损，肾结核造成的肾盏、肾盂破坏和先天发育异常所致的肾盂、输尿管畸形等。然而，此检查未能发现及诊断局限于肾实质内的病变，同时，由于含碘对比剂具有肾毒性，故对肾功能不全者应慎用或禁用此种检查。

2. 逆行肾盂造影（retrograde pyelography）　是在膀胱镜引导下将导管插入输尿管内并注入含碘对比剂，使肾盂、肾盏和输尿管显影的检查方法，属于有创检查，可用于有排泄尿路造影禁忌证或其他成像技术未能清晰显影者。

（四）CT

CT 是泌尿系统疾病常用的影像检查方法，广泛用于泌尿系统疾病的诊断。CT 检查包括平扫和增强检查。

1. 平扫检查　是 CT 常规检查方法，可明确诊断泌尿系结石、单纯性肾囊肿（包括合并出血的复杂性囊肿）和多囊肾等病变，也可判断肾脏内占位病变是否含有脂质成分（如血管平滑肌脂肪瘤）。

2. 增强检查　多数泌尿系统病变，包括先天性发育异常、炎症、肿瘤、外伤及肾血管病变均需在平扫基础上行增强检查，以进一步明确病变范围和性质。增强检查时，需注意含碘对比剂禁忌证。通常采用多期增强检查方法，即在静脉内注入含碘对比剂，并于不同延迟时间点进行扫描，可分别获得肾皮质期、实质期和排泄期图像。

近年来，能谱 CT 的出现，其对增强扫描数据后处理，从而获得虚拟平扫 CT 图像，可取代平扫 CT 检查，因而可缩短患者的检查时间，降低辐射剂量，但受到设备条件限制，该技术不能在临床大范围推广使用。

但是，CT 对于某些泌尿系统病变的诊断还有一定的局限性，例如早期肾结核及较小肾盂肾盏肿瘤的诊断。因此，当临床考虑这些病变时，CT 并非首选检查方法，即便使用 CT 检查且表现正常时，也不能明确地除外这些病。

（五）CT 血管造影术

CT 增强检查时，如在注药后的肾动脉采集图像，并对容积数据进行三维重组，可获得如 X 线肾动脉造影效果的 CT 血管成像（CT angiography，CTA）图像，但诊断准确性不如前者；同时，如果对肾盂期容积数据进行三维重组，可得到类似 IVP 检查效果的图像，称为 CT 尿路成像（CT urography，CTU），后者逐步替代 IVP 检查，但缺陷为其辐射剂量偏高。

（六）MRI

MRI 检查泌尿系统病变已日趋广泛。多用于泌尿系统超声和（或）CT 检查之后，其对确定病变的组织成分和内部结构均有较高的价值。尤其是对于恶性肿瘤的评估，由于能较为准确地显示肿瘤的侵犯深度、范围、邻近器官和血管有无受累、有无癌栓及远隔性转移，因而有助于肿瘤的分期和临床治疗。恶性肿瘤治疗后 MRI 随访检查，还可确定肿瘤有无复发，其价值要优于 CT 检查。

1. 平扫检查　是常规应用方法，包括轴位 T1WI 和 T2WI 成像，必要时辅以冠状和（或）矢状位检查。脂肪抑制序列有利于含脂肪病变的诊断。扩散加权成像能无创检测组织内的水分子扩散运动，因此对病变的诊断和鉴别诊断有较高的价值。

2. 增强检查　经静脉注入顺磁性对比剂 Gd-DTPA，采用快速 T1WI 序列可获得肾、输尿管和膀胱不同期相图像，类似 CT 多期增强检查。适应证同 CT 增强检查，可用于因碘对比剂禁忌证而未能行 CT 增强检查者，但对于严重肾功能不全者，体内潴留的钆可致肾源性系统性纤维化，此时，应禁行 MRI 增强检查。

3. 肾动脉 MR 血管成像（MRA）　对于肾动脉，既可采用 Gd-DTPA 的增强 MRA（CE-MRA）检查，也可使用其他 MRA 检查，如动脉自旋标记 MRA 技术。常作为肾动脉及其较大分支病变的筛选方法，其诊断准确性不及肾动脉 CTA 检查。

4. 磁共振尿路造影（MRU）　MRU 是利用水成像原理，含尿液的肾盂肾盏、输尿管和膀胱呈高信号，如 IVP 所见。主要用于检查尿路梗阻，尤适用于 IVP 显影欠佳且不能行 IVP 和 CTU 检查者。

泌尿系统 MRI 检查的不足之处在于不能可靠地发现钙化性病变，因而很少用于泌尿系结石的检查。

（七）肾血管造影

肾动脉造影是诊断肾血管病变的金标准，还可在其引导下行肾血管病变及肾肿瘤的介入治疗。但由于其具有创伤性，现已逐渐被 CT 血管成像和 MR 血管成像所替代。

五、肾穿刺活检术

（一）肾穿刺活检术概述

医学发展的历史证明，仅从临床症状和检验指标进行疾病的诊断和治疗，毕竟存在一定的缺陷和局限，而且由于肾脏疾病的种类繁多，病因及发病机制复杂，许多肾脏疾病的临床表现与肾脏的组织学改变并不完全一致。所以肾活检的病理诊断在肾脏病学的发展历程中，起到了不可估量的作用。

经皮肾活检的穿刺点一般选择在肾下极稍偏外侧，此处能最大限度地避开肾门附近的大血管以及肾盂肾盏，减少穿刺后并发症的发生；且此处的肾皮质多，能保证取材满意。

为保证穿刺针准确进入上述理想位置，首先要在体表定位，临床上有多种定位方法，

目前国内外采用最为广泛的肾穿刺定位方法是超声定位，其次为静脉肾盂造影定位，其他方法或者已被淘汰，或者因太繁琐不具备临床实用性而无法广泛开展。

患者一般采用俯卧位，腹下垫一 10cm 左右厚的硬枕，将肾脏顶向背部并保证后背平坦，常规消毒整个背部皮肤并铺手术巾。选择好穿刺点后，沿进针方向以利多卡因进行局麻，以尖刀切开穿刺点皮肤一个小口，将穿刺针刺入，在超声监视下缓慢进针，当看到针尖部分已经接触到肾脏被膜时，嘱患者憋气，保持肾脏不移动，然后开始穿刺取材。穿刺取材的瞬间要迅速果断，尽量减少穿刺针在肾实质内停留的时间。取出的肾组织应尽快送检。

穿刺后患者平卧病床 24 小时，不能用力活动，连续查三次尿常规，观察尿的颜色及变化，密切观察患者的血压和心率，在病情允许的情况下，鼓励患者多饮水，增加尿量，减少血块堵塞尿路的发生。尽管穿刺技术不断改进，安全性越来越高，但并发症仍不可完全避免，主要的并发症是出现血尿，其次还可有肾周血肿、动静脉瘘。

（二）肾活检的临床应用

肾活检病理检查在肾脏病学中的意义在于：①明确肾脏疾病的病理变化和病理类型，并结合临床表现和检验指标做出疾病的最终诊断；②根据病理变化、病理类型和病变的严重程度，制订治疗方案；③根据病理变化、病理类型和病变的严重程度，判断患者的预后；④通过重复肾活检病理检查，探索肾脏疾病的发展规律，判断治疗方案是否正确，为治疗方案的实施或修改提供依据；⑤通过肾病理检查，进行肾脏疾病的病因和发病机制的研究，发现新的肾脏疾病，丰富肾脏病学。

理论上讲，对于大多数肾实质疾病，在没有禁忌证的情况下，均应行肾穿刺检查。但在实际工作中，考虑到肾穿刺技术是一种有创伤的检查，故在选择时还要慎重，是否适合做肾活检，应视患者的具体情况，从肾活检对患者诊疗上的利与弊来考虑。

1. 肾活检选择

（1）可以先治疗后穿刺的疾病：①急性肾小球肾炎：对于临床上典型的急性链球菌感染后肾小球肾炎，可以暂时不予肾穿刺检查，因为该病为自限性疾病，经过支持和对症治疗可以自愈。②原发性肾病综合征：对于儿童和青少年的单纯原发性肾病综合征，即仅有大量蛋白尿、低蛋白血症而不伴有血尿、高血压和肾功能减退的原发肾病综合征，可以先用糖皮质激素正规治疗 8 周以上，如果临床上无效，再行肾穿刺活检。

（2）必须先穿刺，然后根据病理结果再进行治疗的疾病：①不典型的急性肾小球肾炎：虽然典型的急性肾小球肾炎为自限性疾病，不需要肾穿刺活检明确诊断。但当肾功能出现急剧恶化，临床上表现类似急进性肾炎时，应尽早肾穿刺明确诊断，以免贻误治疗时机。即使肾功能一直稳定，但临床上治疗 2～3 个月后仍无好转，也应尽早行肾活检以明确诊断。②急进性肾炎综合征：此综合征病因多样，进展迅速，如不及时治疗，预后很差，因此应尽快明确病理诊断，制订治疗方案，即使存在相对禁忌证，也应尽量纠正，创造肾穿刺的条件，尽早行肾穿刺。③原发肾病综合征：中老年肾病综合征，或合并血尿、高血压，肾功能损伤的肾病综合征，均应及早行肾穿刺活检。④急性肾衰竭：不明原因的急性肾衰竭，而肾脏大小正常，且无尿路梗阻者，为了明确诊断，判断预后，肾活检是十分必要的。⑤继发性肾小球疾病：各种继发性肾小球疾病，均建议先行肾穿刺活检，明确诊断和病理类型后再决定治疗方案。特别是狼疮性肾炎，肾活检对于评估其病情严重程度、选择用药和追踪，均有价值。故有活动性狼疮性肾炎依据的患者，除非禁忌证，均应肾活检。⑥移植肾：当移植肾的肾功能明显减退且原因不清时；当移植肾出现排异反应，临床治疗效果不好时，难以决定是否要切除移植肾时；当怀疑原有的肾脏疾病在移植肾上出现时，均可行移植肾穿刺活检。

2. 肾活检禁忌证　经皮肾活检的绝对禁忌证只有一个，即临床上有明显的出血性疾病，且不能纠正者。经合适治疗后可以纠正的出血性疾病则可做肾活检。

肾活检的相对禁忌证是：①精神异常或不能合作者；②心力衰竭，周围循环衰竭或全身情况很差者；③妊娠晚期，重度肥胖或严重水肿者；④独肾，或一侧肾功能已丧失；⑤肾脏肿瘤：穿刺部位有各种肿瘤时，如恶性肿瘤、血管瘤、大的肾囊肿等，并无法躲开时；⑥肾脏感染：包括各种感染，如活动性肾盂肾炎、肾脓肿、肾盂积水、肾结核、肾周脓肿等。⑦严重高血压：血压控制在160/90mmHg之下，可做肾活检；⑧肾脏位置过高或游走肾：无论如何吸气憋气，患者肾脏均不能到达十二肋以下或者不能固定位置，穿刺针无法安全到达肾脏时，不宜行肾活检。

（三）常见肾脏疾病肾活检病理特点

1. 原发性肾小球疾病

（1）微小病变性肾小球肾病（minimal change glomerulopathy）：好发于儿童。临床表现为大量蛋白尿或血尿。肾病综合征病理表现特点：光镜下病变不明显，免疫荧光阴性，只有电镜下可见肾小球足细胞的足突广泛融合。

（2）局灶性肾小球肾炎（focal glomerulonephritis）：发病无年龄差异。临床表现以肉眼或镜下血尿为多见，可伴有少量蛋白尿，少数患者为肾病综合征、急性肾炎综合征。病理表现特点：光镜下为局灶性或局灶节段性病变，免疫病理检查表现为IgG和（或）C3的系膜区沉积；电镜下可见系膜区的电子致密物。

（3）局灶节段性肾小球硬化症（focal segmental glomerulosclerosis，FSGS）：临床以大量蛋白尿或肾病综合征为特点，对激素治疗不敏感，只有少数患者出现非肾病综合征水平的蛋白尿。血尿常见，以镜下血尿为主。高血压也常见于FSGS，后期出现肾功能减退。根据FSGS的硬化部位，原发性FSGS的病理分型为：非特殊型FSGS、门部型FSGS、细胞型FSGS、顶端型FSGS、塌陷型FSGS（表29-2）。FSGS病理表现特点：光镜下病变肾小球呈局灶分布，出现节段性硬化，并可见玻璃样变及足细胞增生。免疫荧光可见IgM及C3呈团块样于病变肾小球的受累节段上沉积。电子显微镜下可见肾小球足细胞从基底膜上剥脱，及足突广泛融合。

表29-2　原发性FSGS的病理分型及诊断要点（IRPS，2004）

类型	硬化部位	分布	玻璃样变	粘连	足细胞增生肥大	肾小球肥大	系膜增生	小动脉玻璃样变
非特殊型FSGS	任何部位	节段	+	++	+	+	+	+
门部型FSGS	门部	节段	++	+++	+	+++	+	++
细胞型FSGS	任何部位	节段	+	+	++	+	++	+
顶端型FSGS	尿极	节段	+	+++	++	+	+	+
塌陷型FSGS	任何部位	节段或球性	+	+	+++	+	+	+

（4）膜性肾病（membranous nephropathy）：好发于中老年人，临床上呈现非选择性大量蛋白尿和肾病综合征，部分患者有镜下血尿，仅少数患者的蛋白尿不足2g/24h。病理表现特点是：光镜下可见肾小球基底膜弥漫增厚，无细胞增生反应。依据病程的进展和病理形态可分为四期：有Ⅰ期～Ⅳ期，肾小球基底膜逐渐增厚，最终导致管腔闭塞，系膜基质增多，肾小球硬化和荒废。较有代表性的病变出现在Ⅱ期，肾小球毛细血管基底膜外侧有大量免疫复合物沉积，基底膜钉突状增厚。免疫病理检查可见IgG和C3沿基底膜外细颗粒状沉积；电镜下可见基底膜外侧多数电子致密物沉积，基底膜增厚。

（5）系膜增生性肾小球肾炎（mesangioproliferative glomerulonephritis）：发病无年龄区别。本病临床表现多样，隐匿性肾炎、血尿、蛋白尿、肾病综合征等均可出现。病理表现特点：光镜下可见系膜细胞和基质呈轻度、中度、重度弥漫性增生；免疫病理学检查可见IgG和C3在系膜区团块状沉积；电镜下可见系膜区电子致密物沉积。

（6）毛细血管内增生性肾小球肾炎（endocapillary proliferative glomerulonephritis）：好发于青少年。临床表现为急性肾炎综合征。主要发生于儿童和青年，常于发病前一周有上呼吸道感染的病史。病理表现特点：光镜下可见肾小球系膜细胞和内皮细胞弥漫性增生，毛细血管腔被增生的细胞充塞和挤压，并可见多少不等的中性粒细胞浸润；免疫病理学检查见IgG和C3粗颗粒状沿毛细血管壁沉积；电镜下可见肾小球上皮下驼峰状电子致密物沉积。

（7）膜增生性肾小球肾炎（membranoproliferative glomerulonephritis）：多见于青壮年，约50%～60%的患者表现为肾病综合征，常伴有镜下血尿，15%～20%的患者表现为急性肾炎综合征，其余为隐匿性肾炎和慢性肾炎综合征。约20%的患者有肾功能下降乃至肾衰竭。常见血中补体低下。病理表现特点：光镜下可见系膜细胞和基质弥漫性重度增生，广泛插入，基底膜弥漫增厚和双轨征形成，管腔狭窄；免疫病理学检查见IgG和C3在系膜区和毛细血管壁呈团块状和颗粒状沉积；电镜下系膜细胞核基质增生，插入，系膜区、内皮下和（或）上皮下电子致密物沉积。

（8）新月体性肾小球肾炎（crescentic glomerulonephritis）：好发于青壮年。临床以急进性肾炎综合征为主要表现。病理表现特点：光镜下肾小球毛细血管严重破坏，血液流入肾小囊并凝固，肾小囊上皮细胞增生，单核巨噬细胞浸润，有形成分堵塞于肾小囊腔，即新月体形成。免疫病理学及电镜观察IgG和C3呈线性沉积于毛细血管壁（抗基底膜抗体型），或颗粒状沉积于肾小球的不同部位（免疫复合物型），或隐性（血管炎型和特发型）。相应部位有电子致密物沉积。

2. 继发性肾小球疾病

（1）狼疮性肾炎：系统性红斑狼疮是一种全身性自身免疫性疾病，自身抗原多样，所以形成的免疫复合物也有多样，故导致的狼疮性肾炎病理类型也多样，可有轻微病变型、轻度系膜增生型、局灶型、弥漫增生型、膜型和硬化型六型。免疫病理学和电镜观察显示多种免疫球蛋白和补体阳性，电子致密物沉积于肾脏的各个部位。

（2）过敏性紫癜性肾炎和IgA肾病：由于过敏和黏膜感染所致的以IgA为主的免疫复合物沉积引起的肾小球肾炎。有轻微病变型、轻度系膜增生型、局灶型、弥漫增生型、膜型和硬化型六型。免疫病理学和电镜观察显示IgA和C3系膜区阳性，电子致密物沉积于肾小球的系膜区。

3. 非免疫机制导致的肾小球损伤　非免疫机制导致的肾小球损伤常见于糖尿病肾小

球硬化症、淀粉样变性肾小球病、脂蛋白肾小球病等。共同特点是免疫病理学观察阴性，肾小球病变以特殊蛋白沉积为主，电镜观察常可见特殊的纤维样物质沉积为主。

4. 肾小管疾病　肾小管疾病以急性肾小管坏死最常见。急性肾小管坏死是由于缺血或中毒引起的主要损伤肾小管的急性肾脏疾病，表现为肾小管上皮细胞的凝固性坏死，主要临床表现为少尿和无尿乃至急性肾衰竭。光镜下可见肾小球淤血，肾小管上皮细胞凝固性坏死，管腔内充填以脱落崩塌的坏死的细胞碎片，肾间质淤血水肿。后期可见肾小管上皮细胞的再生现象。

5. 肾间质疾病：临床表现为少尿、无尿和急性肾衰竭者主要是过敏性急性间质性肾炎，是由于Ⅳ型变态反应引起的非特异性炎症。光镜观察可见肾间质弥漫性水肿，并有淋巴细胞核单核细胞浸润。

第二节　常见泌尿系统疾病诊断

一、急性肾小球肾炎

急性肾小球肾炎（acute postinfectious glomerulonephritis），简称急性肾炎，又称急性感染后肾小球肾炎。急性起病，是一组以血尿、蛋白尿、高血压、水肿、少尿及肾功能损伤为主要表现的临床综合征，又称为急性肾炎综合征（acute nephritic syndrome）。

（一）症状和体征

通常在溶血性链球菌引发的呼吸道感染（如咽炎和扁桃体炎）或皮肤感染（如脓疱疮）后1～4周起病（平均10～14天）发病，起病急。出现少尿，水肿（眼睑及下肢水肿），部分患者可出现肉眼血尿。此外常有乏力、厌食、恶心、呕吐、嗜睡、头晕、视力模糊及腰部钝痛。

大部分患者有一过性轻、中度高血压，少数患者可出现严重高血压甚至高血压脑病；晨起眼睑水肿或伴有下肢轻度凹陷性水肿，少数严重者全身水肿，体重明显增加；老年患者易出现心力衰竭（颈静脉怒张、奔马律、呼吸困难和肺水肿）。

（二）辅助检查

1. 尿常规检查　镜下或肉眼血尿（为变性红细胞血尿），蛋白尿，白细胞尿（为无菌性白细胞尿）及管型尿（常见颗粒管型及红细胞管型）。

2. 补体C3　病初血清补体C3下降，并于8周内恢复正常。

3. 超声检查　双肾大小正常，少数发生急性肾衰竭的病例可见双肾增大。

本病需与其他病原体感染后急性肾炎、IgA肾病和非IgA系膜增生性肾小球肾炎、膜增生性肾小球肾炎、急进性肾小球肾炎相鉴别。当诊断困难时可进行肾穿刺活检，本病的病理类型为毛细血管内增生性肾小球肾炎。肾活检的指征为：①少尿1周以上或进行性尿量减少伴有肾功能恶化者；②病程超过2月而无好转趋势，且血清补体未恢复者；③急性肾炎综合征伴肾病综合征者。

二、急进性肾小球肾炎

急进性肾小球肾炎（rapidly progressive glomerulonephritis，RPGN，简称急进性肾炎）是一组病情发展急骤，伴有少尿、蛋白尿、血尿和肾功能进行性减退的肾小球疾病，病理

特点为新月体性肾小球肾炎。此病进展快速，若无有效治疗，患者将在几周至几月（一般不超过半年）进入终末期肾衰竭。

（一）症状和体征

有前驱感染者常急骤起病，病情进展迅速，但也可隐性缓慢起病，至一定时期后才急剧进展。患者全身症状较重，疲乏、无力、神萎，可伴发热、腹痛、皮疹，但以严重少尿、无尿，迅速发展为尿毒症为突出表现，可同时伴有肉眼血尿。

约半数患者在开始少尿时出现水肿，以面部及下肢为重，水肿一旦出现，难以消退；部分患者伴有持续性高血压，不易自行下降；合并肺出血的患者肺部可闻及干湿啰音。

（二）辅助检查

1. 尿常规检查　常见血尿、异形红细胞尿和红细胞管型，伴有蛋白尿，蛋白尿量不等，可有大量蛋白尿，但明显的肾病综合征表现不多见。

2. 肾功能检查　血肌酐、血尿素氮快速进行性升高，而肾小球滤过率快速进行性下降。常伴有代谢性酸中毒，水、电解质平衡紊乱。

3. 血常规检查　大多数患者出现贫血。

4. 血清免疫学检查　①抗肾小球基底膜型（Ⅰ型）：血清抗肾小球基底膜抗体阳性；②免疫复合物型（Ⅱ型）：抗核抗体阳性、循环免疫复合物、血清冷球蛋白阳性和血清补体水平下降，并可有抗 DNA 抗体、IgA 纤维连接蛋白、抗链球菌溶血素“O”升高等；③寡免疫复合物型（Ⅲ型）：大约 80% ~90% 患者血清抗中性粒细胞胞浆抗体（ANCA）阳性。

5. 影像学检查　超声以及其他影像学检查可见双肾增大，余无特异性。

6. 肾穿刺活检　本病确诊必须依靠肾穿刺活检，病理类型为新月体性肾小球肾炎，病理表现为 50% 以上肾小球的肾小囊内出现大新月体。

急进性肾小球肾炎当与急性肾小球肾炎、非肾小球损害导致的急性少尿或无尿性肾衰竭相鉴别。

本病的疗效和预后与能否及时诊断密切相关。凡临床上患者呈现急进性肾炎综合征表现，治疗数周仍未见疾病缓解，血肌酐水平反而开始增高，即应想到本病的可能，应及时对患者进行肾活检病理检查。

三、慢性肾小球肾炎

慢性肾小球肾炎（chronic glomerulonephritis）简称慢性肾炎，是由多种病因引起、呈现多种病理类型的一组慢性进行性肾小球疾病。患者常呈现不同程度水肿、高血压、蛋白尿及血尿，肾功能逐渐进行性损害直至终末期肾衰竭。

（一）症状与体征

多数患者起病缓慢、隐匿，少数感染后发病者起病急（甚至可呈现急性肾炎综合征），病情迁延，逐渐进展。早期患者可有乏力、疲倦、腰部疼痛、食欲减退；水肿可有可无，一般不严重。有的患者可无明显临床症状。

血压可正常或轻度升高。部分患者血压（特别是舒张压）持续性中等以上程度升高，患者可有眼底出血、渗血，甚至视神经乳头水肿。水肿可有可无，一般不严重。

（二）辅助检查

1. 尿常规检查　蛋白尿持续存在（24 小时尿蛋白定量常 >1g/24h，但 <3.5g/24h），

有不同程度的肾小球源性血尿及管型等。

2. 肾功能 正常或轻度受损（内生肌酐清除率下降或轻度氮质血症）的情况可持续数年或数十年，最初肾小球滤过率下降，而后血清肌酐升高，直至进入终末期。随着肾功能的逐渐恶化，常伴随出现肾性贫血。

3. 影像学检查 超声及其他影像学检查早期可表现为肾脏大小正常，晚期出现双肾对称性缩小、皮质变薄，血流减少。

有条件时可做肾穿刺活检以明确病理类型。慢性肾炎可呈现多种病理类型，如系膜增生性肾小球肾炎、膜增生性肾小球肾炎、局灶性节段性肾小球硬化及包括上述各个病理类型的 IgA 肾病等，另外，也包括少数膜性肾病。不同病理类型疾病的进展速度不同，但是后期均可进展为硬化性肾小球肾炎。

慢性肾炎临床表现多样，个体差异较大，故要特别注意因某一表现突出而造成的误诊。如慢性肾炎高血压突出而易误诊为原发性高血压，增生性肾炎（如系膜毛细血管性肾小球肾炎、IgA 肾炎等）感染后急性发作时易误诊为急性肾炎，应予以注意。

四、肾病综合征

肾病综合征（nephrotic syndrome）是肾小球疾病引起的一个临床综合征，包括了因多种肾脏病理损害导致的严重蛋白尿及相应的临床表现，最基本的特征是大量蛋白尿（每日≥3.5g）、低白蛋白血症（≤30g/L），并常伴有水肿和（或）高脂血症。除原发性肾小球疾病以外，肾病综合征可继发于多种疾病。

（一）症状与体征

主要症状有水肿、少尿、乏力，精神倦怠，大多数患者尿中大量泡沫。水肿程度轻重不一，以组织疏松处最为明显，为凹陷性水肿。常出现于眼睑及下肢，严重者可全身水肿或见胸腔、腹腔积液，心包以及纵隔积液，甚至发生急性肺水肿。可伴有高血压，主要与水钠潴留、RAS 活动增加有关。

（二）辅助检查

1. 尿常规检查 尿蛋白（+++）~（++++），24 小时尿蛋白定量常 >3.5g，可有血尿。

2. 血液检查 血浆白蛋白低于 30g/L，多数患者血胆固醇和（或）甘油三酯升高。还需行血常规、肾功能检查、电解质及 CO_2 结合力、凝血功能测定等，以了解是否合并感染、肾功能损害、电解质酸碱平衡失调、血栓形成等并发症，以便及时处理。

3. 肾穿刺活检 有助于明确病理类型，指导治疗，因此对于没有手术禁忌症的肾病综合征患者是必须的。原发性肾病综合征的主要病理类型为微小病变肾病、膜性肾病、非 IgA 系膜增生性肾小球肾炎、膜增生性肾小球肾炎、局灶节段性肾小球硬化及 IgA 肾病。不同病理类型肾小球疾病所致肾病综合征的疗效十分不同。

肾病综合征可发生于许多原发性和全身性疾病。应根据病史、体检和实验室检查尽一切可能排除继发病因。一般于儿童应着重除外遗传性肾病、过敏性紫癜、乙型肝炎病毒等引起的继发性肾病综合征；中青年则应着重除外结缔组织病、感染和药物所引起的继发性肾病综合征；老年人则应考虑代谢性疾病及与肿瘤有关的继发性肾病综合征。

五、IgA 肾病

IgA 肾病（IgA nephropathy）是指在肾小球系膜区 IgA 或以 IgA 为主的免疫球蛋白沉积

的原发性肾小球疾病，其病理改变和临床表现多种多样，常见而典型的病理改变时肾小球系膜增生；几乎所有患者均有血尿，IgA 肾病是肾小球源性血尿最常见的病因。

（一）症状与体征

常在黏膜感染（呼吸道或肠道感染）后3天内出现肉眼血尿而就诊，可伴有低热、腰痛、全身不适等。有相当一部分患者无任何临床症状，常在体检时因尿检异常而发现。高血压比较常见，少数可呈恶性高血压。

（二）辅助检查

1. 尿常规检查　尿红细胞增多，相差显微镜现实变形红细胞为主，提示肾小球源性血尿。尿蛋白可阴性，少数患者呈大量蛋白尿（尿蛋白定量 >3.5g/d）。

2. 血清 IgA　血清 IgA 水平升高（可为一过性升高）。

3. 肾穿刺活检　肾组织免疫病理检查显示肾小球系膜区（或系膜区及毛细血管壁）有 IgA 或 IgA 为主的免疫球蛋白沉积。

本病诊断依靠肾穿刺活检的免疫病理学检查，对肾穿刺活检的指征，大多数肾脏病学专家认为限定在血尿伴有尿蛋白定量大于 1.0g/24h 的患者更为合理，因为只有这些患者才有必要进行积极治疗。

诊断原发性 IgA 肾病需要从临床上排除具有相同免疫病理表现的继发性肾小球疾病如紫癜性肾炎、肝硬化性肾小球疾病及狼疮性肾炎等。

此外由于 IgA 肾病可表现为无痛性的镜下血尿和肉眼血尿，因此 IgA 肾病在临床上还需要与主要表现为血尿的其他疾病鉴别，如 Alport 综合征、薄基底膜肾、左肾静脉压迫综合征、恶性肿瘤、尿路感染等。

六、隐匿性肾炎

隐匿性肾小球肾炎也称为无症状性血尿或（和）蛋白尿［asymptomatic hematuria or（and）proteinuria］，患者无水肿、高血压及肾功能损害，而仅表现为蛋白尿或（和）肾小球性血尿。绝大多数患者预后良好。

（一）症状及体征

多数患者是在体格检查或在偶然情况下尿常规检查发现异常，而无症状、体征。

（二）辅助检查

1. 尿常规检查　镜下血尿为主，偶见肉眼血尿，均为变形红细胞尿。可有少量蛋白尿，尿蛋白定量多应 <1g/24h。

2. 血常规及肾功能检查　无异常。

3. 肾穿刺活检　病理类型多为肾小球轻微病变、轻度系膜增生性肾小球肾炎、局灶性肾小球肾炎以及包括上述病理类型的 IgA 肾病。

本病诊断尚需排除泌尿外科疾病导致的无症状性血尿和（或）蛋白尿：如泌尿系统炎症、结石、结核、肿瘤、血管畸形等。还需排除继发性肾小球肾炎及遗传性肾小球肾炎。

七、肾小管间质性肾炎

（一）急性肾小管间质性肾炎

急性肾小管间质性肾炎（acute tubulointerstitial nephritis，ATIN），又称急性间质性肾炎（acute interstitial nephritis，AIN），是一组临床出现急性肾损害、病理以肾间质炎细胞浸润及水肿为主要表现的肾脏病。根据病因可分为药物相关性 AIN，感染相关性 AIN 及自身免疫性 AIN。

1. 症状与体征　典型的药物过敏性 AIN 均有用药史，常有药物过敏表现如低热、药疹（皮肤红斑）、关节痛，非特异性表现还有腰痛、肉眼血尿、高血压等，并在药物过敏后的一天至数天内出现少尿性或非少尿性急性肾衰。感染-免疫相关性 AIN 常在出现与感染相关的全身表现后才出现急性肾衰竭。急性肾衰的非特异性表现为少尿、不适、厌食、恶心呕吐。体检可见到皮肤红斑，少数患者可有淋巴结肿大。

2. 辅助检查

（1）尿常规检查：轻度蛋白尿（尿蛋白定量 <1 ~ 2g/24h，以小分子性蛋白尿为主）、镜下血尿（可出现肉眼血尿）、无菌性白细胞尿（早期还能发现嗜酸性粒细胞尿），以及管型尿（包括颗粒管型、红细胞管型或白细胞管型）。

（2）血常规检查：偶尔出现轻度贫血。部分药物过敏性 AIN 患者外周血嗜酸性粒细胞增多。

（3）肾小管损伤指标及肾小管功能检查：患者尿 NAG、γ-谷氨酰转肽酶（γ-GT）增多，提示肾小管上皮细胞损伤。尿 β_2-微球蛋白、α_1-微球蛋白、视黄醇结合蛋白及溶菌酶常增多，提示近端肾小管重吸收功能障碍；尿比重和尿渗透压减低，提示远端肾小管浓缩功能减退。患者有时还能出现肾性尿糖，甚至出现范可尼综合征，以及肾小管酸中毒。

（4）肾小球功能检查：出现急性肾衰竭时，血肌酐及血尿素氮将迅速升高。

（5）超声等影像学检查示肾脏大小正常，而发生急性肾衰竭时常提示肾脏体积增大，皮质回声增强，血流减少，阻力增高。

（6）肾穿刺活检：是 AIN 诊断的金标准。去除可疑致敏药物后肾功能无改善者，无明显禁忌证且不拒绝肾穿刺者以及拟使用激素治疗者均应进行肾穿刺活检。应注意，肾实质感染相关性 AIN 是肾穿刺活检的禁忌证。

本病光学显微镜检查可见：肾间质水肿，弥漫性淋巴细胞及单核细胞浸润，伴数量不等的嗜酸性粒细胞及中性粒细胞浸润，有时可见上皮样细胞肉芽肿及肾小管炎。肾小管上皮细胞呈退行性并，重者出现灶性坏死。肾小球及肾血管正常。

免疫荧光检查一般均为阴性，由新型青霉素 I 引起者有时可见 IgG 及 C3 沿肾小球基底膜呈线样沉积。

电子显微镜检查能进一步证实光镜所见，肾小球基底膜不连续，部分增厚，基底膜分层。由非甾体消炎药引起者，有时可见肾小球微小病变并改变（脏层上皮细胞足突广泛融合）。

本病须与急性肾小管坏死及一些能引起急性肾衰竭的原发性肾小球疾病相鉴别，如急进性肾小球肾炎、慢性肾小球肾炎病变持续较重者快速进入肾衰竭、梗阻性肾病突然出现少尿时。

（二）慢性肾小管间质性肾炎

慢性肾小管间质性肾炎（chronic tubulointerstitial nephritis，CTIN）简称慢性间质性肾炎（chronic interstitial nephritis，CIN），是由多种病因引起、临床表现为肾小管功能异常及进展性慢性肾衰竭、病理以不同程度的肾小管萎缩、肾间质炎性细胞浸润剂纤维化病变为基本特征的一组临床病理综合征。引起 CIN 的病因很多，在我国除常见的慢性肾盂肾炎引起的慢性感染性间质性肾炎外，其他如药物、免疫性疾病、血液系统疾病均可引起本病。

1. 症状与体征　起病隐匿，在相当长的时间内无临床症状，患者多在筛查或体检时发现尿检或肾功能异常。出现临床症状时可表现为原发病的全身症状；同时可出现慢性肾功能不全的非特异性症状，包括疲倦、乏力、贫血、呕吐、夜尿增多、睡眠障碍等；疾病晚期可出现水肿，头痛头胀，持续血压增高等。

2. 辅助检查

（1）尿常规检查：蛋白尿（尿蛋白定量 $<2g/24h$，以小分子性蛋白尿为主），尿沉渣可见少量细胞，如镜下血尿、脓尿，可见蜡样管型，但细胞管型少见。

（2）肾小管损伤指标及肾小管功能检查：患者尿 NAG、γ-谷氨酰转肽酶（γ-GT）增多，提示肾小管上皮细胞损伤。尿 β_2-微球蛋白、α_1-微球蛋白、视黄醇结合蛋白及溶菌酶常增多，提示近端肾小管重吸收功能障碍。可出现肾性尿糖，磷酸盐尿、肾性失钠。

（3）血生化检查：血尿素氮、血肌酐、血尿酸常升高；高钾血症；可出现高氯性肾小管酸中毒。

（4）超声检查：常可发现肾脏萎缩，对梗阻性肾脏，可见肾积水、输尿管积水等。腹部 CT 有时可见到肾乳头钙化，肾脏缩小，双侧不对称，皮质凹凸不平。静脉肾盂造影可发现肾乳头坏死。

（5）肾穿刺活检：由于临床表现明显时常伴有中到重度肾衰竭，且无特异性治疗，因此，疑诊为慢性间质性肾炎时，肾活检并非必须，且病理诊断并不影响治疗。当不能明确诊断时，肾穿刺活检对诊断本病有帮助。

除小管上皮细胞损伤和炎症细胞浸润外，CIN 主要病理特点为小管间质纤维化和硬化。在某些 CIN，肾间质可见肉芽肿形成（如结节病）。在疾病早期，肾小球结构正常，但最终可出现肾小球硬化和球周纤维化。早期，血管正常，随 CIN 进展，可出现动脉硬化样改变。除干燥综合征、狼疮肾炎和骨髓瘤等疾病外，免疫荧光检查常阴性。

（6）其他检查：主要用于病因诊断，如血清和尿液单克隆轻链检测对多发性骨髓瘤具有诊断价值等。

本病须与出现肾功能损害的慢性肾小球肾炎相鉴别，CIN 在疾病早期主要表现为小管功能不全，高血压程度常轻微，尿沉渣几乎无细胞管型，贫血与肾小球滤过率下降程度不平行，通常更重。当鉴别困难时，可考虑做肾穿刺活检。CIN 可有多尿、烦渴，易被误诊为糖尿病肾病，糖尿病病史及糖尿病眼底检查可资鉴别，必要时肾穿刺活检。

八、尿路感染

尿路感染（urinary tract infection）简称尿感，是指病原体侵犯尿路，在其中生长、繁殖引起的尿路炎症，是临床常见病和多发病。可分为上尿路感染（肾盂肾炎，包括急性和慢性）及下尿路感染（主要为膀胱炎）。也可引发严重并发症如败血症、感染性休克等，少数反复发作或迁延不愈，导致肾衰竭。

尿路感染好发于生育年龄女性、老年人、糖尿病患者、免疫力低下者及尿路畸形者。尿路自身具有防御机制，一旦尿路发生病理改变，感染的防御功能被破坏，致病菌乘虚而入，从而诱发感染。性生活、尿路器械操作（如留置尿管及膀胱镜检查）及不合理长期使用抗生素致菌群失调为常见诱因。

（一）症状与体征

1. 膀胱炎　急性膀胱炎患者常突然起病，尿频尿急（每小时可达 5～6 次以上，每次尿量不多，甚至只有几滴)，尿痛（从下腹不适、排尿烧灼感至明显排尿终末下腹部疼痛)。尿液浑浊，少数患者因炎症至膀胱黏膜出血而出现血尿，乃至肉眼血尿，并伴随有血丝或小血块，常在排尿终末期明显。体温正常或仅有轻度发热（38.5℃以下)，无寒战、高热。少数患者可有腰痛。体检可有耻骨上膀胱区轻度压痛。

慢性膀胱炎患者尿频、尿急、尿痛症状长期存在，且反复发作，但不如急性期严重，同时伴有乏力、腰腹部及膀胱区会阴区不适或隐痛，有时可出现头昏、眩晕等神经衰弱症状。

2. 肾盂肾炎　急性肾盂肾炎起病急骤，常有尿频、尿急及尿痛等膀胱刺激征，腰痛（钝痛或酸痛）和（或）下腹部痛，少数有腹部绞痛，沿输尿管向膀胱方向放射，并出现全身感染症状如寒战、高热（体温常超过38.5℃)、头痛、全身酸痛、恶心、呕吐、食欲下降等。体检可及感染侧脊肋角压痛及叩击痛阳性，上输尿管点（腹直肌外线与脐平线交叉点）有压痛。

慢性肾盂肾炎表现为反复发作尿路感染或治疗效果差，迁延不愈，尿路刺激症状（尿频、尿急和尿痛）不典型，易疲劳、腰酸、食欲不振，可伴有低热，出现多尿、夜尿、烦渴。

3. 不典型尿路感染　不典型尿路感染的临床表现可多样化，常见的有以下几种：①以全身急性感染症状如寒战、发热、恶心、呕吐等为主要表现，而尿路局部症状如尿频、排尿困难、腰痛等不明显；②尿路症状不明显，而主要表现为急性腹痛和胃肠功能紊乱的症状如呕吐、腹泻等；③以血尿、轻度发热和腰痛等为主要表现；④无明显的尿路症状，仅表现为背痛或腰痛；⑤少数人表现为肾绞痛、血尿；⑥完全无临床症状。

不典型尿路感染病例，临床易被误诊，应与发热性疾病（如流感、疟疾、败血症、伤寒等)、腹部器官炎症（如急性阑尾炎、女性附件炎等)、无菌性尿频-排尿不适综合征及肾结核鉴别，尿细菌学检查可资鉴别。

（二）辅助检查

1. 血常规检查　膀胱炎患者外周血白细胞一般正常，无总数增多及核左移；急性肾炎患者则外周血白细胞总数升高，分类核左移。

2. 尿常规检查　常见明显白细胞尿（尿沉渣镜检白细胞 >5 个/HP，甚至满视野)，可伴随有不同程度的镜下血尿（尿沉渣镜检红细胞 >3 个/HP，为均一性红细胞尿）及轻度蛋白尿（尿蛋白定性 ± ~ +)。急性肾盂肾炎患者还可偶见小圆上皮细胞、白细胞管型及颗粒管型。

3. 尿培养　清晨清洁后中段尿细菌培养菌落数≥10^5/ml；或膀胱穿刺尿细菌培养有细菌生长（不管菌落多少)。如临床无症状者则要求连续培养两次，且菌落计数均≥10^5/ml，而且两次的菌种相同。

4. 血培养　当疑及败血症时，要及时进行血培养检验（尽可能在应用抗生素前抽血)，败血症时血培养常呈阳性结果，且细菌与尿培养所获细菌一致。

5. 肾功能检查　一般均正常。慢性肾盂肾炎患者通常早期有肾小管功能减退（尿浓缩功能减退、尿酸化功能减退等)，可有尿钠、尿钾排除增多，代谢性酸中毒；晚期出现肾小球功能障碍，血尿素氮及肌酐增高。

6. 影像学检查　如超声、KUB 平片、静脉肾盂造影（intravenous pyelography，IVP)、

逆行性肾盂造影、CT、MRI 等，目的是了解尿路情况，及时发现引起尿感反复发作的不利因素如结石、梗阻、反流、畸形等。尿路感染急性期不宜做静脉肾盂造影，如确有必要，可做超声检查。

急性膀胱炎的影像无特异性表现。慢性膀胱炎则有较特异的影像表现：尿路造影见膀胱容积缩小，膀胱边缘毛糙或不规则；CT 见膀胱壁广泛不规则增厚、膀胱缩小和内外缘不光滑；MR 示膀胱壁增厚常不光滑，信号不均（图 29-1）。

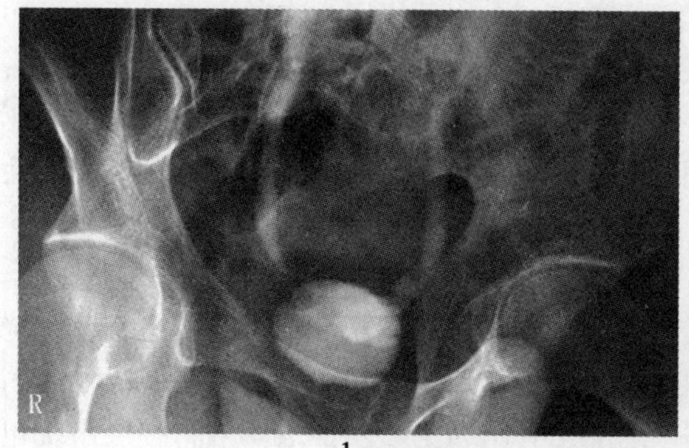

1

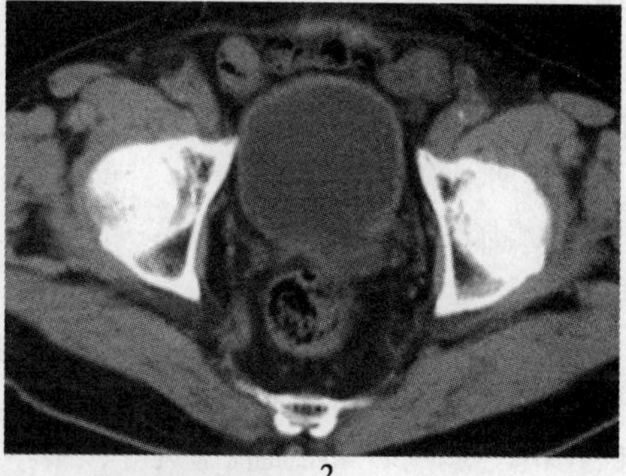

2

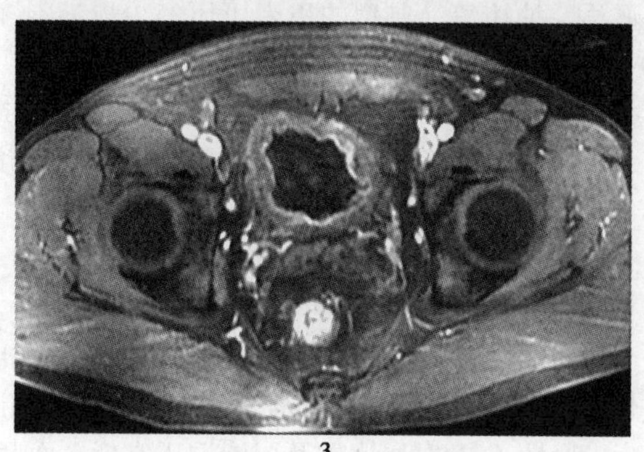

3

图 29-1　慢性膀胱炎影像学表现

1. IVP 示膀胱充盈欠佳，膀胱壁边缘毛糙；2. 轴位 CT 平扫示膀胱缩小，膀胱壁增厚；3. 轴位 MRI T1WI 增强扫描示膀胱缩小，壁增厚且黏膜明显强化。

大部分急性肾盂肾炎患者 KUB 和尿路造影检查可正常，少数表现为弥漫性肾脓肿，肾盂系统细小，充盈不良，肾盂和输尿管黏膜下水肿形成线性条纹；CT 平扫正常，少数可见肾脏增大。慢性肾盂肾炎患者 KUB 示肾影变小、表面呈波浪状，多累及双肾，但程度可不同；CT 可见肾体积变小、肾实质变薄，肾表面有多发深浅不等切迹；因含碘对比剂具有肾毒性，一般不进行增强检查（图 29-2）。

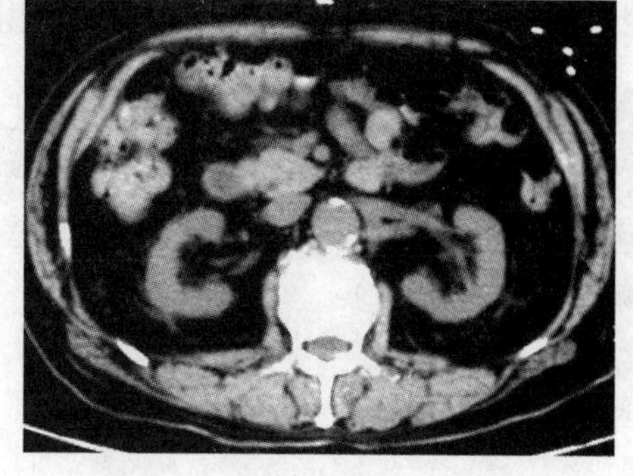

图 29-2　慢性肾盂肾炎 CT 表现

平扫 CT 轴位示双肾体积缩小，肾实质变薄，表面呈波浪状改变。

九、急性肾衰竭

急性肾衰竭（acute renal failure，ARF）是指由各种原因导致的肾脏功能急剧减退，肾小球滤过率迅速下降（数小时至数周），从而产生一系列代谢产物的潴留（血肌酐每日升高 44～88μmol/L），水、电解质及酸碱平衡紊乱等表现的一种临床综合征。

ARF 可分为肾前性、肾性和肾后性。肾前性 ARF 由肾脏血流灌注不足引起，而肾实质组织保持完整，当肾灌注恢复后，肾功能可迅速恢复，主要原因为有效血容量不足、心功能衰竭、全身血管扩张（败血症、过敏反应、麻醉意外等）、肾动脉收缩导致肾脏缺血；肾性 ARF 是各种病因累及肾实质所致，主要原因有急性肾小管坏死、双侧肾皮质坏死（胎盘早期剥离、严重休克等）、肾小管间质疾病、肾血管疾病、肾小球疾病；肾后性 ARF 有泌尿道急性梗阻所致。

（一）症状与体征

突然出现尿量减少，甚或少尿至无尿，水肿。出现尿毒症毒素潴留引起的全身各系统中毒症状：消化系统包括食欲减退、恶心、呕吐、腹胀、腹泻等；呼吸系统包括呼吸困难、咳嗽、胸痛、尿毒症性肺炎等；循环系统包括心律失常、心功能衰竭等；神经系统包括意识障碍、躁动、谵语、抽搐等。典型的患者可历经少尿期、多尿期及恢复期的临床经过。

体征可见急性病容，可有全身水肿，水钠潴留严重者高枕卧位或端坐呼吸。尿毒症症状明显者有意识障碍、躁动、谵语及抽搐等。多数患者血压轻-中度升高，可有轻度贫血面容。

（二）辅助检查

1. 尿常规检查　每日尿量少于400ml，可诊断为少尿性肾衰竭。尿内出现肾小管上皮细胞、细胞残片及肾小管细胞管型，可帮助诊断 ARF。大量蛋白尿或大量红细胞管型，为肾实质疾病（如急进性肾小球肾炎）引起的急性肾衰竭；尿中无细胞及蛋白质，大都为肾前性或肾后性氮质血症。肾性 ARF 时尿比重及尿渗透压常低，而肾前性 ARF 常增高或不降低。

2. 尿诊断指数　主要用于肾前性 ARF 与肾性 ARF 中急性肾小管坏死的鉴别，两者都能由肾缺血引起，鉴别困难时即可做此检查（表 29-3）。尿诊断指数化验前要求患者未使用利尿剂及甘露醇等药物，否则这些药物将严重干扰化验结果，使化验失去意义。

表 29-3　肾前性急性肾衰竭与急性肾小管坏死鉴别要点

	肾前性急性肾衰竭	急性肾小管坏死
尿比重	>1.020	<1.016
尿渗透压（mOsm/L）	>500	<300
尿/血渗透压	>1.3	<1.1
自由水清除率（ml/h）	< -20	> -1
尿钠（mmol/L）	<20	>40
钠排泄分数（FE_{Na},%）	<1	>2
尿酸排泄分数（FE_{UA},%）	<7	>15

续表

	肾前性急性肾衰竭	急性肾小管坏死
肾衰指数（mmol/L）	<1	>1
尿/血肌酐	>40	<20
血尿素氮/血肌酐	>15∶1	(10～15)∶1
尿常规	正常	异常

3. 血常规检查　ARF 患者无贫血或仅轻度贫血，如有感染则外周血白细胞增高。

4. 肾功能及电解质检查　血尿素氮及肌酐明显高于正常并持续增高，且血尿素氮和血肌酐浓度比值对鉴别肾性 ARF 和肾前性 ARF 有一定帮助，当其比值 >10∶1 时，可能为肾前性 ARF，反之则为肾性 ARF。ARF 血肌酐升高时血尿酸亦升高，但如果血尿酸/血肌酐 >2.5（或尿尿酸/尿肌酐 >1）常提示急性尿酸性肾病所致 ARF。血电解质检查可早期诊断患者的电解质紊乱。

5. 动脉血气分析检查　能及时发现代谢性酸中毒。

6. 中心静脉压测定　如收集不到尿液，可测中心静脉压，肾前性 ARF <3.67mmHg，肾性 ARF 时正常或偏高。

7. 超声检查　尿路梗阻所致肾后性 ARF 时，超声检查可以发现肾体积增大，肾盂肾盏增宽，输尿管上段扩张。肾静脉血栓形成所致 ARF，超声检查可以发现病侧肾体积增大，肾静脉内有实性血栓回声，而多普勒超声检查则可以发现静脉内血流充盈缺损、紊乱或消失。弥漫性肾病时，若肾脏萎缩、肾皮质变薄、回声增强则不支持 ARF 诊断，而应考虑慢性肾衰竭可能。移植肾超声检查有利于区分输尿管梗阻和急性排异。

8. X 线检查　泌尿系统平片可以观察肾脏的大小和位置；逆行肾盂造影可以发现尿路梗阻；而 CT 检查则有利于明确导致尿路梗阻的肿块或结石。逆行肾盂造影及肾血管造影等检查则不适用于 ARF。

9. 核素检查　包括肾图和肾显像，肾显像又分为肾动脉灌注和血池显像、肾静态显像及泌尿系动态显像，它可以清楚地显示肾脏的大小、形态和位置，准确地反映肾功能，是 ARF 诊断和鉴别诊断的有效方法。

10. 肾穿刺活检　对病因不明，无法解释肾功能急剧下降原因的患者，难以确诊又无明显出血倾向等禁忌证者宜行肾穿刺活检，以便及早实施有针对性的治疗，该法是诊断和鉴别诊断最可靠的方法。

在诊断 ARF 之前，首先要排除慢性肾衰竭和在慢性肾衰竭基础上某些诱因使肾功能急剧恶化的情况，此时超声检查肾脏大小将很有帮助。此外钙磷代谢异常、贫血程度等也可供参考。此外尚需认识几种特殊类型的 ARF：①非少尿型 ARF，患者平均每日尿量超过1000ml，仅表现为短期内肌酐清除率迅速降低，血尿素氮和肌酐迅速上高，血肌酐每日上升速度超过 44～88μmol/L。主要见于肾毒性物质（抗生素及造影剂等）所致。②高分解型 ARF，患者组织分解代谢极度增高，每日血尿素氮和肌酐上升分别为 8.9～35.7mmol/L 和 >176.8μmol/L，通常见于大面积外伤、烧伤、大手术后以及严重感染等情况，伴有严重代谢性酸中毒和电解质紊乱，中毒症状显著，尤以神经系统症状突出，可表现为嗜睡、昏迷、抽搐、癫痫样发作、反射亢进或减退等。

十、慢性肾衰竭

慢性肾衰竭（chronic renal failure，CRF）是各种慢性肾脏疾病（CKD）进展的最后结局，此时肾脏结构已不可逆地被毁坏（肾小球硬化、肾间质纤维化、肾小管萎缩等），肾脏排泄功能（排泄代谢废物及水分）及内分泌功能（生成促红细胞生成素及1，25-二羟维生素D_3等）已严重受损，从而导致机体尿毒症毒素潴留、内环境平衡紊乱和多器官系统障碍，严重时可危及生命。

（一）症状与体征

1. 消化系统症状　食欲不振、恶心、呕吐、腹泻或便秘、出血等。

2. 血液系统症状　贫血所致乏力、头昏、耳鸣、头痛、失眠、多梦、记忆减退、注意力不集中等。

3. 心血管系统症状　心前区疼痛、心力衰竭和心律失常。

4. 精神、神经与肌肉系统症状　失眠、注意力不集中、抑郁、幻觉等；意识障碍、抽搐与扑翼样震颤；肌无力与周围神经病变“不宁腿”、肢体麻木、烧灼感或疼痛感。

5. 肾性骨病　骨痛、自发性骨折和畸形。

6. 呼吸系统症状　口中有氨味，活动后引起呼吸加快加深并有心悸、心率加快，可有呼吸深长，尿毒症肺（咳嗽、咳痰、痰中带血、呼吸困难，夜间尚能平卧，活动后气促）。

7. 其他症状　不同程度的水肿、皮肤瘙痒、面色黧黑、女性月经失调、性功能障碍、体温过低、消瘦、关节可因痛风而红肿热痛、常易并发感染。

体检可见有不同程度的贫血（皮肤黏膜色淡）；出血（皮下或黏膜出血点、瘀斑）；不同程度皮下水肿；高血压；出现尿毒症肺时早期可无明显体征，晚期可出现呼吸急促、口唇发绀、双肺可闻及湿啰音，少数患者可闻及干性啰音；由于尿毒症毒素刺激，还可发生无菌性心包炎而在体检时闻及心包摩擦音。

（二）辅助检查

1. 尿常规检查　随原发病不同而有较大差异。共同点为：低比重尿；尿蛋白为+～+++，晚期因肾小球绝大部分已毁坏，尿蛋白反而减少；尿沉渣检查可有为数不等的红细胞、白细胞、上皮细胞和颗粒管型，如能发现粗而短、均质性、边缘有裂口的蜡样管型，对诊断有意义。

2. 血常规检查　不同程度血红蛋白低下，为正细胞正色素性贫血，当患者合并慢性失血、营养不良时，也可表现为小细胞低色素性贫血。白细胞改变较少，酸中毒和感染时可使白细胞数增高。血小板数偏低或正常，但功能降低，红细胞沉降率因贫血和低蛋白血症常加快。

3. 肾功能检查　表现为血清肌酐和血尿素氮明显升高，肾小球滤过率降低。

4. 血生化检查　血钙偏低，常在2mmol/L左右，血磷多高于1.7mmol/L；血钾、血钠随病情而定。

5. 影像学检查　肾脏超声和CT对确定肾的位置、大小、皮质厚度以及肾盂有无积液、结石、肿瘤有帮助。通常情况下，尿毒症患者双肾萎缩，皮质变薄，结构紊乱，皮髓质、肾锥体及肾窦分界不清，血流明显减少。但糖尿病、狼疮、血管炎等继发性病因导致的尿毒症患者双肾可以无明显缩小，而超声显示为皮质回声增强或结构紊乱。放射性核素

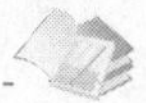

肾图、肾扫描检查，对了解两侧肾脏的大小、血流量、分泌和排泄功能，均有帮助。

慢性肾衰竭的进展没有特异症状，因此，我们在临床上对于不明原因的恶心、呕吐、表情淡漠、嗜睡、高血压及视力障碍、贫血、呼吸深快和有肾脏病病史及家族史的患者应警惕有无本病的存在，进行常规尿检查、血肌酐、血尿素氮分析、肾脏影像学检查。

（须 冰　刘再毅　赵 萍）

第三十章
血液和造血系统疾病诊断

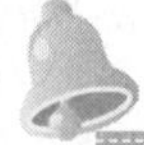【培训目标】

1. 识记：血液和造血系统疾病诊断常用辅助检查方法的基本原理、适应证、禁忌证及正常参考值。

2. 领会：血液和造血系统疾病常用辅助检查的临床意义；血液和造血系统常见疾病的诊断标准。

3. 运用：血液和造血系统疾病诊断时辅助检查项目的选择及检查结果的分析。

第一节　血液系统疾病诊断常用技术

一、问诊与查体

血液系统疾病指原发于血液系统（如白血病等）和主要累及血液系统的疾病（如缺铁性贫血等）。血液系统疾病一般可分为红细胞疾病、白细胞疾病、出血与血栓性疾病。

贫血、出血、发热、肝脾肿大、淋巴结肿大是血液系统疾病的常见症状和体征。血液系统疾病的诊断主要依靠详细的病史、全面的体格检查、有针对性的实验室检查以及正确的临床思维进行分析。例如：临床出现贫血，黄疸及脾大提示慢性溶血；反复感染不易控制者，常应考虑粒细胞缺乏或功能缺陷；鼻出血、牙龈渗血或月经过多，常可能是出血性疾病的首发表现。个人史中，必须了解服用药物及有无毒物或放射性核素接触史。遗传性疾病有时还需做家系调查。

由于许多其他系统疾病都可以有血液学的表现，如贫血、白细胞增多和减少、血小板减少、高球蛋白血症等；而血液系统疾病的某些临床表现，如发热，淋巴结、肝、脾大等又常见于其他系统疾病，缺乏特异性，必须仔细地进行鉴别诊断。随着分子生物学、细胞遗传学和免疫学的理论和研究方法日益渗入血液系统疾病的研究，血液病学有了迅猛的发展，血液病的诊断也从单纯依靠形态学进入了以形态为基础，结合免疫表型、细胞遗传学和分子生物学进行诊断的新时代，使得对血液病的认识更深入，对血液病的诊断更精确。

二、一般血液检查

血细胞计数包括红细胞、白细胞和血小板计数以及白细胞分类计数。血细胞计数和白细胞分类计数是造血系统疾病诊断最基础的工作。目前普遍采用自动血细胞分析仪，获得血红蛋白量（Hb）、血细胞比容（HCT）、红细胞平均血红蛋白浓度（MCHC）、红细胞平均血红蛋白量（MCH）、红细胞分布宽度（RDW）、血小板数（PLT）、平均血小板体积（MPV）、血小板比积（PCT）、血小板分布宽度（PDW）、红细胞平均体积（MCV）及白细胞计数（WBC）等参数。同时，为了血液系统疾病的正确诊断，还必须制作一张高质量的外周血涂片，用显微镜进行人工白细胞分类计数和观察红细胞、白细胞和血小板的形态改变。

三、骨髓检查

骨髓是成人最主要造血组织，利用光学显微镜并借助各种染色方法观察骨髓中血细胞数量和质量的变化具有无可替代的便捷性及直观性，对大多数血液病和其他系统疾病的诊断、辅助诊断及疗效观测具有重要意义。

1. 确诊某些造血系统或非造血系统疾病　对某些具有特征性细胞形态学改变的疾病有决定性的诊断价值。如各型白血病、骨髓增生异常综合征（myelodysplastic syndrome, MDS）、多发性骨髓瘤、骨髓转移癌、类脂质沉积病（如 Gaucher 病、Niemann-Pick 病、海蓝组织细胞增生症）、巨幼细胞贫血（megaloblastic anemia）、再生障碍性贫血（aplastic anemia AA）、典型的缺铁性贫血及淋巴瘤侵犯骨髓等。此外，如发现某些寄生虫如疟原虫、弓形虫、黑热病小体等，也可确定诊断。

2. 辅助诊断某些造血系统疾病　对于某些以骨髓造血功能改变为主的疾病，骨髓检查结果尚需结合其他临床资料综合分析做出诊断。如溶血性贫血、血小板减少性紫癜、骨髓增生性疾病、脾功能亢进、粒细胞缺乏症等。

3. 疗效观测及预后判断　在疾病的治疗中，动态观察骨髓变化，有助于分析疗效、指导治疗及判断预后。

因此，临床上骨髓检查的适应症主要有：①原因未明的发热、恶病质；②原因未明的肝、脾、淋巴结肿大；③原因未明的 ESR 增快、高球蛋白血症、骨痛，特别是中老年患者；④外周血出现幼稚细胞、异常细胞；原因未明的外周血血细胞减少、增多等。

四、有关贫血的检查

（一）网织红细胞

网织红细胞（reticulocyte）是晚幼红细胞到成熟红细胞之间的未完全成熟的红细胞。成人正常值为：0.005～0.015（0.5%～1.5%）。网织红细胞的临床意义为：①反映骨髓造血功能状态：网织红细胞增多表示骨髓红细胞系增生旺盛。溶血性贫血、急性失血性贫血时网织红细胞显著增多；缺铁性贫血及巨幼细胞贫血时网织红细胞轻度增多，有时可在正常范围或减少。网织红细胞减少表示骨髓造血功能减低，见于再生障碍性贫血、骨髓病性贫血（如白血病）。②贫血疗效观察：贫血患者，给予有关抗贫血药物后，网织红细胞增高说明治疗有效；反之，说明治疗无效。缺铁性贫血和巨幼细胞贫血患者在治疗前，网织红细胞仅轻度增高，给予铁剂或叶酸治疗，3～5 天后网织红细胞开始上升，至 7～10 天达高峰，一般增至 0.06～0.08，也可达 0.10 以上。治疗后 2 周左右网织红细胞逐渐下降，而红细胞及血红蛋白则逐渐增高。这一现象称为网织红细胞反应，可作为贫血治疗的疗效判断指标。

（二）铁动力学测定

缺铁性贫血时，血清铁 <8.95μmol/L，总铁结合力（total iron binding capacity，TIBC）>64.44μmol/L，运铁蛋白饱和度（transferrin saturation，TS）<0.15。TIBC 测定值较稳定。

血清铁蛋白（serum ferritin，SF）可作为贮铁缺乏的指标，SF <20μg/L 表示贮铁减少，<12μg/L 为贮铁耗尽，可用于早期诊断和人群的筛检。但 SF 易受感染、炎症、结缔组织病、肿瘤和肝疾病的影响而升高。

血清运铁蛋白受体（sTfR）测定，可以直接测定骨髓幼红细胞受体的表达水平，亦可测定脱落入血浆的受体浓度。sTfR 水平不受炎症、肝病和妊娠等因素的影响，可以较正确地反映缺铁，用于妊娠期缺铁和慢性病贫血合并缺铁的诊断，其灵敏度和特异度均优于 SF。一般 sTfR 浓度 >26.5nmol/L 可诊断缺铁。骨髓可做红细胞内铁检查。

（三）叶酸及维生素 B_{12}

血清叶酸 <6.8nmol/L 或红细胞叶酸 <363nmol/L 可诊断为叶酸缺乏。血清叶酸水平易受饮食的影响，因此，红细胞内叶酸更为准确。血清维生素 B_{12} <148pmol/L 可诊断维生素 B_{12} 缺乏。有许多因素可影响血清维生素 B_{12} 测定值，如叶酸缺乏、妊娠、口服避孕药、MM、大剂量维生素 C 治疗等均可引起假性维生素 B_{12} 缺乏；骨髓增殖症、肝脏肿瘤、活动性肝病等可引起血清维生素 B_{12} 测定值升高。

（四）溶血性贫血的测定

溶血性贫血多为正常细胞、正常色素性贫血。其实验室检查可见：①血清非结合胆红素水平增加：慢性溶血性贫血患者长期高胆红素血症，会引起肝功能损害，合并肝细胞性黄疸；②尿胆原增加：急性大量溶血时，尿胆原排出量明显增多；慢性溶血时，只有当肝功能减退时，尿胆原才会增加；③粪胆原排出增加：当血红蛋白大量分解时，每日粪胆原排出量明显增多；④血管内溶血的检查：血红蛋白尿（hemoglobinuria），血浆中的游离血红蛋白超过了结合珠蛋白所能结合的量，多余的血红蛋白即可从肾小球滤出；含铁血黄素尿（hemosiderinuria），被肾小管重吸收的游离血红蛋白，在近曲小管上皮细胞内被分解为卟啉、铁和珠蛋白，铁以含铁血黄素形式沉积在上皮细胞内，当细胞脱落随尿排出，成为含铁血黄素尿；血清结合珠蛋白降低，血清结合珠蛋白降低可见于血管内溶血，亦可见于血管外溶血，特别是在微血管病性溶血性贫血时是最敏感的溶血指标；⑤网织红细胞增高；⑥血小板减少：血小板数多在正常范围，但也有些患者在病程中发生免疫性血小板减少症，称为 Evans 综合征；⑦乳酸脱氢酶（LDH）升高：LDH 增高对溶血性贫血的诊断缺乏特异性；⑧抗人球蛋白试验（antiglobulin test，Coombs test）：是诊断 AIHA 经典的实验室检查，有直接（direct antiglobulin test，DAT）和间接（indirect antiglobulin test，IAT）两种。DAT 采用多价抗血清测定吸附在红细胞膜上的不完全性抗体（IgG、IgA、IgM）和补体（C3）；IAT 为检测患者血清中游离抗体或补体，对诊断药物诱发的免疫性溶血性贫血及同种抗体溶血有价值。

五、出、凝血的检查

出凝血功能异常主要包括：毛细血管-血小板型止血缺陷，以皮肤、黏膜出血为主；凝血障碍-抗凝物质型止血缺陷，以肌肉、关节和内脏出血为主，也可伴皮肤黏膜出血，

大面积瘀斑下常可触及血肿；纤维蛋白溶解（纤溶）活性增强，以皮肤瘀斑可融合成大片状地图样为特征，多为获得性或继发性。

（一）筛选试验

常用出血时间（BT）和血小板计数（PLT）筛查。BT 和 PLT 均正常者，除正常人外，多因血管异常所致；BT 延长伴 PLT 增多，大多为血小板增多伴功能异常；而 BT 延长伴 PLT 正常者，多数因血小板功能异常或某些凝血因子缺陷所致。

（二）血小板功能检测

血小板功能检测包括黏附功能、聚集功能、释放反应、促凝活性、血小板第Ⅲ因子（PF3）有效性测定等。

（三）凝血障碍-抗凝物质型止血缺陷检测

常用检测项目有活化部分凝血活酶时间（activated partial thromboplastin time，APTT）、血浆凝血酶原时间（prothrombin time，PT）、凝血酶时间（thrombin time，TT）和纤维蛋白原（fibrinogen，FIB）。

1. APTT　在抗凝血中加入白陶土，激活因子Ⅻ、因子Ⅺ；加入脑磷脂，代替 PF3，从加入钙离子到血液凝固所需的时间称为活化部分凝血活酶时间。APTT 测定是内源凝血系统较敏感和最为常用的筛选试验，主要反映内源性凝血因子（Ⅻ、Ⅸ、Ⅺ、Ⅷ）以及共同途径（Ⅱ、Ⅰ、Ⅴ、Ⅹ）的变化；同时，APTT 测定可用于监测肝素用量。

临床意义：①APTT 延长：见于凝血因子Ⅱ、Ⅴ、Ⅷ、Ⅸ、Ⅺ、Ⅻ减低，纤维蛋白原缺乏症、纤溶活力增强、有抗凝物质存在等，是监控肝素治疗的重要指标。②APTT 缩短：见于高凝状态及血栓性疾病，如心肌梗死、不稳定性心绞痛、脑血管病变、肺梗死、深静脉血栓形成、妊娠高血压综合征和肾病综合征等。

2. PT　在受检血浆中加入过量的组织凝血活酶和适量的钙离子后，测其凝固时间即为 PT，是反映血浆中凝血酶原与凝血因子Ⅴ、Ⅶ、Ⅹ及纤维蛋白原的试验，是外源性凝血系统常用的筛选试验之一，也可用于口服抗凝剂监测。从凝血酶原时间（PT）可推算出 INR（International Normalized Ratio，国际标准化比值）。INR 可使不同实验室和不同试剂测定的 PT 具有可比性，便于统一用药标准。计算 INR 时首先要求各实验室使用标有 ISI（International Sensitivity Index，国际敏感度指数）的正规凝血活酶试剂。ISI 是用多份不同凝血因子水平的血浆与国际参考制品（IRP）作严格的校准，通过回归分析求得回归斜率而得到的，代表凝血活酶试剂对凝血因子缺乏的敏感性，ISI 值越低则敏感性越高。根据 PT 比值（PTR）和 ISI 值即可计算出待测血浆的国际标准化比率（INR）。INR =（待测血浆样本测得的 PT 值/使同一种凝血活酶测得的正常人血浆 PT 值）^{ISI}。

临床意义：①PT 延长：见于先天性凝血因子异常，如Ⅰ、Ⅱ、Ⅴ、Ⅶ、Ⅹ因子之一或两种以上异常时，单一凝血因子异常时，其活性要减少到一定水平，PT 才延长；后天性凝血因子异常，如严重肝病、维生素 K 缺乏（慢性胃肠疾患、阻塞性黄疸）、纤溶亢进、DIC 后期、血液中抗凝物质增多及使用抗凝药物，如双香豆素类等。②PT 缩短：见于 DIC 早期及血栓性疾病，如心肌梗死、脑血栓形成、急性血栓性静脉炎等。

3. TT　TT 主要反映纤维蛋白原转为纤维蛋白的时间。TT 延长表明纤维蛋白原减少或血浆存在抗凝物质。如系统性红斑狼疮、肝病、肾病、低（无）纤维蛋白原血症、异常纤维蛋白原血症、血中纤维蛋白（原）降解产物（FDPs）增多等。TT 缩短见于高凝状态等。

4. FIB　主要反映纤维蛋白原的含量。增高见于急性心肌梗死；减低见于 DIC 消耗性低凝溶解期、原发性纤溶症、重症肝炎、肝硬化等。

5. 凝血因子活性检测　凝血因子促凝活性（F: C）和抗原性（F: Ag）测定：包括Ⅱ、Ⅴ、Ⅶ、Ⅷ、Ⅸ、Ⅹ。促凝活性测定：受检血浆中分别加入乏因子Ⅱ、Ⅴ、Ⅶ、Ⅷ、Ⅸ、Ⅹ的基质血浆、白陶土磷脂悬液和钙离子，分别记录血浆凝固所需时间。从各自的标准曲线中分别计算出受检血浆中因子Ⅱ、Ⅴ、Ⅶ、Ⅷ、Ⅸ、Ⅹ相当于正常人的百分率。

vWF 相关试验：vWF 抗原测定（vWF: Ag）、瑞斯托霉素辅因子活性测定（vWF: RcoF）等。

（四）纤维蛋白溶解亢进的检测

常用 FDP 和 D-二聚体测定。FDP 是血液循环中纤维蛋白（原）在纤溶酶作用下生成的 X（x）、Y（y）、D（d）、E（e）碎片，含量增高反映纤溶系统的激活。D-二聚体是交联纤维蛋白的降解产物，代表纤维蛋白的形成及溶解的发生。

1. 纤溶功能检测　组织型纤溶酶原激活物（t-PA）或尿激酶型纤溶酶原激活物（u-PA）活性及抗原性测定；纤溶酶原活性（PLG: a）和抗原含量（PLG: Ag）测定；纤溶酶原激活抑制物（PAI）测定和 α2-抗纤溶酶（α2-PI）测定。

2. 抗凝系统检测　抗凝血酶；蛋白 C 系统主要包括蛋白 C（PC）、蛋白 S（PS）、凝血酶调节蛋白（TM）和蛋白 C 抑制物等。

（五）分子标志物检测

血管内皮细胞受损，血浆 ET-1、TM 抗原及活性检测；血小板激活，β-TG；PF4；GMP-140；TXB2；凝血因子活化，F1 + 2；FPA；可溶性纤维蛋白单体复合物（SFMC）；凝血酶-抗凝血酶Ⅲ复合物（TAT）；纤维蛋白肽 B β1-42 和 B β15-42。

六、组织病理学检查

组织病理学检查在血液系统疾病诊断和鉴别中具有重要的作用。针对血液系统疾病，临床组织病理学的检查诊断对象涵盖患者的骨髓、脾脏、淋巴结乃至全身所有能原发或被血液疾病累及的器官与组织等。其中骨髓活检已经成为血液系统疾病必做的常规检查项目。骨髓活检可以通过观察骨髓的组织结构、增生程度及病变组织的分布状态等来判断是否存在血液系统疾病、血液疾病的类型、原发还是累及骨髓等。可以根据网状纤维的分布方式寻找是否有淋巴瘤累及骨髓的征象，并可根据免疫组织化学等结果判断肿瘤的类型及来源，最终对疾病进行正确的诊断与分期，从而给予患者恰当的治疗。而淋巴结与脾脏既可以是血液系统疾病的原发部位，也可以被其他部位原发的血液疾病所累及。淋巴结的穿刺与活检结合免疫组织化学等可以初步明确淋巴瘤、白血病等疾病的诊断，而对原发或累及脾脏的血液系统疾病也能通过显微镜下形态及免疫组织化学等得到证实。针对全身所有能原发或被血液病累及的器官与组织，穿刺或活检标本的镜检辅以免疫组织化学等检查能对血液疾病进行初步的诊断，而对相应的器官或部分器官切除标本，能进行更好的确诊与分期。随着分子病理学的蓬勃发展，组织病理学检查在血液系统疾病诊断和鉴别诊断中将发挥越来越重要的作用。

七、流式细胞术检查

流式细胞术是使用流式细胞仪（flow cytometer，FCM）进行流式细胞计数，对疾病进

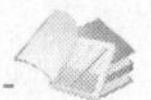

行诊断。待检测样本中的细胞或其他生物学颗粒性物质，单个地流过流式细胞仪中激光照射的区域，细胞上标记的荧光染料受激光的激发产生荧光信号，被仪器中的信号接收器接受并放大，这些放大了的信号并转换成电子信号经计算机分析并以图形的形式直观地显示出来。通过分选，还可以将某些类型的细胞群筛选出来。FCM 产生并分析的信号主要有光散射信号和荧光信号。光散射信号的强弱可以反映细胞的大小、形态及胞质颗粒化的程度等。荧光强度反映膜抗原、受体或糖蛋白的相对数量，收集并分析荧光信号可以分析出细胞亚群和功能。随着流式细胞仪技术、血液学、遗传学、肿瘤学、病理学以及免疫学的发展，FCM 已经成为血液疾病诊断与监测的常用技术，普遍用于血液疾病的诊断以及免疫分型。

FCM 分析目前临床上主要用于白血病和淋巴增殖性疾病的免疫分型；检测白血病微小残留病（minimal residual diseases，MRD）；检测肿瘤细胞表达 P-糖蛋白（P170 蛋白）用于多药耐药的检测；检测外周血红细胞、中性粒细胞或骨髓单个核细胞 CD55、CD59，诊断阵发性睡眠性血红蛋白尿（paroxysmal nocturnal hemoglobinuria，PNH）；检测红细胞、中性粒细胞和血小板抗体，用于免疫血液病的诊断；造血干细胞移植后造血、免疫重建监测等。FCM 在血液系统疾病诊断上的应用，是血液病诊断史上的一个重要发展。

正常血细胞从多能干细胞分化、发育、成熟过程中，细胞膜、细胞浆或胞核抗原的出现、表达增多、减少及消失均与细胞的分化发育阶段密切相关，这些抗原的表达与否可作为鉴别和分类血细胞的基础。白血病及淋巴瘤的免疫分型已成为诊断血液恶性肿瘤不可缺少的重要标准之一。免疫分型常用的免疫标志见表 30-1。

表 30-1　免疫分型常用的免疫标志

类型		免疫标志
白血病系列分化抗原	T 淋巴细胞白血病	CD3、CD5、CD7
	B 淋巴细胞白血病	CD10、CD19、CD22
	NK 淋巴细胞白血病	CD16、CD56、CD57
	髓系白血病	CD13、CD14、CD33、MPO（髓过氧化物酶）
	红白血病	GlyA（血型糖蛋白 A）
	巨核细胞白血病	CD41、CD42、CD61
白血病系列非特异性抗原	干细胞和祖细胞	$CD34^+$、$HLA\text{-}DR^+$、$CD38^-$
白细胞分化阶段抗原	原始细胞	$CD34^+$、$HLA\text{-}DR^+$、$CD38^+$
	幼稚细胞	$CD34^-$、$HLA\text{-}DR^-$、$CD38^+$
	T 细胞抗原	CD4、CD8
	B 细胞抗原	CD10、Cyμ（胞浆 μ 链）、SmIg（表面膜免疫球蛋白）、CD38 和 CyIg（胞浆免疫球蛋白）、CD11C

CD45 为白细胞共同抗原，其表达量在淋巴细胞最高，在单核细胞、成熟粒细胞、早期造血细胞依次减弱。红细胞（中、晚幼红细胞，成熟红细胞）不表达 CD45。

八、分子生物学及细胞遗传学检查

分子生物学技术包括聚合酶链反应（PCR）、Southern 印迹杂交、限制性片段长度多态性（RFLP）、等位基因特异性寡核苷酸探针（ASO）、单链构象多态性（SSCP）等。目前，分子生物学技术已深入血液疾病的诊断及预后判断，尤其是应用在白血病和淋巴增殖性疾病的基因诊断和分型方面。白血病染色体异常的检出率依赖精确的方法，细致分析，新技术的不断应用。传统的细胞遗传学显带技术的染色体核型分析费时、费力、敏感性和特异性差。重组 PCR（RP-PCR）、荧光原位杂交（FISH）、比较基因组杂交（CGH）以及光谱核型分析（SKY）克服了传统细胞遗传学缺陷，是对传统核型分析的有力补充，对于探讨分子机制、判断疗效、评估预后以及指导个体化治疗均起着重要作用。

慢性粒细胞白血病 Ph 染色体，t（9；22），形成 BCR/ABL 融合基因；急性早幼粒细胞白血病，t（15；17），形成 PML/RARα 融合基因；伴有 t（8；21）的急性髓系白血病，可形成 AML1-ETO 融合蛋白，此类白血病对大剂量阿糖胞苷反应较好，预后较好；AML 伴有骨髓异常嗜酸性粒细胞［inv（16）（p13；q22）或 t（16；16）（p12；q11）］，患者对化疗反应较好；MDS 的染色体核型异常主要为 +8、-5/5q-、-7/7q-、-20/20q-和-Y 等；免疫球蛋白重链（IgH）和 T 细胞受体（TCR）基因的重排，有助于识别恶性淋巴增殖性疾病的 T、B 细胞起源等，都已在临床上广泛应用。WT1 基因与肾母细胞瘤（Wilms tumor，WT）相关，应用逆转录 PCR（RT-PCR）方法测定白血病细胞 WT1 mRNA 水平，对白血病的预后估计及白血病微小残留病（MRD）的检测都有重要意义。FISH 不但可以检测染色体结构异常，而且也可检测数目异常，并可对白血病患者进行动态定量分析，使其在 MRD 的检测中得到越来越广泛的应用。

分子生物学技术也用于遗传性血液病的诊断和产前诊断。对于 α 珠蛋白生成障碍性贫血的分型和产前诊断，由于 α_1 和 α_2 珠蛋白基因 3′端序列存在差别，采用相应的引物进行 PCR 分析，鉴别基因的缺失；对 β 珠蛋白生成障碍性贫血分子突变类型的鉴定。血友病 A 的基本缺陷为因子Ⅷ的量和（或）质的异常，近年来应用 DNA 印迹分析、聚合酶链反应等技术，发现血友病 A 基因突变 300 多种，包括倒位、点突变、缺失或插入，这些突变的识别也为因子Ⅷ的基因诊断提供依据。目前基因检测已用于血友病 A 的产前诊断。

九、放射性核素检查

X 线淋巴造影、锝［^{99m}Tc］右旋糖酐淋巴显像（Technetium［^{99m}Tc］Dextran lymph imaging）可用于淋巴瘤深部病灶的诊断，还用于放、化疗效果的评价以及复发的诊断。^{67}Ga扫描对淋巴瘤的纵隔病变有高度灵敏性，可达 85%~95%。正电子发射计算机断层显像（PET）系定量代谢显像技术，PET/CT 检测淋巴瘤病灶尤其是深部病灶其诊断价值优于 CT。^{99m}Tc-Dextran 全身骨显像对多发性骨髓瘤骨病变优于 X 线检查。MRI 在检出骨髓疾病方面比其他影像学检查具有优越性，能检出局灶性骨髓浸润。MRI T_2 值的测定可以反映肝内含铁的浓度，可用于血色病的诊断。硫化^{99m}Tc（锝）或氯化^{111}In（铟）全身骨髓 γ 照相可反映全身功能性骨髓的分布，间接反映再生障碍性贫血造血组织减少的程度。常用^{51}Cr（铬）、^{32}P-DFP 或^{3}H-DFP（二异丙基氟磷酸）标记红细胞，测定红细胞寿命，可为诊断溶血提供可靠依据。^{51}Cr 代表红细胞寿命指数。^{32}P-DFP 或^{3}H-DFP 测定红细胞的寿命，较^{51}Cr 为敏感，能检出轻微红细胞寿命缩短。放射性核素^{51}Cr 或^{111}In 可测定血小板寿命。

第二节　常见血液系统疾病诊断与鉴别诊断

一、贫　　血

贫血是指人体外周血红细胞容量减少，低于正常范围下限的一种常见的临床症状。由于红细胞容量测定较复杂，临床上常以血红蛋白（Hb）浓度来代替。

（一）贫血概论

1. 贫血的分类　基于不同的临床特点，贫血有不同的分类。①按贫血进展速度可分为急、慢性贫血；②按细胞形态可分为大细胞性贫血、正常细胞性贫血和小细胞性贫血（表30-2）；③根据血红蛋白浓度分为轻度、中度、重度和极重度贫血（表30-3）；④按骨髓红系增生情况分为增生性贫血（如溶血性贫血、缺铁性贫血、巨幼细胞贫血等）和增生低下性贫血（如再生障碍性贫血）。

表30-2　贫血按红细胞形态分类

类型	MCV（fl）	MCH（pg）	MCHC（%）
大细胞性贫血	>100	>34	32～35
正常细胞性贫血	80～100	27～34	32～35
单纯小细胞性贫血	<80	<27	32～35
小细胞低色素性贫血	<80	<27	<32

表30-3　按贫血的严重程度分类

血红蛋白浓度	≤30g/L	31～60g/L	61～90g/L	>90g/L
贫血严重程度	极重度	重度	中度	轻度

贫血的发病机制包括生成减少、破坏过多及失血三个方面，常见病因如下表所示（表30-4）。

表30-4　贫血的发病机制和常见病因

发病机制			常见病因
生成减少	红细胞生成减少	造血干细胞数量减少	再生障碍性贫血
		红系祖细胞、幼红细胞或红细胞生成素免疫性破坏	单纯红细胞再生障碍性贫血
		骨髓被异常细胞或组织浸润	骨髓病性贫血
		脱氧核糖核酸合成障碍	巨幼细胞贫血
		红细胞生成素产生减少和作用迟钝	慢性病贫血，肾性贫血

续表

发病机制			常见病因
	血红蛋白减少	正铁血红素合成障碍	缺铁性贫血、铁粒幼细胞性贫血 铅中毒贫血
		珠蛋白合成障碍	珠蛋白生成障碍性贫血
破坏过多	红细胞内异常	膜结构缺陷	遗传性球形红细胞增多症等
		酶活性缺陷	葡萄糖6磷酸脱氢酶缺陷等
		珠蛋白肽链量改变及分子结构变异	血红蛋白病
	红细胞外异常	红细胞被血清中抗体或补体破坏	自身免疫性溶血性贫血等
		机械性损伤	微血管病性溶血性贫血等
		化学物理及生物因素	中毒、烧伤及毒蛇咬伤等
		脾内滞留或脾功能亢进	脾功能亢进
失血		急性失血	急性失血后贫血
		慢性失血	缺铁性贫血

2. 症状与体征　贫血的临床表现主要是由体内器官组织缺氧和机体对缺氧的代偿机制（氧化的血流量增多和组织对氧的利用率增加）所引起，同时也可以存在引起贫血的基础疾病的症状。贫血的临床表现一般没有特异性，基础疾病的临床表现有利于病因诊断。

（1）一般临床表现：疲乏、无力，皮肤、黏膜和甲床苍白。

（2）心血管及呼吸系统：心悸，心率加快及呼吸加深（运动和情绪激动时更明显），重者可出现心脏扩大，甚至心力衰竭。

（3）神经系统：头晕，目眩，耳鸣，头痛，畏寒，嗜睡，精神萎靡不振等。

（4）消化系统：食欲减退，恶心，消化不良，腹胀，腹泻和便秘等。

（5）泌尿生殖系统：肾脏浓缩功能减退，可有多尿、蛋白尿等轻微的肾功能异常。

（6）特殊表现：溶血性贫血常见黄疸、脾肿大等。

体格检查中，以下体征有益于诊断：①发热，心率，呼吸频度；②有无营养不良，特殊面容，端坐呼吸，步态不稳等；③皮肤、黏膜有无苍白，黄疸，溃疡和瘀点，紫癜或瘀斑；毛发有无干燥，有无舌乳头萎缩、匙状甲，下肢有无凹陷性水肿等；④淋巴结有无肿大；⑤有无心界扩大，杂音等；⑥有无肝大，脾大或胆道炎症；⑦有无神经病理反射和深层感觉障碍等。

3. 诊断　贫血的诊断不困难。1972年WHO制订的诊断标准认为在海平面地区Hb低于下述水平诊断为贫血：6个月～6岁儿童110g/L，6～14岁儿童120g/L，成年男性130g/L，成年女性120g/L，孕妇110g/L。我国血液病学家认为，在我国海平面地区，成年男性Hb＜120g/L、成年女性（非妊娠）Hb＜110g/L、孕妇Hb＜100g/L就有贫血。

但贫血的病因诊断需要依赖详细的病史、体格检查和实验室检查结果来判定。应详细询问现病史和既往史、家族史、营养史、月经生育史及危险因素暴露史等。要注意了解贫血发生的时间、速度、程度、并发症、可能诱因、干预治疗的反应等。耐心寻找贫血的原

发病线索或发生贫血的遗传背景。营养史和月经生育史对铁、叶酸或维生素 B_{12} 等造血原料缺乏所致的贫血有辅助诊断价值。射线、化学毒物、药物、病原微生物等暴露史对造血组织受损和感染相关性贫血的诊断至关重要。

实验室检查是帮助诊断的主要依据。贫血诊断常用的检查方法有：

（1）血常规检查：血常规检查可依据红细胞和血红蛋白水平判断有无贫血及贫血严重程度，是否伴白细胞或血小板数量的变化。红细胞参数（MCV、MCH 及 MCHC）可以了解红细胞体积和血红蛋白含量的变化，初步区分是小细胞低色素性贫血、正细胞正色素性贫血还是大细胞性贫血。网织红细胞计数间接反映骨髓红系增生及代偿情况，是判断骨髓代偿能力的重要指标；外周血涂片可观察是否存在破碎红细胞、异常红细胞；原始细胞或早期白细胞出现在外周血要除外各种白血病；血小板数量或形态改变，通常代表血小板生成或功能的异常；外周血涂片也是诊断是否疟原虫感染的重要手段。

（2）骨髓细胞涂片检查：骨髓细胞涂片是血液系统疾病诊断的重要依据。骨髓铁染色是诊断缺铁的可靠指标。增生极度活跃代表对红细胞携氧能力的需求，一般是溶血性贫血和营养性贫血的表现。各系细胞出现病态造血是 MDS 的特点。原始细胞比例大于骨髓有核细胞的 20% 可以诊断急性白血病。异常淋巴细胞增多通常与恶性淋巴瘤累及骨髓有关。浆细胞出现数量和形态的异常可以帮助诊断多发性骨髓瘤。出现分类不明细胞多是肿瘤浸润骨髓。其他如感染、骨髓增殖性疾病、代谢病等都在骨髓涂片中找到证据。

（3）骨髓活检：骨髓活检反映骨髓造血组织的结构、增生程度、细胞成分和形态变化。骨髓活检对再生障碍性贫血和淋巴瘤骨髓浸润的价值高于骨髓细胞涂片。骨髓坏死、骨髓纤维化或大理石变必须依靠骨髓活检才能诊断。对髓外肿瘤细胞浸润也具有诊断价值。必须注意骨髓取样的局限性，骨髓检查与血常规有矛盾时，应做多部位骨髓检查。

（4）血清学检查：铁代谢检测对缺铁性贫血有诊断价值。血清叶酸和维生素 B_{12} 水平测定可诊断巨幼细胞贫血。溶血性贫血可发生游离血红蛋白增高、结合珠蛋白降低、血钾增高、间接胆红素增高等。慢性肾病、自身免疫性疾病和内分泌疾病等导致的贫血都需要依赖血清学检测来找到原发病。

（5）细胞表面抗原、染色体和融合基因检测：CD55 和 CD59 检测是诊断 PNH 的依据。白血病的各种不同亚型都需要根据细胞表面抗原来区分。染色体和融合基因的检测是骨髓增殖性疾病、MDS 诊断的重要手段，也是血液肿瘤预后判断的重要指标。

（6）其他：影像学和内镜检查对引起贫血的原发病如髓外肿瘤、慢性感染等的诊断必不可少。病理活检如肾穿刺、淋巴结活检等是一些导致贫血疾病诊断的必要手段。

有些病理生理的改变常常容易导致误诊和漏诊：在缺氧状况下，如久居高原地区的居民、哮喘和慢性阻塞性肺疾病的患者血红蛋白正常值较海平面居民为高；在血容量的病理和生理变化如妊娠、低蛋白血症、充血性心力衰竭、脾肿大及巨球蛋白血症时，血浆容量增加，血液被稀释，此时即使红细胞容量是正常的，血红蛋白浓度降低，容易被误诊为贫血；在脱水、呕吐、腹泻、重度烧伤或大剂量使用利尿剂后循环血容量减少时，由于血液浓缩，即使红细胞容量偏低，但因血红蛋白浓度增高，贫血容易漏诊。急性大量失血，红细胞和血浆同时丢失，在早期血红蛋白下降不明显，可能会漏判出血。

（二）缺铁性贫血

缺铁性贫血（iron deficiency anemia）是由于铁摄入不足、吸收减少、需求增加、铁利用障碍或丢失过多所致体内储存铁的不足，正常血红蛋白生成不足导致的贫血。

1. 诊断标准 表现为小细胞低色素性贫血：男性血红蛋白 <120g/L，女性血红蛋白 <110g/L，孕妇血红蛋白 <100g/L；MCV <80fl，MCH <26pg，MCHC <0.31；形态可有明显低色素表现。血清铁下降，总铁结合力 >64.44μmol/L，运铁蛋白饱和度 <0.15。血清铁蛋白 <12μg/L。骨髓铁染色显示骨髓小粒可染铁消失，铁粒幼红细胞 <15%。

2. 病因检查 缺铁性贫血的症状和体征与其他贫血相似，采集病史时更因注重和病因相关的病史，如：①是否存在生理性因素，如孕妇、婴幼儿等需求增加；②是否有偏食或异食癖等饮食习惯；③是否有消化系统疾病（萎缩性胃炎、胃溃疡或十二指肠溃疡等）、钩虫病；④是否有鼻出血、痔疮出血等慢性失血症状，女性是否有月经过多；⑤是否有胃肠手术史等；⑥男性及绝经妇女首先要除外胃肠道肿瘤。诊断时需结合病史及伴随症状选择相应的病因诊断检查。

（三）再生障碍性贫血

再生障碍性贫血（aplastic anemia，AA）简称再障，是一组由多种病因所致的骨髓功能障碍。确切病因尚未明确，已知再障发病与化学药物、放射线、病毒感染及遗传因素有关。各年龄组均可发病，但以青壮年多见；男性发病率略高于女性。再障表现为外周血三系减少，网织红细胞下降代表骨髓代偿能力减低，骨髓活检在再障的诊断中意义大于骨髓涂片细胞学检查。根据起病和病程急缓分为重型再障和非重型再障。

1. 诊断标准

（1）全血细胞减少，网织红细胞 <0.01%，淋巴细胞比例增高。血象满足至少下列2项：①血红蛋白 <100g/L；②血小板 $<50\times10^9/L$；③中性粒细胞 $<1.5\times10^9/L$。

（2）一般无肝脾肿大。

（3）骨髓多部位增生减低（<正常的50%）或重度减低（<正常的25%），造血细胞减少，非造血细胞比例增高，骨髓小粒空虚，骨髓活检示造血组织减少。

（4）除外引起全血细胞减少的其他疾病，如急性造血功能停滞、MDS、范科尼贫血、PNH、Evans 综合征、免疫相关性全血细胞减少、骨髓纤维化、毛细胞白血病、低增生性白血病、间变性 T 细胞淋巴瘤等。

2. 分型

（1）重型再障——Ⅰ型：发病急，贫血进行性加重，常伴严重感染或（和）出血；血象具备下述三项中两项：①网织红细胞 $<15\times10^9/L$；②中性粒细胞 $<0.5\times10^9/L$（$<0.2\times10^9/L$ 者为极重型）、血小板 $<20\times10^9/L$；③骨髓广泛重度减低。

（2）重型再障——Ⅱ型：非重型再障病情恶化，临床、血象及骨髓象达 SAA-Ⅰ型标准。

（3）非重型再障：不达 SAA-Ⅰ型、SAA-Ⅱ型标准的再障为非重型再障。

（四）巨幼细胞贫血

巨幼细胞贫血（megaloblastic anemia）主要是体内维生素 B_{12} 或叶酸缺乏所导致的脱氧核糖核酸（DNA）合成障碍所引起的一种贫血，亦可因遗传性或药物等获得性 DNA 合成障碍引起。本症特点是呈大细胞性贫血，骨髓内出现巨幼红细胞系列，并且细胞形态的巨型改变也见于粒细胞、巨核细胞系列，甚至某些增殖性体细胞。该巨幼红细胞易在骨髓内破坏，出现无效性红细胞生成。诊断标准如下：①有叶酸和维生素 B_{12} 缺乏的病因及临床表现。巨幼细胞贫血患者有时可伴有神经系统症状，部分伴有纳差等消化道症状。②外周血呈大细胞性贫血（MCV >100fl）。大多红细胞呈大卵圆形，中性粒细胞核分叶过多，

5 叶者 >5% 或有 6 叶者出现。③骨髓呈现典型的巨型改变。巨幼红细胞 >10%，粒细胞系统及巨核细胞系统亦有巨型改变。无其他病态造血表现。④血清叶酸水平降低 <6.81nmol/L、红细胞叶酸水平 <227nmol/L、维生素 B_{12} 水平降低 <75pmol/L。维生素 B_{12} 水平降低较叶酸水平降低常见。

（五）阵发性睡眠性血红蛋白尿症

阵发性睡眠性血红蛋白尿症（paroxysmal nocturnal hemoglobinuria，PNH）是一种由于 1 个或几个造血干细胞经获得性体细胞 PIG-A 基因突变造成的非恶性的克隆性疾病，PIG-A 突变造成糖基磷脂酰肌醇（glycosyl phosphatidyl inositol，GPI）合成障碍，导致由 GPI 锚接在细胞膜上的一组膜蛋白丢失，包括 CD16、CD55、CD59 等，细胞灭活补体等能力减弱而造成的溶血。临床上主要表现为慢性血管内溶血，造血功能衰竭和反复血栓形成。PNH 发病率不高，所有 Coombs 试验阴性的溶血均应常规送检 CD55、CD59 以除外 PNH。

1. PNH 诊断标准

（1）临床表现符合 PNH。临床表现分级：①贫血分级：极重度 Hb≤30g/L；重度 Hb 31～60g/L；中度 Hb 61～90g/L；轻度 Hb >90g/L。②血红蛋白尿分级：频发，≤2 个月发作 1 次；偶发，>2 个月发作 1 次；不发，观察 2 年无发作（观察不足 2 年未发为暂不发）。

（2）实验室检查

1）Ham 试验、糖水试验、蛇毒因子溶血试验、尿隐血（或尿含铁血黄素）等项试验中两项以上阳性或其中一项阳性，但具备下列条件：①两次以上阳性，或 1 次阳性，但操作正规、有阴性对照、结果可靠，即时重复仍阳性者；②有溶血的其他直接或间接证据，或有肯定的血红蛋白尿出现；③能除外其他溶血，特别是遗传性球形红细胞增多症、自身免疫性溶血性贫血、葡萄糖-6-磷酸脱氢酶（G6PD）缺乏症所致的溶血和阵发性冷性血红蛋白尿症等。

2）流式细胞术检测：外周血中 CD55 或 CD59 阴性中性粒细胞或红细胞 >10%（5%～10% 为可疑）。

临床表现符合，实验室检查具备 1）项或 2）项者皆可诊断，1）、2）两项可以相互佐证。

2. PNH 临床分类　国际 PNH 工作组（I-PIG）将 PNH 患者分为如下几类：①经典型 PNH：该类患者有典型的溶血和血栓形成；②合并其他骨髓衰竭性疾病：如 AA 或 MDS；③亚临床型 PNH：患者有微量 PNH 克隆，但没有溶血和血栓的实验室和临床证据。

（六）慢性病性贫血

慢性病性贫血通常是指继发于其他系统疾病，如慢性感染、恶性肿瘤、肝脏病、慢性肾功能不全及内分泌异常等，直接或间接影响造血组织而导致的一组慢性贫血。这一类也是老年人最常见的贫血。疾病过程均与细胞因子有关，包括红细胞寿命缩短、对促红细胞生成素（EPO）的反应迟缓、红细胞系集落生成受损以及网状内皮系统贮存铁利用障碍。慢性病贫血的诊断一般采用排除法，除外缺铁等病因后再按系统和症状体征寻找证据。

世界卫生组织（WHO）的标准是 Hb <130g/L（男性）和 120g/L（女性）。国内目前尚无 60 岁以上老年人贫血的统一标准，鉴于老年人的红细胞计数和血红蛋白浓度在男女之间差别不大，目前认为白仓提出的 RBC $<3.5\times10^{12}$/L，Hb <110g/L，HCT <0.35 作为老年人贫血的标准较为合适。主要是对病因进行诊断。

二、白细胞减少和中性粒细胞减少症

白细胞减少（leucocytopenia）指外周血白细胞绝对计数持续低于$4.0\times10^9/L$。外周血中性粒细胞绝对值计数（白细胞总数×中性粒细胞百分比），10岁以下的儿童低于$1.5\times10^9/L$，10～14岁儿童低于$1.8\times10^9/L$，成人低于$2.0\times10^9/L$。当粒细胞严重减少，低于$0.5\times10^9/L$时，称粒细胞缺乏症。

轻度减少的患者临床上不出现特殊症状，多表现为原发病症状。中度和重度减少者易发生感染和出现疲乏、无力、头晕、食欲减退等非特异性症状。常见的感染部位是呼吸道、消化道及泌尿生殖道。可出现高热、黏膜坏死性溃疡及严重的败血症、脓毒血症或感染性休克。

绝大部分中性粒细胞减少为继发性，诊断中要特别注意药物、病毒感染、自身免疫性疾病和肝病等诱发因素。

三、骨髓异常增生综合征

骨髓异常增生综合征（myelodysplastic syndromes，MDS）是起源于造血干细胞的一组异质性髓系克隆性疾病，特点是髓系细胞分化及发育异常，表现为无效造血、难治性血细胞减少、造血功能衰竭，高风险向急性髓系白血病（AML）转化。

（一）诊断标准

MDS是一种异质性疾病。诊断有赖于骨髓涂片中各系病态造血的形态学改变以及特定的染色体和分子学表现。建议参照维也纳标准诊断（表30-5）。

表30-5　MDS的诊断标准

项目	条件
必要条件	①持续（≥6月）一系或多系血细胞减少：红细胞（Hb＜110g/L）；中性粒细胞（ANC＜$1.5\times10^9/L$）；血小板（BPC＜$100\times10^9/L$） ②排除其他可以导致血细胞减少和病态造血的造血系统及非造血系统疾患
确定标准	①病态造血：骨髓涂片红细胞系、中性粒细胞系、巨核细胞系中任一系至少达10% ②环状铁粒幼细胞占有核红细胞比例≥15% ③原始细胞：骨髓涂片中达5%～19% ④染色体异常
辅助标准	（用于符合必要标准，未达确定标准，临床呈典型MDS表现者） ①流式细胞术显示骨髓细胞表型异常，提示红细胞系或（和）髓系存在单克隆细胞群 ②单克隆细胞群存在明确的分子学标志：HUMARA（人类雄激素受体）分析，基因芯片谱型或点突变（如RAS突变） ③骨髓或（和）循环中祖细胞的CFU集落（±集簇）形成显著和持久减少

MDS诊断需要满足两个必要条件和一个确定标准。当患者未达到确定标准，如：不典型的染色体异常，病态造血＜10%，原始细胞比例4%等，而临床表现高度疑似MDS，如输血依赖的大细胞性贫血，应进行MDS辅助诊断标准的检测。符合者基本为伴有骨髓功能衰竭的克隆性髓系疾病，此类患者诊断为高度疑似MDS。若辅助检测未能够进行，或结果呈阴性，则对患者进行随访，或暂时归为意义未明的特发性血细胞减少症（idiopathic

cytopenia of undetermined significance，ICUS），定期检查以明确诊断。

（二）MDS 分型

依据 2008 年 WHO 修订的 MDS 分型（表 30-6）。

表 30-6　2008 年 WHO 修订的 MDS 分型

分型	外周血	骨髓
难治性血细胞减少伴单系病态造血（RCUD） 难治性贫血（RA） 难治性中性粒细胞减少（RN） 难治性血小板减少（RT）	一系或两系血细胞减少①；原始细胞无或少见（<1%）	一系病态造血：病态造血的细胞占该系细胞 10% 或以上；原始细胞<5%；环状铁粒幼细胞<15%
难治性贫血伴环状铁粒幼细胞（RARS）	贫血；无原始细胞	环状铁粒幼细胞≥15%；仅红系病态造血；原始细胞<5%
难治性血细胞减少伴多系病态造血（RCMD）	血细胞减少；原始细胞无或少见（<1%）②；无 Auer 小体；单核细胞 $<1\times10^9/L$③	≥两系病态造血的细胞≥10%；原始细胞<5%；无 Auer 小体；±环状铁粒幼细胞≥15%
难治性贫血伴原始细胞增多-1（RAEB-1）	血细胞减少；原始细胞<5% 无 Auer 小体；单核细胞 $<1\times10^9/L$	一系或多系病态造血；原始细胞 5%～9%；无 Auer 小体
难治性贫血伴原始细胞增多-2（RAEB-2）	血细胞减少；原始细胞 5%～19%；有或无 Auer 小体；单核细胞 $<1\times10^9/L$	一系或多系病态造血；原始细胞 10%～19%；有或无 Auer 小体③
MDS-未分类（MDS-U）	血细胞减少；原始细胞≤1%	一系或多系病态细胞<10% 同时伴细胞遗传学异常；原始细胞<5%
MDS 伴单纯 5q－	贫血；血小板正常或升高；原始细胞无或少见（<1%）	分叶减少的巨核细胞正常或增多；原始细胞<5%；细胞遗传学异常仅见 5q－；无 Auer 小体

①两系血细胞减少偶见，全血细胞减少应诊断为 MDS-U。

②如果骨髓中原始细胞<5%，外周血中 2%～4%，则诊断为 RAEB-1。如 RCUD 和 RCMD 患者外周血原始细胞为 1%，应诊断为 MDS-U。

③伴有 Auer 小体，原始细胞在外周血中<5%，骨髓中<10%，应诊断为 RAEB-2。

诊断 MDS 的主要问题是要确定骨髓增生异常是否由克隆性疾病或其他因素所导致。病态造血本身并不是克隆性疾病的确切证据。常见的病态造血情况有：①营养性因素，中毒或其他原因可以引起病态造血的改变，包括维生素 B_{12} 和 FA 缺乏，人体必需元素的缺乏以及接触重金属，尤其是砷剂和其他一些常用的药物、生物试剂等；②先天性血液系统疾病，如先天性红细胞生成异常性贫血（CDA）可引起红系病态造血；③药物因素，复方新诺明、化疗、G-CSF 等可引起显著的髓系细胞病态造血，可以通过用药史鉴别；④其他血液疾病：再生障碍性贫血、PNH、自身免疫性全血细胞减少都有全血细胞减少和病态造血改变，可通过骨髓、免疫学和遗传学检查鉴别；⑤甲状腺疾病也可出现全血细胞减少和病态造血，但甲状腺功能检查异常；⑥实体肿瘤也可出现全血细胞减少和病态造血，可行相关检查排除。

四、白　血　病

白血病是一类造血干细胞恶性克隆性疾病。克隆性白血病细胞因为增殖失控、分化障碍、凋亡受阻等机制在骨髓和其他造血组织中大量增殖累积，并浸润其他组织和器官，同时正常造血受抑制。按起病的缓急可分为急性白血病（AL）、慢性白血病（CL）。临床上常根据受累细胞系将白血病分为急性髓细胞白血病（AML）、急性淋巴细胞白血病（ALL）、慢性髓性白血病（CML）、慢性淋巴细胞白血病（CLL）等。

（一）急性白血病

1. 症状与体征　起病急骤，常有高热、出血为主要症状。起病较缓慢者伴有疲乏、气促。

（1）正常骨髓造血功能受抑的表现：①发热和继发感染：半数患者有发热的早期表现，主要与白血病本身发热和继发感染有关，感染以口腔炎、牙龈炎、咽峡炎最常见，肺部感染、肛周炎、肛旁脓肿亦常见，严重时可致败血症；②出血：以皮肤瘀点、瘀斑、鼻出血、牙龈出血、月经过多为多见，亦可见眼底出血、颅内出血及全身广泛性出血；③贫血。

（2）各器官组织白血病细胞增殖浸润的表现：①淋巴结肿大：以ALL较多见，纵隔淋巴结肿大常见于T细胞ALL；②肝脾肿大：轻至中度肝脾大，CML急变可见巨脾；③骨骼和关节：常有胸骨下段局部压痛，可出现关节、骨骼疼痛，尤以儿童多见；发生骨髓坏死时，可引起骨骼剧痛；④眼部：粒细胞白血病形成的粒细胞肉瘤（granulocytic sarcoma）或绿色瘤（chloroma）常累及眼眶部位骨膜，可引起眼球突出、复视或失明；⑤口腔和皮肤：牙龈增生、肿胀、皮肤可出现蓝灰色斑丘疹，局部皮肤隆起、变硬，呈紫蓝色结节（M4、M5多见）；⑥中枢神经系统白血病（CNSL）：以脑膜浸润最多见，头痛、头晕，重者有呕吐、颈项强直，甚至抽搐、昏迷，以ALL最常见，儿童尤甚，其次为M4、M5和M2；⑦睾丸无痛性肿大，多见于ALL化疗缓解后的幼儿和青年，是仅次于CNSL的白血病髓外复发的根源；⑧其他：组织器官如肺、心、消化道、泌尿生殖系统等受累的症状与体征。

2. 辅助检查

（1）血象：白细胞计数高低很不一致。大多数患者白细胞大于$10\times10^9/L$，血涂片分类检查可见数量不等的原始和幼稚细胞。也有白细胞计数正常或减少，低者可$<1.0\times10^9/L$，称为白细胞不增多性白血病，此型血片上很难找到原始细胞。贫血及血小板减少极常见，约50%的患者血小板低于$60\times10^9/L$，晚期血小板极度减少。

（2）骨髓象：骨髓检查是诊断AL的主要依据。骨髓增生明显活跃或极度活跃。将原始细胞占骨髓有核细胞≥30%（FAB标准）或≥20%（WHO标准）定为AL的诊断标准。多数病例骨髓象有核细胞显著增生，可见“裂孔”现象（骨髓片以原始细胞为主，而较成熟中间阶段细胞阙如，并残留少量成熟粒细胞）。正常造血细胞严重受抑制，正常幼红细胞及巨核细胞减少。Auer小体仅见于AML，有独立诊断意义。骨髓象是AL法美英（FAB）分型的重要依据之一。

（3）细胞化学：各类型急性白血病的幼稚细胞，在形态学上有时易于混淆，细胞

化学染色是将细胞学和化学相结合，在结构完整的白血病细胞中原位显示其化学成分和分布状况，为鉴别各类急性白血病提供依据（表30-7）。

表30-7　细胞化学鉴别AL类型

细胞化学染色	急性淋巴细胞白血病	急性粒细胞白血病	急性单核细胞白血病
过氧化酶（POX）	（-）	分化差的原始细胞（-）~（+） 分化好的原始细胞+~++	（-）~（+）
糖元（PAS反应）	（+）成块或颗粒状	弥漫性淡红色（-）/（+）	弥漫性淡红色或细颗粒状（-）/（+）
中性粒细胞碱性磷酸酶（NAP）	正常或增高	明显减低	正常或增高
非特异性脂酶（NSE）	（-）	NaF抑制不敏感（-）~（+）	能被NaF抑制（+）

（4）免疫学检查：利用单克隆抗体测定，根据白血病细胞表达的系列相关抗原确定其来源，如髓系（包括：粒-单系、红系、巨核系）和淋巴系T/B。目前临床常沿用国际白血病欧洲协作组（EGIL）1995制定的B、T淋巴细胞系及髓系抗原积分系统（表30-8）将AL分为四型：①裸型：每个系列（T、B、髓细胞）的积分≥2；②纯型：T、B或髓细胞某一系列积分≥2，其他系列积分为0；③变异型：某一系列积分≥2，其他系列积分≤2；④多表型：两个或两个以上系列积分≥2。

表30-8　B、T淋巴细胞系及髓系抗原积分系统（EGIL 1995）

积分	B淋巴细胞系	T淋巴细胞系	髓细胞系
1.5	cCD22，sCD22、CIg，SIg，CD19	cCD3，sCD3，TCR	MPO（组化），抗MPO单抗
1.0	CD20，CD24	CD8	CD13，CD14，CD33，CD65
0.5	CD10，CD21，CD37	CD1，CD2，CD4，CD5，CD6，CD7	CD16，CD15，CD35，CD36

（5）细胞遗传学和分子生物学检查：半数以上AL患者存在染色体核型异常。不同白血病常伴有特异的染色体和基因改变，例如90%的M3有t（15；17）（q22；q21），该易位使15号染色体上的PML（早幼粒白血病基因）与17号染色体上RARα（维A酸受体基因）形成PML-RARα融合基因。这是M3发病及用全反式维A酸治疗有效的分子基础。成人ALL最常见的是Ph染色体。

（6）血液生化改变：血清尿酸浓度增高，特别在化疗期间。M5和M4血清和尿溶菌酶活性增高，其他类型AL不增高。出现CNSL时，脑脊液压力升高，白细胞数增加，蛋白质增多，而糖定量减少，涂片中可找到白血病细胞。

3. 急性白血病分型　以往，通过细胞形态学（血涂片、骨髓涂片）和组织化学的方法对白血病进行诊断和分型，如AL法英美（FAB）分型（表30-9）。

表 30-9　AL 法英美（FAB）分型

分类		特点
急性髓系白血病 AML	M_0（急性髓细胞白血病微分化型，minimally differentiated AML）	骨髓原始细胞 >30%，无嗜天青颗粒及 Auer 小体，核仁明显，光镜下髓过氧化物酶（MPO）及苏丹黑 B 阳性细胞 <3%；在电镜下，MPO 阳性；CD33 或 CD13 等髓系标志可呈阳性，淋系抗原通常为阴性。血小板抗原阴性
	M_1（急性粒细胞白血病未分化型，AML without maturation）	原粒细胞（Ⅰ型 + Ⅱ型，原粒细胞浆中无颗粒为Ⅰ型，出现少数颗粒为Ⅱ型）占骨髓非红系有核细胞（NEC，指不包括浆细胞、淋巴细胞、组织嗜碱性粒细胞、巨噬细胞及所有红系有核细胞的骨髓有核细胞计数）的 90% 以上，其中至少 3% 以上细胞为 MPO 阳性
	M_2（急性粒细胞白血病部分分化型，AML with maturation）	原粒细胞占骨髓 NEC 的 30% ~89%，其他粒细胞 >10%，单核细胞 <20%
	M_3（急性早幼粒细胞白血病 acute promyelocytic leukemia，APL）	骨髓中以颗粒增多的早幼粒细胞为主，此类细胞在 NEC 中 >30%
	M_4（急性粒-单核细胞白血病，acute myelomonocytic leukemia，AMML）	骨髓中原始细胞占 NEC 的 30% 以上，各阶段粒细胞占 30% ~80%，各阶段单核细胞 >20%
	M_4 Eo（AML with eosinophilia）	除上述 M_4 型各特点外，嗜酸性粒细胞在 NEC 中≥5%
	M_5（急性单核细胞白血病 acute monocytic leukemia，AMoL）	骨髓 NEC 中原单核、幼单核及单核细胞≥80%。如果原单核细胞≥80% 为 M5a，<80% 为 M5b
	M_6（红白血病，erythroleukemia，EL）	骨髓中幼红细胞≥50%，NEC 中原始细胞（Ⅰ型 + Ⅱ型）≥30%
	M_7（急性巨核细胞白血病，acute megakaryoblastic leukemia，AMeL）	骨髓中原始巨核细胞≥30%。血小板抗原阳性，血小板过氧化酶阳性
急性淋巴细胞白血病 ALL	L_1	原始和幼淋巴细胞以小细胞（直径≤12μm）为主。核圆形，偶有凹陷与折叠，染色质较粗，结构较一致，核仁少而小，不清楚，胞质少，轻或中度嗜碱，过氧化物酶或苏丹黑染色阳性的原始细胞一般不超过 3%
	L_2	原始和幼淋巴细胞以大细胞（直径 >12μm）为主。核形不规则，凹陷和折叠可见，染色质较疏松，结构较不一致，核仁较清楚，一个或多个；胞质量常较多，轻或中度嗜碱，有些细胞深染

续表

分类	特点
L_3（Burkitt 型）	原始和幼淋巴细胞大小较一致，以大细胞为主，核型较规则，染色质呈均匀细点状，核仁明显，一个或多个，呈小泡状；胞质量较多，深蓝色，空泡常明显，呈蜂窝状

随着技术进步和研究的深入，发现按细胞形态学分类的同种白血病中，仍然有着不同的生物学特性和预后，所以世界卫生组织（WHO）基于 FAB 分型，结合细胞形态学（morphology）、免疫学（immunology）、细胞遗传学（cytogenetics）和分子生物学（molecular biology）方法对白血病进行诊断和分型，以适应个体化治疗的需要，即所谓 MICM 分型。

（1）急性髓系白血病（acute myelocytic leukemia，AML）：包括所有非淋巴细胞来源的急性白血病。急性髓系白血病是造血系统的髓系原始细胞克隆性恶性增殖性疾病。

英法美协作组（FAB 协作组）于 1976 和 1985 年先后提出了 AML 的形态学诊断标准及修改建议，1991 年又增补一特殊亚型，即 AML 微分化型。目前临床上多采用 WHO 分型（表 30-10）。

表 30-10　WHO 的 AML 分型命名

1. AML 伴重现性遗传学异常
   - AML 伴 t（8；21）（q22；q22），（AML1/ETO）
   - 急性早幼粒细胞白血病伴 t（15；17）（q22；q12），（PML/RARa）及变异型
   - AML 伴骨髓异常嗜酸细胞和 inv（16）（p13；q22）或 t（16；16）（p13；q22），（CBFβ/MYH11）
   - AML 具有 11q23（MLL）异常
2. AML 伴多系病态造血
   - 有 MDS 或 MDS/MPD 史
   - 无 MDS 或 MDS/MPD 史，但具有二和二系以上病态造血（病态细胞≧50%）
3. 治疗相关的 AML 和 MDS
   - 烷化剂相关的
   - 拓扑异构酶Ⅱ抑制剂相关的
   - 其他型
4. 不伴特殊细胞遗传易位的 AML，非特殊型（沿用 FAB 分类）
   - AML，微分化型（M0）
   - AML，未成熟型（M1）
   - AML，伴成熟型（M2）
   - 急性粒-单核细胞白血病（M4）
   - 急性单核细胞白血病（M5）
   - 急性红白血病（M6）

续表

急性原始巨核细胞白血病（M7）
急性嗜碱性粒细胞白血病
急性全髓增殖性疾病伴骨髓纤维化（acute panmyelosis with myelofibrosis）
髓系肉瘤

①诊断 AML 时，FAB 要求骨髓原始细胞数≥30%，而 WHO 则为原始细胞数≥20%；②伴有特殊染色体类型 AML 如 t（15；17）、t（8；21）、inv（16）和 t（16；16）等诊断时，除单独列出外，BM（骨髓）原始粒细胞可≤20%。

（2）急性淋巴细胞白血病（acute lymphoblastic leukemia，ALL）：是一种起源于 B 系或 T 系淋巴祖细胞的肿瘤性疾病，原始细胞在骨髓异常增生和聚集并抑制正常造血，导致贫血，血小板减少和中性粒细胞减少；原始细胞也可侵及髓外组织，如脑膜、性腺、胸腺、肝、脾或淋巴结等，引起相应病变。

根据临床表现，外周血象，骨髓形态学检查以及细胞化学免疫学，细胞遗传学及分子生物学，急性淋巴细胞白血病即可诊断。目前临床上 ALL 分型主要根据 FAB 分型（表 30-9）。Ph 染色体阳性（Ph +）急性淋巴细胞白血病是成人 ALL 的常见类型，带有标志性遗传学异常，即 t（9；22）（q34；q11）染色体易位及 BCR-ABL 融合基因。酪氨酸激酶抑制剂（TKI）问世前，该病易复发、缓解期短、预后很差。近 10 年来，随着 TKI 的应用，Ph + ALL 的疗效显著改善。

（二）慢性髓性白血病（CML）

慢性髓系白血病（CML）是一种起源于多能干细胞的髓系增殖性肿瘤，t（9；22）（q34；q11）是慢性髓系白血病特征性染色体改变，并在分子水平上导致 BCR-ABL 融合基因形成。

根据典型的外周血白细胞计数增高及分类异常、脾大伴有 Ph 染色体或其变异核型以及 BCR/ABL 融合基因阳性，即可做出诊断，同时应结合体征、化验进行临床分期。

（1）慢性期（CML-CP）：如上述，但临床、血象、骨髓象不符合加速期和急变期标准。

（2）加速期（CML-AP）：具有下列之一或以上者：①外周血白细胞及（或）骨髓有核细胞中原始细胞占 10% ~19%；②外周血嗜碱性粒细胞≥20%；③与治疗无关的持续性血小板减少（$<100\times10^9$/L）或治疗无效的持续性血小板数增高（$>1000\times10^9$/L）；④治疗无效的进行性白细胞数增加和脾肿大；⑤细胞遗传学示有克隆演变。

病态巨核细胞伴有网硬蛋白或胶原蛋白增加及（或）有重度病态粒系细胞应考虑为 CML-AP。但此点并未经大量临床研究证明是 AP 的独立标准，却往往与上述特点之一成数点共存。

（3）急变期（CML-BP）：具有以下之一或以上者：①外周血白细胞或骨髓有核细胞中原始细胞占≥20%，约 70% 患者为急髓变，可以是中性粒细胞、嗜酸性粒细胞、嗜碱性粒细胞、单核细胞、红细胞或巨核细胞的原始细胞，约 20% ~30% 为急淋变；②髓外浸润：常见部位是皮肤、淋巴结、脾、骨骼或中枢神经系统；③骨髓活检示原始细胞大量聚集或成簇。如果原始细胞明显呈局灶性聚集于骨髓，即使其余部位的骨髓活检示为慢性期，仍可诊断为 CML-BP。

（三）慢性淋巴细胞性白血病

慢性淋巴细胞性白血病（CLL）是造血系统的一种单克隆性B淋巴细胞增殖性疾病。其特点为外周血、骨髓、肝脾和淋巴结均可见到大量的、形态一致的小圆形淋巴细胞聚集，临床表现为一慢性过程。

1. 诊断标准

（1）外周血淋巴细胞≥5.0×10^9/L，多数在30.0×10^9/L以下，可超过100.0×10^9/L。细胞形态表现为成熟的小淋巴细胞，染色质较凝集，胞浆少。约15%的患者有少量非典型淋巴细胞，包括幼淋巴细胞和小裂细胞。

（2）骨髓淋巴细胞浸润，淋巴细胞占有核细胞比例超过30%，幼淋巴细胞比例<55%。

（3）淋巴细胞CD5和CD23阳性，SmIg弱阳性，FMC7阴性，CD22和CD79b弱阳性或阴性。无其他T细胞标志，单一的κ或λ型轻链。

2. 临床分期　目前多采用Rai和Binet分期，其特点是简单实用（表30-11，表30-12）。

表30-11　CLL的Binet分期

Binet分期	临床特征	平均生存时间（年）
A	血红蛋白>100g/L，血小板>100×10^9/L 受累淋巴器官<3组	>10
B	血红蛋白>100g/L，血小板>100×10^9/L 受累淋巴器官≥3组	7
C	血红蛋白<100g/L或血小板<100×10^9/L	2

受累淋巴器官包括5组，即单侧或双侧的颈部、腋窝和腹股沟淋巴结、肝脏和脾脏。

表30-12　CLL的Rai分期

Rai分期	临床特征	平均生存时间（年）
0	仅有淋巴细胞增高和骨髓浸润	>12.5
Ⅰ	淋巴细胞增多伴淋巴结肿大	8.5
Ⅱ	淋巴细胞增多伴肝或脾肿大	6
Ⅲ	淋巴细胞增多伴血红蛋白<110g/L	1.5
Ⅳ	淋巴细胞增多伴血小板<100×10^9/L	1.5

五、淋　巴　瘤

淋巴瘤是起源于淋巴造血系统的恶性肿瘤，主要表现为无痛性淋巴结肿大，肝脾肿大，全身各组织器官均可受累，伴发热、盗汗、消瘦、瘙痒等全身症状。根据瘤细胞分为非霍奇金淋巴瘤（NHL）和霍奇金淋巴瘤（HL）两类。

淋巴瘤的诊断主要依赖于病理学诊断。临床上有发热、消瘦、盗汗等症状伴肝脾淋巴结肿大必须做病理活检以除外淋巴瘤。淋巴结完整切除活检的诊断价值高于粗针穿刺，细针穿刺结果不作为淋巴瘤诊断的证据。明确淋巴瘤的诊断和分类分型诊断（表30-13，表30-14）后，还需根据病变累及范围进行临床分期分组（表30-15）。这些分型、分组与淋巴瘤的生物学特性、治疗方案的选择以及预后密切相关。

表 30-13　WHO 霍奇金淋巴瘤分类（2000）

结节性淋巴细胞为主型（nodular lymphocyte predominance Hodgkin's lymphoma，NLPHL）

经典型（classical Hodgkin's lymphoma，CHL）

1. 富淋巴细胞的经典型（1ymphocyte—rich classical Hodgkin's lymphoma，LRCHL）
2. 结节硬化型（nodular sclerosis Hodgkin's lymphoma，NSHL）
3. 混合细胞型（mixed cellularity Hodgkin's lymphoma，MCHL）
4. 淋巴细胞消减型（1ymphocyte depletion Hodgkin's lymphoma，LDHL）

表 30-14　WHO 非霍奇金淋巴瘤分类（2000）

B 细胞淋巴肿瘤

前 B 细胞淋巴肿瘤

B 淋巴母细胞性白血病/淋巴瘤

成熟（外周）B 细胞淋巴肿瘤

慢性淋巴细胞白血/小淋巴细胞淋巴瘤

B 细胞幼淋巴细胞白血病

淋巴浆细胞样淋巴瘤

脾脏边缘区 B 细胞淋巴瘤

毛细胞性白血病

浆细胞骨髓瘤/浆细胞瘤

结外边缘区 B 细胞淋巴瘤：黏膜相关淋巴组织型（MALT）

淋巴结边缘区 B 细胞淋巴瘤：单核细胞样 B 细胞淋巴瘤

滤泡性淋巴瘤

套细胞淋巴瘤

弥漫性大 B 细胞淋巴瘤

原发纵隔（胸腺）大 B 细胞淋巴瘤

伯基特淋巴瘤

T/NK 细胞淋巴肿瘤

前 T 细胞淋巴肿瘤

T 细胞淋巴母细胞性白血病/淋巴瘤

成熟（外周）T 细胞淋巴肿瘤

T 细胞幼淋巴细胞白血病

T 细胞颗粒淋巴细胞白血病

侵袭性 NK 细胞白血病

成人 T 细胞淋巴瘤/白血病（HTLV1 +）

结外 NK/T 细胞淋巴瘤，鼻型

续表

肠病型肠道 T 细胞淋巴瘤
肝脾 T 细胞淋巴瘤
皮下脂膜炎性 T 细胞淋巴瘤
Sezary 综合征
外周 T 细胞淋巴瘤，非特殊型
血管免疫母细胞性 T 细胞淋巴瘤
间变性大细胞淋巴瘤

表 30-15 淋巴瘤 Ann Arbor 分期

Ⅰ期	单个区域淋巴结受侵（Ⅰ期）；或一个淋巴结外器官受侵（ⅠE 期）
Ⅱ期	横膈一侧两个或两个以上淋巴结区域受侵（Ⅱ期）；或者一个淋巴结外器官受侵合并横膈同侧区域淋巴结受侵（ⅡE 期）
Ⅲ期	横膈两侧的淋巴结区域受侵（Ⅲ）；合并局部结外器官受侵（ⅢE）；或合并脾受侵(ⅢS)；或结外器官和脾同时受侵（ⅢS+E）
Ⅳ期	一个或多个结外器官（如骨髓、肝和肺等）广泛受侵，伴有或不伴有淋巴结肿大

各期患者还可以按症状分为 A、B 两类。A 代表无症状；B 是指出现 6 个月内不明原因的体重下降 >10%，原因不明的发热（38 度以上）和盗汗。

影像学检查有助于发现体检触诊时的遗漏的浅表淋巴结，并可检查深部淋巴结。超声检查表现为淋巴结呈椭圆形，边界清晰，内部皮髓质分界不清，回声极低，CDFI 示血流信号极丰富。超声检查浅表淋巴结诊断敏感性高，引导淋巴结活检穿刺准确率高，超声造影可大大提高对淋巴结良恶性的鉴别能力，有助于确定前哨淋巴结，提高穿刺活检的特异性和敏感性，但不适宜探查胸部淋巴结，对腹腔淋巴结的准确性亦不及 CT。胸部摄片可了解纵隔增宽、肺门增大、胸水及肺部病灶等情况。CT 可确定纵隔与肺门淋巴结肿大，并且是腹腔、盆腔淋巴结检查的首选方法（图 30-1）。CT 阴性而临床上怀疑腹部淋巴结肿大时，可考虑做经下肢淋巴管造影。正电子发射计算机体层显像 CT（PET/CT）可以显示淋巴瘤病灶及部位，是一种根据生化影像来进行肿瘤定性定位的诊断方法。目前已把 PET/CT 作为评价淋巴瘤疗效的重要指标。CT、超声检查、放射性核素显像及 MRI 只能查出单发或多发结节，对弥漫性浸润或粟粒样小病灶难以发现。一般认为有两种以上影像学诊断同时显示实质性占位病变时，才能确定肝、脾受累。

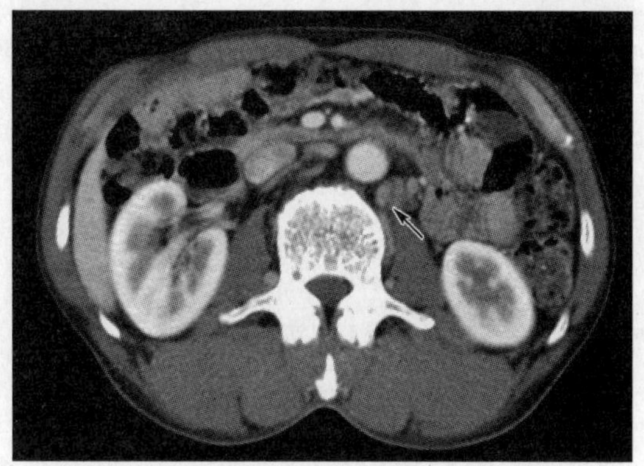

图 30-1 淋巴瘤 CT 表现

腹膜后主动脉旁见多发肿大淋巴结（箭头），增强后明显均匀强化。

六、多发性骨髓瘤

多发性骨髓瘤（multiple myeloma，MM）是一种恶性浆细胞病，其肿瘤细胞起源于骨髓中的浆细胞，目前WHO将其归为B细胞淋巴瘤的一种，称为浆细胞骨髓瘤/浆细胞瘤。老年患者有贫血、骨痛、肾功能不全的表现时，须做外周血免疫球蛋白水平、免疫固定电泳和骨髓穿刺除外MM。

（一）诊断

MM诊断标准可参考表30-16。

表30-16　多发性骨髓瘤诊断的SWOG（西南肿瘤工作组）标准

主要标准	组织学活检证实浆细胞瘤
	骨髓浆细胞增多≥30%
	过量M蛋白存在：IgG＞3.5g/dl（血清）；IgA＞2g/dl（血清）；轻链（本周氏蛋白）≥1g/24h
次要标准	骨髓浆细胞增多10%～29%
	M蛋白存在，但未达到主要标准中的规定
	溶骨性病变
	血清中正常免疫球蛋白减少（低丙种球蛋白血症）：IgM＜50mg/dl；IgA＜100mg/d；IgG＜600 mg/dl

要确诊MM，患者必须至少符合1个主要标准＋1个次要标准，或3个次要标准。

（二）临床分期

目前骨髓瘤有两种分期方法，DS（Durie-Salmon）分期和ISS（国际分期系统）分期（表30-17）。一般情况下，患者诊断时随着分期的逐渐递增，预示其肿瘤负荷越大，生存期越短。

表30-17　多发性骨髓瘤的分期标准

分期	Durie和Salmon分期标准	ISS分期标准
Ⅰ	符合下述4项： ①血红蛋白＞100g/L ②血清钙正常 ③无骨质破坏 ④M蛋白水平：IgG＜50g/L，IgA＜30g/L，尿轻链＜4g/24h	血清β2微球蛋白＜3.5mg/L 白蛋白≥35g/L
Ⅱ	既不符合Ⅰ期又不符合Ⅲ期	Ⅰ期和Ⅲ期之间
Ⅲ	符合下述一项或一项以上： ①血红蛋白＜85g/L ②高钙血症 ③进展性溶骨病变 ④M蛋白水平：IgG＞70g/L，IgA＞50g/L，尿轻链＞12g/24h	血清β2微球蛋白≥5.5mg/L

续表

分期	Durie 和 Salmon 分期标准	ISS 分期标准
亚组标准	A 组肾功能正常（血肌酐<2.0mg/dl） B 组肾功能不正常（血肌酐≥2.0mg/dl）	

（三）影像学表现

多发性骨髓瘤典型的 X 线平片表现为圆形、边缘清楚如凿孔样的多个大小不等的溶骨性损害，常见于颅骨、盆骨、脊柱、股骨、肱骨等处；可见骨质疏松与病理性骨折，多发生在脊柱、肋骨和盆骨（图 30-2）。CT 较 X 线平片能更早期显示骨质细微破坏、骨质疏松和骨外侵犯的程度。MR 在显示骨髓内浸润、病变范围及骨外软组织改变，优于 X 线平片和 CT。

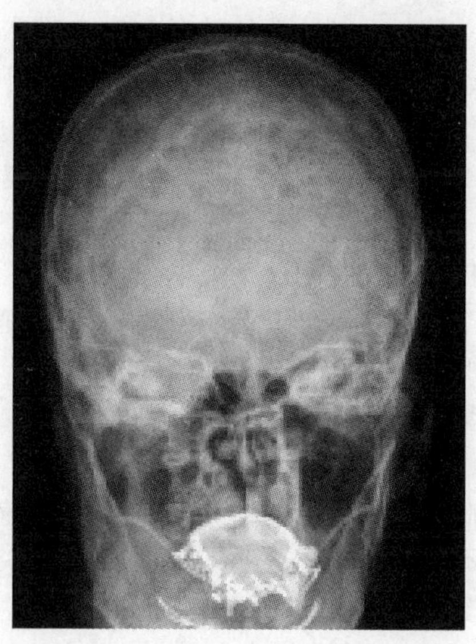

图 30-2　多发性骨髓瘤 X 线表现

头颅可见多发穿凿样、地图样改变，边缘欠清。

七、骨髓增殖性疾病

（一）真性红细胞增多症

真性红细胞增多症（polycythemia vera；PV）是一种原因未明的造血干细胞克隆性疾病，属骨髓增殖性疾病范畴。临床以红细胞数及容量显著增多为特点，出现多血质及高黏滞血症所致的表现，常伴脾大。诊断标准见表 30-18。

表 30-18　WHO（2008 年）诊断标准

A	1. 红细胞容积升高或 Hb 升高（男性>185g/L，女性>165g/L）
	2. 存在 JAK2V617F 突变
B	1. 骨髓象显示全髓增生，红系和巨核系增生旺盛
	2. 血清促红细胞生成素（Epo）低于正常值
	3. 体外红细胞集落（EEC）形成

A1 + A2 + 任何一项 B 可诊断 PV；A1 或 A2 + 任何两项 B 可诊断 PV。

除外运动员、高原地区居民、哮喘、心肺功能不全，肾、肝、小脑及妇科肿瘤等可致继发性红细胞增多症，需加以鉴别。

（二）原发性血小板增多症

原发性血小板增多症（primary thrombocythemia）是一种原因未明的骨髓增殖性疾病，其特征为骨髓巨核细胞异常增生伴血小板持续增多，同时伴有其他造血细胞轻度增生，常有反复自发性皮肤黏膜出血、血栓形成和脾脏肿大。

国内诊断标准：①临床有出血或（和）血栓病史；②脾肿大；③血小板计数 $>1000\times10^9/L$，白细胞计数 $<30\times10^9/L$，红蛋白正常或减低，但红细胞数不增高；④骨髓增生，巨核细胞系增生明显；⑤白细胞及血小板碱性磷酸酶增高；⑥能除外继发性血小板增多症及其他骨髓增生性疾病。

WHO2008 年修订标准：①血小板计数持续 $>450\times10^9/L$；②骨髓活组织检查提示，主要为巨核系增生，且以成熟大巨核细胞数量增加为主，无明显粒系或红系增生；③无符合 WHO 诊断标准的慢性粒细胞白血病、真性红细胞增多症、原发性骨髓纤维化、MDS 或其他骨髓增殖性疾病；④JAK2V617F 基因或其他克隆标记的表达。无反应性血小板增多症的证据。诊断要求符合所有 4 条标准。

（三）原发性骨髓纤维化

原发性骨髓纤维化（Primary myelofibrosis，PMF），骨髓中巨核细胞和粒细胞显著增生伴反应性纤维结缔组织沉积，伴髓外造血。起病缓慢，脾常明显肿大，外周血中出现幼红和幼粒细胞，骨髓穿刺常干抽和骨髓增生低下。2008 年 WHO 提出的诊断标准：

1. 主要标准 ①巨核细胞增生和聚集伴异形（巨核细胞大小不一，核浆比例不一致，染色质浓集，球状或不规则折叠），常伴网状或（和）胶原纤维增生。如网状纤维增生阙如，巨核细胞的改变必须伴有骨髓细胞的增生，主要是粒系增生，红系增生减少（纤维化前期）；②除外 PV、BCR-ABL1（+）CML、MDS 或其他髓系肿瘤；③有 JAK2V617F 突变或其他克隆性标记（如 MPLW515K/L），如缺乏克隆性标记，则需除外感染、自身免疫性疾病或其他慢性炎症性疾病、毛细胞白血病或其他淋巴系肿瘤、转移性肿瘤或慢性中毒性骨髓病。

2. 次要标准 ①幼粒幼红细胞；②血清 LDH 水平增高；③贫血；④脾大。

符合三项主要标准和两项次要标准可以诊断。

原发性骨髓纤维化患者行 X 线检查时可发现骨质硬化，骨质密度不均匀性增加，伴有斑点状透亮区，形成所谓“毛玻璃”样改变；骨质疏松，新骨形成及骨膜花边样增厚（图 30-3）。正常情况下，放射性胶体（^{99}锝、^{52}铁、^{111}铟等）为骨内红髓、脾、肝等扫描摄取而出现放射性浓集区。而骨髓纤维化的患者肝、脾髓外造血区积累了大量放射核素，长骨近端等有纤维组织增生改变的红髓则不能显示放射浓集区。

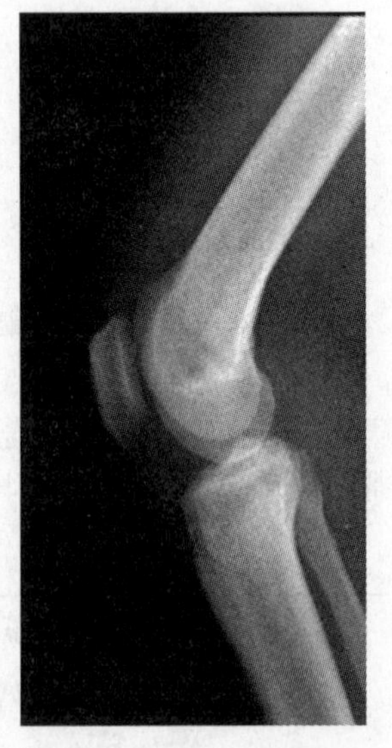

图 30-3 原发性骨髓纤维化 X 线表现

股骨远端、胫骨近端的髓腔密度增高，骨小梁模糊。

八、过敏性紫癜

过敏性紫癜（anaphylactoid purpura）是一种侵犯皮肤和其他器官细小动脉和毛细血管的过敏性血管炎，常伴腹痛、关节痛和肾损害，但血小板不减少。辅助检查可见：

1. 血常规检查　白细胞轻中度增高，嗜酸性粒细胞正常或者增高，凝血时间、血小板计数、血块收缩时间均正常。

2. 血沉　多数患者血沉增快。

3. 抗O　可增高。

4. 血清免疫球蛋白　血清IgA可增高。

5. 尿常规　肾脏受累者尿中可出现蛋白、红细胞或管型。

6. 血尿素氮及肌酐　肾功能不全者增高。

7. 大便隐血　消化道出血时为阳性。

8. 毛细血管脆性试验　约半数患者阳性。

9. 肾组织活检　可确定过敏性紫癜患者肾脏损害程度。

当关节肿痛、血尿、腹痛、便血等症状出现于皮肤紫癜之前时，易与关节炎、肾炎、胃肠道疾病混淆，需注意鉴别。

九、特发性血小板减少性紫癜

特发性血小板减少性紫癜（idiopathic thrombocytopenic purpura；ITP）是一种原因不明的获得性出血性疾病，表现为血小板减少、骨髓巨核细胞正常或增多，巨核细胞成熟障碍。目前认为ITP的发病与自身免疫功能有关，存在体内免疫网络失衡。

目前ITP的诊断仍是临床排除性诊断。其诊断要点如下：①至少2次检查血小板计数减少，血细胞形态无异常；②脾一般不大；③骨髓中巨核细胞数正常或增多，伴有成熟障碍；④需排除其他继发性血小板减少症。

此病需与脾功能亢进、血栓性血小板减少性紫癜、白血病、淋巴瘤、MDS、DIC等疾病相鉴别；自身免疫性疾病是诊断ITP首先需要被排除的；伴有血栓形成者注意抗心磷脂综合征，应询问流产史及检测抗磷脂抗体加以鉴别；肝素、抗血小板聚集药物等较易引起血小板减少，需仔细阅读药物说明书；伴有溶血性贫血者应考虑Evans综合征。

十、弥散性血管内凝血

弥散性血管内凝血（disseminated inravascular coagulation，DIC）是一种临床病理综合征。由于血液内凝血机制被弥散性激活，促发小血管内广泛纤维蛋白沉着，导致组织和器官损伤；另外，由于凝血因子的消耗又引起全身性出血倾向。

DIC诊断的一般标准：

1. 存在易致DIC的基础疾病　无论是国内，还是国外的诊断标准，是否存在基础疾病极为重要。若没有明确诱发DIC的基础疾病诊断应慎重，如感染、恶性肿瘤、大型手术或创伤、病理产科等。

2. 有下列2项以上的临床表现　①严重或多发性出血倾向。②不能用原发病解释的微循环障碍或休克。③广泛性皮肤黏膜栓塞、灶性缺血性坏死、脱落及溃疡形成，或不明原因的肺、肾、脑等器官功能衰竭。④抗凝治疗有效。

3. 实验室符合下列条件

（1）同时有下列3项以上实验异常：①PLT进行性下降 $<100\times10^9/L$（肝病、白血病 $<50\times10^9/L$），或有两项以上血小板活化分子标志物血浆水平升高：β-TG，PF_4，血栓烷 B_2（TXB_2），P-选择素；②血浆Fg含量 <1.5g/L（肝病 <1.0g/L；白血病 <1.8g/L）或 >4.0g/L；或呈进行性下降；③3P试验阳性，或血浆FDP >20mg/L（肝病 >60mg/L）或血浆D-D水平较正常增高4倍以上（阳性）；④PT延长或缩短3秒以上（肝病 >5秒），APTT延长或缩短10秒以上；⑤AT-Ⅲ：A <60%（不适用于肝病）或蛋白C（PC）活性降低；⑥血浆纤溶酶原抗原（PLG: Ag） <200mg/L；⑦因子Ⅷ：C活性 <50%（肝病必备）；⑧血浆内皮素-1（ET-1）水平 >80pg/ml或凝血酶调节蛋白（TM）较正常增高2倍以上。

（2）疑难或特殊病例进行特殊检查：①血浆凝血酶原碎片1+2（F1+2）、凝血酶-抗凝血酶（TAT）或纤维蛋白肽A（FPA）水平升高；②血浆可溶性纤维蛋白单体（SFP）水平增高；③血浆纤溶酶-纤溶酶抑制复合物（PIC）水平升高；④血浆组织因子（TF）水平增高或组织因子途径抑制物（TFPI）水平下降。

诊断时，主要需要鉴别诱发DIC的基础疾病，包括：①全身感染或严重感染，包括细菌、病毒、寄生虫、立克次体等；②外伤，包括多发性创伤、大面积灼伤、脂肪栓塞等；③器官损害，见重症胰腺炎等；④恶性肿瘤，包括各种实体瘤、白血病、骨髓增生性疾病等；⑤产科灾难，包括羊水栓塞、胎盘早剥、死胎综合征等；⑥其他，如严重肝衰竭、严重中毒或蛇咬伤、输血反应、器官移植排异反应等。

（李 锋　刘再毅　赵 萍）

第三十一章 内分泌及营养代谢性疾病诊断

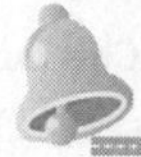

【培训目标】

1. 识记：内分泌及营养代谢性疾病诊断常用辅助检查方法的基本原理、适应证、禁忌证及正常参考值。

2. 领会：内分泌及营养代谢性疾病常用辅助检查的临床意义；内分泌及营养代谢性常见疾病的诊断标准。

3. 运用：内分泌及营养代谢性疾病诊断时辅助检查项目的选择及检查结果的分析。

第一节 内分泌及营养代谢性疾病诊断常用技术

一、问诊与查体

内分泌腺体的功能主要通过相关激素水平来检测。病史采集时，激素水平的高低引起的特异性症状和体征是诊断最基本的资料，还要综合系统回顾、家族史和个人史、服用影响内分泌系统的药物史等进行分析。

营养代谢性疾病的特殊症状是诊断的首要线索，并需进行详细的问诊，从现病史和个人史中了解发病因素、病理特点、日常饮食情况及与症状的发生、发展和相互关系。有时还需做家系调查。体格检查包括营养状态、体型和发育、神经精神状态、智力、毛发、皮肤、视力和听力、舌、齿、肝、脾以及骨骼等检查（表 31-1）。

表 31-1 内分泌系统疾病常见症状和体征

常见症状、体征		常见内分泌病因
身材改变	身材过高	GH 瘤、Klinefelter 综合征等
	身材过矮	GHRH 基因或 GHRH 受体基因突变、GH 缺乏、GH 不敏感综合征、IGF-1 缺乏及性腺功能减退（如无睾症、Turner 综合征、肥胖-生殖无能综合征、单一性促性腺激素缺乏症）等

续表

常见症状、体征		常见内分泌病因
体重改变	肥胖	下丘脑疾病（下丘脑性肥胖）、Cushing 综合征、胰岛素瘤、2 型糖尿病（肥胖型）、性腺功能减退症、甲减、糖原积累病、多囊卵巢综合征、代谢综合征等
	消瘦	甲亢、1 型与 2 型糖尿病（非肥胖型）、肾上腺皮质功能减退症、Sheehan 病、嗜铬细胞瘤、内分泌腺性恶性肿瘤、神经性厌食、血管活性肠肽瘤（VIP 瘤）等
突眼	伴眼征	Graves 病和慢性淋巴细胞性甲状腺炎
多饮、多尿		肾小管性酸中毒、糖尿病、醛固酮增多症、甲减、尿崩症和精神性多饮
高血压	伴低钾血症	原发性醛固酮增多症、原发性高血压应用利尿剂、Cushing 综合征、慢性肾实质性病变、肾小管性酸中毒、Fanconi 综合征、失钾性肾病、Liddle 综合征、肾素分泌瘤、17α-羟化酶缺陷症、11β-羟化酶缺陷症或长期摄入甘草制剂等情况
皮肤色素沉着	全身性色素沉着	原发性肾上腺皮质功能减退症、Nelson 综合征、先天性肾上腺皮质增生症、异位性 ACTH 综合征和 ACTH 依赖性 Cushing 综合征
	局部色素沉着	胰岛素不敏感综合征及其变异型（伴黑棘皮病）、黄褐斑（女性）及 Albright 综合征等
毛发异常	全身性多毛	多囊卵巢综合征、先天性肾上腺皮质增生症（11β 和 21-羧化酶缺陷症）、Cushing 病、分泌雄激素的卵巢肿瘤、儿童甲减、特发性多毛、某些药物（如苯妥英钠、丹那唑、环孢素）等
	全身性毛发脱落	各种原因引起的睾丸功能减退症、肾上腺皮质功能减退症、卵巢功能减退症、甲减和自身免疫性多内分泌腺病综合征
	局部性毛发脱落	脂溢性皮炎、斑秃、全秃等
男性乳房发育		Klinefelter 综合征、完全性睾丸女性化、分泌雌激素的睾丸肿瘤、真两性畸形、甲亢及先天性肾上腺皮质增生症
溢乳与闭经		泌乳素瘤、甲减、其他下丘脑-垂体肿瘤、垂体柄受压或断裂等
骨痛与自发性骨折		原发性骨质疏松症、1 型糖尿病、甲亢、性腺功能减退症、皮质醇增多症、甲状旁腺功能亢进症和泌乳素瘤

二、血液和尿液检查

（一）血糖及其代谢产物的检测

血中葡萄糖水平可反映机体糖的生成和消耗之间的动态平衡。空腹血糖、餐后 2 小时血糖或随机血糖仅代表某时刻血糖（点值血糖）水平；一日内在三餐前后及睡前，或凌晨时段加测血糖可更准确反映血糖情况。静脉血浆或血清血糖比静脉全血血

糖约高 1.1mmol/L，空腹时的毛细血管全血血糖与静脉全血血糖相同，而餐后与静脉血浆或血清血糖相同。

1. 空腹血糖　空腹血糖是指在隔夜空腹（至少 8～10 小时未进任何食物，饮水除外）后，早餐前测定的血糖值，代表 B 细胞基础胰岛素的分泌功能，是诊断糖代谢紊乱和评价疗效的重要的指标。空腹血浆葡萄糖（FPG）检测方便、可靠，但易受肝脏功能、内分泌激素、神经因素和抗凝剂等多种因素影响，且检测方法不同，结果不完全一致。参考值：葡萄糖氧化酶法 3.9～6.1mmol/L；邻甲苯胺法 3.9～6.4mmol/L。临床意义：

（1）空腹血糖增高：分为三度：FBG 7.0～8.4mmol/L 为轻度增高；FBG 8.4～10.1mmol/L 为中度增高；FBG >10.1mmol/L 为重度增高。生理性增高见于空腹时间误进食、情绪紧张、剧烈运动、注射葡萄糖后等。病理性增高见于：①各型糖尿病；②升高血糖的内分泌疾病；③应激性因素；④如噻嗪类利尿剂、口服避孕药、泼尼松等药物；⑤肝脏和胰腺疾病；⑥其他：如高热、呕吐、腹泻、脱水、麻醉、缺氧和癫痫等。

（2）空腹血糖减低：FBG <3.9mmol/L 为血糖减低，FBG <2.8mmol/L 称为低糖血症。生理性减低见于饥饿、剧烈运动后、妊娠或哺乳期等。病理性减低见于：①胰岛素水平过高；②胰岛素的拮抗激素分泌不足；③肝糖原贮存缺乏的疾病；④急性乙醇中毒；⑤先天性糖原代谢酶缺乏的疾病；⑥消耗性疾病；⑦非降糖药物影响，如磺胺药、水杨酸、吲哚美辛等；⑧特发性低血糖。

2. 葡萄糖耐量试验（GTT）　GTT 是通过给予机体一定量的葡萄糖负荷，测定系列时间点的血糖值，用以反映胰岛 B 细胞功能和机体对血糖的调节能力的试验。GTT 分为口服葡萄糖耐量试验（OGTT）和静脉葡萄糖耐量试验（IVGTT）。临床多采用 WHO 推荐的口服 75g 葡萄糖的标准 OGTT。对于胃切除术后、胃空肠吻合术后、吸收不良综合征或胃肠功能紊乱等特殊情况可采用 IVGTT。

OGTT 受检前 3 天正常饮食和正常体力活动，停用影响糖代谢的药物，或避免有明显食欲不振及影响胃肠吸收的其他因素。试验前禁食 8～14 小时，可饮水。取空腹血并同时留尿后，将 75g 无水葡萄糖（或吃标准馒头 2 两）溶于 250～300ml 水，5 分钟内饮完；儿童按每千克体重 1.75g 葡萄糖服用，总量不超过 75g。从服糖第一口开始计时，分别在服糖后 30 分、1 小时、2 小时、3 小时采血、留尿，测定血糖和尿糖。

正常人口服一定量葡萄糖后，血糖升高刺激胰岛素分泌增加，使血糖在一定时间内降至空腹水平，此为耐糖现象。参考值：①FPG 3.9～6.1mmol/L；②服糖后 30 分～1 小时，血糖达高峰，峰值 <11.1mmol/L；③2 小时血糖 <7.8mmol/L；④3 小时血糖恢复至空腹水平；⑤各检测时间点的尿糖均为阴性。

（1）血糖值的改变：①糖尿病：FPG≥7.0mmol/L 或 OGTT 2hPG≥11.1mmol/L 或随机血糖≥11.1mmol/L；②空腹血糖受损（IFG）：FPG 6.1～6.9mmol/L，OGTT2h PG <7.8mmol/L；③糖耐量异常（IGT）：FPG <7.0mmol/L，OGTT2h PG 7.8～11.1mmol/L，且血糖达峰值的时间延迟至 1 小时后，血糖恢复正常的时间延迟至 2～3 小时后，同时伴有尿糖阳性者为 IGT，常见于 2 型糖尿病、肥胖症、甲亢、肢端肥大症及皮质醇增多症、胰腺炎、胰腺癌等。

（2）糖耐量曲线形态改变：①平坦型：FPG 正常或降低，服糖后血糖上升不明显，2 小时 PG 仍处于低水平，为糖耐量增高。见于胰岛 B 细胞瘤、肾上腺皮质功能低下、甲减、腺垂体功能减退症或胃排空延迟、小肠吸收不良等；②储存延迟型：服糖后血糖急剧升高，高峰提前，且大于11.1mmol/L，而2小时PG又低于空腹水平，见于胃切除后或严重肝损伤。

（3）OGTT鉴别低血糖：①功能性低血糖：FPG正常，服糖后的高峰时间及峰值均正常，但2～3小时后出现低血糖，见于特发性低糖血症；②肝源性低血糖：FPG低于正常，服糖后血糖高峰提前并高于正常，但2小时PG仍处于高水平，且尿糖阳性，见于广泛性肝损伤、病毒性肝炎等。

3. 血清胰岛素测定和胰岛素释放试验　在无干扰因素下，空腹时的胰岛素分泌称为基础分泌；各种刺激诱发的胰岛素分泌称为刺激后分泌。葡萄糖是最强的胰岛素分泌刺激物。在做OGTT时，分别测定空腹和服糖后30分钟和1、2、3小时血清胰岛素浓度，称为胰岛素释放试验，反映胰岛B细胞基础功能和储备功能。参考值：空腹血清胰岛素5～20mU/L。胰岛素释放试验：服糖后胰岛素高峰在30分～1小时，峰值为空腹胰岛素的5～10倍。2小时胰岛素<30mU/L，3小时后降到空腹水平。

（1）空腹胰岛素增高：见于胰岛B细胞瘤、肥胖、肝功能损伤、肾衰竭、甲亢、肢端肥大症、巨人症等；减低：见于腺垂体功能低下、肾上腺皮质功能不全等。

（2）胰岛素释放异常：1型糖尿病空腹胰岛素明显降低，服糖后释放曲线低平；2型糖尿病空腹胰岛素可正常、稍高或减低，服糖后胰岛素高峰出现在2小时或3小时，呈延迟释放反应。胰岛B细胞瘤表现为高胰岛素血症，胰岛素呈高水平曲线，但血糖降低。

4. 血清C-肽　C-肽是胰岛素原在蛋白水解酶的作用下分裂而成的与胰岛素等分子的肽类物质，由胰岛B细胞生成和释放。其临床意义与胰岛素及胰岛素释放试验相似，且不受外源性胰岛素的影响，故能较准确地反映胰岛B细胞功能。参考值：空腹C-肽0.3～1.3nmol/L；C-肽释放试验：服糖后30分～1小时达高峰，其峰值为空腹时的5～6倍。

（1）C-肽水平异常：胰岛B细胞瘤时空腹血清C-肽增高，C-肽释放试验呈高水平曲线；肝硬化时血清C-肽增高，且C-肽/胰岛素比值降低。C-肽水平不升高，而胰岛素增高，提示为外源性高胰岛素血症。空腹血清C-肽降低，见于糖尿病。

（2）C-肽释放试验：服糖后1小时血清C-肽水平降低，提示胰岛B细胞储备功能不足。释放曲线低平提示1型糖尿病；释放延迟或呈低水平见于2型糖尿病。

5. 糖化血红蛋白（GHb）　GHb是血红蛋白A（HbA）与己糖（主要是葡萄糖）非酶促反应的产物。HbA1为血红蛋白两条β链N端的缬氨酸与葡萄糖化合的不可逆性反应物，其浓度与平均血糖呈正相关。HbA1分为HbA1a（与磷酰葡萄糖结合）、HbA1b（与果糖结合）、HbA1c（与葡萄糖结合），其中HbA1c含量约占60%～80%。HbA1c的代谢周期与红细胞的寿命基本一致约120天。HbA1c一旦生成则不再解离，且不受血糖暂时性波动的影响。故HbA1c反映近2～3个月的平均血糖水平。HbA1c采用亲和色谱或高效液相色谱法测定，正常值为4%～6%。临床意义：①HbA1c是判断糖尿病长期控制情况的金标准。其增高提示近2～3个月血糖控制不良，但HbA1c不能说明血糖的动态变化或低血糖发生的频率，故需与点值血糖相互补充。②筛检糖尿病：HbA1<8%，可排除糖尿病；HbA1越高，预测糖尿病的准确性、特异性越高。③预测血管并发症：HbA1c与氧的亲和力强，可导致组织缺氧，故长期HbA1c增高，可导致血管并发症。④鉴别高血糖：糖尿病高血糖的HbA1c增高，而应激性高血糖的HbA1c则正常。

6. 糖化清蛋白（GA）　GA是葡萄糖与清蛋白发生非酶促反应的产物，半衰期17～19天，GA反映测定前2～3周血糖的平均水平。采用糖化清蛋白与清蛋白的百分比来表

示 GA 的水平。参考值：10.8%～17.1%。临床意义：①GA 评价短期糖代谢控制情况比 HbA1c 灵敏；②辅助鉴别应激性高血糖；③筛检糖尿病：GA≥17.1%有助于筛检糖尿病，GA 异常是提示糖尿病高危人群需进行 OGTT 检查。

（二）尿糖

正常人尿中有微量葡萄糖，定性检查不能检出，为阴性；定量检测应为 0.56～5.0mmol/24h。尿糖定性试验阳性，称为糖尿。糖尿有以下临床意义：

1. 血糖增高性糖尿　空腹血糖浓度超过肾糖阈（8.88mmol/L）时即可出现糖尿。最常见于糖尿病。尿糖阴性并不能排除糖尿病。其他升高血糖的内分泌疾病、肝硬化、胰腺炎、胰腺癌等均可使血糖升高而出现糖尿，称为继发性高血糖性糖尿。

2. 血糖正常性糖尿　血糖水平正常，由于肾糖阈降低，即肾小管病变导致对葡萄糖的重吸收降低所致的糖尿，称肾性糖尿，见于慢性肾炎、肾病综合征、间质性肾炎和家族性糖尿等。

3. 暂时性糖尿　①生理性糖尿，摄入大量葡萄糖后，血糖可一过性升高，尿糖阳性。②应激性糖尿，见于急性心、脑血管病等应激情况，可出现暂时性高血糖和糖尿。

4. 其他糖尿　半乳糖、乳糖、果糖、甘露糖及一些戊糖等，摄入过多或体内代谢紊乱使血中浓度升高，可出现相应的糖尿。

5. 假性糖尿　尿中具有还原性的物质，如尿酸、葡萄糖醛酸、维生素 C 或一些经尿排出的药物如水杨酸类、异烟肼、链霉素等，可使班氏试验出现假阳性。

（三）酮体

酮体含有β-羟丁酸、乙酰乙酸和丙酮三种成分，是体内脂肪代谢的中间产物。当体内糖分解代谢不足时，脂肪分解活跃但氧化不完全可产生大量酮体，从尿中排出，即形成酮尿。尿酮常用的测定方法有朗格法、酮体粉法和试纸条法。正常情况下尿酮为阴性。尿酮阳性见于：①糖尿病性酮尿：酮尿是酮症酸中毒昏迷的前期指标，多伴有高血糖和糖尿，而服用双胍类药物治疗者，虽然出现酮尿，但血糖、尿糖可正常；②非糖尿病性酮尿：高热、严重呕吐或腹泻、长期饥饿、禁食、酒精性肝炎、肝硬化等，因糖代谢障碍而出现酮尿。

（四）血清脂质和脂蛋白检测

1. 血清脂质　血清脂质包括胆固醇、三酰甘油、磷脂、糖脂和游离脂肪酸。

（1）总胆固醇测定：血清胆固醇中 70%为胆固醇酯（CE）、30%为游离胆固醇（FC），总称为总胆固醇（TC）。根据 CHO 水平高低及其引起心、脑血管疾病的危险性，将 CHO 分为合适水平、边缘水平和升高（或减低）即危险水平。参考值：合适水平 <5.20mmol/L；边缘水平 5.23～5.69mmol/L；升高 >5.72mmol/L。TC 特异性和灵敏性不高，常作为动脉粥样硬化的预防、发病预测、疗效观察的参考指标。临床意义：①TC 增高：见于动脉粥样硬化所致的心、脑血管病，各种高脂蛋白血症、糖尿病、肥胖症、胆汁淤积性黄疸、甲减、类脂质肾病、肾病综合征等，长期吸烟、饮酒、高胆固醇和饱和脂肪酸饮食、精神紧张等，应用某些药物如环孢素、糖皮质激素、阿司匹林、β-肾上腺素能阻滞剂、口服避孕药等。②TC 减低：见于甲亢、严重肝病及贫血、急性感染、营养不良、恶性肿瘤等。

（2）三酰甘油（TG）：TG 是甘油和 3 个脂肪酸形成的酯，主要存在于β-脂蛋白和乳糜微粒中，直接参与 CHO 和 CE 的合成。参考值：0.56～1.70mmol/L。血清 TG 受生活习惯、饮食和年龄等的影响，其半衰期5～15分钟，进食高脂、高糖和高热量饮食后，外源性TG可明显增高，且以乳糜微粒的形式存在，使血浆浑浊呈乳糜样，称为饮食性脂血。故必须在空腹12～16小时后采集静脉血测定TG。临床意义：①TG增高：见于原发性或继发性高脂血症、动脉粥样硬化症、糖尿病、肥胖症、痛风、甲状旁腺功能减退症、肾病综合征、胆汁淤积性黄疸和高脂饮食等。②TG减低：见于低β-脂蛋白血症和无β-脂蛋白血症、严重肝病、吸收不良、甲亢、肾上腺皮质功能减退症等。

2. 血清脂蛋白检测　脂质不溶于水，必须与载脂蛋白结合成脂蛋白（LP）才能在血液中存在、转运及代谢。超高速离心法将脂蛋白分为高密度脂蛋白（HDL）、低密度脂蛋白（LDL）、极低密度脂蛋白（VLDL）、小而密低密度脂蛋白（sdLDL）和乳糜微粒（CM）。脂蛋白（a）［LP(a)］是脂蛋白的一大类，密度介于HDL和LDL之间，其脂质成分与LDL相似。

（1）乳糜微粒：CM是最大的脂蛋白，脂质含量达98%，蛋白质含量少于2%，其主要功能是运输外源性TG。CM在血液中代谢快，半衰期短，食物消化需要4～6小时，空腹12小时后血清中不应有CM。参考值：阴性。如血中脂蛋白酯酶（LPL）缺乏或活性减低，血清CM不能及时被廓清，可使血清浑浊。常见于Ⅰ型和Ⅴ型高脂蛋白血症。

（2）高密度脂蛋白：HDL是血清中颗粒最小、密度最大的一组脂蛋白，蛋白质和脂质各占50%。HDL可将泡沫细胞中的胆固醇带出来，转运到肝脏分解，有利于外周组织清除CHO，是抗动脉粥样硬化因子。一般检测HDL胆固醇（HDL-C）的含量来反映HDL水平。参考值：合适水平≥1.04mmol/L；升高≥1.55mmol/L；减低≤0.91mmol/L。电泳法，30%～40%。临床意义：①HDL-C增高：见于绝经前女性HDL较高，绝经后与男性相似，故冠心病患病率较男性和绝经后女性低；药物影响如烟酸、贝特类、他汀类降脂药及雌激素类药；饮酒；运动；慢性肝炎、原发性胆汁性肝硬化等病。②HDL-C减低：见于肥胖、动脉粥样硬化、急性感染、糖尿病、肾病综合征，高糖或素食，吸烟，药物影响如噻嗪类利尿剂、雄激素、β受体阻滞剂和孕酮等。

（3）低密度脂蛋白：LDL是富含CHO的脂蛋白，是致动脉粥样硬化的危险性因子。LDL在血管内皮下滞留，经化学修饰成氧化型LDL，通过清道夫受体被巨噬细胞摄取，成为泡沫细胞并沉积在血管壁内，形成动脉粥样硬化斑块。以LDL胆固醇（LDL-C）的含量来反映LDL水平。参考值：合适水平≤3.12mmol/L；边缘水平3.15～3.61mmol/L；升高>3.64mmol/L。临床意义：①LDL-C增高：见于冠心病，LDL-C水平与冠心病发病呈正相关，反映冠心病发生的危险性。其他可见于遗传性高脂蛋白血症、甲减、肾病综合征、胆汁淤积性黄疸、肥胖症以及应用糖皮质激素、雄激素、β受体阻滞剂等药物。②LDL-C减低：见于无β-脂蛋白血症、甲亢、肝硬化、吸收不良以及低脂饮食和运动等。

（4）脂蛋白（a）：LP（a）的结构与LDL相似，可携带大量CHO，有促进动脉粥样硬化的作用，同时，又与纤溶酶原竞争结合纤维蛋白位点，抑制纤维蛋白水解，促进血栓形成，是动脉粥样硬化和血栓形成的重要独立危险因子。参考值：0～300mg/L。LP（a）增高见于：①动脉粥样硬化、冠心病、心肌梗死冠状动脉搭桥术后或经皮腔内冠状动脉成形术后再狭窄或脑卒中。LP（a）含量可作为动脉粥样硬化的单项预报因子，或确定是否存在冠心病的多项预报因子之一，LP（a）>300mg/L者冠心病发病率较LP（a）<300mg/L者高3倍；LP（a）>497mg/L者的脑卒中危险性增加4.6倍；②1型糖尿病、肾脏疾病、炎症、恶性肿瘤（除肝癌外）、手术或创伤后以及血液透析后等。

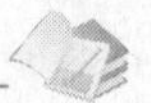

3. 血清载脂蛋白检测　脂蛋白中的蛋白部分称为载脂蛋白。apo 一般分为 apoA、apoB、apoC、apoE 和 apo（a），每类中又分有若干亚型。

（1）载脂蛋白 AI：apoA 是 HDL 的主要结构蛋白，有 AⅠ、AⅡ、AⅢ。apoAI 可催化磷脂酰胆碱-胆固醇酰基转移酶，将组织内多余的 CE 转运至肝脏处理，具有清除组织脂质和抗动脉粥样硬化的作用。apoAI 直接反映 HDL 水平，与 HDL 一样，与心、脑血管病发病率呈负相关，可以预测和评价心、脑血管病，且较 HDL 更精确，更能反映脂蛋白状态。apoAI 的意义最明确，且在组织中的浓度最高，为临床常用的检测指标。参考值：男性（1.42 ±0.17）g/L；女性（1.45 ±0.14）g/L。

（2）载脂蛋白 B：apoB 90% 以上存在于 LDL 中，是 LDL 中含量最多的蛋白质，可直接反映 LDL 水平，与动脉粥样硬化、冠心病的发生率呈正相关，用于评价冠心病的危险性和降脂疗效等，且优于 LDL 和 CHO。参考值：男性（1.01 ±0.21）g/L；女性（1.07 ±0.23）g/L。

（3）载脂蛋白 AI/载脂蛋白 B 比值：apoAI、apoB 分别为 HDL、LDL 主要成分，病理情况下 CHO 含量可发生变化，所以 HDL 和 LDL 不能代替 apoAI 和 apoB。采用 apoAI/apoB 比值代替 HDL/LDL 比值作为判断动脉粥样硬化的指标。参考值：1 ~ 2。apoAI/apoB 比值随着年龄增长而降低。动脉粥样硬化、冠心病、糖尿病、高脂血症、肥胖症等 apoAI/apoB 比值减低。apoAI/apoB 比值 <1 对诊断冠心病的危险性更有价值，其灵敏度为 87%，特异性为 80%。

（五）血清电解质检测

1. 血钾　钾是细胞内的主要阳离子，98% 分布于细胞内液，少量存在于细胞外液。血清钾测定的是细胞外液钾离子的浓度，也间接反映细胞内钾的变化。参考值：3.5 ~ 5.5mmol/L。临床意义：

（1）血钾增高：血清钾 >5.5mmol/L 时，称为高钾血症。常见病因见表 31-2。

表 31-2　高钾血症的常见病因

机制	常见病因
排出减少	①肾小球排钾减少：急性肾衰竭少尿期、艾迪生病（Addison 病）；②远端肾小管上皮细胞泌钾障碍：如系统性红斑狼疮、肾移植术后、假性低醛固酮血症等；③保钾利尿剂的使用：长期应用螺内脂、氯苯蝶啶等
细胞内钾外移增多	①组织损伤和血细胞破坏：溶血反应、挤压综合征、大面积烧伤等；②血浆晶体渗透压增高：如静脉应用高渗盐水或甘露醇；③缺氧和酸中毒；④β 受体阻滞剂、洋地黄类药物可抑制 Na^+-K^+-ATP 酶活性；⑤家族性高血钾性麻痹
摄入过量	高钾饮食、静脉补钾过多过快、输入大量库存血
假性高钾	①细胞内钾释放：采血时上臂压迫时间过久（几分钟）、间歇性握拳产生的酸中毒；②血管外溶血；③白细胞增多症，WBC >500 ×10^9/L，若标本放置后可因凝集释放钾；④血小板增多症，PLT >600 ×10^9/L 可引起高钾血症

（2）血钾减低：血清钾 <3.5mmol/L 时，称为低钾血症。3.0 ~ 3.5mmol/L 为轻度低钾血症，2.5 ~ 3.0mmol/L 为中度低钾血症，<2.5mmol/L 为重度低钾血症。低钾血症常见病因如表 31-3。

表 31-3　低钾血症的常见病因

机制	常见病因
摄入量不足	长期低钾饮食、禁食、厌食、营养不良、吸收障碍以及治疗中未补钾或补钾量不足
丢失过多	①钾从消化道大量丢失：如严重呕吐、腹泻以及胃肠引流等；②钾从肾脏丢失过多：如长期应用排钾利尿剂、肾衰竭多尿期、肾小管性酸中毒、肾上腺皮质功能亢进症、醛固酮增多症等
钾向细胞内转移	如应用大量胰岛素、葡萄糖、碱中毒、低钾性周期性麻痹、肌无力等；细胞外液稀释，如心功能不全、肾性水肿或大量输入无钾盐液体时
假性低钾	血标本未能在 1 小时内处理，WBC > 100×10^9/L，白细胞可从血浆中摄取钾

2. 血钠　钠是细胞外液的主要阳离子，44% 分布于细胞外液，9% 存在于细胞内液，47% 存在于骨骼中。血清钠多以氯化钠的形式存在，主要功能为保持细胞外液容量、维持体液的正常渗透压及体内的酸碱平衡，并维持肌肉、神经正常应激性的作用。体内钠的平衡主要靠肾脏调节，通过醛固酮的作用，调节肾小管对钠的重吸收。参考值：135 ~ 145mmol/L。临床意义：

（1）血钠增高：血清钠 > 145mmol/L，并伴有血液渗透压过高者，称为高钠血症。常见病因见表 31-4。

表 31-4　高钠血症的常见病因

机制	常见病因
尿钠排出减少	具有保钠排钾作用的激素过高：肾上腺皮质醇功能亢进、原发性或继发性醛固酮增多症
补盐过多	注射大量高渗盐水，或进食过量钠盐；心脏复苏时输入过多碳酸氢钠
水丢失过多	失水大于失钠，如大量出汗、烧伤、呕吐、腹泻、糖尿病性多尿、胃肠引流等
水摄入不足	水源断绝、进食困难、昏迷、下丘脑损伤等，口服或静脉输入水分不足

（2）血钠降低：血清钠 < 135mmol/L，称为低钠血症。常见病因见表 31-5。

表 31-5　低钠血症的常见病因

机制	常见病因
失钠过多	①胃肠道失钠：严重呕吐、腹泻，胃肠道、胆道、胰腺术后造瘘或引流等；②尿中钠排出增多：慢性肾衰竭多尿期和大量使用利尿剂；③皮肤黏膜失钠：大量出汗、大面积烧伤、创伤时血浆外渗，失钠过多；④医源性失钠：浆膜腔穿刺放液过多
摄入量不足	饥饿、营养不良、长期低钠饮食及不恰当的输液等
消耗性低钠	肺结核、肿瘤、肝硬化等慢性消耗性疾病，细胞内蛋白质分解消耗，细胞内液渗透压降低，水分外渗，血钠降低
细胞外液稀释	①饮水过多导致血液稀释，如精神性烦渴等；②慢性肾衰竭、肝硬化失代偿期、急性或慢性肾衰竭少尿期；③尿崩症、剧烈疼痛、肾上腺皮质功能减退症等抗利尿激素分泌过多；④高血糖或使用甘露醇

3. 血氯　氯是细胞外液中主要的阴离子，但在细胞内外均有分布，与钠离子配成对，主要生理功能基本与钠相同，在维持体内的电解质平衡、酸碱平衡和渗透压平衡中起相同的作用。参考值：95～105mmol/L。临床意义：

（1）血氯增高：血清氯增高>105mmol/L，称为高氯血症。常见病因见表31-6。

表31-6　高氯血症的常见病因

机制	常见病因
排出减少	①少尿或无尿，如急性或慢性肾衰竭少尿期、尿道或输尿管梗阻、心功能不全等；②肾小管对NaCl吸收增加：肾上腺皮质功能亢进，如库欣综合征及长期用糖皮质激素等
摄入过多	进食或静脉输入大量NaCl、$CaCl_2$、NH_4Cl溶液等
细胞内氯向细胞外转移增多	过度换气所致的呼吸性碱中毒，CO_2排出增多，HCO_3^-减少，血氯代偿性增高
其他	①血液浓缩：频繁呕吐、腹泻、大量出汗，失液大于失盐，高钠血症脱水时，氯相对浓度增高；②低蛋白血症：肾脏疾病时，血浆蛋白减少，血氯增加以补充血浆阴离子

（2）血氯减低：血清氯<95mmol/L，称为低氯血症。常见病因见表31-7。

表31-7　低氯血症的常见病因

机制	常见病因
丢失过多	①严重的呕吐、腹泻、胃肠道引流等，丢失大量胃液、胰液和胆汁；②应用噻嗪类利尿剂、慢性肾衰竭、糖尿病使氯由尿液排出增多；③艾迪生病（Addison病）：醛固酮分泌不足，肾小管重吸收Cl^-降低；④呼吸性酸中毒：肾重吸收HCO_3^-增多，重吸收Cl^-减少
摄入不足	①出汗过多未补充食盐；②饥饿、营养不良、低盐治疗等
向细胞内转移过多	代谢性酸中毒
水摄入过多	

4. 血钙　钙是人体内含量最多的阳离子，其中99%以上以磷酸钙或碳酸钙的形式存在于骨骼，血液中钙含量甚少，仅占人体钙含量的1%，以蛋白结合钙、与阴离子结合的钙和离子钙的形式存在。细胞外液钙在维持神经肌肉应激性、腺体分泌以及一些酶系统的活性中起重要作用。血钙浓度受甲状旁腺激素、降钙素、1，25-$(OH)_2D_3$、磷酸盐等的影响。正常值：总钙2.25～2.58mmol/L；离子钙1.10～1.34mmol/L。临床意义：

（1）血钙增高：血清总钙>2.58mmol/L，称为高钙血症。常见病因见表31-8。

（2）血钙降低：血清总钙<2.25mmol/L，称为低钙血症。常见病因见表31-9。

5. 血磷　人体内70%～80%的磷以磷酸钙的形式存在骨骼中，少部分存在于体液中。血液中的磷有无机磷和有机磷两种形式。正常血磷与血钙有一定的浓度关系，即钙、磷浓度（mg/dl）乘积为36～40。参考值：0.97～1.61mmol/L。血磷变化的临床意义：

表 31-8 高钙血症的常见病因

机制	常见病因
溶骨作用增强	①甲状旁腺功能亢进症；②多发性骨髓瘤、骨肉瘤等伴血清蛋白质增高的疾病；③急性骨萎缩、骨折后和肢体麻痹；④分泌前列腺素 E_2 的肾癌、肺癌；分泌破骨细胞刺激因子的急性白血病、多发性骨髓瘤、Burkitt 淋巴瘤等
吸收和摄入增多	①大量应用维生素 D；②结节病肠道过量吸收钙；③静脉输入钙过多、饮用大量牛奶等
肾功能损害	急性肾衰竭少尿期，钙排出减少而沉积在软组织中；多尿期时沉积于软组织中的钙大量释放

表 31-9 低钙血症的常见病因

机制	常见病因
成骨作用增强	甲状旁腺功能减退症、恶性肿瘤骨转移等
吸收减少	①佝偻病、婴儿手足搐搦症、骨质软化症等；②乳糜泻或小肠吸收不良综合征、胆汁淤积性黄疸等；③假性甲状旁腺功能减退症
摄入不足	长期低钙饮食，妊娠后期及哺乳期钙量补充不足
钙磷比例紊乱	慢性肾衰竭、肾性佝偻病、肾病综合征、肾小管性酸中毒等，
血钙与游离脂肪酸结合形成皂化物	急性坏死性胰腺炎

（1）血磷增高：常见病因见表 31-10。

表 31-10 高磷血症的常见病因

机制	常见病因
吸收增多	摄入维生素 D 过多，可促进肠道吸收钙磷
排出减少	①原发性或继发性甲状旁腺功能减退症；②假性甲状旁腺功能减退症；③肾衰竭
磷细胞外移增加	如酸中毒、白血病化疗后、急性肝坏死等
其他	肢端肥大症、多发性骨髓瘤、骨折愈合期、艾迪生病（Addison 病）、急性重型肝炎

（2）血磷减低：常见病因见表 31-11。

表 31-11 低磷血症的常见病因

机制	常见病因
摄入不足或吸收障碍	饥饿、恶病质、大量呕吐或腹泻、吸收不良、活性维生素 D 缺乏、长期静脉营养而未补充磷、血液透析、长期应用含铝制剂等
尿磷吸收减少和排泄增多	①甲状旁腺功能亢进症：肾小管重吸收磷减弱，尿磷排泄增多；②佝偻病或软骨病：维生素 D 不足，或缺少日光照射，使尿磷排泄增多；③肾小管变性：肾小管性酸中毒、Fanconi 综合征，肾小管重吸收障碍，尿中丢失无机磷过多；④乳糜泻等：肠内过多脂肪，抑制钙磷吸收；⑤应用噻嗪类利尿剂等

续表

机制	常见病因
磷细胞内移增加	①连续静脉注射葡萄糖或胰岛素，或胰腺瘤，伴有胰岛素过多症，使糖利用增加，而糖代谢须经磷酸化作用，需要大量无机磷酸盐，故血磷下降；②过度换气综合征、碱中毒、急性心肌梗死等
其他	慢性酒精中毒、糖尿病酮症酸中毒等

（六）激素水平的测定

1. 激素水平检测

（1）甲状腺激素（T_4）

1）血清总甲状腺素（TT_4）和游离甲状腺素（FT_4）：甲状腺素为含有四碘的甲状腺原氨酸，全部由甲状腺分泌，故是反映甲状腺功能的良好指标，其合成、释放受垂体 TSH 调节。血清中 80% ~90% 的 T_4 与甲状腺素结合球蛋白（TBG）结合，FT_4 含量仅占 T_4 的 0.025%，两者之和为总 T_4（TT_4）。T_4 只有转变为 FT_4 后才能进入外周组织发挥作用，结合型 T_4 受 TBG 含量和结合力的影响。参考值：TT_4 65 ~155nmol/L；FT_4 10.3 ~25.7pmol/L。临床意义：①TT_4 增高：见于甲亢、某些急性甲状腺炎、先天性甲状腺素结合球蛋白增多症、原发性胆汁性肝硬化、甲状腺激素不敏感综合征、妊娠以及口服避孕药或雌激素等，严重感染、心功能不全、肝脏疾病、肾脏疾病等。②TT_4 减低：见于甲减、缺碘性甲状腺肿、慢性淋巴细胞性甲状腺炎、低甲状腺素结合球蛋白血症等，甲亢的治疗过程中、甲状腺术后、恶性肿瘤，或服用某些药物如苯妥英钠或卡马西平、糖皮质激素、多巴胺等可使 TT_4、FT_4 降低 30%。③FT_4：临床意义同 TT_4，但不受血浆 TBG 的影响，其灵敏性优于 TT_4。

2）三碘甲状腺原氨酸（TT_3）和游离三碘甲状腺原氨酸（FT_3）：血清中 20% T_3 由甲状腺产生，80% T_3 在肝脏和肾脏中经过 T_4 脱碘后而成，T_3 的含量是 T_4 的 1/10，但其生理活性为 T_4 的 3 ~4 倍。与 TBG 结合的 T_3 和 FT_3 之和为总 T_3（TT_3），FT_3 仅占 T_3 的 0.025%。参考值：TT_3 1.6 ~3.0nmol/L；FT_3 6.0 ~11.4pmol/L。临床意义：①TT_3 增高：见于甲亢，甲亢时 TT_3 可高出正常人 4 倍，而 TT_4 仅为 2.5 倍，故更适于轻型甲亢、早期甲亢、亚临床甲亢及甲亢复发的诊断；见于 T_3 型甲亢 T_3 增高而 T_4 不增高，见于功能亢进型甲状腺腺瘤、多发性甲状腺结节性肿大。②TT_3 减低：见于甲减，甲减时甲状腺仍有产生 T_3 的能力，TT_3 可减低，或减低不明显，甚至可轻度增高，故 T_3 不是诊断甲减的灵敏指标；见于肝硬化、肾病综合征、肢端肥大症或使用雌激素等。③FT_3：临床意义同 TT_3，不受血浆 TBG 的影响，反映甲状腺功能灵敏性、特异性明显优于 TT_3。

3）反三碘甲状腺原氨酸（rT_3）：T_4 在外周组织除脱碘生成 T_3，还有约 55% 脱碘生成 rT_3。血清 rT_3 含量极少，其活性仅为 T_4 的 10%，也是反映甲状腺功能的指标之一。参考值：0.2 ~0.8nmol/L。临床意义：①rT_3 增高：见于甲亢，其诊断甲亢的符合率为 100%；见于非甲状腺疾病，如急性心肌梗死、尿毒症、肝硬化、糖尿病、脑血管病、心力衰竭等；应用地塞米松、普萘洛尔、丙硫嘧啶等药物；见于甲状腺激素替代治疗甲减时，rT_3、T_3 正常说明用药适量，若 rT_3、T_3 增高而 T_4 正常或偏高提示用药过量。其他见于老年人、TBG 增高者。②rT_3 减低：见于甲减，rT_3 明显减低，对轻型或亚临床型甲减诊断的准确性优于 T_3、T_4；见于慢性淋巴细胞性甲状腺炎，rT_3 减低提示甲减；应用抗甲状腺药物治疗时，rT_3 减低较 T_3 缓慢，当 rT_3、T_4 低于参考值时，提示用药过量。

（2）甲状旁腺素与调节钙、磷代谢激素

1）甲状旁腺素（PTH）：PTH由甲状旁腺主细胞分泌，主要作用是拮抗降钙素、动员骨钙释放、加快磷酸盐的排泄和维生素D的活化等。参考值：①免疫化学发光法：1～10pmol/L。②RIA法：氨基酸活性端230～630ng/L；氨基酸无活性端430～1860ng/L。临床意义：①PTH增高：见于甲状旁腺功能亢进症，如伴有高血钙和低血磷，则为原发性甲状旁腺功能亢进症；见于维生素D缺乏、肾衰竭、吸收不良综合征等；肺癌、肾癌可致异源性甲状旁腺功能亢进。②PTH减低：见于甲状腺或甲状旁腺手术后、特发性甲状旁腺功能减退症等。

2）降钙素（CT）：CT由甲状腺C细胞分泌，主要作用是降低血钙和血磷。CT分泌受血钙浓度的调节，血钙增高，CT分泌也增高。CT对血钙的调节作用与PTH相反，共同维持着血钙浓度的相对稳定。参考值：<100ng/L。临床意义：①CT增高：见于甲状腺髓样癌，是诊断甲状腺髓样癌的较好标志之一，对判断手术疗效及术后复发有重要价值；燕麦细胞型肺癌、乳癌、结肠癌、胰腺癌、前列腺癌、严重骨病和肾脏疾病等。②CT减低：见于甲状腺切除术后、重度甲亢等。

（3）肾上腺皮质激素

1）尿液17-羟皮质类固醇（17-OHCS）：17-OHCS是肾上腺糖皮质激素和盐皮质激素的代谢产物，因盐皮质激素分泌量很少，故尿液17-OHCS浓度反映了糖皮质激素的分泌功能。因糖皮质激素分泌呈昼夜节律性变化，测定24小时尿17-OHCS可显示肾上腺糖皮质激素的变化。参考值：男性13.8～41.4μmol/24h；女性11.0～27.6μmol/24h。临床意义：①17-OHCS增高：见于肾上腺皮质功能亢进症，如库欣综合征、异源性ACTH综合征、原发性色素性结节性肾上腺病以及原发性肾上腺皮质肿瘤等；甲亢、肥胖症、腺垂体功能亢进、女性男性化等。②17-OHCS减低：见于原发性肾上腺皮质功能减退症，如艾迪生病（Addison病）、腺垂体功能减退症等；甲状腺功能减退、肝硬化等。

2）尿液17-酮皮质类固醇（17-KS）：17-KS是雄激素代谢产物的总和，包括雄酮、脱氢表雄酮、雄烯二醇及雄烯二酮等。男性17-KS约2/3来自肾上腺皮质，1/3来自睾丸，反映肾上腺和睾丸功能；而女性、儿童尿液17-KS主要来自肾上腺皮质，反映肾上腺皮质功能。参考值：男性34.7～69.4μmol/24h；女性17.5～52.5μmol/24h。临床意义：①17-KS增高：见于肾上腺皮质功能亢进症、睾丸癌、腺垂体功能亢进、女性多毛症等，肾上腺皮质肿瘤及异源性ACTH综合征等。②17-KS减低：见于肾上腺皮质功能减退症、腺垂体功能减退、睾丸功能低下等，肝硬化、糖尿病等慢性消耗性疾病等。

3）血清皮质醇（FC）和尿液游离皮质醇（UFC）：皮质醇主要由肾上腺皮质束状带及网状带细胞分泌，血液中90%的皮质醇与皮质醇结合蛋白（CBG）及清蛋白结合，游离皮质醇极少，5%～10%的游离皮质醇（FC）自尿中排出。皮质醇分泌呈昼夜节律性变化，检测上午8时和午夜2时的血清皮质醇浓度表示其峰浓度和谷浓度。24小时尿液游离皮质醇（24小时UFC）则不受昼夜节律性影响，更能反映肾上腺皮质分泌功能。故血清皮质醇和24小时UFC是筛检肾上腺皮质功能异常的首选指标。参考值：血清皮质醇：上午8时，140～630nmol/L；午夜2时，55～165nmol/L；昼夜皮质醇浓度比值>2；UFC：130～304nmol/24h。血清皮质醇和24小时UFC变化的临床意义：①FC和UFC增高：见于肾上腺皮质功能亢进症、双侧肾上腺皮质增生或肿瘤及异源性ACTH综合征等，血清浓度增高失去了昼夜变化规律；如24小时UFC处于边缘增高水平，应进行小剂量地塞米松

抑制试验，当24小时UFC<276nmol时，可排除肾上腺皮质功能亢进症；非肾上腺疾病如慢性肝病、单纯性肥胖、应激状态、妊娠及雌激素治疗等。②FC和UFC减低：见于肾上腺皮质功能减退症、腺垂体功能减退、全身消耗性疾病等，但其存在节律性变化；应用苯妥英钠、水杨酸等药物。

4）唾液皮质醇：反映血液中具有生物活性的游离皮质醇，且不受CBG影响，是无创非侵入性检测方法。目前使用Salivette试管收集唾液，常温下可稳定保存1周。参考值：清晨8时唾液皮质醇为（0.56±0.19）μg/dl；16时唾液皮质醇为（0.28±0.16）μg/dl；24时唾液皮质醇为（0.11±0.04）μg/dl。

5）血浆和尿液醛固酮（ALD）：ALD是肾上腺皮质球状带细胞分泌的盐皮质激素，作用于肾脏远曲小管，具有保钠排钾、调节水和电解质平衡的作用，ALD浓度呈昼夜变化规律，且受体位、饮食及肾素水平的影响。在普食（含钠160mmol，钾60mmol）7天后，上午8时空腹卧位取血，然后起床立位2小时后再取血，并应立即分离血浆。参考值：①血浆ALD：普通饮食时，卧位（238.6±104.0）pmol/L、立位（418.9±245.0）pmol/L；低钠饮食时，卧位（646.6±333.4）pmol/L、立位（945.6±491.0）pmol/L。②尿液ALD：普通饮食时6.4~86nmol/24h；低钠饮食时47~122nmol/24h；高钠饮食时0~13.9nmol/24h。临床意义：①ALD增高：见于原发性醛固酮增多症，肾上腺皮质肿瘤或增生所致；继发性醛固酮增多症，如心力衰竭、肾病综合征、肝硬化腹水、高血压及长期低钠饮食等；药物影响，如长期服用避孕药等。②ALD减低：见于肾上腺皮质功能减退症、原发性单一性醛固酮减少症、垂体功能减退、高钠饮食、妊娠高血压综合征等，应用利血平、普萘洛尔、甲基多巴和甘草等。

（4）肾上腺髓质激素

1）尿液儿茶酚胺（CA）：CA是肾上腺嗜铬细胞分泌的肾上腺素、去甲肾上腺素和多巴胺的总称，主要来源于交感神经和肾上腺髓质，测定24h尿液CA含量可反映肾上腺髓质功能，也可判断交感神经的兴奋性。参考值：71.0~229.5nmol/24h。临床意义：①CA增高：见于嗜铬细胞瘤，可超过正常值的2~20倍，但其发作期间CA多正常；见于交感神经母细胞瘤、心肌梗死、高血压、甲亢、肾上腺髓质增生等。②CA减低：见于Addison病。

2）血浆CA：反映瞬间的血浆CA浓度，对嗜铬细胞瘤阵发性发作时及激发试验血压升高时，有很高的诊断价值。但不作为嗜铬细胞瘤的常规诊断指标。应空腹，仰卧，抽取血样，并在针头插入静脉后，不短于20分钟后抽血，然后肝素化混匀，立即置于冰浴中，送检，离心分离血浆并在1小时内冻存、待测。NE的正常值为<500pg/ml和E<100pg/ml。当NE>1500pg/ml和E>300pg/ml，具有诊断价值。

3）尿液香草扁桃酸：香草扁桃酸（VMA）是CA的代谢产物，性质较CA稳定，且63%由尿液排出，故测定尿液VMA可了解肾上腺髓质分泌功能。VMA的分泌呈昼夜节律性变化，故收集24小时尿液测定VMA。参考值：5~45μmol/24h。VMA升高的特异性高，但敏感性低。VMA增高主要见于嗜铬细胞瘤的发作期、神经母细胞瘤和交感神经细胞瘤以及肾上腺髓质增生等。

4）血、尿甲氧肾上腺素（MN）和血、尿甲氧去肾上腺素（NMN）：尿MN和尿NMN为CA的代谢产物，较CA更加稳定，与CA的刺激性分泌无关，故其诊断敏感性和特异性优于 CA，且不受肾功能的影响，成为嗜铬细胞瘤生化诊断的首选。以 HPLC 测定 MN 和 NMN 的正常参考值为：MN 2.6～23μmol/24h，NMN 44～540μmol/24h。

血 MN 和 NMN：以 HPLC 测定，参考值：MN 40±3（pg/ml），NMN 61±4（pg/ml）。

5）血浆肾素：肾素为肾小球旁细胞分泌的蛋白水解酶，可催化血管紧张素原水解成血管紧张素Ⅰ（AⅠ），再经血管紧张素Ⅰ转化酶催化水解成血管紧张素Ⅱ（AⅡ）。AⅡ除直接产生多种效应外，还可促进肾上腺皮质释放醛固酮（ALD），此即肾素-血管紧张素-醛固酮系统。血浆肾素测定多以血管紧张素原为底物，检测肾素催化下生成AⅠ的速率代表其活性。但血浆肾素活性（PRA）受钠盐摄入、直立位、某些药物尤以血管紧张素转换酶抑制剂（ACEI）、螺内酯等的影响。血浆肾素参考值：①普通饮食：成人立位 0.30～1.90ng/(ml·h)，卧位 0.05～0.79ng/(ml·h)；②低钠饮食：卧位 1.14～6.13ng/(ml·h)。血浆 AⅡ参考值：卧位（26.0±1.9）pg/ml，立位（45.0±6.2）pg/ml。临床意义：①血浆肾素降低、ALD 升高是诊断原发性醛固酮增多症的重要指标；相反，应用转化酶抑制剂治疗高血压、心力衰竭可出现血浆肾素升高而 ALD 减少；若血浆肾素和 ALD 均升高见于肾性高血压、水肿、心力衰竭、肾小球旁细胞肿瘤等；严重肾脏病变时血浆肾素和 ALD 均降低；②指导高血压治疗：对高肾素性高血压，选用转化酶抑制剂拮抗血浆肾素功能，或减少肾素分泌的 β-肾上腺素受体阻断剂，降压效果较好；而单用可升高血浆肾素水平的血管扩张药、钙通道阻滞剂等降压药，则减弱降压效果。

（5）性腺激素

1）血浆睾酮：睾酮是男性最重要的雄激素，主要由睾丸小叶曲精管之间的间质细胞产生，其次来自肾上腺皮质。血浆睾酮浓度可反映睾丸的分泌功能，血液中具有活性的游离睾酮仅为 2%。脱氢异雄酮（DHEA 或 DHIA）和雄烯二酮是女性的主要雄性激素，由肾上腺皮质和卵巢分泌。睾酮分泌呈昼夜节律性变化，上午 8 时达分泌高峰。因此，测定上午 8 时的睾酮浓度对评价男性睾丸分泌功能具有重要价值。参考值：①男性：青春期（后期）100～200ng/L，成人 300～1000ng/L；②女性：青春期（后期）100～200ng/L，成人 200～800ng/L，绝经后 80～350ng/L。临床意义：①睾酮增高：见于睾丸间质细胞瘤、男性性早熟、先天性肾上腺皮质增生症、肾上腺皮质功能亢进症、多囊卵巢综合征等，女性肥胖症、中晚期妊娠及应用雄激素等。②睾酮减低：见于原发性小睾丸症、睾丸不发育症、嗅神经一性发育不全综合征、男性 Turner 综合征、性腺功能减退、垂体功能减退等，睾丸炎症、肿瘤、外伤、放射性损伤等。

2）血浆雌二醇：雌二醇（E_2）是雌激素的主要成分，由睾丸、卵巢、肾上腺和胎盘分泌，或由雌激素转化而来。其作用是促进女性生殖器官的发育和副性征的出现，并维持正常状态，对代谢也有明显的影响。参考值：①男性：青春期前 7.3～36.7pmol/L，成人 50～200pmol/L；②女性：青春期前 7.3～28.7pmol/L，卵泡期 94～433pmol/L，黄体期 499～1580pmol/L，排卵期 704～2200pmol/L，绝经期 40～100pmol/L。临床意义：①E_2 增高：见于女性性早熟、男性女性化、卵巢肿瘤以及性腺母细胞瘤、垂体瘤等，肝硬化、妊娠期，男性随着年龄增长 E_2 水平也逐渐增高。②E_2 减低：见于各种原因所致的原发性性腺功能减退，如卵巢发育不全；下丘脑和垂体病变所致的继发性性腺功能减退等；卵巢切除、青春期延迟、原发性或继发性闭经、绝经、口服避孕药等。

3）血浆孕酮：女性孕酮是由黄体和卵巢所分泌，男性孕酮主要由肾上腺皮质产生的

孕烯醇酮转化而来，是类固醇激素合成的中间代谢产物，其生理作用是维持正常月经周期及正常妊娠，使经雌激素作用的、已处于增殖期的子宫内膜继续发育增殖、增厚肥大、松软和分泌黏液，为受精卵着床做准备。参考值：①卵泡期（早）（0.7±0.1）μg/L；②卵泡期（晚）（0.4±0.1）μg/L；③排卵期（1.6±0.2）μg/L；④黄体期（早）（11.6±1.5）μg/L；⑤黄体期（晚）（5.7±1.1）μg/L。临床意义：①孕酮增高：见于葡萄胎、妊娠高血压综合征、卵巢肿瘤、多胎妊娠、原发性高血压、先天性肾上腺皮质增生等。②孕酮减低：见于黄体功能不全、多囊卵巢综合征、原发性或继发性闭经、无排卵性功能失调性子宫出血、胎儿发育迟缓、死胎等。

（6）垂体激素

1）促甲状腺激素（TSH）：TSH由腺垂体分泌，其作用是刺激甲状腺细胞的发育、合成与分泌甲状腺激素，其分泌受下丘脑分泌的促甲状腺素释放激素（TRH）的兴奋性和生长抑素的抑制性的影响，并受TH的负反馈调节。参考值：2～10mU/L。FT_3、FT_4和TSH是评价甲状腺功能的首选指标，还可作为甲状腺素替代治疗的疗效观察指标。临床意义：①TSH增高：见于原发性甲减、单纯性甲状腺肿、甲状腺炎、异源性TSH分泌综合征、垂体TSH不恰当分泌综合征、腺垂体功能亢进等，应用多巴胺拮抗剂、含碘药物等。②TSH减低：见于甲亢、继发性甲减（TRH分泌不足）、腺垂体功能减退、皮质醇增多症、肢端肥大症等，过量应用糖皮质激素和抗甲状腺药物等。

2）促肾上腺皮质激素（ACTH）：ACTH由腺垂体分泌，其作用是刺激肾上腺皮质束状带及网状带的增生、合成与分泌肾上腺皮质激素，促进ALD和性腺激素的分泌。其分泌受促肾上腺皮质激素释放激素（CRH）的调节，并受血清皮质醇浓度的反馈调节。ACTH分泌呈昼夜节律和脉冲式分泌，上午6～8时为分泌高峰，午夜22～24时为分泌低谷。血浆ACTH极不稳定，ACTH标本的采集、存放和测定前的准备对测定结果的影响很大。采集方法是首先将EDTA化的塑料管或硅胶管置于冰内，保持4℃，采血后旋即再置于冰内，并在1小时内，低温离心后低温保存至测定。目前常用免疫放射法。参考值：上午8时25～100ng/L；下午6时10～80ng/L。临床意义：①ACTH增高：见于艾迪生病（Addison病）、先天性肾上腺皮质增生、异源性ACTH综合征、异源性CRH肿瘤等，ACTH还可作为异源性ACTH综合征的疗效观察、预后判断及转归的指标。②ACTH减低：见于腺垂体功能减退症、原发性肾上腺皮质功能亢进症、医源性皮质醇增多症等。③ACTH以及结合其他指标可用于鉴别肾上腺皮质功能亢进症和减退症。

3）生长激素（GH）：GH的释放受下丘脑生长激素释放激素（CHRH）和生长激素释放抑制激素（GHIH；又称生长抑素，SS）的控制。GH分泌呈脉冲式节律，每1～4小时出现1次脉冲峰，睡眠后GH分泌增高，约在熟睡1小时后达高峰。故宜在午夜采血测定GH，但单项指标测定的意义有限，应同时进行动态监测。参考值：儿童＜20μg/L；男性＜2μg/L；女性＜10μg/L。临床意义：①GH增高：见于垂体肿瘤所致的巨人症或肢端肥大症，异源性GHRH或GH综合征，外科手术、灼伤、低血糖、糖尿病、肾衰竭等。②GH减低：见于垂体性侏儒症、垂体功能减退症、遗传性GH缺乏症、继发性GH缺乏症等，高血糖、皮质醇增多症、应用糖皮质激素等。

4）抗利尿激素（ADH）：ADH又称为血管升压素（VP），由下丘脑的视上核神经元产生，其作用是促进肾远曲小管和集合管对水的重吸收，即抗利尿作用，从而调节有效血容量、渗透压及血压。参考值：1.4～5.6pmol/L。临床意义：①ADH增高：见于腺垂体功能减退症、肾性尿崩症、脱水等，产生异源性 ADH 的肺癌或其他肿瘤等。②ADH 减低：见于中枢性尿崩症、肾病综合征、输入大量等渗溶液、体液容量增加等，妊娠期尿崩症。

2. 激素分泌的动态试验

（1）兴奋试验：多用于分泌功能减退，估计激素的贮备功能，应用促激素试验探测靶腺的反应，如 TRH、TSH、ACTH、hCG、GnRH、CRH 刺激试验，胰岛素低血糖兴奋试验、胰高血糖素兴奋试验、左旋多巴、精氨酸兴奋试验等。

1）TRH 兴奋试验：用于甲减的定位诊断，特别是垂体性甲减和下丘脑性甲减的鉴别。原发性甲减时血清 T_4 降低，基础 TSH 值升高，对 TRH 的反应增强。垂体性甲减多无反应，而下丘脑性甲减多呈延迟反应。

2）ACTH 兴奋试验：静注人工合成的 ACTH 类似物 250μg 45 分钟后，测血浆皮质醇，若≥200μg/L 为正常，若 <200μg/L 提示垂体-肾上腺轴功能障碍，本法不受饮食或药物的干扰，无明显副作用。本试验在肾上腺皮质功能减退症与一些慢性消耗性疾病鉴别时最具诊断价值，前者示储备功能低下，而后者经 ACTH 兴奋后，血、尿皮质类固醇明显上升。

3）CRH 兴奋试验：静注 CRH 1μg/kg，然后分别于注射前后 0、15、30、60 分钟采血测定 ACTH 和皮质醇值，用于垂体性 Cushing 综合征与异位 ACTH 综合征的鉴别诊断。前者基础 ACTH 值较高，且能被 CRH 兴奋，注射 CRH 后 ACTH 升高超过 50%；后者 ACTH 基础值较高，但不受 CRH 影响。

4）胰高糖素兴奋试验：受试者空腹 10 小时以上，并停服所有药物，检测前先做冷加压试验，观察患者的血管反应性，之后待血压恢复至原基础值时，于一侧上臂测血压，另一侧行静脉穿刺并点滴生理盐水以保持静脉通畅，待血压稳定后，快速注射胰高糖素 1mg，注射前及后 2～3 分钟分别采血，并于 10 分钟内每分钟测 1 次血压和心率。因胰高糖素仅刺激嗜铬细胞瘤分泌 CA，而对正常肾上腺髓质无激发作用。故注射胰高糖素后 3 分钟内，如血浆 CA 水平升高 3 倍以上或 NE 高于 11.8mmol/L，血压较冷加压试验最高值增高 20/15mmHg 以上则为阳性，可诊断为嗜铬细胞瘤。若 CA 不增高者可排除之。本试验对持续性高血压或年龄较高者不宜。为预防激发后血压升得过高，可于试验前 60～90 分钟时，口服哌唑嗪或硝苯地平。

冷加压试验：试验前停降压药 1 周，停镇静剂至少 48 小时。试验时患者先静卧 30 分钟，再每隔 5 分钟测一次血压，待血压平稳后，将患者左手腕关节以下浸入 4℃ 冰水中，1 分钟后取出，自左手浸入水起，分别在 30、60、90 秒，2、3、5、10、20 分钟各测右臂血压一次。正常人浸冰水后，血压较对照值升高 12/11mmHg，正常高反应者，可升高 30/25mmHg。高血压患者反应更大，如血压 >160/110mmHg 者不宜进一步做激发试验。

（2）抑制试验：用于分泌功能亢进，观察其反馈调节是否正常，有无自主性激素分泌过多，是否有功能性肿瘤存在，如地塞米松抑制试验、可乐定抑制试验等。

1）小剂量地塞米松抑制试验：本试验应用于 Cushing 综合征与下丘脑-垂体-肾上腺皮质轴功能正常的其他疾病的鉴别诊断。①1mg 地塞米松抑制试验方法：第一天 8∶00 留取血液或唾液测皮质醇，午夜口服 1mg 地塞米松，第二天 8∶00 留取血液或唾液测皮质醇。结果判定：正常为第二天 8∶00 血皮质醇 < 140nmol/L，为提高诊断符合率，可将 <50nmol/L 作为正常切点，其特异性 >95%。此试验适用于门诊作为筛查试验。②2mg 地

塞米松抑制试验方法：口服 0.5mg 地塞米松，每 6 小时 1 次共两天，最后一次服药后 6 小时采血测皮质醇；并于服药前即服药时留取 24 小时尿液，测定 24 小时尿皮质醇和 17-羟皮质醇；正常人服药后 24 小时尿游离皮质醇较服药前降低 50% 以上，或服药后 24 小时尿游离皮质醇 <25nmol。此试验可作为 Cushing 综合征的确诊试验。

2）大剂量地塞米松抑制试验：在小剂量地塞米松抑制试验不被抑制，即诊为 Cushing 综合征的基础上，为进一步鉴定其病因和定位，行此试验。方法：服药时间点与采样时间等与 2mg 地塞米松抑制试验相同，但剂量加至每 6 小时 2mg。若能被抑制（下降 50% 以上），则为 Cushing 病；若不能抑制（下降未达 50%），提示肾上腺源 Cushing 综合征或异位 ACTH 分泌综合征。本试验可与 2mg 地塞米松抑制试验连续进行，并以 2mg 地塞米松抑制试验服药前的 24 小时尿皮质醇作为对照，但若两试验中间间隔，则需 2mg 地塞米松试验结束后 1 周方可行大剂量地塞米松试验。

3）酚妥拉明试验：酚妥拉明为短效 α 肾上腺素受体阻断剂，可阻断 CA，故用以判断高血压是否因高水平 CA 所致。方法：试验前，停用 3～7 天任何降压、镇静，安眠药物。患者先安静平卧 20～30 分钟，每 2～5 分钟测 1 次血压和心率。待其稳定后，静滴生理盐水，待血压平稳并≥170/110mmHg 时，快速静注酚妥拉明 5mg，然后每 30 秒测血压和心率 1 次，至 3 分钟，以后每 1 分钟测 1 次至 10 分钟，于 15、20 分钟时各测 1 次血压及心率。如用药后 2～3 分钟内血压较用药前降低 35/25mmHg 以上且持续 3～5 分钟或更长时间，则为阳性反应，高度提示嗜铬细胞瘤可能。如能用药前、后各抽血观察 CA 水平改变，如与血压改变一致，诊断率更高。

4）可乐定试验：用于嗜铬细胞瘤的诊断。可乐定是中枢性 α_2 肾上腺素能激动剂，可减少神经元的 CA 释放，但不抑制嗜铬细胞瘤的 CA 释放。方法：受试者安静平卧，静脉穿刺并固定针头，于 30 分钟采血测定 CA（对照），然后口服 0.3mg 可乐定，在服药后的 1、2、3 小时分别取血测 CA。非嗜铬细胞瘤的高血压患者，血压可下降 50% 甚至正常；而大多数嗜铬细胞瘤患者血浆 CA 水平不受抑制，或反而升高，如怀疑存在假阴性或假阳性，可结合胰高糖素激发试验或重复进行。

3. 静脉插管分段采血测定激素水平　下静脉窦插管测定 ACTH 对于疑难库欣综合征的鉴别诊断有重要价值。可鉴定升高的 ACTH 是来源于垂体还是肿瘤异源性分泌，并可对垂体 ACTH 腺瘤进行定位，为手术方式的选择提供依据。

正常岩下窦仅接受垂体静脉血液回流。Cushing 病患者中枢血 ACTH 浓度明显高于外周血浓度，而异源性 CRH 和 ACTH 分泌综合征患者无此变化。因 ACTH 呈脉冲式分泌，上述差别在基础状态下可能不明显，须结合 CRH 试验，比较注射前后中枢与外周血 ACTH 浓度差别，诊断 Cushing 病的准确性会明显提高。一般垂体血液引流呈对称性，因此，左右两侧 ACTH 浓度差还可提示肿瘤位于垂体哪一侧。

方法：在注射 CRH 前，双侧股静脉插管至岩下窦（经 X 线造影确定），再置一外周静脉插管，3 个部位同时采血，测定 ACTH 作为基础值。然后静脉注射 OCRH 1μg/kg 体重或 100μg，用药后 2、5、10、15 分钟同时采取双侧岩下窦血标本及外周血测 ACTH（峰值一般出现在注射后 3～5 分钟）。若岩下窦与外周血 ACTH 比值≥2 或同时 CRH 兴奋后比值≥3 可以确认为 Cushing 病，并与异位 ACTH 综合征鉴别。但垂体发育不良或岩下窦血管丛异常分布可导致假阴性，而异位 ACTH 综合征可出现假阳性。双侧岩下静脉窦的 ACTH 比值若大于 1.4 则认为腺瘤偏侧生长，可正确定位 83% 的偏侧垂体微腺瘤，而 MRI 仅达

72%，且两者结果矛盾时，双侧岩下静脉窦的ACTH比值可靠性更大。此方法为一创伤性的检测，其准确性与操作技术有关。

三、影像学检查

下丘脑垂体疾病、甲状腺疾病、甲状旁腺疾病、肾上腺疾病、胰腺疾病、性腺疾病等是常见内分泌疾病，正确诊断是治疗的前提，内分泌疾病的诊断方法主要包括实验室诊断和影像学诊断。其中，影像学检查是确定内分泌腺病变部位的重要手段，对可手术治疗的功能亢进性内分泌疾病尤其重要。随着超声、CT、MR、核医学和介入放射学等医学影像技术的飞速发展，医学影像学在内分泌疾病的诊断中应用越来越广泛，并具有重要的临床价值。

（一）超声（USG）

超声检查无放射性、方便快捷，可多切面实时动态扫查，对病灶检出率及诊断准确率高，是内分泌系统有效的筛查以及复查随访的首选检查。尤其是甲状腺、乳腺，位置表浅，非常适合超声检查，目前高分辨率超声已成为诊断甲状腺、乳腺疾病不可替代的重要手段，随着三维超声、弹性成像、超声造影等超声新技术的发展，USG不仅可以早期发现器官的结构和功能异常，对占位病变进行恶性分层，术前术后评估有无转移淋巴结，还可以在超声引导下穿刺细胞学检查。超声引导下细针抽吸细胞学检查（ultrasound guided fine needle suction cytology，US-NFNC）是诊断甲状腺结节和评估淋巴结的金标准。文献研究表明，超声检查在全面评估病情、确定患者外科手术方式、避免重复手术有重要参考意义。

（二）X线

代谢性骨病和先天性畸形常首先选用骨骼X线照片或者骨密度检查，用于骨龄测量，判断骨代谢异常，观察鞍区、甲状腺、肾上腺区有无钙化。X线检查对于某些内分泌疾病也有定位价值，如垂体肿瘤侵犯蝶骨，可使蝶鞍增大；蝶骨被吸收而变薄、前或后床突抬高或破坏提示垂体病变。但由于早期内分泌疾病多无上述影像表现，故内分泌疾病的影像诊断还是以CT、MR、超声及核医学为主。

（三）计算机体层成像

CT和MR常用于下丘脑、垂体、甲状腺、甲状旁腺、肾上腺、胰腺、卵巢等疾病的诊断，当病变直径大约0.5cm者可被CT及MRI发现。CT能够显示病灶数目、部位、与邻近结构关系及有无淋巴结肿大，可进行术后随访等。CT平扫和增强扫描是评价内分泌病变极有价值的检查方法，增强扫描可提高病灶的显示率和病变的检出率，根据强化的特征，还可以对某些内分泌疾病进行定性。CT与MRI相比，CT在显示肿瘤钙化、骨质变化和侵犯周围情况等方面优于MRI，而在垂体大腺瘤的诊断率与MRI相似，但CT的软组织分辨力较差，易受伪影干扰。

（四）磁共振成像

一般认为，MRI观察病变与邻近组织的关系较CT为优，可弥补CT的不足，可显示肿瘤与周围组织的解剖关系及某些组织和结构特征，有较高的诊断价值而且具有不需要造影剂、无放射性损害，可用于孕妇等优点。此外，由于内分泌腺体的病变较微小，选用薄层（<3mm）和动态增强扫描可提高阳性检出率或使病变显示更清楚。

第二节　常见内分泌疾病诊断

一、Graves 病

Graves 病（Graves disease，GD）是甲状腺功能亢进症的最常见病因，约占全部甲亢的80% ~85%。GD 属于甲状腺激素分泌增多的自身免疫性甲状腺病，多见于 20 ~40 岁的女性，男女之比为 1:（4 ~6）。

（一）症状与体征

1. 常见症状及体征

（1）甲状腺毒症表现：多数起病缓慢，少数可在应激、创伤或感染后急性起病。表现为高代谢症候群和其他系统症状：①高代谢综合征：乏力、怕热、多汗、低热、消瘦、食欲亢进，腹泻；检体可见皮肤光滑细腻，温暖湿润，颜面潮红；部分患者皮肤色素脱失，出现白癜风，毛发脱落或斑秃；②精神神经系统：易激动、焦虑烦躁，精力不集中、失眠、幻觉，甚而躁狂；③心血管系统：心悸气短，心率增快，心脏扩大，心律失常包括房颤、房扑、频发房早、室早、偶见房室传导阻滞等，心音增强，心尖部第一心音亢进，有收缩期杂音，脉压增大，及毛细血管搏动、水冲脉等周围血管征；④消化系统：稀便、排便次数增加，重者可以有肝大、肝功能异常，偶有黄疸；⑤肌肉骨骼系统：近端肌肉进行性无力、萎缩，以肩胛带和骨盆带肌群受累为主，称甲亢性肌病，甚至出现重症肌无力而致吞咽困难和呼吸肌麻痹；⑥生殖系统：女性患者月经稀少，周期延长，甚至闭经，男性可出现阳痿，偶见乳房发育；⑦造血系统：循环血淋巴细胞比例增加，单核细胞增加，但是白细胞总数减低，可以伴发血小板减少性紫癜。

（2）甲状腺肿：体检可见甲状腺呈弥漫性肿大，质地中等，无压痛，可触及震颤，闻及血管杂音。少数患者甲状腺肿不对称或无甲状腺肿大。

（3）眼征：GD 的眼部表现分为两类：一类为单纯性突眼，病因与甲状腺毒症所致的交感神经兴奋性增高有关；另一类为浸润性眼征，发生在 Graves 眼病（见后文）。单纯性突眼包括下述表现：轻度突眼度在 20mm 以内，眼裂增宽，可伴有眼征：①von Graefe 征：上眼睑挛缩，眼睛向下看时上眼睑不能下移；②Stellwag 征：少瞬目，惊恐眼神；③Joffroy 征：向上看时，前额皮肤不能皱起；④Mobius 征：两眼不能内聚。

2. 特殊的临床表现和类型

（1）淡漠型甲亢（apathetic hyperthyroidism）：多见于老年患者。起病隐匿，高代谢综合征、眼征和甲状腺肿均不明显。主要表现为明显消瘦、心悸、乏力、抑郁、淡漠、腹泻、厌食，可伴有心房颤动和肌病等。所以老年人不明原因的突然消瘦、新发生心房颤动时应考虑本病。

（2）甲状腺危象（thyroid crisis）：是甲状腺毒症急性加重的一个综合征，多发生于较重甲亢未予治疗或治疗不充分的患者。常见诱因有感染、手术、创伤、精神刺激等。临床表现有：高热、大汗、心动过速（140 次/分以上）、烦躁、焦虑不安、谵妄、恶心、呕吐、腹泻，严重患者可有心衰、休克及昏迷等。甲亢危象的诊断主要靠临床表现综合判断。

（3）亚临床甲亢（subclinical hyperthyroidism）：血清 TSH 水平低于正常值下限，而

T_3、T_4 在正常范围，不伴或伴有轻微的甲亢症状。此型主要依赖实验室检查结果诊断。

（4）胫前黏液性水肿：胫前黏液性水肿与 Graves 眼病同属于自身免疫病，约 5% 的 GD 患者伴发本症。表现为下肢胫骨前下 1/3 部位皮肤黏液性水肿，偶见于足背和膝部、面部、上肢甚至头部，多为对称性，初起呈暗红色皮损，皮损周围的表皮稍发亮，薄而紧张，继而皮肤粗厚，可继发感染和色素沉着。

（5）Graves 眼病（GO）：与眶周组织的自身免疫炎症反应有关，表现为眼球突出明显且不对称，眼睑不能闭合，结膜和角膜外露，角膜溃疡，畏光、流泪、复视、斜视、视力减退、甚至失明，眼部胀痛、刺痛和异物感。

（二）辅助检查

1. 血清 TSH 和甲状腺激素的水平测定

（1）促甲状腺激素（TSH）：血清 TSH 是反映下丘脑-垂体-甲状腺轴功能的最敏感指标，是筛查甲亢的第一线指标，尤其对亚临床型甲亢的诊断有重要意义，因为其甲状腺激素水平正常。甲亢时 TSH <0.1mU/L。

（2）甲状腺激素：TT_4 较稳定、重复性好，是诊断甲亢的重要指标。甲亢时一般 TT_4、TT_3 同时升高，T_3 型甲亢时仅有 TT_3 增高。FT_3、FT_4 是该激素生物效应的主要部分，且不受血 TBG 变化的影响，可直接反映甲状腺功能状态，是诊断临床甲亢的主要指标，其敏感性和特异性高于 TT_3、TT_4，但测定的稳定性不如 TT_3、TT_4。

2. TSH 受体抗体（TRAb）　TRAb 是鉴别甲亢病因、诊断 GD 的重要指标之一。新诊断的 GD 患者 75% ~96% 有 TRAb 阳性。TRAb 有早期诊断意义，同时是治疗后是否停药的重要指标，对判断病情活动、复发亦有价值。TRAb 中包含刺激性（TSAb）和抑制性（TSBAb）两种抗体，检测到 TRAb 仅能反映有针对 TSH 受体抗体存在，不能反映这种抗体的功能。

3. 影像学检查

（1）超声检查：Graves 病是引起甲状腺功能亢进的最常见病因。超声诊断甲亢是相当准确的，尤其是在甲亢伴结节时更能体现其优越性，并且无创伤、重复性好。典型超声表现：①甲状腺弥漫性、对称性增大，可达正常腺体大小的 2 ~3 倍；②内部回声正常或稍增强，呈密集点状分布，部分伴结节；③腺体实质内血流极为丰富，五彩缤纷，称为“火海征”；④甲状腺上、下动脉增宽，上动脉流速明显增高，超过 70cm/s。

（2）CT 检查：CT 平扫显示甲状腺密度降低（图 31-1），而 CT 增强扫描可加重病情，不常采用。眼部 CT 可显示眼外肌肌腹肥大表现。

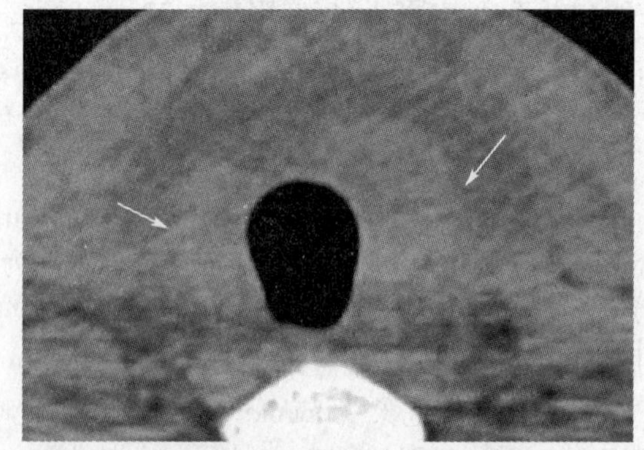

图 31-1　Graves 病平扫 CT 显示甲状腺肿大

（3）MRI 检查：MRI 增强扫描增大的甲状腺明显增强，眼部 MRI 可显示眼外肌肌腹肥大。

甲亢的诊断标准：①高代谢症状和体征；②甲状腺肿大；③血清 TT_4、FT_4 增高，TSH 减低，具备以上三项诊断即可成立。应注意的是，淡漠型甲亢的高代谢症状不明显，仅表现为明显消瘦或心房颤动，尤其在老年

患者；少数患者无甲状腺肿大；T_3 型甲亢仅有血清 T_3 增高。

GD 的诊断标准为：①甲亢诊断确立；②甲状腺弥漫性肿大（触诊和 B 超证实），少数病例可无甲状腺肿大；③眼球突出和其他浸润性眼征；④胫前黏液性水肿；⑤TRAb、TSAb、TPOAb 阳性。以上标准中，①②项为诊断必备条件，③④⑤项为诊断辅助条件。

GD 应除外其他类型甲亢，如结节性甲状腺肿伴甲亢、毒性甲状腺腺瘤、碘甲亢、甲状腺癌伴甲亢、亚急性甲状腺炎伴甲亢及甲状腺激素不敏感综合征；还应排除非甲亢疾病，如单纯性甲状腺肿、围绝经期综合征、其他疾病所致突眼、抑郁症、糖尿病、心血管疾病、消化系统疾病、原发性肌病及有发热、消瘦的其他疾病。

二、甲状腺功能减退症

甲状腺功能减退症（hypothyroidism），简称甲减，是由多种原因导致的甲状腺激素水平低下或甲状腺激素抵抗而引起的全身性低代谢综合征，按起病年龄可分为三型。起病于胎儿或新生儿者称呆小病，起病于青春期发育前者称幼年型甲减，起病于成年期称成年型甲减。重症患者可出现黏液性水肿性昏迷。无甲减症状与体征，但血 TSH 升高的轻型甲减称为亚临床甲减。低 T_3 综合征或甲状腺功能正常的病态综合征是非甲状腺疾病的一种适应性反应。

（一）症状与体征

成年型甲减以 40～60 岁多见，起病隐匿，病程长。临床表现累及多个系统：①一般表现：易疲劳、怕冷、体重增加、记忆力减退、反应迟钝、嗜睡、精神抑郁、便秘、月经不调、肌肉痉挛等；体检可见表情淡漠，面色苍白，皮肤干燥发凉、粗糙脱屑，颜面、眼睑和手皮肤水肿，声音嘶哑，毛发稀疏、眉毛外 1/3 脱落；由于高 β-胡萝卜素血症，手脚皮肤呈姜黄色；②肌肉与关节：肌肉乏力，暂时性肌强直、痉挛、疼痛，嚼肌、胸锁乳突肌、股四头肌和手部肌肉可有进行性肌萎缩；腱反射的弛缓期特征性延长，超过 350ms（正常为 240～320ms），跟腱反射的半弛缓时间明显延长；③心血管系统：心肌收缩力损伤、心动过缓、心排血量下降；心脏可见扩大；冠心病在本病中高发，10% 患者伴发高血压；④血液系统：贫血；⑤消化系统：厌食、腹胀、便秘，严重者出现麻痹性肠梗阻或黏液水肿性巨结肠；⑥内分泌系统：女性常有月经过多或闭经；部分患者发生溢乳、血糖代谢异常；⑦黏液性水肿昏迷：嗜睡、低体温（<35℃）、呼吸徐缓、心动过缓、血压下降、四肢肌肉松弛、反射减弱或消失，甚至昏迷、休克、肾功能不全危及生命。

（二）辅助检查

（1）甲状腺功能检查：原发性甲减血清 TSH 增高，TT_4、FT_4 均降低，且 TSH 增高、TT_4 和 FT_4 降低与病情程度相关。轻型甲减和甲减初期以 FT_4 下降为主，较重者 T_4 和 T_3 均降低。血清 TT_3、FT_3 早期正常，晚期减低。因 T_3 主要由外周组织的 T_4 转换而来，所以不作为诊断原发性甲减的必备指标。亚临床甲减仅有 TSH 增高，TT_4、FT_4 正常。原发性患者的血 TSH 升高，垂体性和下丘脑性甲减者正常或降低。

（2）甲状腺自身抗体检测：慢性淋巴细胞性甲状腺炎者的血甲状腺过氧化物酶抗体（TPOAb）和甲状腺球蛋白抗体（TgAb）明显升高。

（3）动态试验：通过 TRH 兴奋试验做甲减的定位诊断，鉴别原发性甲减、垂体性甲减及下丘脑性甲减。过氯酸钾排泌碘试验阳性见于TPO基因缺陷所致的甲减和Pendred综合征。

（4）血液一般检查：甲状腺激素不足影响促红细胞生成素的合成，导致轻、中度正细胞正色素性贫血；月经量过多可引起小细胞低色素性贫血；胃酸减少，内因子、维生素B_{12}和叶酸缺乏可致大细胞性贫血（恶性贫血）。

（5）血液生化检查：总胆固醇、LDL-胆固醇、同型半胱氨酸、心肌酶谱可升高。原发性甲减者的血胆固醇常升高，而继发性者正常或偏低。糖耐量呈扁平曲线。

（6）病理检查：病理诊断可明确甲状腺肿大或甲状腺结节的性质。

（7）基因检测：TSH受体基因、T_3受体基因、TPO基因、NIS基因等的突变分析可确定分子病因，以确诊遗传性甲减。

（8）心电图检查：可有低电压、窦性心动过缓、T波低平或倒置，偶见PR间期延长。可出现房室分离、QT间期延长等。心功能示心肌收缩力下降，射血分数减低，左室收缩时间间期延长。

（9）影像学检查：甲状腺激素作用于骨的生长和成熟，尤其与后者关系较大，故骨龄的X线检查有助于甲状腺功能减退症的诊断。X线平片表现为：①成骨中心出现和成长延迟（骨龄延迟）；②骨骺与骨干的愈合延迟；③成骨中心骨化不均匀呈斑点状（多发性骨化灶）。核素扫描对此也有一定的临床价值，而CT、MRI影像表现无特异性，但有助于发现异位甲状腺。另外，95%呆小病患者蝶鞍的形态异常，7岁以上患儿蝶鞍常呈圆形增大，经治疗后蝶鞍可缩小；7岁以下患儿蝶鞍表现为成熟延迟，呈半圆形，后床突变尖，鞍结节扁平。心影于胸片上常为弥漫性双重增大，常伴心包积液。亚临床甲减和甲亢的超声表现极为相似，亚临床甲减时甲状腺上动脉血流速度一般不超过60cm/s，但是单凭超声检查难以鉴别，需结合甲状腺激素水平才能确诊。

在考虑甲减诊断时，应除外其他原因的贫血、垂体瘤、其他原因的心包积液、特发性水肿、低T_3综合征。

三、慢性淋巴细胞性甲状腺炎

慢性淋巴细胞性甲状腺炎（chronic lymphocytic thyroiditis，CLT）属于自身免疫甲状腺病，包括甲状腺肿大的桥本甲状腺炎（Hashimoto thyroiditis，HT）和甲状腺退变的萎缩性甲状腺炎（atrophic thyroiditis，AT）两种临床类型。两者有相同的甲状腺自身抗体谱和甲状腺功能异常。本病有家族聚集现象。

（一）症状与体征

90%以上发生于女性，临床症状可阙如。桥本甲状腺炎为慢性进行性，最终随甲状腺破坏而出现甲减。少数的临床表现不典型，可有甲亢、突眼等表现，或与1型糖尿病、慢性肾上腺皮质功能减退症、特发性性腺功能减退症等并存。多数患者的甲状腺功能正常，有甲亢表现者不到5%。萎缩性甲状腺炎，常因程度不等的甲减而确诊。

桥本甲状腺炎患者甲状腺呈无痛性弥漫性对称性肿大，少数可不对称，质韧如橡皮或伴结节。

（二）辅助检查

1. 甲状腺抗体检查　血TgAb及TPOAb滴度明显升高，可持续较长时间，可达数年或数十年。

2. 甲状腺功能　甲状腺功能可正常，也可出现亚临床甲减（血清 TSH 增高，TT_4、FT_4 正常）和临床甲减（血清 TSH 增高，血清 FT_4、TT_4 减低）。

3. 影像学检查　放射学核素检查、超声检查在临床诊断慢性淋巴细胞性甲状腺炎临床中较常使用，MRI、CT 价值有限。

超声检查是首选，超声引导下的甲状腺细针穿刺细胞学检查可确诊本病。桥本甲状腺炎超声表现：①甲状腺弥漫性非均匀性增大；②实质内部回声减低，分布不均匀；③病变后期可见散在条索状强回声，呈网格状；④甲状腺实质内血流信号正常或轻、中度增多，伴甲亢时，可呈“火海征”。甲状腺上动脉收缩期峰值流速较正常升高，通常不超过 65cm/s。

核素表现为：甲状腺同位素核素分布不均匀，缺乏特异性。吸碘率在甲状腺功能低下以及萎缩性甲状腺炎的患者中减低，而部分患者由于甲状腺分泌无活性的碘化物，则可引起吸碘率增高。此外，无痛性甲状腺炎等毒症期，因甲状腺滤泡细胞破坏尚未修复，吸碘率明显低下。

在考虑慢性淋巴细胞性甲状腺炎诊断时，应除外单纯性甲状腺肿、甲状腺恶性肿瘤。

四、甲状腺肿瘤

甲状腺肿瘤（thyroid tumors）大多数原发于甲状腺上皮细胞，少数来自滤泡旁细胞、淋巴组织、血管内皮或由其他部位的肿瘤转移至甲状腺所致。常见的甲状腺肿瘤有甲状腺腺瘤和甲状腺癌。

（一）症状与体征

甲状腺结节的生长速度快慢不一，良性肿瘤一般无其他症状。甲状腺癌可伴有声音嘶哑、吞咽困难、呼吸困难及顽固性腹泻等表现。

甲状腺癌多为单个不规则结节，质硬而无压痛，与周围组织粘连固定而活动度较差；伴有颈中下部、胸锁乳突肌旁的转移淋巴结肿大。甲状腺髓样癌可伴面色潮红、心动过速、血压下降及气促、肠鸣音亢进等类癌综合征体征。

（二）辅助检查

1. 实验室检查　一般需测定 TT_4、FT_4、TT_3、FT_3 和 TSH 等，必要时做抗 Tg 抗体和 TPOAb 或 TSAb 等检测。如 TSH 减低，提示结节可能自主分泌过多甲状腺素，应进一步做甲状腺核素扫描，如结节为具有自主功能的“热”结节，则恶性的可能性极小。如 TSH 升高，应进一步检测甲状腺自身抗体并甲状腺细针抽吸细胞学检查。血清甲状腺球蛋白（Tg）的检测可用于判断甲状腺癌的复发。血清降钙素升高是甲状腺髓样癌的较特异标志物，滴注钙剂后，患者血清降钙素进一步升高，而正常人无此反应。血清降钙素测定及钙滴注兴奋试验还可作为家族型甲状腺髓样癌患者家族成员筛选与追踪的方法之一。血 TSH 很低时，测不到 Tg；使用重组人 TSH（rhTSH）后，Tg 分泌增多，血 Tg 可升高 10 倍以上。先测定基础血清 Tg 浓度（不停用 L-T_4），继用 rhTSH 滴注 2 天，再测血 Tg 和抗 Tg 抗体，或加做 ^{131}I 扫描。如经 rhTSH 刺激后，血 Tg 仍较低，或 ^{131}I 扫描未发现新病灶，则肿瘤未复发。

2. 影像检查

（1）超声检查：超声检查是甲状腺肿瘤诊断和疗效追踪的重要方法。超声检查可显示三种基本图像：囊肿、混合性结节及实质性结节，可明确肿块或结节的位置、数量、大小、形状、质地、边界、血供及与周围组织关系等，并提供甲状腺的解剖信息；而对良恶性肿瘤的鉴别，特异性较低；弹性成像、三维超声、超声造影等超声成像技术能明显提高诊断率。

甲状腺腺瘤超声表现：①单发类圆形肿块，边界光滑清晰，多可见包膜；②内部呈均匀、密集光点，较大者易合并囊性变、出血或坏死；③肿块周边可见环状或半环状血流信号，实质内可见点状或条状血流信号。

甲状腺癌超声表现：①肿块形态不规则，纵横比 >1；②癌灶周边的晕环常不完整或厚薄不一；③肿块内出现微钙化（1mm 左右的点状强回声）；④内部及周边见较丰富的血流信号，可探及高阻力型动脉频谱；⑤常伴有颈部淋巴结肿大。

超声弹性成像：根据甲状腺结节的硬度来判断结节的良恶性。多数采用 4 级分类法：1 级，结节整个呈低硬度；2 级，结节大部分呈低硬度；3 级，结节大部分呈高硬度；4 级，结节整个呈高硬度。1 ~ 2 级的结节（较软）为良性，3 ~ 4 级结节（较硬）为恶性。

三维超声成像可显示癌灶的三维立体图像，多角度、多切面显示病灶的空间位置、内部细微结构及内部血管树构型，进行连续性观察或定量或半定量测量，对病灶的性质判断有重要意义。

（2）CT、MRI 检查：CT、MRI 检查也有一定的价值。腺瘤的 CT 检查表现为圆形、类圆形境界清楚的低密度影，CT 增强扫描腺瘤不强化或轻度强化（图 31-2）；MRI 扫描 T1WI 腺瘤呈境界清楚的低、等或高信号结节，滤泡型腺瘤内胶样物多为高信号，T2WI 呈高信号。甲状腺癌 CT 检查可见腺癌呈形态不规则、边界不清的不均匀低密度影，其内可见散在钙化及更低密度坏死区，病变与周围组织分界不清，颈部淋巴结肿大，CT 增强扫描腺癌不均匀明显强化，颈部转移性淋巴结多呈环状强化（图 31-3）；MRI 检查：T1WI 腺癌呈境界不规则的低-中等信号，T2WI 呈高信号。

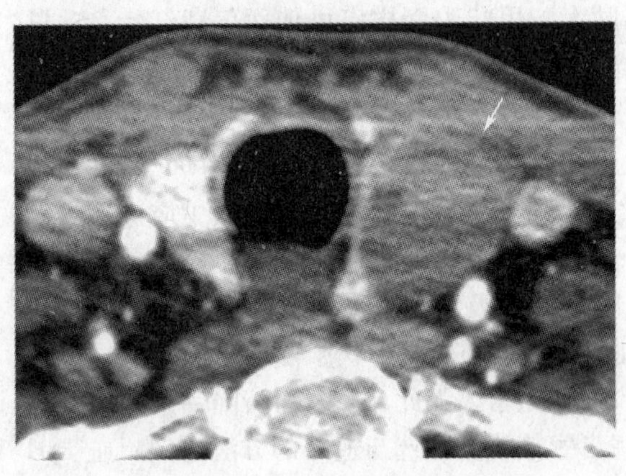

图 31-2　甲状腺腺瘤 CT 增强扫描

左侧甲状腺内低密度影，强化不明显。

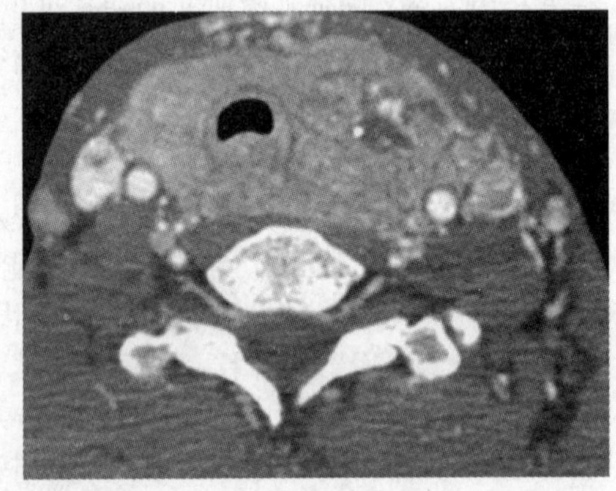

图 31-3　甲状腺癌 CT 增强扫描

甲状腺肿大，不均匀强化，内可见片状坏死区域，气管受压变窄。

（3）甲状腺核素扫描：用于确定甲状腺肿瘤的摄碘功能。99mTc（99mTcO4）的特异性和敏感性较高，且不导致碘甲亢。良性结节或腺瘤多表现为“温”结节和“热”结节，而无功能甲状腺腺癌或甲状腺囊肿常表现为“凉”结节和“冷”结节，核素扫描对结节

良恶性鉴别诊断意义不大，但对甲状腺自主性高功能腺瘤有诊断价值。

^{131}I 检查用于甲状腺恶性病变行甲状腺全切后，判断是否有复发和转移，结果取决于甲状腺恶性病变的摄碘能力。^{131}I 全身性扫描前，禁用碘剂和含碘药物。已使用甲状腺激素制剂者扫描前准备：①停用甲状腺激素制剂 4～6 周；②改用代谢更快的 L-T_3，使停药时间缩短至 2 周，如仍不能耐受可将 L-T_3 减量 50%；③在不停药情况下，肌内注射 rhTSH 2 天，使血 TSH >25～30mU/L 后扫描。

（4）甲状腺针吸活检：如细针穿刺失败，或所得结果不能确诊，可换用粗针抽吸活检。

五、库欣综合征

库欣综合征（Cushing syndrome，CS），是多种病因造成肾上腺皮质激素长期过多，引起机体的蛋白质、脂肪、糖、电解质代谢紊乱和心血管、血液、神经精神系统的功能改变。最常见的是因长期应用外源性 ACTH 或糖皮质激素等而致的外源性 Cushing 综合征或类 Cushing 综合征。内源性 Cushing 综合征按其病因可分为促肾上腺皮质激素（ACTH）依赖性和 ACTH 非依赖性两大类，多发于 20～45 岁，女性多于男性。

虽然皮质醇增多症（hypercortisolism）是 CS 的同名词，因外源性糖皮质激素引起的类 CS 并无血皮质醇增高，而急慢性应激时又伴有高血皮质醇血症，故目前不主张使用“皮质醇增多症”的命名。另外，糖皮质激素过多包括了 CS 和假性 CS 两种临床情况，因而糖皮质激素过多也不等于 CS。

（一）症状与体征

典型的表现为：①多血质、向心性肥胖（满月脸、鲤鱼嘴、水牛背、锁骨上窝脂肪垫和悬垂腹，四肢相对瘦小）；②全身及神经系统：肌无力，下蹲后起立困难，常有不同程度的精神、情绪变化；③皮肤表现：皮肤薄；微血管脆性增加（轻微损伤即可引起瘀斑）；紫纹（多见于下腹两侧、大腿外侧等处）；女性患者出现多毛及痤疮；④心血管表现：高血压；易发生动静脉血栓；⑤易感染；⑥性功能障碍：女性患者月经减少、不规则或停经；男性性欲减退，阴茎缩小，睾丸变软；⑦代谢障碍：糖耐量减低或糖尿病；低血钾碱中毒；水肿；骨质疏松；儿童患者生长发育受抑制。

（二）辅助检查

1. 血常规　红细胞计数和血红蛋白含量升高。嗜酸性粒细胞减少是糖皮质激素过多的特征性血象表现，中性粒细胞增多而淋巴细胞减少。

2. 血生化　低血钾、碱中毒、低血钙等。

3. 糖代谢紊乱　糖耐量降低甚至引起类固醇性糖尿病。

4. 肾上腺皮质激素及其代谢产物分泌异常的测定　①皮质醇分泌增多：尿游离皮质醇多在 304nmol/24h 以上，因其能反映血中游离皮质醇水平，且受其他色素干扰，诊断价值高；②昼夜分泌节律异常：患者血浆皮质醇早晨高于正常，晚上不明显低于清晨；③24 小时尿 17-OHCS 在所有类型 CS 中均增高；④24 小时尿 17-KS 在反映肾上腺皮质功能上不如尿 17-OHCS 和尿游离皮质醇精确；当肾上腺癌伴或不伴 CS 时其值比 17-OHCS 增高显著，而肾上腺皮质腺瘤降低或正常；⑤血浆 ACTH 对 CS 的病因诊断价值较大，垂体大腺瘤或异位 ACTH 综合征者 ACTH 多明显升高，垂体微腺瘤时可轻度升高或正常，而 ACTH 非依赖性 CS，ACTH 降低甚至测不出；⑥不能被小剂量地塞米松抑制：小剂量地塞米松抑制试验可用于与下丘脑-垂体-肾上腺皮质轴功能正常的其他疾病如单纯性肥胖症的鉴别诊断。

5. 影像学检查

(1) 肾上腺皮质增生：CT表现通常为双侧性改变，表现为肾上腺肢体增粗和延长，轮廓圆钝，或外缘轻度隆起，但肾上腺的基本形态无明显改变。肢体密度均匀，注射对比剂强化不明显。少数病例，增生局限于一侧肾上腺，甚至局限于肢体的某一部分。也有少数病例呈结节状皮质增生，CT表现为肢体轮廓轻度不规则，或呈浅的波浪状，可见局限性肢体增厚或凸出，密度略增高（图31-4）。MR表现为双侧肾上腺肢体增粗和延长，轮廓圆钝，或外缘轻度隆起，肾上腺的基本形态无明显改变，肢体信号均匀。T1WI、T2WI与肝脏信号相仿，呈等或偏低信号。注射Gd-DTPA后，强化明显，信号强度改变与正常肾上腺一致。超声诊断肾上腺皮质增生敏感性差，较少使用。

(2) 肾上腺皮质腺瘤：在皮质醇增多症病例中约占15%。通常为单侧性，偶然为双侧性。CT和MRI上表现为圆形或卵圆形低密度肿块，边界清楚，钙化偶见。如肿瘤较小，CT检查时密度均匀，一般低于肌肉等软组织，可见轻度至中度强化（图31-5）。较小的肿瘤可显示肿瘤与正常肢体的连接关系，或者在某些层面上显示肿瘤，而在另一些层面上显示正常肢体。大的腺瘤可有出血和坏死，密度不均，与腺癌不易区分。动态增强和延迟扫描检查时对比剂廓清迅速。同侧肾上腺残余正常腺体及对侧肾上腺萎缩。MRI检查时如果较小的肿瘤，信号均匀，T1WI瘤体信号接近肝脏，T2WI信号略高于肝脏，有完整包膜，T1WI、T2WI均为环形低信号。肿块内脂肪含量高时T1WI信号高于肝脏信号，T2WI信号接近肝脏。化学位移图像上反相位信号丧失。增强后中等程度均匀强化，信号强度下降较快。大的腺瘤可有出血和坏死，信号不均。超声表现为肾上腺区出现圆形或椭圆形实性低回声结节，边界光滑、有完整包膜，内部回声均匀。同时可见患者皮下脂肪、肾周围脂肪和肾上腺周围脂肪均明显增厚。

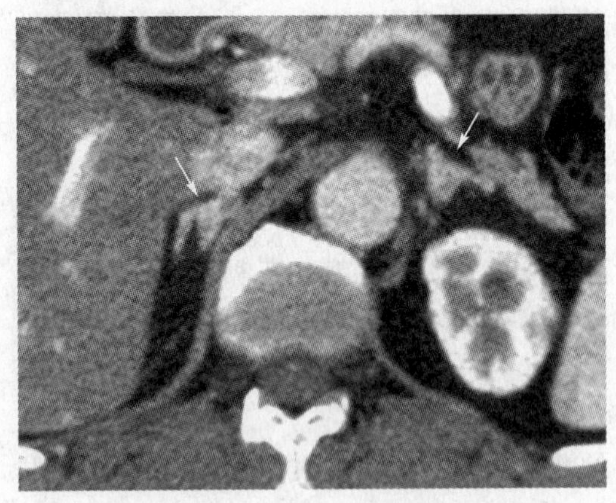

图31-4 肾上腺增生CT增强扫描
可见双侧肾上腺增厚。

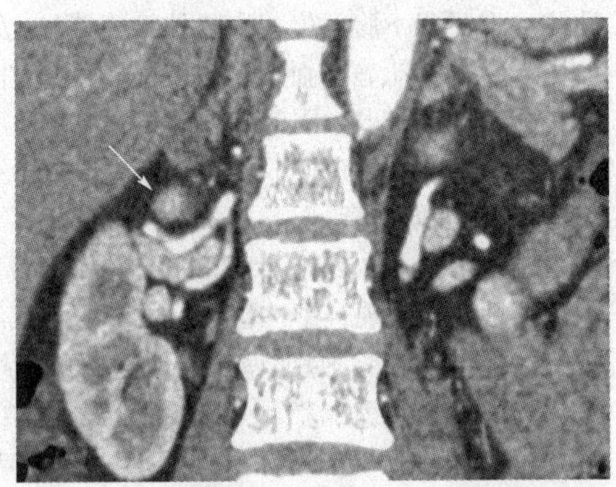

图31-5 肾上腺皮质腺瘤CT增强冠状位重组
显示右侧肾上腺结节。

(3) 腺癌：肾上腺皮质癌可为功能性肿瘤或无功能性肿瘤，约三分之一的肾上腺癌为无功能性肿瘤。肿瘤在发现时常较大（直径多大于5cm），出血、坏死和钙化较多见，故病灶密度常不均匀，CT增强后强化不均匀，坏死区显示更为清楚。而MRI示病灶信号不均匀，T1WI低信号，出血可见高信号，T2WI可见大片高信号或高低混杂信号区域，化学

位移图像上无明显反相位信号丧失现象。增强后强化明显，以边缘为著，常不均匀，坏死区显示更为清楚。肿瘤可有完整包膜，如肿瘤已突破包膜，则边缘模糊，在 CT 和 MRI 检查时可见肿瘤侵及周围组织的表现。超声表现：腺癌体积较大，76% 肿瘤直径大于 6cm。肿瘤可呈圆形、椭圆形、分叶状或不规则形，边界清晰或不清晰，内部回声可呈低回声，或因出血坏死或钙化而形成混合型回声，可伴有局部浸润或远处转移的相应声像。常见的转移部位为肝脏、肺和局部淋巴结。

6. 岩下静脉窦插管测定 ACTH　对 Cushing 综合征病因鉴别诊断及肿瘤定位有重要意义（详见本章第一节）。

六、原发性醛固酮增多症

原发性醛固酮增多症（primary hyperaldosteronism，primary aldosteronism）简称原醛症，是由肾上腺皮质病变导致醛固酮分泌增多而引起水、钠潴留及血容量增多而血压升高并抑制肾素-血管紧张素系统的疾病。

（一）症状和体征

典型的临床表现有：①继发性高血压及其常见的靶器官损害表现，常用降压药疗效不佳；②神经肌肉功能障碍：肌无力及周期性瘫痪（先累及下肢，后延及上肢，可致呼吸肌麻痹而出现呼吸和吞咽困难）；肢端麻木，手足搐搦，症状和低血钾合并碱中毒相关；③肾脏表现：夜尿多，继发口渴、多饮；常易并发尿路感染；尿蛋白增多，少数发生肾功能减退；④心脏表现：各种心律失常，较常见者为阵发性室上性心动过速，最严重时可发生心室颤动；⑤其他表现：糖耐量减低，儿童患者有生长发育障碍等。

（二）辅助检查

1. 血、尿常规及生化检查

（1）血电解质：①低血钾：呈持续性，也可为间歇性，一般在 2 ~ 3mmol/L；②高血钠：血钠多在正常范围高限或略高于正常上限；③二氧化碳结合力为正常高值或略高于正常上限。

（2）尿电解质：尿钾增高（ > 20mmol/24h），即使低血钾时尿钾仍在 25mmol/24h 以上。

（3）尿液常规：尿 pH 为中性或偏碱性，尿比密较为固定而减低，一般在 1.010 ~ 1.018 之间，少数呈低渗尿，可有蛋白尿。

（4）血生化：低血钾可抑制胰岛素分泌及作用，可出现糖耐量减低，甚至糖尿病。部分患者可有肾功能减退。

2. 血尿醛固酮测定　血尿醛固酮增高是本病的特征性表现和诊断的关键指标。原醛症伴严重低钾血症，醛固酮分泌受抑制，血尿醛固酮增高可不严重，而补钾后，醛固酮增加更为明显。

动态试验主要用于鉴别醛固酮瘤与特醛症。上午直立位前后测血浆醛固酮浓度变化：正常人在隔夜卧床，上午 8 时测血浆醛固酮，继而保持卧位到中午 12 时，血浆醛固酮浓度下降，和血浆 ACTH、皮质醇浓度的下降相一致；如取立位时，则血浆醛固酮上升，因站立后肾素-血管紧张素升高的作用超过 ACTH 的影响。特发性醛固酮增多症患者在上午 8 时至 12 时取立位时血浆醛固酮上升明显，并超过正常人，因患者站立后血浆肾素轻度升高，且此型对血管紧张素的敏感性增强所致；醛固酮瘤患者在此条件下，血浆醛固酮不上升，反而下降，因患者肾素-血管紧张素系统受抑制更重，立位后也不能升高，而血浆ACTH浓度下降更为明显。

3. 血肾素、血管紧张素Ⅱ测定　血浆肾素活性（PRA）是评价肾素-血管紧张素系统（RAS）的最常用指标。原醛症者，血肾素、血管紧张素Ⅱ基础值偏低而直立或利尿兴奋后，无或轻微增高，因血浆醛固酮水平增高而致肾素活性明显受抑，即使低钠饮食、利尿剂及站立等因素下，也不能明显增高；而继发性醛固酮增多症时则相反，肾素活性明显增高。

4. 心电图　心电图呈低血钾图形：QT间期延长，T波增宽、降低或倒置，U波明显，T、U波相连成驼峰状。可见各种心律失常。

5. 影像学检查　可协助鉴别肾上腺腺瘤与增生，并可确定腺瘤的部位。肿瘤体积特大，直径达5cm或更大者，提示肾上腺癌。

（1）肾上腺超声检查：对直径大于1.3cm以上的醛固酮瘤可显示出来，小腺瘤则难以和特发性增生相鉴别。

（2）肾上腺CT和MRI：高分辨率的CT可检出小至直径为5mm的肿瘤，但较小的肿瘤如果完全被正常组织所包围时，则检出较为困难。特醛症在CT扫描时表现为正常或双侧弥漫性增大。MRI也可用于醛固酮瘤的定位诊断，有认为MRI对醛固酮瘤检出的敏感性较CT高，但特异性较CT低。

6. 肾上腺静脉血激素测定　如上述方法皆不能确定病因，可行肾上腺静脉导管术，采双侧肾上腺静脉血测定醛固酮/皮质醇比值，此法有助于确定单侧或双侧肾上腺醛固酮分泌过多。

在考虑原发性醛固酮增多症的诊断时，应除外以下疾病：非醛固酮所致盐皮质激素过多综合征，包括真性盐皮质激素过多综合征（17-羟化酶缺陷、11β-羟化酶缺陷）、表象性盐皮质激素过多综合征；Liddle综合征；伴高血压、低血钾的继发性醛固酮增多症，包括分泌肾素的肿瘤（肾小球旁细胞肿瘤、Wilms瘤及卵巢肿瘤）、继发性肾素增高所致继发性醛固酮增多（高血压的恶性型、肾动脉狭窄所致高血压、一侧肾萎缩）。

七、肾上腺皮质功能减退症

肾上腺皮质功能减退症分为原发性及继发性两类。原发性慢性肾上腺皮质功能减退症（primary chronic adrenal insuffciency）又称艾迪生病（Addison's disease），主要是肾上腺皮质结构或功能缺陷致肾上腺皮质激素分泌不足，多伴血浆ACTH水平增高。继发性者主要由下丘脑或垂体病变致ACTH分泌降低致肾上腺皮质激素不足，多伴血浆ACTH水平降低，少数亦可正常。慢性肾上腺皮质功能减退症多见于中年，老年和幼年者较少见，无性别差异。

（一）症状与体征

1. 慢性肾上腺皮质功能减退症　起病隐匿，病情缓慢加重，原发性和继发性者多表现相同：虚弱、疲乏、抑郁、厌食、恶心、呕吐、腹泻、体重减轻、腹痛和体位性眩晕等。另有性功能减退如女性月经失调或闭经及男性性欲减退或阳痿。伴有其他疾病者可有相应表现：如自身免疫性甲状腺炎可有甲减表现；下丘脑或垂体占位病变者可有头痛、尿崩症、视力下降和视野缺失等；结核性者常有低热、盗汗等；在青少年患者常可出现生长

迟缓。

Addison 病的特征性表现是皮肤黏膜色素沉着，为棕褐色，有光泽，不高出皮面，呈全身性分布，以暴露及易摩擦部位如脸、手、掌纹、乳晕、甲床、足背、瘢痕和束腰带等明显；在色素沉着部位间的皮肤有白斑点。而继发性者无色素沉着，反而肤色苍白。其他体征有：体毛少，如阴毛腋毛减少、稀疏甚或阙如；血容量降低而致血压偏低或直立性低血压。急性肾上腺皮质功能减退和肾上腺危象时血压下降、心动过速。

2. 急性肾上腺皮质功能减退和肾上腺危象　病情危急，高热，恶心、呕吐、腹痛或腹泻、脱水，心悸、四肢厥冷、虚脱、极度虚弱无力、反应淡漠或嗜睡甚至昏迷，也有烦躁不安、谵妄、惊厥。伴肾上腺皮质出血者可出现腹部和胸背部疼痛，低血糖昏迷。

（二）辅助检查

1. 常规检查　血常规检查常有正色素正细胞性贫血，少数为恶性贫血，中性粒细胞减少，嗜酸性粒细胞以及淋巴细胞增多。电解质异常包括原发性者的低钠、高钾血症而继发性者仅有低钠血症。少数患者可有轻度或中度高钙血症，如有低血钙和高血磷提示合并有甲状旁腺功能减退症；空腹低血糖，糖耐量试验示低平曲线；轻微的代谢性酸中毒和不同程度的氮质血症。

2. 血浆肾上腺皮质激素基础值测定　血浆皮质醇（F）水平常低下，以上午 8 时更佳，若血 F≤850nmol/L（30μg/L）可确诊为本症，但在正常范围内也不能排除本症。17-OHCS 和 17-KS 在本症中也大多降低，但诊断意义不大。基础 ACTH 测定对本症的诊断及鉴别诊断有重要意义，原发性者的血浆 ACTH 值明显增高，常≥55pmol/L（100pg/ml），但继发性者 ACTH 水平常偏低，早晨 8 时 <4.5pmol/L（20pg/ml）。

3. ACTH 兴奋试验　此试验是目前筛查本症的标准方法。

4. 影像方法　结核所致者在肾上腺区 X 线摄片及 CT 检查时可发现肾上腺增大及钙化影（图 31-6）。转移性病变者是肾上腺增大，而自体免疫引起者肾上腺不增生。部分患者头颅 MRI 是垂体增大。

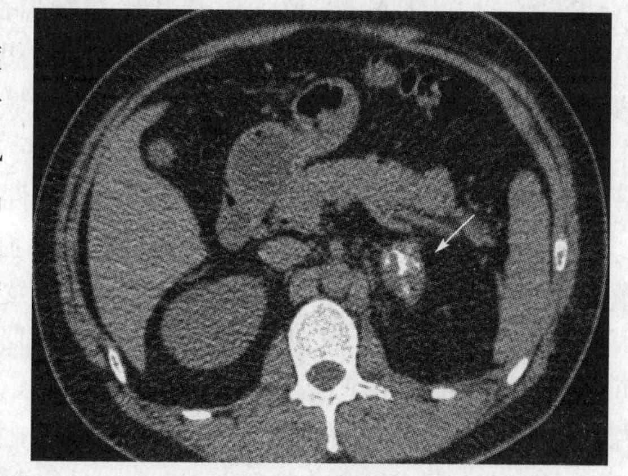

图 31-6　肾上腺结核 CT 平扫
可见左侧肾上腺内多发钙化

八、嗜铬细胞瘤

嗜铬细胞瘤（pheochromocytoma）是起源于肾上腺髓质、交感神经节或其他部位的嗜铬组织，持续或间断释放大量儿茶酚胺的肿瘤，出现以心血管系统为主和多个脏器功能及代谢紊乱的表现。可发生于任何年龄，多见于 20～50 岁，儿童患者约占 10%，男性略高于女性，约 10% 为恶性。经手术切除肿瘤可痊愈，反之，可对身体造成严重损伤，甚至可因高血压危象而致死。

（一）症状与体征

高血压为本病特征性表现，呈间歇性或持续性。典型表现为血压的不稳定和阵发性发作，血压突然升高达200～300/130～180mmHg，剧烈头痛、全身大汗淋漓、心动过速、心律失常、皮肤苍白，恶心、呕吐、腹痛或胸痛，视力模糊、复视，焦虑、恐惧或有濒死感，严重者可致急性左心衰竭或心脑血管意外。发作可由情绪、体位改变、创伤、灌肠、大小便、腹部触诊和某些药物促发。发作持续时间从几秒钟到数小时不等。发作后表现为迷走神经兴奋症状（如面部及全身皮肤潮红、发热、流涎、瞳孔缩小等）并有尿量增多。少数患者呈急进性恶性高血压，表现为舒张压高于130mmHg，眼底损害，视神经萎缩，短期内可致失明。本病亦可有低血压和休克的相关症状，或高血压和低血压交替出现。并且大量儿茶酚胺可致儿茶酚胺性心脏病，表现为各种心律失常（如期前收缩、阵发性心动过速、心室纤颤等）、心脏扩大、心力衰竭等。

本病还可见基础代谢率增高的表现，如发热、消瘦等。可伴有糖、脂代谢紊乱和电解质紊乱（如低钾血症和高钙血症）的相关表现。可出现便秘、肠扩张、肠坏死，出血或穿孔以及胆汁潴留、胆结石等消化系统症状。病情重而持久者可致肾功能衰退的表现。本病即可并发其他神经细胞肿瘤如多发性神经纤维瘤、多发性血管母细胞瘤等而出现各自相应的临床表现。

（二）辅助检查

1. 生化检查　①糖代谢紊乱：包括糖耐量降低，血糖升高及尿糖阳性；②脂代谢紊乱；③电解质紊乱：低钾血症、高钙血症。

2. 血、尿儿茶酚胺（CA）及其代谢物监测　持续性高血压型患者香草基杏仁酸（VMA）及甲氧基肾上腺素（MN）和甲氧基去甲肾上腺素（NMN）常升高至正常高限的两倍以上，其中MN、NMN的敏感性和特异性最高。阵发性者平时CA可不明显升高，发作后高于正常，故需测定发作后血或尿CA，后者可以每毫克肌酐量或以时间单位计排泄量。必须注意排除其他因素或疾病导致的假阳性结果。

3. 药理试验　①激发试验：对于持续性高血压患者，尿CA及代谢物明显增高，无需做药理试验。对于阵发性者，如果一直等不到发作，可考虑做胰高血糖素激发试验，如患本病，血浆CA增加3倍以上或升至2000pg/ml，血压上升；②抑制试验：酚妥拉明试验、可乐定试验适用于持续性高血压、阵发性高血压发作期，或上述激发试验后血压明显升高者，主要用于与其他病因高血压或原发性高血压者作鉴别诊断。一般当日血压≥170/110mmHg或血浆CA水平在5.9～11.8nmol/L时可用。

4. 超声检查　做肾上腺及肾上腺外肿瘤定位检查，但灵敏度不如CT和MRI，对直径1cm以上的肿瘤，阳性率较高，可作为初步筛查。超声表现：①良性肿瘤为圆形或椭圆形，有明显包膜，内部回声均匀，部分可见钙化、囊性变；②恶性肿瘤形态不规则，多呈分叶状，包膜不完整，内部回声不均，与周围组织分界不清；③多数肿瘤内部血流信号较丰富；④肾上腺嗜铬细胞瘤与肾上腺脂肪囊连接处共同构成强回声的海鸥样图形，即为“海鸥征”，具有诊断意义。

5. CT与MRI检查　肾上腺CT扫描是首选的无创性影像学检查，平扫为密度均匀的肿块，密度略低于肝，大的肿块内可出现出血、囊变或坏死的低密度区。增强扫描肿瘤迅速强化，密度高于皮质腺瘤，甚为明显（图31-7）。有时可发现双侧肾上腺嗜铬细胞瘤。恶性嗜铬细胞瘤表现如其他肾上腺的恶性肿瘤，有时可发现肝脏或（和）

淋巴结转移征象。MRI 检查可显示肿瘤与周围组织的解剖关系及结构特征，有较高的诊断价值。

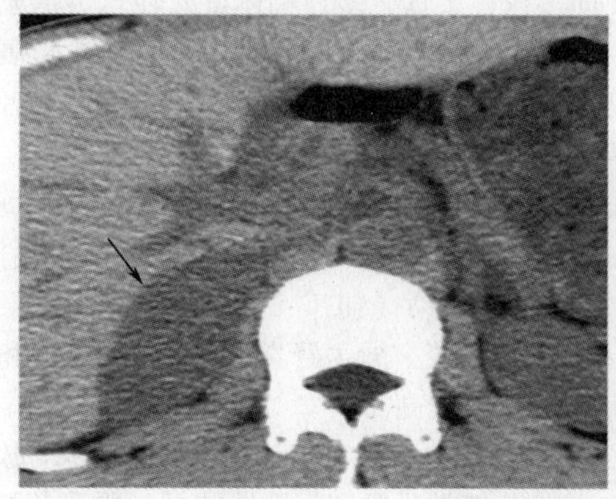
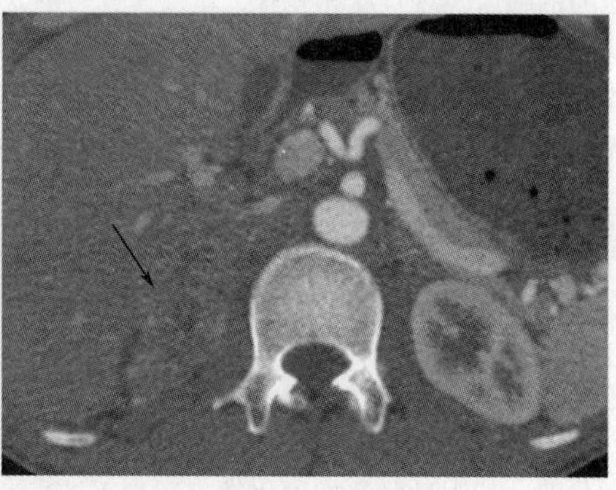

图 31-7　嗜铬细胞瘤 CT 平扫（左）及增强（右）

右侧肾上腺肿块平扫密度均匀，增强后明显强化。

6. ^{131}I-间碘苄胺（MIBG）闪烁扫描　放射性核素^{131}I 标记的间碘苄胍（MIBG）是一种肾上腺素能神经阻滞剂，可被肾上腺素能囊泡吸收、浓集，故用此物做闪烁扫描可显示儿茶酚胺的肿瘤，特别适用于转移性、复发性或肾上腺外肿瘤，也可显示其他的神经内分泌瘤。^{131}I-MIBG 具有特异性高，可区分嗜铬细胞瘤及其他占位性病灶。诊断的灵敏度为 78% ~83%，对低功能的肿瘤显像较弱，可出现假阴性；有些药物（如利舍平、可卡因、三环类抗抑郁药、含苯乙醇胺的交感胺类及钙通道阻滞剂等）可阻断或减少肿瘤组织对 MIBG 的摄取，可致假阴性，故在检查前一周应停用。并在检查前服用复方碘液碘液以防止甲状腺对^{131}I 的摄取而致甲减。

嗜铬细胞瘤及另一些神经内分泌瘤细胞可有生长抑素受体表达，利用放射性核素标记的生长抑素类似物奥曲肽做闪烁显像，也有助于定位诊断。

如上述方法皆未能确定肿瘤位置，可做静脉导管术，在不同部位采血测儿茶酚胺的浓度，根据其浓度差别，可大致确定肿瘤的部位。

在考虑嗜铬细胞瘤的诊断时，应除外一些伴交感神经亢进和（或）高代谢状态的疾病，包括：①冠心病所致心绞痛、心肌缺血等；②不稳定性伴高肾上腺素能活性的原发性高血压；③甲状腺功能亢进症伴高血压者；④伴阵发性高血压的其他疾病如脑瘤、蛛网膜下腔出血等颅内疾病、糖尿病、绝经期综合征等；⑤某些药物如苯丙胺、可卡因、麻黄碱等的长期持续应用。这些疾病均可通过血和尿的生化检查，必要时加用药理试验相鉴别。

九、糖　尿　病

糖尿病（diabetes mellitus，DM）是由遗传和环境因素共同引起的胰岛素缺乏和胰岛素作用缺陷，表现为以糖代谢紊乱为主，并有脂肪、蛋白质、水和电解质等代谢紊乱的临床综合征。

（一）症状与体征

1. 代谢紊乱的表现　各种类型糖尿病的代谢紊乱表现基本相同，但不同类型不同个体间的临床表现程度相差很大。“三多一少”（即多尿、多饮、多食和体重减轻）为糖尿病患者的典型表现，在1型糖尿病患者比较突出；部分患者可有皮肤瘙痒，尤其外阴瘙痒；血糖升高较快时可使眼房水、晶体渗透压改变而引起屈光改变致视力模糊。许多患者无任何症状，仅于健康检查或因各种疾病就诊化验时发现高血糖。

2. 慢性并发症和合并症的表现　长期病程中可出现各种慢性并发症，遍及全身各重要器官。

（1）感染性并发症：糖尿病患者常发生皮肤化脓性感染（如疖、痈等）或真菌感染（如足癣、体癣等），有时可引起败血症或脓毒血症。膀胱炎、肾盂肾炎、真菌性阴道炎和巴氏腺炎等常见于女性患者。糖尿病合并结核病的发生率较高。

（2）大血管病变：易引起冠心病、缺血性或出血性脑血管病、肾动脉硬化、肢体动脉硬化等。外周动脉粥样硬化常表现为下肢发凉、疼痛、感觉异常和间歇性跛行，严重者可致肢体坏疽。

（3）微血管并发症：微血管病变是糖尿病的特异性并发症，尤以糖尿病视网膜病和糖尿病肾病为重要。心脏微血管病变和心肌代谢紊乱可引起心肌广泛灶性坏死，称为糖尿病心肌病，可诱发心力衰竭、心律失常、心源性休克和猝死。

（4）神经系统并发症：可累及神经系统任何一部分，包括：①中枢神经系统并发症：缺血性脑卒中，脑老化加速及阿尔茨海默病危险性增高等；②周围神经病变：最为常见，通常为对称性，下肢较上肢严重，先出现肢端感觉异常，可伴痛觉过敏、疼痛；后期可有运动神经受累，出现肌力减弱甚至肌萎缩和瘫痪；腱反射早期亢进、后期减弱或消失，音叉震动感减弱或消失；单一外周神经损害较少发生，主要累及脑神经；③自主神经病变：也较常见，并可较早出现，影响胃肠、心血管、泌尿生殖系统功能。临床表现为瞳孔改变（缩小且不规则、光反射消失、调节反射存在），排汗异常（无汗、少汗或多汗），胃排空延迟（胃轻瘫）、腹泻（饭后或午夜）、便秘等，直立性低血压、持续心动过速、心搏间距延长等，以及残尿量增加、尿失禁、尿潴留、阳痿等。

（5）糖尿病足：下肢远端神经异常和不同程度周围血管病变相关的足部溃疡、感染和（或）深层组织破坏。轻者表现为足部畸形、皮肤干燥和发凉、胼胝（高危足）；重者可出现足部溃疡、坏疽。糖尿病足是截肢、致残主要原因

（6）其他：糖尿病还可引起青光眼、白内障、屈光改变、虹膜睫状体炎等。

（二）辅助检查

1. 糖尿病及糖尿病前期的诊断　我国目前采用国际上通用的WHO糖尿病专家委员会报告（1999）提出的诊断标准（表31-12）。空腹血糖、随机血糖及OGTT均可用于糖尿病诊断。符合表中3条标准之一，糖尿病诊断可成立，无糖尿病症状者需另日重复测定血糖以证实。糖化血红蛋白一般不作为糖尿病诊断依据。

空腹血糖受损（impaired fasting glucose，IFG）和葡萄糖耐量减退（impaired glucose tolerance，IGT）是未达到糖尿病诊断标准的高血糖状态（糖尿病前期，pre-diabetes）。对于不同水平的糖代谢紊乱，WHO糖尿病专家委员会报告（1999）提出糖代谢状态分类标准（表31-13）。

表 31-12　糖尿病诊断标准

诊断标准	静脉血浆葡萄糖水平（mmol/L）
糖尿病症状加随机血糖	≥11.1
空腹血糖 FPG	≥7.0
OGTT2 小时血糖	≥11.1

空腹血糖：测量血糖前至少 8h 内无任何热量摄入；
随机血糖：任意时间之一日内任何时间的血糖，无论上一次进餐时间及食物摄入量；
糖尿病症状：指多尿、烦渴多饮和难于解释的体重减轻。

表 31-13　糖代谢状态分类

糖代谢分类	静脉血浆葡萄糖（mmol/L）	
	空腹血糖（FPG）	糖负荷后 2 小时血糖（2 小时 PG）
正常血糖（NGR）	<6.1	<7.8
空腹血糖受损（IFG）	6.1～7.0	<7.8
糖耐量减低（IGT）	<7.0	7.8～11.1
糖尿病（DM）	≥7.0	≥11.1

2003 年 11 月国际糖尿病专家委员会建议将 IFG 的界限值修订为 5.6～6.9mmol/L。

采用不同方法测定血糖诊断标准（表 31-14）。

表 31-14　不同标本糖代谢紊乱诊断标准

分类	状态	静脉血浆（mmol/L）	静脉全血（mmol/L）	毛细血管全血（mmol/L）
DM	空腹	≥7.0	≥6.1	≥6.1
	OGTT2h	≥11.1	≥10.0	≥11.1
IGT	空腹	<7.0	<6.1	<6.1
	OGTT2h	7.8～11.1	6.7～10.0	7.8～11.1
IFG	空腹	6.1～7.0	5.6～6.1	5.6～6.1
	OGTT2h	<7.8	<6.7	<7.8

2. 糖尿病的分型及鉴别

（1）糖尿病的病因学分类：目前国际上通用 WHO 糖尿病专家委员会提出的病因学分型标准（1999）（表 31-15）。

一般认为，95% 糖尿病患者为 T2DM，目前认为这一估算偏高，其中约 5% 可能属于“其他类型”。可见，在做出临床常见的 1 型糖尿病与 2 型糖尿病诊断前，应根据病史、体格检查及相应的辅助检查，除外其他病因所致的糖尿病。

表 31-15　糖尿病的病因学分类

	类型	疾病
1 型糖尿病（T1DM）	自身免疫性	急性型 缓发型［成人晚发型自身免疫学糖尿病（LADA）］
	特发性	无自身免疫证据
2 型糖尿病（T2DM）		
其他特殊类型糖尿病	胰岛 B 细胞功能的基因缺陷	①青年人中的成年发病型糖尿病（maturity-onset diabetes mellitus of the young，MODY），根据基因突变分为 6 亚型： $MODY_1$：肝细胞核因子 4α（HNF-4α）（染色体 20q） $MODY_2$：葡萄糖激酶（GCK）（染色体 7q） $MODY_3$：肝细胞核因子 1α（HNF-1α）（染色体 12q） $MODY_4$：胰岛素增强子因子 1（IPF_1）（染色体 13q） $MODY_5$：肝细胞核因子 1β（HNF-1β）（染色体 17cen-q） $MODY_6$：神经源性分化因子 1（Neuro D_1）染色体 2q） ②线粒体基因突变糖尿病 ③其他
	胰岛素作用的基因缺陷	A 型胰岛素抵抗、妖精貌综合征、Rabson-Mendenhall 综合征、脂肪萎缩型糖尿病等
	胰腺外分泌疾病	胰腺炎、创伤/胰腺切除术、肿瘤、囊性纤维化病、血色病、纤维钙化性胰腺病等
	内分泌病	肢端肥大症、库欣综合征、胰高血糖素瘤、嗜铬细胞瘤、甲状腺功能亢进症、生长抑素瘤、醛固酮瘤等
	药物或化学品所致糖尿病	吡甲硝苯脲（vacor，一种毒鼠药）、喷他脒、烟酸、糖皮质激素、甲状腺激素、二氮嗪、β 肾上腺素受体激动剂、噻嗪类利尿药、苯妥英钠、α-干扰素等
	感染	先天性风疹、巨细胞病毒等
	不常见的免疫介导糖尿病	僵人（stiffman）综合征、抗胰岛素受体抗体（B 型胰岛素抵抗）、胰岛素自身免疫综合征等
	其他与糖尿病相关的遗传性综合征	Down 综合征、Klinefelter 综合征、Turner 综合征、Wolfram 综合征、Friedreich 共济失调、Huntington 舞蹈病、Laurence-Moon-Biedel 综合征、强直性肌营养不良症、卟啉病、Prader-Willi 综合征
妊娠期糖尿病（GDM）		

（2）1 型糖尿病与 2 型糖尿病鉴别

1）自然病史：绝大多数 T1DM 是自身免疫性疾病，遗传因素和环境因素共同参与其发病过程。T1DM 的发生发展经历以下阶段：①个体具有遗传易感性，在其生命的早期阶段并无任何异常；②某些触发事件如病毒感染引起少量胰岛 B 细胞破坏并启动自身免疫过程；③出现免疫异常；④胰岛 B 细胞数目开始减少，仍能维持糖耐量正常；⑤胰岛 B 细胞持续损伤达到一定程度时（通常只残存 10% B 细胞），胰岛素分泌不足，糖耐量降低或出现临床糖尿病，需用胰岛素治疗；⑥最后胰岛 B 细胞几乎完全消失，需依赖胰岛素维持生命。

T2DM 早期存在胰岛素抵抗而胰岛 B 细胞可代偿性增加胰岛素分泌时，血糖可维持正常；当 B 细胞功能有缺陷、对胰岛素抵抗无法代偿时，才会进展为 IGT 和糖尿病。T2DM 的 IGT 和糖尿病早期不需胰岛素治疗的阶段较长，但随着病情进展，相当一部分患者需用胰岛素控制血糖或维持生命。

2）免疫学检查：由于绝大多数 T1DM 是自身免疫性疾病，因此对 1 型糖尿病进行免疫学检查可发现：抗谷氨酸脱羧酶抗体（GADA），胰岛细胞抗体（ICA），胰岛素抗体（IAA）可呈阳性，早期阳性率高，对诊断有帮助。随着病程延长阳性率逐渐降低。在一级亲属如上述抗阳性对预测糖尿病发病有一定的价值。T1DM 的发病机制中，细胞免疫异常更为重要，新发病的患者在胰岛炎症浸润细胞和 B 细胞表面可观察到 HLA-DR 抗原的异常表达和（或）IL-2 受体与胰岛细胞表面 HLA-1 泪抗原的过度表达，而外周血的 CD4+/CD8+比例，以及 IL-1、TNF-α、INF-γ 水平升高。

3）胰岛素（或 C-肽）释放试验：胰岛素或 C-肽释放试验反映基础和葡萄糖介导的胰岛素释放功能。胰岛素测定受血清中胰岛素抗体和外源性胰岛素的干扰，C-肽则不受。在 OGTT 同时测定，有助于糖尿病分型、病情判断及指导治疗。

1 型糖尿病与 2 型糖尿病的主要鉴别点如表 31-16。

表 31-16　1 型糖尿病与 2 型糖尿病的主要鉴别点

	1 型糖尿病	2 型糖尿病
机制	B 细胞破坏，常导致胰岛素绝对缺乏	从以胰岛素抵抗为主伴胰岛素分泌不足到以胰岛素分泌不足为主伴胰岛素抵抗
起病年龄	多数小于 25 岁	多数大于 40 岁
起病方式	多急剧，少数缓起	缓慢而隐袭
起病时体重	多正常或消瘦	多超重或肥胖
“三多一少”症状	常典型	不典型，或无症状
酮症及酸中毒	酮症倾向大，易发生酮症酸中毒	酮症倾向小，老年患者易高渗性高血糖状态
肾病	30%～40%，为主要死因	20%左右
心、脑血管病	较少	心血管并发症 70%左右，主要死因。脑血管并发症亦较多
胰岛素及 C-肽释放	低下或缺乏	峰值延迟或不足
胰岛素治疗反应	依赖外源性胰岛素生存，对胰岛素敏感	生存不依赖胰岛素

3. 糖尿病相关伴发疾病及并发症的检查　糖尿病常伴有脂质代谢紊乱，血浆总胆固醇、低密度脂蛋白-胆固醇、高密度脂蛋白-胆固醇和甘油三酯应列为常规检测项目，并定期复查，作为判断病情控制情况及饮食和调脂治疗的依据。尿白蛋白排泄率也应列为常规，以便早期发现糖尿病肾病；对于糖尿病合并外周血管病变的患者可选用下肢动脉超声或CTA检查；糖尿病周围神经病变（DPN）可选做肌电图检查，可早期发现感觉和运动神经传导速度减慢；对合并心脑血管等大血管并发症可参照相应章节选择适宜的检查。对糖尿病合并外周血管病变的患者首选超声（USG），超声造影可获得更丰富的诊断信息，是USG有益的补充；USG无创伤，能够全面观察血管管腔，管壁结构、血流动力学及有无侧支循环等，还可动态观察血栓的演变过程，根据血栓的形态、回声特点和管腔的变化，有助于识别罪犯血管、准备合适的器械以及选择最好的手术入路，为临床筛选治疗方案提供参考依据。但USG结果受干扰因素多，对深部血管检查受限，可能高估或低估血管狭窄。血管造影（DSA）是诊断血管疾病的“金标准”，能精确诊断血管病变程度、部位、侧支循环及小动脉，但DSA具有创伤性，且费用昂贵，不宜重复检查和长期追踪观察，患者难以接受。两者密切结合能准确诊断下肢动脉疾病，对指导临床治疗有重要价值。

糖尿病最常见的血管并发症是下肢动脉硬化闭塞，超声表现：①二维超声：正常动脉管腔中内膜连续性好，清晰菲薄，病变部位动脉中内膜增厚，回声增强，伴低回声或强回声的斑块。动脉完全闭塞时显示动脉管腔消失，腔内充满中等不均匀回声。②彩色多普勒：正常动脉内血流信号连续，充盈好，边缘规整，病变动脉管腔变窄，彩色多普勒显示彩色血流变细，边界不平整。严重狭窄时，血流明显变细纡曲，或断续，血流颜色呈多彩镶嵌状，而狭窄远端血流颜色变暗。动脉完全闭塞时，管腔内无血流。③频谱多普勒：正常动脉流速曲线为三相波，管腔狭窄时，狭窄处流速峰值增加，常为近端正常流速的2倍以上，曲线仍呈三相波；如管腔严重狭窄（狭窄常>50%）时，可导致血流动力学明显改变。流速曲线呈单峰；如动脉近乎闭塞，多普勒流速曲线显示单相低速波形，即收缩期峰值流速减低（表31-17）。

表31-17　下肢动脉狭窄和闭塞的超声诊断标准

动脉狭窄程度	病变处收缩期流速峰值	收缩期流速峰值比
正常	<150	<1.5:1
30%~49%	150~200	1.5:1~2:1
50%~75%	200~400	2:1~4:1
>75%	>400	>4:1
闭塞	无血流信号	无血流信号

1. 动脉狭窄程度：直径狭窄率。
2. 收缩期流速峰值比：病变处与相邻近侧正常动脉段相比。

（三）糖尿病酮症酸中毒

糖尿病酮症酸中毒（diabetic ketoacidosis，DKA）是由于胰岛素不足或升血糖激素升高引起的糖、脂肪和蛋白代谢严重紊乱综合征，以至水、电解质和酸碱平衡失调，临床以高血糖、高血酮和代谢性酸中毒为主要表现。

1. 症状与体征 多尿、烦渴、多饮和乏力症状加重，可出现食欲减退、恶心、呕吐，常伴头痛、烦躁、嗜睡、昏迷等症状，呼吸深快，呼气中有烂苹果味（丙酮气味），尿量减少，少数有腹痛表现；病情进一步发展出现皮肤黏膜干燥，眼球下陷，脉快而弱，血压下降、四肢厥冷；到晚期，各种反射迟钝甚至消失。

2. 辅助检查

（1）尿酮与血酮：尿酮阳性或强阳性；血酮多在4.8mmol/L以上，当留取尿样困难或肝、肾功能对尿酮测定有影响时，可用定最法测定血β-羟丁酸含量。肾损害严重时，尿糖、尿酮阳性强度可与血糖、血酮值不相称。重度DKA机体缺氧时，有较多的乙酰乙酸被还原为β-羟丁酸，尿酮反而阴性或呈弱阳性，DKA病情减轻后，β-羟丁酸转化为乙酰乙酸，使尿酮再呈阳性或强阳性，对这种血糖-酸中毒-血酮分离现象应予认识，以免误诊。

（2）血糖：一般在16.7～33.3mmol/L，超过33.3mmol/L时多伴有高渗性高血糖状态或有肾功能障碍。

（3）血气分析：血二氧化碳结合力和pH降低，剩余碱负值（>－2.3mmol/L）和阴离子间隙增大与碳酸盐的降低程度大致相等。DKA患者偶见碱血症，多因严重呕吐、摄入利尿药或碱性物质补充过多所致。

（4）电解质：血钠、血氯常降低，也可正常或升高；血钾在治疗前高低不定，治疗后常出现严重低钾血症。

（5）其他：血尿素氮和肌酐呈轻至中度升高，一般为肾前性，随DKA治疗恢复而下降，但肾脏本身有病变时可不下降或继续升高。血清淀粉酶、谷草转氨酶和谷丙转氨酶可呈一过性增高，一般在治疗后2～3天恢复正常。末梢血白细胞数和血脂升高，血清可呈乳糜状。

在考虑糖尿病酮症酸中毒的诊断时，应除外其他类型糖尿病昏迷，如低血糖昏迷、高渗高血糖综合征、乳酸性酸中毒；以及其他疾病所致昏迷，如尿毒症、脑血管意外等。

（四）高渗性高血糖状态

高渗性高血糖状态（hyperosmolar hyperglycemic state，HHS）是糖尿病的严重急性并发症之一，临床以严重高血糖而无明显酮症酸中毒、血浆渗透压明显升高、脱水和意识障碍为特征。HHS的发生率低于DKA，多见于2型糖尿病患者，好发年龄50～70岁，约2/3的患者于发病前无糖尿病病史或仅有轻度高血糖既往史。

1. 症状与体征 HHS起病隐匿，一般从开始发病到出现意识障碍需1～2周，偶尔急性起病。常先出现口渴、多尿和乏力等症状，或原有的症状进一步加重，多食不明显，有的甚至厌食。反应迟钝，表情淡漠。典型的HHS症状见唇舌干裂，严重者伴少尿或无尿、幻觉、癫痫样抽搐、失语、不同程度的意识障碍。

典型的HHS主要有严重失水和神经系统的体征：①血压下降，心率加速；少数呈休克状态；②中枢神经系统的损害，可有定向障碍、上肢拍击样粗震颤、偏盲、肢体瘫痪、昏迷及锥体束征阳性；病情严重者可并发脑血管意外或遗留永久性脑功能障碍。

2. 辅助检查

（1）血浆渗透压相关指标的测定及计算：血浆渗透压显著增高是HHS的重要特征和诊断依据，一般在350mOsm/L以上。血浆总渗透压是指血浆有效渗透压（包括葡萄糖），与能自由通过细胞膜的尿素氮形成的渗透压之和。血浆总渗透压可直接测定，也可用公式计算，即血浆总渗透压（mOsm/L）=2（Na^+ +K^+）（mmol/L）+血糖（mmol/L）+BUN（mmol/L）+BUN（mmol/L），因BUN能自由通过细胞膜，不构成细胞外液的有效渗透压，略去之值即为有效血浆渗透压。

（2）血糖与血酮：明显增高，多在33.3～66.6mmol/L。血酮正常或略高，一般不超过4.8mmol/L（50mg/dl）。

（3）其他：尿比密较高，血尿素氮、肌酐和酮体常增高，多为肾前性（失水所致），也可能是肾脏病变所致。

在考虑HHS的诊断时，应除外其他类型糖尿病昏迷如糖尿病酮症酸中毒、低血糖昏迷、乳酸性酸中毒，以及其他疾病所致昏迷如尿毒症、脑血管意外等。

十、血脂异常症

血脂是血浆中所有脂质的总称，分为脂肪酸（FA）、三酰甘油（TG）、胆固醇（Ch）和磷脂（PL），其中TG和磷脂为复合脂质。血浆中的胆固醇又分游离胆固醇（FC）和胆固醇酯（CE）两种，两者统称为血浆总胆固醇（TC）。血脂谱异常症（dyslipidemia）又称为高脂血症（hyperlipidemia），是指血浆中的脂蛋白谱异常。通常表现为甘油三酯、总胆固醇、LDL-胆固醇和载脂蛋白apoB100升高，HDL-胆固醇、apoAⅠ、apoAⅠ/apoB100比值和apoAⅡ下降。

（一）症状和体征

多数患者无明显症状和体征，常由于其他原因进行血液生化检验时确诊。可有黄色瘤、角膜环和脂血症眼底改变等。由于动脉粥样硬化，引起冠心病、脑血管病和周围血管病，并出现相关症状和体征。

（二）辅助检查

1. 血脂　最主要的是测定血浆（清）总胆固醇和TG的浓度，血浆外观检查可判断血浆中有无乳糜微粒存在。将血浆放置于4℃冰箱中过夜，然后观察血浆的外观。如果见到“奶油样”顶层，表明血浆中乳糜微粒含量较高。脂蛋白电泳可分为乳糜微粒及α、β、前β带等四类脂蛋白。电泳时乳糜微粒滞留在原位，而α、β、前β带分别相当于HDL、LDL和VLDL。

2. 特殊检查　可进行基因DNA突变检测，或分析脂蛋白-受体相互作用及脂蛋白脂酶、肝脂酶、胆固醇酯化酶等的活性检查。

目前我国仍沿用《中国成人血脂异常防治指南（2007年）》血脂水平分层标准（表31-18）。

表31-18　中国血脂水平的分层标准（2007年）

分类	TC mmol/L（mg/dl）	LDL-C mmol/L（mg/dl）	HDL-C mmol/L（mg/dl）	TG mmol/L（mg/dl）
合适范围	<5.18（200）	<3.37（130）	>1.04（40）	<1.76（150）
边缘升高	5.18～6.18（200～239）	3.37～4.13（130～159）		1.76～2.26（150～199）
升高	≥6.19（240）	≥4.14（160）	≥1.55（60）	≥2.27（200）
降低			<1.04mmol/L（40mg/dl）	

在考虑血脂谱异常症诊断时，应除外常见的继发性血脂谱异常症，如糖尿病、甲减、垂体性矮小症、肢端肥大症、神经性厌食、脂肪营养不良、肾病综合征、尿毒症、胆道阻塞、系统性红斑狼疮和免疫球蛋白病等。

十一、代谢综合征（MS）

代谢综合征（metabolic syndrome，MS），X 综合征（X syndrome），胰岛素抵抗综合征（insulin resistance syndrome）是指人体蛋白质、脂肪、碳水化合物等物质代谢紊乱的病理状态，是一组复杂的代谢紊乱症候群。

（一）症状与体征

表现为肥胖，及与肥胖相关的代谢紊乱和疾病的相关表现，这类疾病包括糖耐量异常、2 型糖尿病、高胰岛素血症、高血压、动脉粥样硬化、血脂谱异常、冠心病、脑血管病、高尿酸血症与痛风等、睡眠呼吸暂停综合征、特发性颅高压、白内障，脂肪肝、胆石症、胰腺炎、骨关节病、性腺功能减退症、阴茎勃起障碍、脂肪异位储积与非酒精性脂肪肝等。

（二）辅助检查

体脂测量和肥胖的评估，临床以体质指数和腰臀比值最常用（参见第十八章）。2007 年《中国成人血脂异常防治指南》在 2004CDS 建议基础上，根据我国近来的调查研究和资料分析，对 MS 的组分量化指标进行修订如下：①腹部肥胖：腰围男性 > 90cm，女性 > 85cm；②血 TG ≥ 1.7mmol/L（150mg/dl）；③血 HDL-C < 1.04mmol/L（40mg/dl）；④血压 ≥ 130/85mmHg；⑤空腹血糖 ≥ 6.1mmol/L（110mg/dl）或糖负荷后 2 小时血糖 ≥ 7.8mmol/L（140mg/dl）或有糖尿病史。具有以上三项或三项以上者可诊断为 MS。

MS 诊断同时应排除其他原因，尤其是内分泌疾病所继发的肥胖、高血压等。

十二、高尿酸血症与痛风

高尿酸血症（hyperuricemia）与痛风（gout）是嘌呤代谢障碍所致的慢性代谢性疾病。但痛风发病有明显的异质性，除高尿酸血症外可表现为急性关节炎、痛风石、慢性关节炎、关节畸形、慢性间质性肾炎和尿酸性尿路结石。高尿酸血症患者只有出现上述临床表现时，才称之为痛风。临床上分为原发性和继发性两大类，前者多由先天性嘌呤代谢异常所致，常与肥胖、糖脂代谢紊乱、高血压、动脉硬化和冠心病等聚集发生。原发性高尿酸血症与痛风的诊断需建立在排除其他疾病基础之上；而继发者则主要由于肾脏疾病致尿酸排泄减少，骨髓增生性疾病致尿酸生成增多，某些药物抑制尿酸的排泄等多种原因所致。

（一）症状与体征

原发性痛风多见于中、老年人，男性占 95%，女性多于绝经期后发病，常有家族遗传史。痛风的临床自然病程可分为四个阶段：

1. 无症状期　仅有血尿酸波动性或持续性增高，至症状出现可长达数年至数十年，此期为无症状性高尿酸血症。

2. 急性关节炎期　受寒、劳累、饮酒、高蛋白高嘌呤饮食以及外伤、手术、感染等均为常见的诱因，发作时常有以下特点：①多在午夜或清晨突然起病，多呈剧痛，数小时内出现受累关节的红、肿、热、痛和功能障碍，以踇趾的跖趾关节为好发部位，其次为足底、踝、足跟、膝、腕、指和肘；初发常为单一关节受累，继之累及多个关节；②多伴发热；③初次发作常呈自限性，数日内自行缓解，此时受累关节局部皮肤出现脱屑和瘙痒，为本病特有的表现；④秋水仙碱治疗后，关节炎症状可以迅速缓解。

3. 间歇期　多数数月发作一次，有些患者终生只发作一次或相隔多年后再发。

4. 慢性关节炎期　发作较频，间歇期缩短，疼痛日渐加剧。痛风石（tophi）是痛风的特征性临床表现，常见于耳轮、跖趾、指间和掌指关节，常为多关节受累，且多见于关节远端，表现为关节肿胀、僵硬、畸形及周围组织的纤维化和变性，严重时患处皮肤发亮、菲薄，破溃有豆渣样的白色物质排出。形成瘘管时周围组织呈慢性肉芽肿，虽不易愈合但很少感染。

痛风患者常伴有肾脏病变，表现为：

（1）痛风性肾病：起病隐匿，早期仅有间歇性蛋白尿，随着病情的发展而呈持续性，伴有肾浓缩功能受损时夜尿增多，晚期可发生肾功能不全，表现水肿、高血压、血尿素氮和肌酐升高。少数患者表现为急性肾衰竭，出现少尿或无尿，24 小时尿酸排出增加。

（2）尿酸性肾石病：约 10% ~25% 的痛风患者肾有尿酸结石，呈泥沙样，常无症状，结石较大者可发生肾绞痛、血尿。当结石引起梗阻时导致肾积水、肾盂肾炎、肾积脓或肾周围炎，感染可加速结石的增长和肾实质的损害。

（二）辅助检查

（1）尿酸：男性和绝经后女性血尿酸 > 420μmol/L、绝经前女性 > 358μmol/L（6.0mg/dl）可诊断为高尿酸血症。痛风急性关节炎期可见高尿酸血症，但部分患者急性发作时血尿酸水平正常。限制嘌呤饮食 5 天后，每日尿酸排出量超过 3.57mmol（600mg），可认为尿酸生成增多。

（2）关节腔穿刺或痛风石活检证实为尿酸盐结晶。关节腔滑囊液偏振光显微镜检查可见双折光的针形尿酸盐结晶是确诊本病的依据。

（3）X 线检查：关节摄片早期仅表现为关节软组织肿胀，关节造影正常，反复发作后才有骨质改变，首先为关节软骨缘破坏，关节面不规则，关节间隙狭窄，病变发展则在软骨下骨折及骨髓内均见痛风石沉积，骨折呈凿孔样缺损，无论缺损范围大小，其边缘均锐利，缺损呈半圆形或连续弧形的形态，骨折边缘可见增生反应。尿路平片可发现部分尿路结石，纯尿酸结石能被 X 线透过而不显影，需结合超声或其他检查方法进一步明确。

（4）CT 与 MRI 检查：CT 可见灰度不等的斑点状痛风石，表现与 X 线相似。MRI 检查中痛风结节信号多种多样，主要取决于钙盐的含量，一般 T1WI 为低信号，T2WI 呈均匀高信号到接近均匀的等信号。增强后几乎所有病灶均匀强化，肌腱、韧带、肌肉甚至骨髓也有强化。

（5）超声检查：可发现受累关节出现关节积液、滑膜增生、关节软骨及骨质破坏、关节内或周围软组织的痛风石及钙质沉积等。超声下肾髓质特别是锥体乳头部出现散在强回声光点，则提示尿酸盐肾病，也可发现 X 线下不显影的尿酸性尿路结石。

急性痛风关节炎诊断多采用 1997 年美国风湿病学会（ACR）的分类标准（表 31-19）。在考虑痛风诊断时，应除外发生在其他疾病（如肾脏病、血液病等）过程中的继发性高尿酸血症或痛风，或有明确的相关用药史及肿瘤放化疗史，关节炎也应与化脓性关节炎、创伤性

关节炎、反应性关节炎、假性痛风相鉴别。

表 31-19　急性痛风关节炎诊断多采用 1997 年美国风湿病学会（ACR）的分类标准

1. 关节液中有特异性尿酸盐结晶
2. 用化学方法或偏振光显微镜证实痛风石中含尿酸盐结晶
3. 具备以下 12 项（临床、实验室、X 线表现）中 6 项：①急性关节炎发作 > 1 次；②炎症反应在 1 天内达高峰；③单关节炎发作；④可见关节发红；⑤第一跖趾关节疼痛或肿胀；⑥单侧第一跖趾关节受累；⑦单侧跗骨关节受累；⑧可疑痛风石；⑨高尿酸血症；⑩不对称关节内肿胀（X 线证实）；⑪无骨侵蚀的骨皮质下囊肿（X 线证实）；⑫关节炎发作时关节液微生物培养阴性

满足上述 1、2、3 三条之一即可诊断为急性痛风关节炎。

（高燕鲁　刘再毅　赵 萍）

第三十二章 神经系统疾病诊断

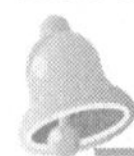

【培训目标】

1. 识记：神经系统疾病诊断常用辅助检查方法的基本原理、适应证、禁忌证及正常参考值。

2. 领会：神经系统疾病常用辅助检查的临床意义；神经系统常见疾病的诊断标准。

3. 运用：神经系统疾病诊断时辅助检查项目的选择及检查结果的分析。

第一节 神经系统疾病诊断常用技术

一、问诊与查体

神经系统疾病的主要临床表现为运动、感觉、反射、自主神经及高级神经活动功能障碍。常见症状有：头痛、肢体疼痛、眩晕、视力障碍、瘫痪、抽搐、睡眠障碍等。按其症状的发病机制可分为四组，包括：①缺损症状：指神经组织受损时，正常神经功能减弱或消失，如内囊病变造成的三偏征（对侧偏瘫、偏身感觉障碍、同向性偏盲）；②刺激症状：神经组织受激惹后所产生过度兴奋的表现，如大脑皮层运动区受刺激引起部分性运动发作；③释放症状：高级中枢受损后，受其制约的低级中枢出现功能亢进，如上运动神经元受损可出现锥体束征，表现为肌张力升高、腱反射亢进、病理反射阳性等；④休克症状：指中枢神经系统局部的急性严重病变，引起在功能上与受损部位有密切联系的远隔部位神经功能短暂缺失，如急性脊髓横贯性损伤时，病变水平以下表现迟缓性瘫痪，及脊髓休克，休克期过后，逐渐出现神经缺损和释放症状。

神经系统疾病诊断必须具有整体观念，完整的神经系统疾病诊断包括三个主要步骤：①定向诊断：确定是否为神经系统疾病，有无神经系统的定位体征；②定位诊断：从神经系统损害后出现的症状和体征，结合神经解剖、推断其受损的解剖部位；③定性诊断：确定病变的性质和病因，即病因诊断（血管性、感染性、脱髓鞘性、变性、外伤性、遗传性、占位性、发育异常等）。

在病史采集中应当注意首发症状。首发症状的特点通常具有定位价值，其部位和范围往往提示病灶的位置，起病形式、症状发展和演变规律可提示疾病的性质（表32-1）。在相关病史的采集中，要注意分析患者既往病史特点及其与现在疾病的关系。应特别注意与神经系统疾病重要危险因素有关的内科疾病病史，如高血压、糖尿病、心脏病、血液病、脑血管病等，同时，机体重要脏器的功能障碍和代谢障碍也会引起神经系统损害，如肝性脑病、肺性脑病、肾性脑病等。另外，神经系统的疾病亦可导致其他系统和器官的功能障碍，如重症脑出血出现应激性溃疡，吉兰-巴雷综合征可引起呼吸衰竭等。注意询问外伤、中毒、手术、（如胃部手术史导致维生素 B_{12} 缺乏引起的周围神经病）、药物（如异烟肼可能引起的周围神经病、碳酸锂致震颤和共济失调等、镇静剂造成的多种形式运动障碍等）等病史。婴幼儿患者还当询问胚胎期和出生时的情况。部分神经系统疾病（如癫痫等）有一定的遗传性或遗传相关性，病史采集时要注意询问家族史。

表 32-1　神经系统疾病起病方式的临床意义

起病及演变	提示常见疾病类型
急性起病，速达高峰	血管性疾病
急性或亚急性起病，数日至数周发展至高峰。少数暴发性起病，数小时至1天达高峰，伴有感染症状	感染性疾病
急性或亚急性起病，多有缓解-复发的表现	脱髓鞘性疾病
慢性隐袭性起病，缓慢进展，但主要侵犯某一系统	变性疾病
缓慢起病、进行性加重	肿瘤性
儿童或青春期起病，部分成年期发病	遗传性
发作性疾病	癫痫、晕厥、短暂性脑缺血发作、周期性麻痹
反复发作、波浪式进展	多发性硬化

神经系统的体格检查包括七个部分：①一般检查：一般状态、精神状态、头部和颈部（头颅、面部、颈部、颅颈部血管杂音）、脊柱和四肢；②脑神经；③运动功能：肌肉容积、肌张力、肌力、共济运动、不自主运动、姿势和步态；④感觉：浅感觉、深感觉、复合感觉；⑤反射：深反射、浅反射、病理反射；⑥特殊体征，如脑膜刺激征等；⑦自主神经功能。此外，还需对高级神经活动进行检查，包括意识障碍的检查，言语障碍、失用症、失认症的检查，记忆和智能障碍及其检查等。定位诊断是神经系统疾病诊断的核心和基础，是神经系统疾病诊断中最具特色之处。检查时尤其需要注意某些阳性体征的定位诊断临床意义。由于神经系统疾病主要症状及体征为感觉障碍和运动障碍，临床诊断多从此两大障碍着手分析（表32-2）。

脊髓受损主要表现为节段性和传导束性症状和体征，常见症状为：①运动障碍；②感觉障碍；③膀胱、直肠括约肌功能障碍；④反射异常；⑤血管运动、内分泌及营养功能的异常（表32-3）。

表 32-2　神经系统疾病的主要症状与特征

损伤部位		主要症状与体征
脑神经损伤	视觉通路	视觉障碍 周围性（外侧膝状体前）：伴对光反射障碍 中枢性（外侧膝状体后）：瞳孔对光反射正常
	Ⅲ动眼、Ⅳ滑车、Ⅵ展神经	复视、眼球运动障碍 动眼神经麻痹可见：①上睑下垂；②外斜视和复视；③瞳孔散大；④对光反射消失；⑤眼球向上、下、向内运动受限
	Ⅴ三叉神经	感觉障碍、角膜反射减弱或消失 中枢性感觉障碍：洋葱皮样缺损，中心部位为脑干的上端，周边部位为脑干的下端 周围性感觉障碍：眼支、上颌支、下颌支的支配范围
	Ⅶ面神经	周围性：三上（皱额、皱眉、闭眼）、三下（露齿、鼓腮、吹哨）均不能 中枢性：三上正常，三下不能
	Ⅷ听神经	耳蜗神经受损：耳聋、耳鸣 前庭神经受损：眩晕、眼震、平衡失调
	Ⅸ舌咽、Ⅹ迷走神经	球麻痹（延髓麻痹）：言语困难、发音困难、进食困难。 真性球麻痹：是由于Ⅸ、Ⅹ颅神经受损所致，核下性受损特点（咽反射消失，无病理性脑干反射（掌颌反射）） 假性球麻痹：是双侧皮质脑干束损害所致，核上性损害的特点，咽反射存在，病理性脑干反射（掌颌反射）可引出
	Ⅻ舌下神经	单侧周围性病变：伸舌偏向患侧、舌肌萎缩、肌纤维颤动。双侧病变伸舌不能 核上病变：伸舌偏向病灶对侧，无舌肌萎缩、无肌纤维颤动
感觉障碍	末梢	对称性四肢远端的各种感觉障碍，呈手套、袜套样分布
	神经干	受损周围神经所支配的皮肤区出现感觉障碍
	后根	受损的节段内各种感觉减退或消失，可有放射性疼痛
	脊髓	后角型：同侧节段性分离性感觉障碍（即痛、温觉缺失，而触觉及深感觉保留） 前连合型：两侧对称性节段性分离性感觉障碍 传导束型：受损节段平面以下的感觉缺失
	脑干	交叉性感觉障碍（病灶侧颅神经感觉障碍和对侧肢体的痛、温觉障碍）
	丘脑	对侧偏身深浅感觉缺失
	内囊	对侧偏身深浅感觉缺失
	大脑皮质	单肢感觉缺失、精细性感觉（复合感觉如形体觉、两点辨别觉、定位觉、图形觉等）障碍
运动障碍	大脑皮质	单瘫（一个上肢、下肢或面部的瘫痪）、杰克逊（Jackson）癫痫（刺激性病变时对侧躯体有关部位出现局限性的阵发性抽搐）

续表

损伤部位	主要症状与体征
内囊	三偏综合征（对侧肢体偏瘫、对侧偏身感觉障碍、对侧同向偏盲）
脑干	交叉性瘫痪（病变同侧脑神经的周围性麻痹，对侧肢体中枢性瘫痪）
脊髓	前根和前角：支配相应的肌节下运动神经元性瘫痪，不同部位有不同表现
小脑	瘫痪

（1）脊髓半横贯损害（Brown-Sequard 综合征）：表现为病灶同侧损害水平以下深感觉缺失（后索受损），上运动神经元性瘫痪（锥体束受损），血管舒缩运动障碍（早期皮肤潮红，后期皮肤发绀发冷，侧索中下行的血管舒缩纤维受损）。病灶对侧损害水平以下痛觉和温觉消失而触觉保留（因不交叉的触觉纤维在健侧后索中上行）。

（2）脊髓横贯性损害：表现为该节段平面以下出现双侧上运动神经元性瘫痪，四肢瘫或截瘫，各种感觉丧失，大小便障碍和脊髓反射的改变。脊髓改变的纵向定位见表 32-3。当脊髓受到急性严重的横贯性损害时，如急性脊髓炎、外伤等，早期首先出现脊髓休克现象，表现为弛缓性瘫痪肌张力减低，腱反射减退或消失，无病理征，伴尿潴留。

表 32-3　脊髓病变的纵向定位

脊髓节段	肌力	感觉	放射痛	大小便障碍	其他
高颈段（颈 1～颈 4）	四肢呈上运动神经元性瘫痪	损害平面以下各种感觉丧失	可有颈枕部疼痛，屈颈时有向下放射的触电感（Lhermitte 征）	有	呼吸困难（颈 3～颈 5 两侧前角受损）或呃逆（膈神经受刺激引起膈肌痉挛）
颈膨大（颈 5～胸 2）	上肢呈下运动神经元性瘫痪（支配上肢的前角受损所致），下肢呈上运动神经元性瘫痪	损害平面以下各种感觉丧失		有	颈 8 及胸 1 节段侧角细胞受损时产生霍纳综合征
胸段（胸 2～胸 12）	两下肢呈现上运动神经元性瘫痪（截瘫）	损害平面以下各种感觉丧失	损害平面束带感，或环绕躯干的神经痛	有	出汗异常；病变在胸 8～胸 11 时，可见 Beevor 征阳性（起腹直肌下半部无力而上半部肌力正常，患者仰卧，检查者以手压患者前额，患者用力抬头时可见脐孔向上移动）

续表

脊髓节段	肌力	感觉	放射痛	大小便障碍	其他
腰膨大（腰1～骶2）	两下肢呈下运动神经元性瘫痪	双下肢及会阴部各种感觉减退或丧失	腰1～腰3受侵时产生下背痛并放射至大腿前内侧，累及腰5骶1时则产生类似坐骨神经痛的症状	有	损害腰2～腰4时膝反射消失而跟腱反射增强；损害腰5骶1时跟腱反射消失
圆锥（骶3～骶5和尾节）	无明显运动障碍	马鞍区（肛门生殖器周围）感觉丧失	少见	有尿潴留，后呈充盈性失禁	肛门及跟腱反射消失
马尾	可有下肢下运动神经元性瘫痪	下肢各种感觉均受损害而无感觉分离	早期常有剧烈的神经根痛，位于会阴、膀胱及骶部，并沿坐骨神经放射	不明显或至后期方出现	膝及跟腱反射消失

许多理化因素、颅外器官和全身性疾病可造成大脑细胞缺血、缺氧、代谢异常，引起多灶性、弥散性病理改变，发生以意识障碍为主的脑功能紊乱，统称为代谢性脑病。而一些诸如脑血管疾病、肿瘤、外伤等因素可造成结构性脑病，表现出明显的神经系统定位体征（表32-4）。

表32-4　颅脑损伤神经定位

损伤部位	症状和体征
脑干受损	中脑：Weber综合征（病灶侧动眼神经麻痹，对侧中枢性面舌瘫和偏瘫） 桥脑：Millard-Gubler综合征（病灶侧周围性面瘫、展神经麻痹，对侧中枢性面舌瘫和偏瘫） 延髓：Wallenberg综合征包括：①Ⅸ、Ⅹ受损（疑核）：同侧球麻痹，咽反射消失；②三叉神经脊束核、脊髓丘脑束：同侧面部、对侧偏身痛、温觉障碍；③前庭核受损：眩晕、呕吐、眼球震颤；④绳状体受损：同侧小脑症状；⑤交感神经下行纤维受累：Horner征
小脑	①共济失调：辨距不良（指鼻试验、跟膝胫试验）、轮替动作差，反跳现象阳性，同侧肢体意向性震颤；②平衡障碍：Romberg试验站立不稳；③肌张力降低：钟摆膝
丘脑损伤	①对侧偏身感觉减退，深感觉障碍更重；②对侧躯干肢体自发性疼痛；③对侧肢体一过性或持久性轻偏瘫；④对侧肢体共济失调，可伴有舞蹈样动作或舞蹈样手足徐动症

续表

损伤部位	症状和体征
基底节和其他锥体外系核团损伤	①肌张力变化：有肌张力增强、减低、游走性增强或减低；②不自主运动：有震颤、舞蹈样运动、手足徐动、肌阵挛、扭转痉挛及痉挛性斜颈等 苍白球和黑质损害：肌张力增高、运动减少、震颤麻痹 壳核及尾状核损害：肌张力减低、运动增加等不自主运动 齿状核及下橄榄核损害：出现肌阵挛
内囊受损	三偏征： 锥体束受损：病灶对侧上运动神经元性瘫痪，包括上、下肢及舌和下部面肌的瘫痪 视丘辐射受损：偏身感觉缺失 视辐射受损：病灶对侧视野的同向偏盲
大脑皮层额叶	前额叶：以精神障碍为主，表现为记忆力和注意力减退 中央前回（运动中枢）：刺激性病变产生对侧部分性运动性癫痫发作。破坏性病灶产生单瘫 Broca 区（额下回后部）：运动性失语 其他：额叶中回后部有侧视中枢，受损引起两眼向病灶侧同向斜视，刺激性病变则向病灶对侧斜视。额叶性共济失调。旁中央小叶受损产生尿失禁等
大脑皮层顶叶	中央后回：以感觉症状为主。刺激性病变产生感觉性癫痫，破坏性病变出现偏身感觉障碍 优势半球缘上回：失用症 角回：损害后丧失阅读能力（失读症），书写能力（失写症）。Gerstmann 综合征：失用、手指失认、左右定向障碍、失写及失算
大脑皮层颞叶	颞叶前部：刺激性病变产生颞叶性癫痫，主要为精神运动性发作 Vernick 区（颞上回后部）：感觉性失语 颞叶后部（37 区）：遗忘性失语或命名不能，颞叶深部或视辐射受损可有偏盲或象限性盲
大脑皮层枕叶	视觉障碍（中枢性偏盲、幻视、视觉认识不能、视物变形）

二、脑脊液检查

脑脊液（cerebrospinal fluid，CSF）由脑室系统内脉络丛等产生。正常为一种无色透明液体，循环和流动于脑室及蛛网膜下腔，包绕于脑和脊髓四周。健康成年人脑脊液容量约为 90～150ml，新生儿大约为 10～60ml。脑脊液经脑内静脉系统而入体循环。脑脊液的主要功能为：①缓冲外力震荡，保护脑和脊髓；②调节颅内压；③为脑、脊髓供应营养物质及排泄代谢产物；④调节神经系统碱储量，维持酸碱平衡。

中枢神经系统任何部位发生感染、炎症、肿瘤、外伤、水肿、出血、缺血和阻塞等都可以引起脑脊液性状和成分的改变，如脑脊液的颜色、浊度、细胞数量和化学成分发生变化及颅内压的增减。因此通过脑脊液的检查对神经系统疾病的诊断、疗效观察和预后判断均有重要意义。

脑脊液检查主要用于中枢神经系统感染性疾病、脑血管疾病的诊断与鉴别诊断，亦可协助脑部肿瘤的诊断，并可用于中枢神经系统疾病的治疗及疗效观察。出现下列情况可考虑进行脑脊液检查：①有脑脊膜刺激症状；②疑有颅内出血；③有剧烈头痛、昏迷、抽搐或瘫痪等症状和体征而原因不明者；④疑有脑膜白血病患者；⑤中枢神经系统疾病进行椎管内给药治疗、手术前腰麻、造影等。

脑脊液标本一般通过腰椎穿刺术获得，特殊情况下可采用小脑延髓池或脑室穿刺术，属于有创检查，因此要严格掌握禁忌证。凡疑有颅内压升高者必须做眼底检查，如有明显视神经乳头水肿或有脑疝先兆者，禁忌穿刺。另外，颅后窝有占位性病变或伴有脑干症状者、休克、严重凝血功能障碍（如血友病）、穿刺部位有炎症等情况均禁忌穿刺。腰椎穿刺后先做压力测定，然后将脑脊液收集于3个无菌试验管中，每管1~2ml，总量不超过5ml。第一管做细菌学检查，第二管做化学及免疫学检查，第三管做细胞学检查。收集后立即送检，以免放置过久细胞破坏、葡萄糖分解或形成凝块等影响检查结果。术后患者当去枕俯卧（如有困难则平卧）4~6小时，并多饮开水（忌饮浓茶、糖水），以预防术后低颅压头痛。低颅压综合征是术后常见并发症之一，指侧卧位脑脊液压力在60~80mmH_2O以下。多因穿刺针过粗，穿刺技术不熟练或术后起床过早，使脑脊液自脊膜穿刺孔不断外流所致。患者于坐起后头痛明显加剧，严重者伴有恶心呕吐或眩晕、昏厥、平卧或头低位时头痛等即可减轻或缓解。少数尚可出现意识障碍、精神症状、脑膜刺激征等，约持续一至数日。发生此情况时应嘱患者继续平卧和多饮开水并予以静脉补液。此外，腰穿的并发症还有脑疝、原有脊髓脊神经根症状的突然加重、颅内感染和马尾部神经根损伤等。

脑脊液检查包括：一般性状检查（颜色、透明度、凝固性、压力检查）、化学检查（蛋白质、葡萄糖、氯化物、乳酸脱氢酶、谷草转氨酶、肌酸激酶、溶菌酶）、显微镜检查（细胞计数及分类）、细菌学检查、免疫学检查、脑脊液蛋白电泳等，常见神经系统疾病的脑脊液改变见表32-5。

表32-5　常见神经系统疾病的脑脊液改变

	压力（mmH_2O）	外观	细胞数及分类	蛋白质定性	蛋白质定量（g/L）	葡萄糖（mmol/L）	氯化物（mmol/L）	细菌
正常	侧卧位70~180（45~60滴/分）	无色透明	0~8个	多为阴性	0.15~0.45	2.5~4.5	119~129	无
化脓性脑膜炎	显著增高	混浊脓性可有凝块	显著增加，可达数千，中性粒细胞为主	++以上	显著增加	明显减少或消失	稍低	可发现致病菌
结核性脑膜炎	增高	微浊、毛玻璃样、静置后有薄膜形成	增加，数十或数百，早期以中性粒细胞为主，其后以淋巴细胞为主	阳性++	增加	减少	明显减少	抗酸染色可找到结核杆菌

续表

	压力 (mmH_2O)	外观	细胞数及分类	蛋白质定性	蛋白质定量（g/L）	葡萄糖 (mmol/L)	氯化物 (mmol/L)	细菌
病毒性脑炎或脑膜炎	稍增高，清晰或微浊		增加，数十或数百，早期以中性粒细胞为主，其后以淋巴细胞为主	阳性+	轻度增加	正常	正常	无
脑脓肿（未破裂）	增高	无色或清晰或微浊	稍增加，以淋巴以淋巴细胞为主	阳性+	轻度增加	正常	正常	有或无
脑肿瘤	增高	无色或黄色	正常，或稍增加，以淋巴细胞为主±～+	±～+	轻度增加	正常	正常	无
蛛网膜下腔出血	稍增高	血性为主	增加，以红细胞为主	+～++	轻度增加	正常	正常	无

三、影像学检查

（一）经颅多普勒超声

1. 经颅多普勒超声检查概要　经颅多普勒超声（transcranial doppler，TCD）是利用人类颅骨自然薄弱的部位作为检测声窗（如颞骨鳞部、枕骨大孔、眼眶），采用低频率（1.6～2.0MHz）的脉冲波探头对颅底动脉血流动力学进行评价的一种客观的检查方法，具有可床旁检查、操作简便、无创、价廉、可重复性好等优点，但受骨窗影响大，对操作人员技术水平要求高。

TCD通过检测深度、血流速度、血管搏动指数、血流音频评估脑血管功能及病变，通过血流方向的变化判断颅内外动脉侧支循环的建立情况。

TCD检查前一般无需特殊准备，但受检者应正常进餐、适量饮水，以减少血黏度升高导致脑血流速度减低，影响检测结果的准确性。

TCD常用检测部位及检测动脉：

（1）颞窗：分前、中、后三个声窗，通常后窗是检测大脑半球动脉的最佳选择，通过颞窗分别检测大脑中动脉（MCA）、前动脉（ACA）、后动脉（PCA）和颈内动脉末段（TICA），并可通过压迫颈总动脉判断前交通动脉（AcoA）和后交通动脉（PcoA）。

（2）眼窗：探头置于闭合的眼睑上，通过眼窗可以检测眼动脉（OA）、颈内动脉虹吸部（CS），在颞窗透声不良时可通过眼窗检测对侧ACA、MCA和TICA。

（3）枕窗：通过枕窗检测双侧椎动脉颅内段（VA）、小脑后下动脉（PICA）和基底动脉（BA）。

2. TCD临床应用　TCD适应证：①脑动脉狭窄和闭塞；②颈动脉狭窄和闭塞；③脑血管痉挛；④脑血管畸形；⑤颅内压增高；⑥脑死亡；⑦脑血流微栓子监测；⑧颈动脉内

膜剥脱术中监测；⑨冠状动脉搭桥术中监测。

TCD 无禁忌证，但是在经眼眶探测时必须减低探头发射功率（采用功率5% ~10%），当患者出现以下情况时，检查存在一定的局限性：①患者意识不清晰，不配合；②检测声窗穿透不良，影响检测结果准确性。

（1）颅内动脉狭窄和闭塞：TCD 检查通过血流速度并结合狭窄后血流速度、频谱和音频的改变等多个信息进行综合判断，早期发现颅内外动脉狭窄或闭塞，评估病变部位、狭窄程度、侧支循环情况等。

（2）脑血管痉挛：TCD 适用于蛛网膜下脑出血（subarachnoid hemorrhage，SAH）、脑外伤、各种脑肿瘤术后或介入治疗后，可疑脑血管痉挛者。反复的 TCD 检查可以推断是否可能发生大血管痉挛、痉挛的程度，指导临床用药和评价治疗效果。

（3）脑动静脉畸形和颈内动脉海绵窦瘘：TCD 通过检测双侧颅内和椎基底动脉血流，确定参与脑动静脉畸形（arteriovenous malformations，AVM）的供血动脉，分析各支动脉血流速度、频谱特征、血管搏动指数等做出判断。主要适用于偏头痛进行性加重、进行性神经功能障碍、CT 或 MRA 提示颅内血管畸形而临床需要了解供血动脉血流动力学信息、脑动静脉畸形外科手术或介入治疗后需要定期随访。AVM 具有特征性高流速低搏动指数频谱，流速增加的程度与 AVM 的大小有关，一般来说，AVM 体积越大，供血动脉越短，管径越粗者流速增加越明显，对直径大于 2mm 的 AVM 检出率达 90% 以上，但对直径小于 2mm 的 AVM 检出率很低。

颈内动脉海绵窦瘘（carotid cavernous fistula，CCF）的 TCD 表现为：窦口近端的 ICA 血流速度异常增高，搏动指数降低，通过术中 TCD 监测内眦处静脉信号有助于判断瘘口是否完全堵塞。

（4）颅内压增高：TCD 频谱与脑灌注压关系密切。随颅内压增加，脑动脉血流速度逐渐减低，早期以舒张末期流速下降明显，晚期收缩期流速明显下降，舒张期血流速度接近基线水平，血管搏动指数（PI）值呈进行性增加，TCD 血流频谱呈现高阻力型改变。

（5）脑死亡：无论何种原因导致的脑细胞功能不可逆性丧失，而脑以外的生命功能如心脏搏动、呼吸功能在药物或仪器的维持下尚存，此种状态即为脑死亡。各种原因引起的重症昏迷患者，都有可能因病情的加重进入脑死亡状态。

脑死亡的 TCD 表现为：①收缩期流速逐渐下降，随呼吸节律（人工呼吸机节律）呈现高低不同改变的特征；舒张期血流呈现消失、逆转、消失的动态变化；②血流频谱出现单纯低流速性高尖型收缩峰，逐渐转变为舒张期位于基线下方，出现收缩—舒张“振荡型”频谱，最后出现单纯尖小的“钉子波型”及血流信号完全消失。

3. TCD 检查结果分析

（1）血流频谱形态：正常血流 TCD 频谱周边显示为明亮色彩（如红色或粉黄色），中间接近基线水平为相对低流速状态，显示为蓝绿色，形成“频窗”特征。

异常血流 TCD 频谱有：①“圆钝频谱”“高阻波形”多提示脑血管弹性减弱或脑动脉硬化；②湍流：多见于轻至中度的血管狭窄及动静脉畸形；③涡流：往往出现在明显的血管狭窄病例中；④振荡波：多见于开放性脑损伤伴急性颅内压增高所致的脑死亡患者；⑤钉子波：见于各种原因所致脑死亡患者。

（2）血流速度：是判断病理情况存在的重要参数，包括收缩期峰值流速（Vp 或 Vs）、

平均血流速度（Vm）、舒张末期流速（Vd）。一般两侧对称动脉流速差值应小于20～30cm/s。

（3）血流方向：血流朝向探头为正向，频谱位于基线上方；血流背离探头为负向，频谱位于基线下方；当多普勒取样容积位于血管的分支处或血管走向弯曲时，可以检测到双向血流频谱。

（4）血管搏动指数（PI）和血管阻力指数（RI）：PI和RI是评价颅内动脉弹性和血管阻力及脑血流灌注状态高低的指标，PI = Vp - Vd/Vm，RI = Vp - Vd/Vp；常规TCD检测结果分析以PI指数更为准确，正常颅内动脉的PI值为0.65～1.10。PI值增高常见于大动脉重度狭窄或闭塞的近段血管、颅内高压，PI值减低常见于大动脉重度狭窄或闭塞的远段血管、动静脉畸形的供血动脉以及脑过度灌注的状态。

（5）颈动脉压迫试验：压迫颈动脉的位置，应在锁骨上窝水平颈总动脉的近段，不要在甲状软骨水平，避免压迫颈动脉球部，引起不良反应。通过颈动脉压迫试验鉴别所检查的动脉和颅内动脉侧支循环功能状态。

（二）头颅平片

头颅平片可显示颅骨及颅缝形态，仅对颅面骨骨折及颅骨骨髓炎等少数疾病能做出明确诊断。

（三）电子计算机体层扫描

电子计算机体层扫描（CT）可清晰地显示不同平面的脑实质、脑室和脑池的形态和位置等图像。CT多采用横断面扫描，多以外眦至外耳道连线（OM线）为扫描基线，选择一定层厚（一般为5mm）向上至颅顶包括整个颅脑进行无间隔扫描，获得连续的横断面图像。正常CT脑实质呈等密度，灰质稍高于白质，脑室、脑池及脑沟内含脑脊液呈水样密度，骨窗可显示颅骨结构及颅骨内含气空腔。CT因其无创、简便快捷、敏感性较X线平片高，故目前已取代头颅平片和脑室造影，被广泛用于神经系统疾病的诊断。

CT对X线吸收高于脑实质则表现为增白的高密度阴影，如钙化和脑出血等。对X线吸收低于脑实质则表现为灰黑的低密度阴影，如坏死、水肿、囊肿及脓肿等。头颅CT是急诊鉴别出血性脑卒中和缺血性脑卒中的首选检查方法。其他还可用于颅内血肿、脑外伤、脑肿瘤、脑积水、脑萎缩、部分炎症性疾病及寄生虫病的诊断。有些病变（如肿瘤等）需通过静脉注射造影剂提高病变组织与正常组织的密度对比，提高诊断的阳性率。

CT血管成像（CTA）指静脉注射含碘造影剂，经计算机对图像进行处理后，三维显示颅内血管系统，可以取代部分DSA检查，是无创的脑血管显影方法，但敏感性和准确性不如脑血管造影检查（DSA）。CTA可显示Willis动脉环及大脑前、中、后动脉及其主要分支，对闭塞性血管疾病可提供重要诊断依据，亦用于有动脉瘤家族史或有动脉瘤破裂先兆患者的筛查、随访以及急性期不能耐受DSA检查的患者。

（四）磁共振成像

颅脑MRI常规扫描方位包括横断面、矢状面及冠状面。横断面较常用，扫描范围从颅底至颅顶，层厚选择5～6mm，层间距1～2mm；矢状面和冠状面的扫描范围由患者头颅的左右径、前后径和病变的大小设定，层厚选择4～6mm，层间距0～2mm。正常头颅 MR 平扫，在 T1WI 上脑白质信号高于脑灰质，在 T2WI 上则低于脑灰质，在质子密度加权像上两者信号相近；脑实质内一些铁质沉积较多的核团（如苍白球、红核、黑质及齿状核等）在高场 T2WI 上呈低信号，在低场质子密度加权像和 T2WI 上，信号强度与脑皮质一致（除红核外）；脑室、脑池及脑沟内含有大量脑脊液，T1WI 呈低信号，T2WI 呈高信号。

MRI 可用于绝大多数颅脑疾病的诊断，对超急性期脑梗死、脱髓鞘疾病、变性疾病、感染性疾病、颅脑先天发育畸形等病种更具诊断价值。增强扫描主要用于了解病变的血供和血脑屏障破坏程度，有助于鉴别诊断。头颅 MRI 和 CT 在成像上有各自的特点，根据其特点合理选择检查项目有助于神经系统疾病诊断（表 32-6）。

磁共振血管成像（MRA）是针对血流的流动特征对血管进行无创成像的方法：时间飞越法（TOF）基于血流的流入增强效应，抑制成像层面内静止的背景组织，使血液流入成像层面内呈高信号，从而产生对比，是临床应用最广泛的 MRA 方法，多用于脑部动脉成像；相位对比法（PC）是通过施加方向相反的梯度场来抑制背景，突出血管的成像方法，常用于脑内静脉的显示；对比增强 MRA（CE-MRA）需注射对比剂，成像速度快、图像质量好，可作为常规 MRA 的补充，对动脉瘤、动静脉畸形等有诊断价值。

表 32-6　头颅 CT、MRI 的成像特点

CT	MRI
有电离辐射	无电离辐射
横断面成像	横断面、冠状面、矢状面成像
扫描速度快	扫描速度较慢
有颅骨伪影	无颅骨伪影
脑灰白质对比欠佳	脑灰白质对比佳
对脑干区及后颅窝病变的位置、形态及毗邻关系显示欠佳	对脑干区及后颅窝病变的位置、形态及毗邻关系显示佳
对颅骨骨折、钙化性病灶、出血病变急性期显示佳	对颅骨骨折、钙化性病灶、出血病变急性期显示欠佳
CTA 需注射对比剂	MRA 不需注射对比剂

（五）脑血管造影

脑血管造影是在外周动脉（一般选择股动脉）置入鞘管及导引钢丝，在所要显示的动脉中注入含碘造影剂，造影剂所经过的血管轨迹连续摄片，通过电子计算机辅助成像为脑血管数字减影造影（DSA）。DSA 不但能清楚地显示颈内动脉、椎基底动脉、颅内大血管及大脑半球的血管图像，还可测定动脉的血流量，所以，已被较多地应用于脑血管病检查。DSA 是确诊蛛网膜下腔出血病因特别是动脉瘤最有价值的方法，可清楚地显示动脉瘤的位置、大小、与载瘤动脉的关系、有无血管痉挛等，为手术提供较可靠的客观依据。对于血管畸形和烟雾病也能清楚地显示。另外，DSA 可清楚地显示动脉管腔狭窄、闭塞、侧支循环建立情况等，对于缺血性脑血管病也有较高的诊断价值。

四、神经系统电生理检查

（一）脑电图

1. 脑电图检查概要　脑电图是通过精密的电子仪器，从头皮上将脑部的自发性生物电位加以放大记录而获得的图形，是通过电极记录下来的脑细胞群的自发性、节律性电活动。脑电图检查具有一定的特异性、无创性、价廉等特点。

安置在头皮上用以导出脑电活动的导体称之为电极。头皮电极有针电极、管状电极和盘状电极。针电极在头皮下的部位不准确、阻抗高、并会引起疼痛，而管状电极不易固定，故目前盘状电极是最常使用且效果最好的电极。使用盘状电极亦可以进行长时间卧位睡眠描记，也适宜于意识不清的患者。24 小时以上的长时间监测应使用 5% 的火棉胶固定。

头皮电极的安放点代表大脑各个不同的解剖部位，这些部位包括前额区、中额区、顶区、枕区，前颞、中颞和后颞区，还包括额、中央顶区的零电位区。根据国际脑电图学会的建议，目前 10～20 电极放置法已成为世界通用的标准方法，它简单、合理、基于明确的解剖标志，同时其电极间距相等、对称，便于安置及比较。参考电极通常放置在双耳垂。

传统头皮电极覆盖区只代表不足一半的大脑皮层表面，位于两半球正中以及额叶、枕叶和颞叶下方皮层区不易探及；位于颞叶深部的如海马、杏仁核以及其他大脑深部核团及包围的皮层，在解剖上均远离头皮电极。使用特殊电极的操作技术如鼻咽电极、蝶骨电极及颅内深部电极等可提高诊断的阳性率。皮层脑电图和深部电极脑电图是一种复杂的操作技术，需要神经外科医师在手术室进行，其目的是确定外科治疗的方法和可行性，须在专业性诊疗中心进行，不推荐常规使用。

常规觉醒脑电图描记时间不应少于 30 分钟。为了提高诊断的阳性率，还可以通过一些特殊手段如过度换气、闪光刺激、睡眠 EEG 等诱发不明显的异常电活动。

患者在进行脑电图检查前，需要做如下准备：①检查前一天用肥皂水洗头；②当 EEG 检查的目的是为了诊断和治疗，对正在服用抗癫痫药物的患者进行常规脑电图检查时，一般不应减药、停药，避免导致病情反复及可能出现的癫痫持续状态。苯二氮䓬类药物可能使 EEG 产生大量快波而影响判读，可在 EEG 检查前一天停药，而继续服用其他抗癫痫药物。如果检查目的是在进行外科手术前的癫痫源定位，则需要减药甚至停药以获得发作期 EEG，并非常规检查；③检查前应进食，不宜空腹，如不能进食或呕吐者应给予葡萄糖静脉注射；④如有颅内压增高而需要帮助定位者，应在检查前 1 小时左右用脱水剂降低颅压，如静脉快速滴注或推注甘露醇；⑤检查前向患者做好解释，勿穿尼龙衣，避免静电干扰、紧张、眨眼、咬牙、吞咽、摇头或全身活动，有汗应拭去，以避免伪差影响结果。患者在检查时应遵嘱做闭目、睁眼或深呼吸等动作；⑥对无法配合的小儿及精神异常者可用镇静剂、安眠药后做睡眠图检查。脑电图的检查无明确不适宜的人群。脑电图的禁忌证为颅脑外伤及颅脑手术后头皮破裂或手术切口未愈合时。

2. 脑电图检查的临床应用　脑电图的适应证为：①中枢神经系统疾病，特别是发作性疾病（如癫痫）；②癫痫手术治疗的术前定位；③围产期异常的新生儿监测；④脑外伤及大脑手术后监测；⑤危重患者监测；⑥睡眠障碍；⑦脑死亡的判定。

（1）用于癫痫的诊断和疗效评价：脑电图对于癫痫的诊断具有不可替代的价值，可以通过异常放电的表现确定癫痫发作的类型，有助于对局灶性癫痫进行定位，还有助于观察抗癫痫药物的有效性。但是值得注意的是，不能单靠脑电图异常诊断为癫痫，因为发作间期癫痫患者只有50%左右表现出异常脑电图，部分患者只有在发作期时脑电图表现异常，在发作间期表现为正常脑电图。

（2）其他脑功能障碍：EEG主要适用于脑功能障碍性疾病的诊断，在CT和MRI不能发现异常时，EEG能够提供脑功能异常的关键信息。异常的EEG模式如果包括了整个大脑，意味着广泛的脑功能失调，异常如果是局灶的，则提示有局灶的脑功能异常。脑电图所描记的脑部活动图形，不仅能说明脑部本身疾病，如癫痫、肿瘤、外伤及变性病等所造成的局限或弥散的病理表现，而且对脑外疾病如代谢和内分泌紊乱及中毒等所引起的中枢神经系统变化也有诊断价值。另外，意识障碍、中毒、代谢异常、感染性疾病等，能够造成弥漫性的EEG改变，EEG评价也有很大的价值。EEG有可能提示大脑疾病的诊断，某些特殊EEG模式能够提示特定的疾病。为了确诊精神分裂症、躁狂抑郁症、精神异常等，可做脑电图检查，排除包括癫痫在内的脑部其他疾患。

3. 脑电图检查结果分析

（1）正常成人脑电图：在清醒、安静和闭眼放松状态下，脑电的基本节律为α波和快波，α波波幅为20～100μV，频率8～12Hz，主要分布在枕部和顶部，快波分布于额、颞前区。左右对称部位的α波频率差不应超过20%，枕部的波幅差不超过50%（惯用右手的人，由于左侧半球传入冲动较多，α波受抑制，所以右侧半球波幅较高。β波活动的频率为13～25Hz，波幅为5～20μV，主要分布在额叶和颞叶，部分正常人在大脑半球前部可见少量4～7Hz的θ波；不见δ波（频率在4Hz以下）。儿童以慢波（频率小于8Hz）为主，随着年龄增加慢波逐渐减少，α波逐渐增多，14～18岁接近成人脑电波。在睁、闭眼，精神活动及感觉刺激时，α波应有正常反应。

（2）异常脑电图的基本特征：异常脑电图可表现为以下几方面的异常：①基本节律的频率、波幅、波形、分布、对称性、稳定性和反应性异常，如脑电背景活动为频率δ波，可见于多种原因所致的弥漫性脑病、缺氧性脑病、中枢神经系统变性及脱髓鞘性脑病等；②各频带（α、β、θ、δ波）的波幅、波幅间相互关系及分布异常，局灶性慢波可见于局部脑实质功能障碍如局灶性癫痫、脑脓肿、局灶性硬膜下或硬膜外血肿等；③生理反应消失或出现异常反应；④慢活动（θ、δ波）增多；⑤出现病理波，即在正常生理条件下不应该出现的波，如棘波、尖波、棘-慢综合波、尖-慢综合波、多棘-慢综合波等，此类波形最常见于癫痫，但亦可见于肿瘤、外伤、炎症及变性疾病；不同的癫痫综合征常表现为不同的放电类型；多棘波、多棘慢综合波通常伴有肌阵挛；双侧同步对称、每秒3次、重复出现的高波幅棘慢波综合波常见于失神发作；三相波最常见于代谢性脑病，如肝衰竭、肾衰竭及各种原因的缺氧；扁平波（等电位波）常见于大脑严重损害或各种原因引起的深昏迷患者；手套波型可见于大脑深部肿瘤、血管病变、帕金森综合征及精神病等；⑥出现方式的异常：如任何波形的暴发均为异常。

脑电图（EEG）的个体差异较大，尤其是处于发育阶段的小儿，个体差异则更大。因此目前还没有任何计算方法能够定量地给出不同年龄EEG的正常范围。

脑电图检查是一种对大脑功能变化进行检查的有效方法，由于大脑功能的变化是动态的、多变的，因此对一些临床有大脑功能障碍表现的患者在做一次脑电图检查没有发

现异常时，不能完全排除大脑疾病的存在，而应定期进行脑电图复查，才能准确地发现疾病。

（二）肌电图和神经传导速度

1. 肌电图和神经传导速度检查概要　肌电图（electromyography、EMG），指应用电子学仪器记录肌肉静止和随意收缩时的电活动图形，及应用电刺激检查神经、肌肉兴奋及传导功能的方法。

肌电图描记方法有两种：一种是表面导出法，即把电极贴附在皮肤上导出电位的方法；另一种是针电极法，即把针电极刺入肌肉导出局部电位的方法。针电极为同心圆针电极，它是把细针状电极穿过注射针的中心，将此两者绝缘固定制成的。检查时将电极插入肌肉，通过放大系统将记录得到的生物电流放大，再由阴极射线示波器显示出来。检查时先将针电极插入肌肉，观察插针时的电活动，然后再分别观察肌肉放松时静息状态及随意收缩（轻收缩、中度用力、重度用力）时的电活动。肌电图检查过程中有一定的痛苦及损伤，因此除非必要，不可滥用此项检查。另外，由于检查时要求肌肉能完全放松或做不同程度的用力，因而要求受检者充分合作。

菌血症、血友病或血小板明显减少或凝血时间异常等情况应避免肌电图检查。乙肝表面抗原阳性者，改用一次性同心针电极，以避免交叉感染。应避免对刚做过肌电图的肌肉进行肌肉的活检和肌酶谱的测定。肌电图检查前要停用相关药物，如新斯的明类药物应于检查前16小时停用。

肌电图的基本图形用相、时限、波幅、极性、频率等术语进行描述。波形偏离基线再回到基线称为相，分为正相和负相。时限是指第一个相偏离基线开始到最后一个相回归基线止。波幅为最大负峰和最大正峰之间的电位差。电位每秒发生的次数称为频率。基线以下极性为正，基线以上极性为负（图32-1）。

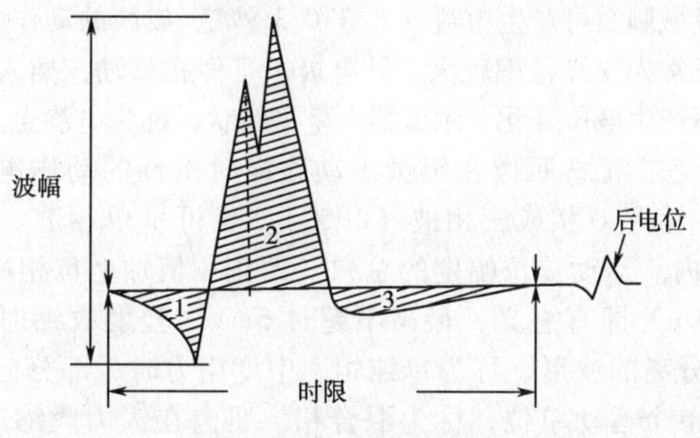

图32-1　肌电图的基本图形

神经传导速度（nerve conduction velocity，NCV）是用于评定周围神经传导功能的一项诊断技术。通常包括运动神经传导速度（MCV）、感觉神经传导速度（SCV）的测定、F波和H反射测定。低强度刺激混合神经干，其强度不足以刺激运动神经引起其所支配的肌肉兴奋，但刺激引起了感觉神经激动，兴奋经后根至脊髓的前角细胞，引起肌肉反应，称为H反射。通常在小腿肌肉、桡侧屈腕肌处进行H波测定，为周围神经病变提供早期诊断依据。F反应是指使用超强电刺激神经干运动纤维，引起兴奋的双向传导，向下引起肌肉兴奋即M波，向上达运动神经元激起兴奋，此兴奋回返传导并引起同一肌肉的二次兴奋。F 反应几乎可以在任何运动神经上诱发，可以反映运动神经元的兴奋性，判断痉挛程度。

2. 肌电图检查的临床应用　EMG 检查的适应证为脊髓前角细胞及其以下（脊髓前角—神经根—神经丛—神经干—神经支—神经肌接头—肌纤维）病变的诊断与鉴别诊断。主要用于对肌肉萎缩、痉挛、疼痛、废用等症状进行病因诊断，鉴别神经源性和肌源性疾病，判断神经损伤的部位、程度及恢复状况。对于诊断脊髓疾病、周围神经系统疾病、神经根压迫症、肌源性疾病、神经肌肉接头疾病、锥体系及锥体外系疾病等有重要价值。

（1）鉴别神经源性损害和肌源性损害：通过测定运动单位电位的时限、波幅，安静情况下有无自发的电活动，以及肌肉大力收缩的波型及波幅，可区别神经源性损害和肌源性损害，诊断脊髓前角急、慢性损害（如脊髓前灰质炎、运动神经元疾病），神经根及周围神经病变（可以协助确定神经损伤的部位、程度、范围和预后）。另外对神经嵌压性病变、神经炎、遗传代谢障碍神经病、各种肌肉病也有诊断价值。

（2）诊断废用性萎缩：肌电图不单能鉴别肌肉萎缩是神经源性或肌源性，还可诊断是否为废用性萎缩。后者在用力收缩时，除运动单位动作电位振幅减小、多相电位轻度增多外，其余呈正常肌电图表现。这点不单对治疗有意义，还是劳动力鉴定时的重要参考资料。

（3）追踪各种疾病治疗过程的恢复过程及疗效。

3. 肌电图检查结果分析

（1）正常肌电图

1）肌肉静息状态：一个运动神经元及其轴突支配的肌纤维为一个运动单位。触突支配的肌纤维数目差异极大，少到 3～5 条，多达 1600 条。当电极插入肌肉瞬间，电极对肌纤维或神经末梢的机械刺激可产生短暂（小于 0.3 秒）、成簇的动作电位爆发，称为插入电位。插入电位在正常人变异范围较大。针电极一旦停止移动，插入电位即消失。其后，肌肉在松弛状态下不产生电位变化，示波器上呈平线状，称为电静息。

2）肌肉收缩状态：正常肌肉在轻微主动收缩时出现的动作电位，称运动单位动作电位（MUAPs），多呈双相或三相波（80%），也可呈单相波。其运动电位时程一般在 3～15ms 范围内。运动单位幅度的总和（即正相值加上负相峰值）一般为 100～2000μV。大于 3000μV 即有意义，最高不超过 5mV。轻度收缩时，肌电图上只出现几个运动单位相互分离的波形，称为单纯相。中度用力时，部分区域电位密集不能分离，部分区域可见单个运动单位，称为混合相。肌肉在大力收缩时表现为募集电位，募集电位反应运动单位的多少及其发放频率的快慢。肌肉在轻度收缩时只有阈值较低的Ⅰ型运动单位发放，而在大力收缩时，原来已发放的运动单位频率加快，同时阈值较高的Ⅱ型纤维也参与发放，肌电图上呈密集、相互重叠、难以分辨基线的许多运动单位电位，称为干扰相。干扰项波幅约 1800～2000μV，大于 5000μV 则为巨大电位，小于 500μV 则提示电压偏低。

（2）异常肌电图

1）插入电位异常：插入电位减少或消失见于严重肌肉萎缩、肌肉纤维化和脂肪组织浸润以及肌纤维兴奋性降低。插入电位增多或时限延长（针停电不止），提示肌肉失神经支配。针电极插入或波动时瞬间猝发高频放电，波幅频率先大后小逐渐衰减，扩音器可传

出类似“飞机俯冲或摩托车减速”的声音，称为肌强直放电（myotonic discharge）。见于肌强直疾病，少数神经源性疾病，常见的有萎缩性肌强直、先天性肌强直、副肌强直及高钾型周期性瘫痪等。

2）自发电位异常：肌肉放松时，肌电图上本应表现为电静息，但神经损伤后可出现多种自发电位（spontaneous activity），常见的异常电位有：纤颤电位（fibrillation potential）、正锐波（positive shape potential）、束颤电位（fasciculation potential）、复合重复放电（complex repetitive discharges，CRD）、肌颤搐（myokymia）电位等（表32-7）。

表 32-7　常见自发电位及临床意义

自发电位	波形特点	临床意义
纤颤电位	多为双相，起始为正相，时限1～5ms，波幅一般为20～200μV	个别肌纤维自动去极化，自发地独立、不规则收缩而产生的动作电位。由失神经支配的肌纤维运动终板对血中乙酰胆碱的敏感性升高或肌纤维静息电位降低产生，见于神经源性损害和肌源性损害
正锐波	双相，起始为一正相，之后为一时限较宽、波幅较低的负向波，形状似“V”字形，时限为10～100ms	同上
束颤电位	形态与运动单位电位正常相似或形态参数异常	一个或部分运动单位支配的肌纤维自发放电。提示运动单位兴奋性增高，下运动神经元损伤受压的重要特征
复合重复放电	发放过程中通常没有波幅和频率的改变，声音似机关枪发射波幅通常50μV～100mV，频率为5～100Hz	一组肌纤维自发同步放电，多见于进行性肌营养不良和炎性肌病以及慢性式神经（神经源性损害）
肌颤搐电位	相同运动单位重复、规律地放电，可伴有皮肤表面肌肉蠕动	周围神经损害

3）运动单位动作电位异常：MUAPs时限增宽、波幅增高多见于脊髓前角细胞病变；如果单个运动单位动作电位的相数增多提示单个运动神经元支配的肌纤维增多，见于前角前根疾病或周围神经再生；如MUAPs数量减少，排除受检者配合不良时考虑前角细胞和轴索功能减退。MUAPs电位波幅普遍降低，见于周围神经疾病早期、神经再生早期与多种肌病（如进行性肌营养不良、炎性肌病等）。如果逐渐降低见于肌肉疲劳，N-M接头阻滞（如重症肌无力、肌无力综合征等）。

大力收缩募集电位的异常改变：①单纯相和混合相，前者指肌肉大力收缩时，参加发放的运动单位数量明显减少，肌电图上表现为单个独立的电位，见于神经源性损害；后者是运动单位数量部分减少，表现为单个独立的电位和部分难以分辨的电位同时存在，多见于神经源性损害神经后再生；②病理干扰相，肌纤维变性或坏死使运动单位变小，在肌肉大力收缩时参与的募集运动单位数量明显增加，表现为低波幅干扰相，又称为病理干扰相，见于各种原因导致的肌源性损害。

神经源性损害及肌源性损害的肌电图特点归纳见表32-8。

表 32-8 神经源性损害及肌源性损害的肌电图表现

检查状态	神经源性异常	肌源性异常
静息	纤颤或正相电位	少量纤颤
轻用力	电位长而宽（多相）	波幅低
最大用力	干扰不完全	病理干扰相

（3）神经传导速度异常：MCV 和 SCV 的主要异常所见是传导速度减慢和波幅降低，前者主要反映髓鞘损害，后者为轴索损害，严重的髓鞘脱失也可继发轴索损害。F 波较 MCV 的优越性在于可以反映运动神经近端的功能。F 波的异常表现未出现频率低、潜伏期延长、传导速度减慢及无反应等，通常提示周围神经近端病变，可补充 MCV 的不足，对神经根病变的诊断有重要的价值。

五、脑、神经和肌肉活组织检查

脑、神经和肌肉活组织检查的主要目的是为了明确病因，得出特异性的诊断，也可以通过病理检查的结果进一步解释临床和神经电生理的改变。随着病理诊断技术的不断发展，如组织化学、免疫组化及 DNA 等技术的应用，病理诊断的阳性率不断提高。但活组织检查受取材部位和器官的限制，有一定的局限性，散在病变的病理结果可以是阴性，但并不能排除诊断。部分病变较轻以至于与正常组织鉴别有困难时，应慎下结论。

（一）脑活组织检查

脑活组织检查（biopsy of brain tissue）主要用于疑诊为亚急性硬化性全脑炎、遗传代谢性脑病（如脂质沉积病、黏多糖沉积病和脑白质营养不良等）、Alzheimer 病、Creutzfeld-Jakob 病、Canavan 病和 Alexander 病，以及经 CT 或 MRI 检查证实的占位性病变，但性质不能肯定者。脑活检根据病变部位的不同选择穿刺或开颅手术采取标本，但均属于创伤性检查，特别在脑功能区时有可能造成严重的后果，因此必须权衡利弊后再做决定。

（二）神经活组织检查

神经活组织检查有助于周围神经病的定性诊断和病变程度的判断。可用于诊断结节性多动脉炎、原发性淀粉样变性、麻风性神经炎、多葡聚糖体病、感觉性神经束膜炎等周围神经病变。还可帮助鉴别以髓鞘脱失为主的周围神经病（如吉兰-巴雷综合征）和以轴索损害为主的周围神经病（如糖尿病性周围神经病和酒精中毒性周围神经病）等。对某些中枢神经系统疾病（如神经元蜡样脂褐质沉积症、Lafora 病、婴儿神经轴索营养不良和溶酶体贮积病等）进行活组织检查亦可有特殊表现。儿童的适应证还包括异染性白质营养不良、肾上腺脑白质营养不良和 Krabbe 病等。

腓肠神经走行表浅、易于寻找、后遗症轻微（仅为足背外侧皮肤麻木或感觉丧失），故为神经活检最常用的取材部位。如果多发性神经炎未累及腓肠神经，可选择其他皮下神经（如：腓浅神经在腓骨头处的分支，桡侧感觉神经在腕部的分支）。如某些疾病有时累及腓肠神经和肌肉，通常同时进行腓肠神经和腓肠肌的活检。

（三）肌肉活组织检查

肌肉活检是通过穿刺或手术获得一小块骨骼肌标本进行病理检查的方法，有助于进一步明确肌肉病变的病因和程度，并可鉴别神经源性和肌源性肌萎缩。主要用于先天性肌肉

病、炎性肌肉病、代谢性肌肉病（如线粒体肌病、糖原累积病和脂肪沉积病）等疾病的诊断。

肌肉活检适用于：①各种肌肉症状，如肌无力、肌肉痉挛或活动后易疲劳无力等；②检查发现肌酶升高，或肌电图检查显示为肌源性损害；③出现其他系统疾病，如血管炎、结节病或结缔组织病累及肌肉者，患者可以没有明显的肌肉受累症状，或出现不典型的肌痛或肌无力。某些神经肌肉接头病变（如重症肌无力）、离子通道病（如肌强直）电生理检查可能优于肌肉活检，但当需要鉴别和除外其他可能诊断时亦当进行肌肉活检。肌营养不良临床考虑 DMD 或 BMD 型，如基因检查无阳性发现（阳性率65%左右），亦可考虑进行肌肉活检。

最常作为活检的肌肉有股四头肌、三角肌、肱二头肌和腓肠肌等。通常选择临床和神经电生理均受累的肌肉，但应避免在肌电图检测部位附近取材。慢性进行性病变时应选择轻、中度受累的肌肉，急性病变时应选择受累较重甚至伴有疼痛的肌肉。切忌选择严重萎缩的肌肉。

第二节　常见神经系统疾病诊断

一、短暂性脑缺血发作（TIA）

1965 年美国第四届脑血管病普林斯顿会议将短暂性脑缺血发作（transient ischemic attack，TIA）定义为“突然出现的局灶性或全脑的神经功能障碍，持续时间不超过 24 小时，且排除非血管源性原因”。随着神经影像学的发展，传统基于时间的 TIA 概念受到了诸多质疑，目前短暂性脑缺血发作的中国专家共识更新版（2011 年）中，对 TIA 的定义为：由于脑或视网膜局灶性缺血所致的、未伴急性梗死的短暂性神经功能障碍。新的定义和传统定义存在较大的差别（表 32-9）。

表 32-9　短暂性脑缺血发作（TIA）传统定义与新定义比较

定义	核心内容	时间限定	组织学界定	诊断	临床干预	预后	TIA 与脑梗死的关系
传统定义	症状持续时间	24 小时内	未提及	侧重症状持续时间	等症状自行缓解，干预不够积极	暗示是一个良性的过程	与心绞痛和心肌梗死的关系不统一
新定义	是否有组织学损伤	无时间限定	脑、脊髓或视网膜未发生梗死	鼓励使用神经影像学观察有无组织学损伤	促进对急性缺血进行早期积极干预，如溶栓	暗示可引起严重的神经功能缺损	类似心绞痛与心肌梗死的关系

（一）症状与体征

中老年人突然出现局灶性脑损害症状，符合颈内动脉系统与椎基底动脉系统及其分支缺血后的表现（表 32-10），持续数分钟或数小时，24 小时内完全恢复。

表 32-10　颈内动脉系统及椎基底动脉系统 TIA 表现

	颈内动脉系统 TIA	椎基底动脉系统 TIA
主要分支	眼动脉、脉络膜前动脉、后交通动脉、大脑前动脉、大脑中动脉	椎动脉分支：脊髓后动脉、脊髓前动脉、延髓支、小脑后下动脉 基底动脉分支：旁正中动脉、短旋动脉、长旋动脉、大脑后动脉
供应区域	眼部、大脑半球前 3/5（额叶、颞叶、顶叶、基底节）	大脑半球后 2/5、丘脑、脑干、小脑
常见症状	对侧发作性的肢体单瘫、面瘫或偏瘫；病变对侧单肢或偏身麻木	眩晕、恶心、呕吐，大多数不伴耳鸣（脑干前庭系统缺血）；少数伴有耳鸣（迷路动脉缺血）
特征性症状	眼动脉交叉瘫：同侧单眼一过性黑蒙或失明，对侧偏瘫及感觉障碍 Horner 征交叉瘫：同侧 Horner 征，对侧偏瘫 优势半球受累可出现失语	跌倒发作：突然出现的双下肢无力而倒地，但可随即自行站起，整个过程意识清楚。见于脑干网状结构缺血 短暂性全面遗忘症：突然起病的一过性记忆丧失，伴时间、空间定向力障碍、无意识障碍，自知力存在，较复杂的皮层高级活动如书写、计算和对话等保留，无其他神经系统异常表现，见于颞叶、海马等部位缺血 一侧或两侧视力障碍或视野缺损。见于大脑后动脉缺血，枕叶皮层受累
可能出现的症状	病灶对侧同向性偏盲（大脑中-后动脉皮质分水岭区缺血，颞-枕交界区受累）	复视、眼震 交叉性感觉障碍和瘫痪 吞咽困难和构音障碍（真性或假性球麻痹） 共济失调及平衡障碍 意识障碍

（二）辅助检查

1. 诊断 TIA　在有条件的医院，建议尽可能采用弥散加权磁共振（DWI）作为主要诊断技术手段，如未发现脑急性梗死证据，诊断为影像学确诊 TIA。如有明确的脑急性梗死证据，则无论发作时间长短均不再诊断为 TIA。对无急诊 DWI 诊断条件的医院，尽快、尽可能采用其他结构影像学检查，对于 24 小时内发现脑相应部位急性梗死证据者，诊断为脑梗死，未发现者诊断为临床确诊 TIA。

2. 寻找 TIA 病因　建议怀疑 TIA 患者应尽早进行全面检查与评估。评估的主要目的是判断导致 TIA 的病因和可能的发病机制，只有找到病因，才有可能做出最适宜的治疗和预防措施。常用辅助检查包括：

（1）一般检查：包括心电图、全血细胞计数、血电解质、肾功能及快速血糖和血脂测定。

（2）血管检查：所有 TIA 患者均应尽快进行血管评估，可利用 CT 血管成像（CTA）、磁共振血管成像（MRA）和数字减影血管造影（DSA）等血管成像技术进行血管检查。DSA 是颈动脉行动脉内膜剥脱术（CEA）和颈动脉血管成形和支架植入术（CAS）治疗前

评估的金标准。

颈动脉血管超声能清晰显示颈动脉的硬化和斑块形成，可准确判断血管狭窄程度。经颅多普勒超声（TCD）可发现颅内外大血管病变，同时对TIA患者有可能发现其潜在的狭窄责任动脉，进行微栓子监测，还可以长期随访观察狭窄动脉变化。

（3）侧支循环代偿及脑血流储备评估：应用DSA、脑灌注成像和TCD等检查评估侧支循环代偿及脑血流储备，对于判断是否存在低灌注及指导治疗有一定价值。

（4）易损斑块的检查：易损斑块（vulnerable plaque，VP）是指容易破裂、易于发生血栓形成和（或）进展迅速的危险斑块，易损斑块是动脉栓子的重要来源。颈部血管超声、血管内超声、高分辨MRI及TCD微栓子监测有助于对动脉粥样硬化的易损斑块进行评价。

颈部血管超声能准确反映动脉硬化病变程度及粥样硬化斑块的易损性，对斑块稳定性的评估有较高诊断价值。通过评价颈动脉斑块易损性可预测多种心脑血管疾病，是临床较为常用的检查手段。彩色多普勒超声根据斑块内部回声可以初步判断其性质：稳定斑块表现为强回声、表面光滑的等回声或以强回声为主的混合回声斑块；易损斑块表现为低回声、表面粗糙的等回声、不均质回声或溃疡型斑块。根据斑块超声造影后增强特点，测定斑块内新生血管生成密度：①易损斑块：斑块由周边向内部呈密度较高的点状及短线状增强；②稳定斑块：斑块无增强或周边及内部呈稀疏点状增强。

血管内超声、高分辨MRI可以发现早期粥样硬化斑块，且两者对斑块的评价与组织学高度一致。但血管内超声有创、昂贵，MRI检查耗时长，并禁用于体内有电子植入物或磁铁性金属异物、幽闭症等患者，因此限制了在临床上的运用。

（5）心脏评估：疑为心源性栓塞时，或大于45岁患者颈部和脑血管检查及血液学筛选未能明确病因者，TIA发病后应尽快进行多种心脏检查。当最初脑影像检查和心电图不能确定病因时，应该进行长程心电监测或Holter。对于怀疑TIA的患者（尤其是其他检查不能确定病因时），应行经胸超声心动图（TTE）。经食管超声心动图（TEE）检查可用于诊断卵圆孔未闭、主动脉弓粥样硬化、瓣膜病，识别这些情况可能改变治疗决策。

（6）根据病史做其他相关检查。

TIA当同癫痫部分性发作相鉴别，后者一般表现为局部肢体抽动，多起自一侧口角，扩展到面部或一侧肢体，或者表现为肢体麻木感和针刺感，一般持续时间更短，应尽早完成EEG检测，寻找癫痫波。

二、脑　卒　中

脑卒中（stroke）是一种突然起病的脑血液循环障碍性疾病，又称脑血管意外，俗称脑中风。是指因各种诱发因素引起脑内动脉狭窄、闭塞或破裂，而造成急性脑血液循环障碍，临床上表现为一过性或永久性脑功能障碍的症状和体征。

若患者突然出现以下症状时应考虑脑卒中可能：①一侧肢体（伴或不伴面部）无力或麻木；②一侧面部麻木或口角歪斜；③说话不清或理解语言困难；④双眼向一侧凝视；⑤一侧或双眼视力丧失或模糊；⑥眩晕伴呕吐；⑦既往少见的严重头痛、呕吐；⑧意识障碍或抽搐。

脑卒中分为缺血性脑卒中和出血性脑卒中。缺血性脑卒中大约占所有脑卒中的80%，是指局部脑组织因血液循环障碍，缺血、缺氧而发生的软化坏死。主要是由于供应脑部血液的动脉出现粥样硬化和血栓形成，使管腔狭窄甚至闭塞，导致局灶性急性脑供血不足而发病；也有因异常物体（固体、液体、气体）沿血液循环进入脑动脉或供应脑血液循环的颈部动脉，造成血流阻断或血流量骤减而产生相应支配区域脑组织软化坏死者。前者称为动脉硬化性血栓形成性脑梗死，后者称为脑栓塞。出血性脑卒中分为脑出血（ICH）和蛛网膜下出血（SAH），出血量和部位决定了出血性脑卒中的严重程度。出血性脑卒中的死亡率大大高于缺血性脑卒中。

（一）缺血性脑卒中

急性缺血性脑卒中诊断流程包括以下5个步骤：①是否为脑卒中？排除非血管性疾病；②是否为缺血性脑卒中？进行脑CT或MRI检查排除出血性脑卒中；③脑卒中严重程度？根据神经功能缺损量表评估；④能否进行溶栓治疗？核对适应证和禁忌证以及发病时间；⑤病因分型，参考TOAST标准，结合病史、实验室、脑病变和血管病变等检查资料确定病因。

疑似缺血性卒中患者，应当尽快进行病史采集和体格检查。询问症状出现的时间尤为重要，其他包括神经系统发生及进展特征、心脑血管危险因素，用药史、药物滥用、偏头痛、痫性发作、感染、创伤及妊娠史等。并即刻评估气道、呼吸和循环功能，进行一般体格检查和神经系统检查。观察是否有神经系统定位体征（表32-11）及提示其他系统原发病的阳性体征。

参照2010中国急性缺血性脑卒中诊治指南对疑似脑卒中的患者合理选择辅助检查，以诊断或排除类脑卒中和其他病因。所有患者都应做的检查有：①平扫脑CT或MRI；②血糖、血脂、肝肾功能电解质；③心电图和心肌缺血标志物；④全血计数，包括血小板计数；⑤凝血酶原时间（PT）、国际标准化比率（INR）和活化部分凝血活酶时间（APTT）；⑥氧饱和度；⑦胸部X线检查。部分患者必要时可选择的检查：①毒理学筛查；②血液酒精水平；③妊娠试验；④动脉血气分析（若怀疑缺氧）；脑脊液检查（怀疑蛛网膜下腔出血而CT未显示或怀疑脑卒中继发于感染性疾病）；⑤脑电图（怀疑痫性发作）。

另外，指南建议进行血管病变检查（Ⅱ）类推荐，但在症状出现6h内，不过分强调此类检查。颅内、外血管病变检查包括颈动脉超声、经颅多普勒（TCD）、磁共振成像（MRA）、CT血管成像（CTA）和数字减影血管造影（DSA）等。其中，DSA的准确性最高，仍是当前血管病变检查的金标准，但属于有创检查。MRA和CTA可提供有关血管闭塞或狭窄的信息。以DSA为参考标准，MRA发现椎动脉及颅外动脉狭窄的敏感度和特异度约70%～100%，但只可显示颅内大血管近端闭塞和狭窄，对远端或分支显示不清。颈动脉双功超声对发现颅外颈部血管病变，尤其是狭窄和斑块很有帮助；TCD可检查颅内血流、微栓子及监测治疗效果，能准确判断急性脑梗死患者颅内动脉闭塞部位，能实时评估脑血流情况，为CTA和MRA提供额外信息（如微栓子信号、动脉侧支开放以及锁骨下动脉盗血），但TCD受操作技术水平和骨窗影响较大。

急性缺血性脑卒中的诊断要点：①急性起病；②局灶性神经功能缺损，少数为全面神经功能缺损（表32-11）；③症状和体征出现数小时以上；④脑CT或MRI排除脑出血和其他病变；⑤脑CT或MRI有责任梗死灶；⑥TCD检查为临床提供某些病因和发病机制上的依据。

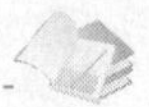

表 32-11　颅内缺血及局灶性的神经功能缺损

病变血管	症状及体征
颈内动脉	侧支不良时表现为大脑中动脉和（或）前动脉缺血（症状同颈内系统 TIA，见表 32-10），如果为颅外段动脉闭塞时，颈动脉可有触痛，呈条索状，搏动减退或消失，颈部闻及血管杂音
大脑中动脉	主干：三偏征、双眼向病灶侧凝视，优势半球受累时可有失语，非优势半球病变可有体象障碍。大面积缺血时，多有不同程度意识障碍 皮层支：偏瘫（面部上肢为重）、偏身感觉障碍，可有失语，无意识障碍 深穿支：对侧偏瘫（肢体、面、舌受累程度均等）对侧偏身感觉障碍，可有偏盲、失语
大脑前动脉	近端：由于前交通动脉代偿可无症状 远端：对侧偏瘫（下肢重于上肢）、轻度感觉障碍。主侧半球病变可见 Broca 失语，可有尿失禁（旁中央小叶受损）及对侧强握反射 深穿支闭塞：对侧面瘫、舌瘫、上肢轻瘫（内囊膝部及部分内囊前肢） 双侧大脑前动脉闭塞：淡漠、欣快等精神症状，双下肢瘫，尿潴留或尿失禁，强握反射
大脑后动脉	主干：三偏征、丘脑综合征、优势半球受累时伴有失读 皮质支：双眼对侧视野同向偏盲（黄斑回避），偶为象限盲，可伴视幻觉、视物变形、视觉失认，优势半球受累可表现为失读及命名性失语，非优势半球受累有体象障碍 双侧皮层支闭塞：双眼全盲（黄斑回避），光反存在，可伴不成形的幻视发作。累及颞叶下内侧时，可见严重记忆力损害 深穿支： 丘脑综合征：对侧偏身感觉障碍，以深感觉障碍为主，自发性疼痛、感觉过度、轻偏瘫、共济失调、舞蹈-手足徐动，见于丘脑膝状体动脉闭塞 红核丘脑综合征：病灶侧舞蹈样不自主运动、意向性震颤、小脑性共济失调，对侧偏身感觉障碍），见于丘脑穿动脉闭塞 Weber 综合征（同侧动眼神经麻痹、对侧偏瘫）、Benedikt 综合征（同侧动眼神经麻痹、对侧不自主运动），见于中脑脚间支闭塞
小脑后下动脉、椎动脉	延髓背外侧综合征（Wallenberg 综合征）：眩晕、恶心、呕吐、眼震（前庭神经核受损）；声音嘶哑、吞咽困难及饮水呛咳（舌咽、迷走神经、疑核受累）；小脑共济失调（绳状体或小脑损伤）；交叉性感觉障碍（三叉神经脊束核及对侧交叉的脊髓丘脑束受损）；同侧 Horner 征（交感神经下行纤维损伤）
基底动脉	主干：眩晕、恶心呕吐、眼震、复视、构音障碍、吞咽困难、共济失调。病情进展迅速可见球麻痹、四肢瘫、昏迷甚则死亡 分支： 脑桥腹外侧综合征（Millard-Gubler syndrome）：同侧面神经和展神经麻痹，对侧偏瘫，见于短旋支梗死 Foville 综合征：两眼不能向病灶侧同向运动，病灶侧面神经和展神经麻痹、对侧偏瘫，见于旁正中支梗死 闭锁综合征（locked-in syndrome）：双侧面瘫，球麻痹，四肢瘫，不能讲话，但因脑干网状结构未受累，故意识清楚，能随意睁闭眼，可通过睁闭眼或眼球垂直运动来表达自己的意愿，见于脑桥基底部双侧梗死 基底动脉尖综合征（top of the basilar syndrome）：眼球运动障碍、瞳孔异常、觉醒和行为障碍，可伴有记忆丧失及对侧偏盲或皮质盲，少数可见大脑脚幻觉。见于基底动脉尖端（分出大脑后动脉、小脑上动脉）缺血累及中脑、丘脑、小脑上部、颞叶内侧和枕叶

1. 动脉粥样硬化性血栓性脑梗死　动脉粥样硬化性血栓性脑梗死（atherothrombotic cerebral infarction）是脑梗死中最常见的类型。在脑动脉粥样硬化等原因引起的血管壁病变的基础上，管腔狭窄、闭塞或后血栓形成，造成局部脑组织因血液供应中断而发生缺血、缺氧坏死，引起相应的神经系统症状和体征。

中老年患者，有动脉粥样硬化及高血压等脑卒中危险因素，安静状态下或活动中起病，病前可有反复 TIA 发作，症状常在数小时或数天内达高峰。出现局灶性的神经功能缺损，梗死范围与某一脑动脉的供应区域相一致。一般意识清楚，在发生基底动脉血栓或大面积脑梗死时，病情严重，出现意识障碍，甚至脑疝形成。

头颅 CT 在早期多正常，24～48 小时内出现低密度病灶（图 32-2）。MRI 对于超急性期的小灶梗死、桥脑梗死及小脑梗死较 CT 敏感，有助于脑梗死分期（表 32-12）。脑脊液检查大致正常。血管造影可发现狭窄或闭塞的动脉。TCD 可发现与临床和头颅影像学脑梗死相对应供血动脉的严重狭窄或闭塞，为大动脉粥样硬化性狭窄卒中提供诊断依据。

表 32-12　脑梗死的 CT、MRI 表现

梗死时间	CT 表现	MRI 表现
超急性期（<6 小时）	部分患者无异常发现；部分病患可见大脑中动脉高密度征，岛叶及豆状核灰白质分界不清，脑沟消失	DWI 明亮高信号
急性期（<24 小时）	同超急性期	DWI 明亮高信号，T1WI 低信号，T2WI 高信号
亚急性期（24 小时～3 周）	梗死区表现为低密度影，3～5 天水肿达高峰，可见占位效应；2 周左右梗死区因水肿减轻和吞噬细胞浸润可与正常脑组织密度相近而难于分辨，称“模糊效应”；“模糊期”后梗死区表现为低密度	DWI 明亮高信号逐渐降低，T1WI 低信号，T2WI 高信号，T2FLAIR 高信号
慢性期（>3 周）	梗死区表现为边界清晰的低密度影	DWI 等或低信号，T1WI 低信号，T2WI 高信号，T2FLAIR 高信号
后遗症期	梗死区软化灶形成，表现为囊腔状低密度影，密度与脑脊液相仿	DWI 低信号，T1WI 低信号，T2WI 高信号，T2FLAIR 低信号

2. 脑栓塞　脑栓塞（cerebral embolism）是指血液中的各种栓子（如心脏内的附壁血栓、动脉粥样硬化斑块、脂肪、肿瘤细胞、纤维软骨或空气等）随血流进入脑动脉而阻塞血管，当侧支循环不能代偿时，引起该动脉供血区脑组织缺血性坏死，出现局灶性神经功能缺损。脑栓塞约占脑卒中的 15%～20%。

本病任何年龄均可发生，以青壮年较多。本病诊断要点为：多有风湿性心脏病、心房颤动、大动脉粥样硬化等病史。起病急，症状常在数秒或数分钟达到高峰，表现为偏瘫、失语等局灶性神经功能缺损。

头颅 CT 和 MRI 有助于脑栓塞的明确诊断。脑栓塞较多见于大脑中动脉供血区，尤以左侧更为常见，CT、MRI 表现同动脉血栓性脑梗死（图 32-3）。栓塞引起的脑组织缺血坏死以出血性更为常见，发生出血性梗死时 CT 为首选检查，表现为低密度的梗死区内出现

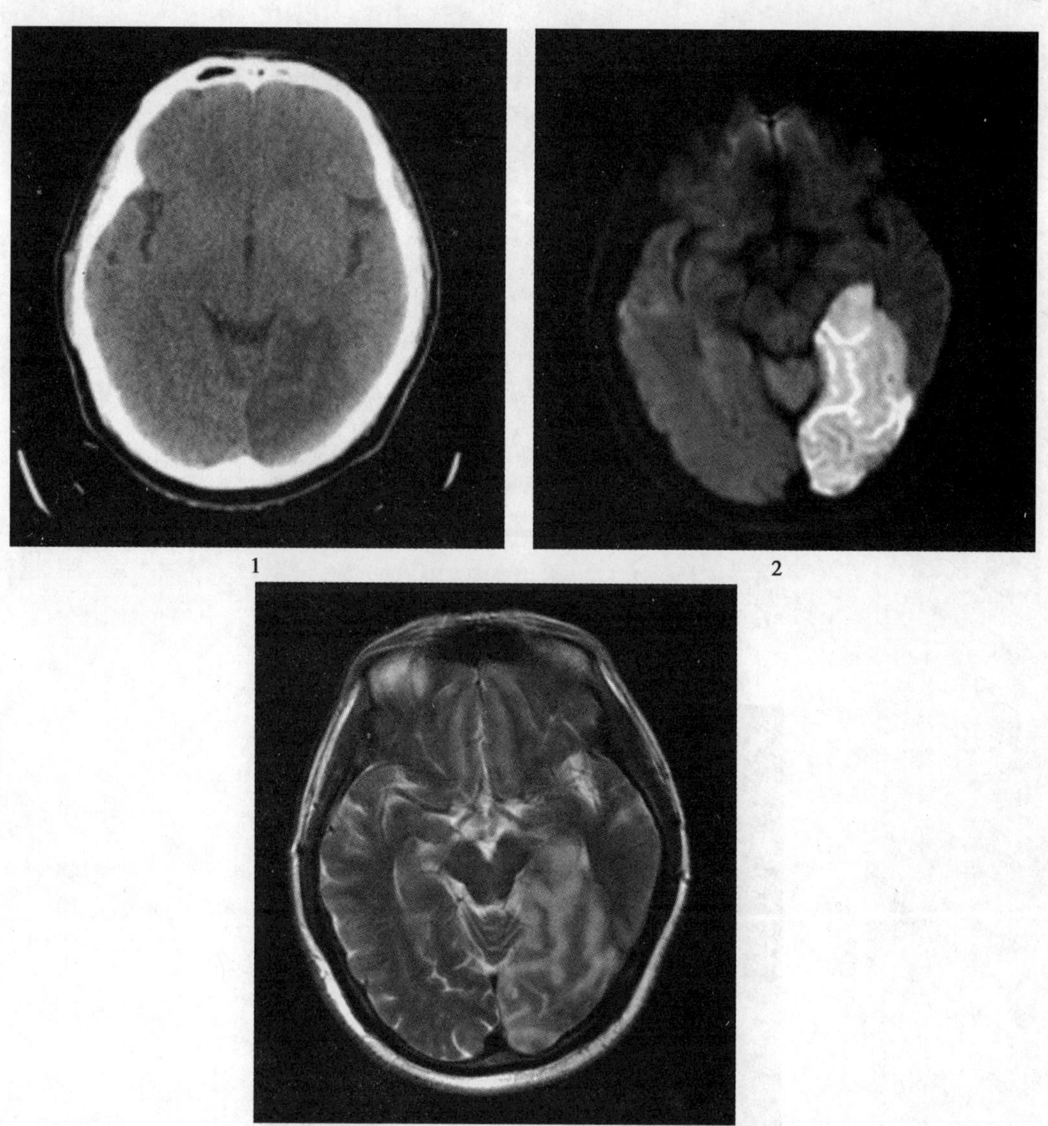

图 32-2　动脉血栓性脑梗死的 CT、MRI 表现

1. 左枕叶亚急性期梗死 CT 示低密度影；2. 左枕叶亚急性期梗死 DWI 示明亮高信号；3. 左枕叶亚急性期梗死 T2WI 示高信号。

一个或多个斑点状、斑片状、条索状或团片状高密度出血灶（图 32-4）。MRI T1WI 序列出现高信号提示出血。在心源性栓塞时 TCD 检查可以发现闭塞血管血流以及排除是否有 ICA 严重狭窄。

3. 腔隙性脑梗死　腔隙性脑梗死（lacunar infarction）是指大脑半球或脑干深部的小穿通动脉，在长期的高血压基础上（部分患者有糖尿病史），血管壁发生病变（小动脉玻璃样变、动脉硬化性病变及纤维素样坏死等），当有血栓形成或微栓子脱落时，形成多发性小梗死灶（0.2～15mm 的囊性病灶）。小梗死灶仅稍大于血管管径，坏死组织被吸收后，可残留小囊腔。常见的发病部位有壳核、尾状核、内囊、丘脑及脑桥等。

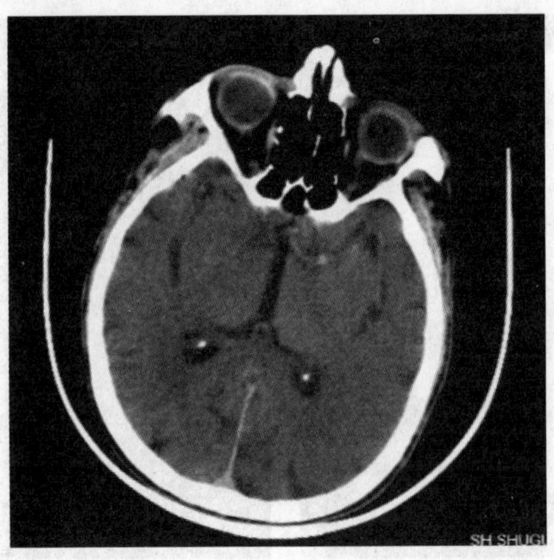

图 32-3　大脑中动脉高密度征

左侧大脑中动脉密度高于相邻脑叶，是同侧大脑中动脉供血中断超早期 CT 表现。

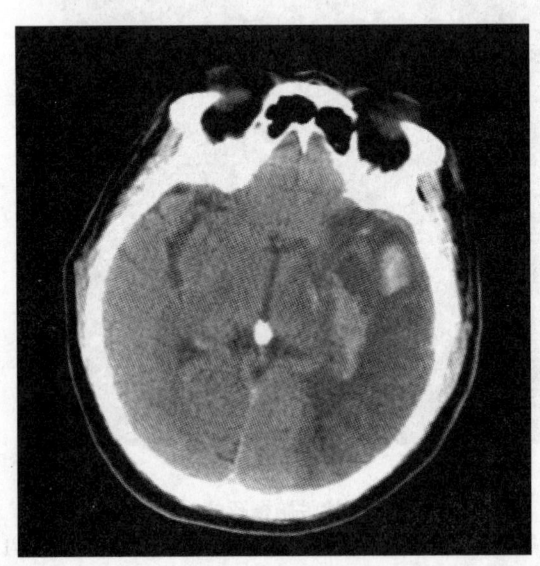

图 32-4　出血性脑梗死的 CT 表现

左侧大脑中动脉供血区低密度梗死区内见片状高密度出血灶。

本病中老年患者多发。诊断要点为：有高血压病史，急性起病，出现局灶性神经功能缺损的症状及体征。头部 CT 或 MRI 检查发现相应的区域有腔隙性病灶（图 32-5）。表现为大脑半球或脑干深部的穿通动脉走行区（壳核、尾状核、内囊、丘脑、桥脑等部位）单发或多发的圆形、卵圆形或楔形小于 15mm 的低密度阴影，大部分病灶边界清晰。MRI 对于小病灶和桥脑病灶较 CT 敏感，表现为 T1WI 低信号，T2WI 高信号。新鲜梗死灶 DWI 表现为明亮高信号。TCD 常无异常发现，此为腔梗诊断提供了颅内血管正常的依据。如果 TCD 检查发现颅内或颅外相应血管有严重狭窄或闭塞，则要重新进行脑梗死亚型分类。TCD 可以为非动脉粥样硬化性血管病如大动脉炎、烟雾病、血管纤维肌营养不良、夹层动

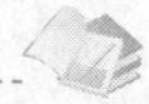

脉瘤、放射性大血管病等引起的脑梗死提供某些提示性诊断。

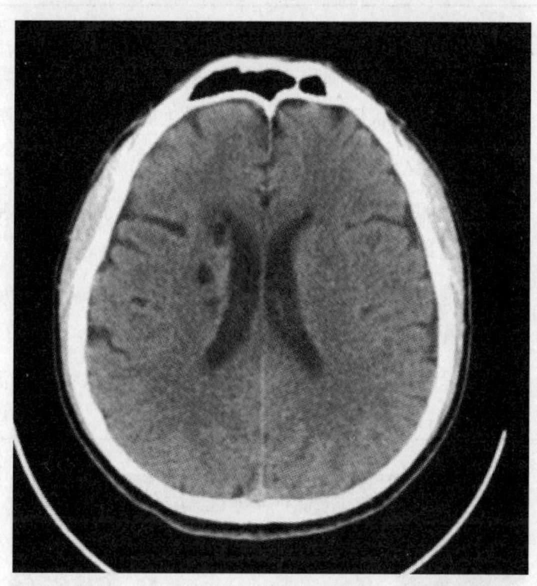

图 32-5　腔隙性脑梗死的 CT 表现
右侧放射冠区多发边界清晰的低密度阴影。

（二）出血性脑卒中

1. 脑出血　脑出血（intracerebral hemorrhage，ICH）是指非外伤性脑实质内血管破裂引起的出血，占全部脑卒中的 20% ~30%。脑出血中大脑半球出血约占 80%，其中最常见部位是壳核（30% ~50%），脑干和小脑出血约占 20%。

脑出血最常见的病因是高血压合并细、小动脉硬化，其他病因包括脑动静脉畸形、动脉瘤、血液病（白血病、再生障碍性贫血、血小板减少性紫癜、血友病、镰状细胞贫血病）、梗死后出血、抗凝或溶栓治疗、原发性或转移性肿瘤破坏血管、脑淀粉样血管病（CAA）、脑动脉炎等。不同病因脑出血的出血方式不同。高血压、CAA、脑动脉瘤和脑动静脉畸形等常导致脑血管破裂，出血量大，病情较重；血液病、脑动脉炎及部分梗死后出血常表现为点状、环状出血，出血量小，症状较轻。

脑出血常发生于 50 岁以上患者，多有高血压病史，活动中或情绪激动时突然起病，少数在安静状态下起病。一般无前驱症状，少数可有头晕、头痛及肢体无力等。发病后症状在数分钟至数小时达到高峰。临床表现的轻重主要取决于出血量及出血部位。通常出现血压明显升高，头痛、恶心、呕吐等颅内压升高的表现，有偏瘫、失语等局灶性神经功能缺损症状，可伴脑膜刺激征（出血流入蛛网膜下腔），可伴有意识障碍和痫性发作。脑疝是脑出血患者的常见死亡原因之一。

CT 是确诊脑出血（ICH）的首选检查方法（表 32-13，图 32-6），可准确显示出血的部位、脑水肿情况并估算出血量：血肿出血量（ml）= 病灶最大层面长 × 宽 × 层间距（cm）× 病灶层数 × π/6。MRI 的优点在于可以更加准确了解出血的溶解过程以对病程分期：急性期 T1WI 为等或略低信号，T2WI 为低信号；亚急性期 T1WI、T2WI 均为高信号（双高征象）；慢性期血肿周边部由于含铁血黄素沉积，可见特征性的环状低信号。CTA、MRA、DSA、TCD 则易于发现动脉瘤、脑血管畸形等脑出血病因。

表 32-13　脑出血的典型 CT 表现

出血时间	CT 表现
超急性期（<24 小时）	典型的圆形、卵圆形、肾形高密度影，CT 值 50 ~ 80HU，甚至可达 90HU，周围常有环状低密度影。出血量大时呈片状，可破入脑室或流入蛛网膜下腔，并可见脑疝形成
急性期（1 ~ 3 天）	圆形、卵圆形、肾形或片状高密度影，周围见低密度水肿带。出血 3 天时水肿达最高峰，占位效应明显
亚急性期（3 天 ~ 3 周）	红细胞溶解从血肿周边部开始，相应表现为血肿从周边部向中心部的高密度→等密度→低密度的演变过程
慢性期（>3 周）	血肿呈低密度，30 天后表现为囊状、裂隙状边界清晰的低密度软化灶，CT 值与脑脊液相仿，可见钙化

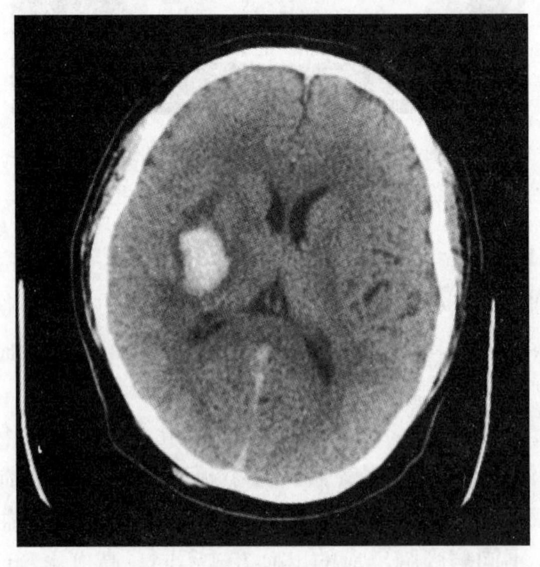

图 32-6　急性期脑出血的 CT 表现

右侧基底节区片状高密度影，周围见低密度水肿带。

2. 蛛网膜下腔出血　蛛网膜下腔出血（subarachnoid hemorrhage，SAH）指脑底部或脑表面血管破裂后，血液流入蛛网膜下腔引起相应临床症状的一种脑卒中，又称原发性蛛网膜下腔出血，约占所有脑卒中的 5% ~ 10%。

蛛网膜下腔出血的病因主要有：颅内动脉瘤（50% ~ 80%）、脑血管畸形（青少年多见，约 2%）、脑底异常血管网（moyamoya 病，约 1%），其他还见于夹层动脉瘤、血管炎、颅内静脉系统血栓形成、结缔组织病、血液病、颅内肿瘤、凝血障碍性疾病、抗凝治疗并发症等，有时脑实质内出血、脑室出血、硬膜外或硬膜下血管破裂血液流入蛛网膜下腔亦可引起继发性蛛网膜下腔出血。

蛛网膜下腔出血的诊断主要依据突然发生的剧烈头痛、呕吐、脑膜刺激征阳性和 CT 诊断。CT 是诊断超急性和急性期蛛网膜下腔出血（SAH）的首选影像学检查方法，出血距离检查时间越短，CT 阳性率越高（图 32-7）。临床除常见的动脉瘤、动静脉畸形等所致蛛网膜下腔出血外，还有相对少见的中脑周围非动脉瘤性蛛网膜下腔出血（PNSAH）

和皮层蛛网膜下腔出血（cSAH），CT有助于上述三者的鉴别（表32-14）。

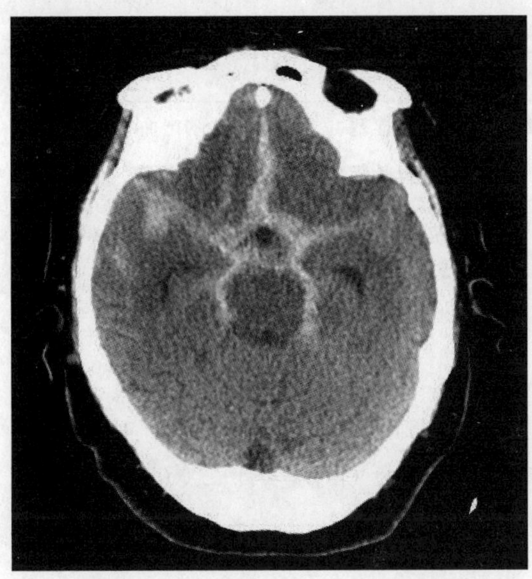

图32-7　蛛网膜下腔出血的CT表现

基底池弥漫高密度影，延伸至外侧裂及外侧裂外侧部和前纵裂池。

表32-14　不同病因蛛网膜下腔出血的影像表现及并发症

类型	CT表现
常见SAH	最常表现为基底池弥漫高密度影，可延伸至外侧裂及外侧裂外侧部、前后纵裂池、脑室内及大脑凸面脑沟内，可伴有颅内血肿。根据出血分布可初步判断动脉瘤部位
PNSAH	出血中心紧邻中脑前方，可向环池基底部扩展，不充满纵裂池前部，无明显颅内血肿
cSAH	大脑皮层凸面一个或相邻数个脑沟内线状高密度出血影，以中央沟受累最多见，常单侧

MRI在SAH的亚急性期和慢性期较CT敏感，发病数天后CT的敏感性降低，而T1WI和FLAIR序列的高信号可持续两周或更长时间。少量出血而CT不能发现SAH的证据时，MRI是检出SAH的重要方法。如果影像学检查未发现异常或没有条件进行影像学检查时，可根据临床表现结合腰穿CSF呈均匀一致血性、压力增高等特点考虑诊断。穿刺最好于发病12小时后进行，因为发病12小时后的脑脊液可以出现黄变，送检的脑脊液离心后上清液呈黄色，以此可与穿刺误伤鉴别。确定蛛网膜下腔出血的诊断后，应进一步进行病因诊断，例如脑血管造影、MRI、MRA及血液等检查，以便进行病因治疗。DSA（尤其是3D-DSA）是明确SAH病因的金标准。造影时机一般在出血3天内或3~4周后，以避开脑血管痉挛和再出血的高峰期。CTA、MRA主要用于有动脉瘤家族史或破裂先兆者的筛查以及动脉瘤患者的随访。TCD对脑出血、SAH主要通过反复床旁检查可以在临床症状出现前判断是否发生大血管痉挛、痉挛的程度、发展过程、指导临床用药及评价治疗效果。

缺血性脑卒中和出血性脑卒中由于治疗方案不相同，所以鉴别诊断非常重要（表32-15）。

表32-15　缺血性脑卒中与出血性脑卒中鉴别

	缺血性脑卒中		出血性脑卒中	
项目	脑血栓形成	脑栓塞	脑出血	蛛网膜下腔出血
发病年龄	老年人（60岁以上）多见	青壮年多见	中老年（50～65岁）多见	各年龄组均见，以青壮年多
常见病因	动脉粥样硬化	各种心脏病	高血压及动脉硬化	动脉瘤（先天性，动脉硬化性）血管畸形
TIA史	较多见	少见	少见	无
起病时状态	多在静态时	不定，多由静态到动态时	多在动态（激动，活动）时	同左
起病缓急	较缓（以时，日计）	最急（以秒，分计）	急（以分，时计）	急骤（以分计）
意识障碍	无或轻度	少见，短暂	多见，持续	少见，短暂
头痛	多无	少有	多有	剧烈
呕吐	少见	少见	多见	最多见
血压	正常或增高	多正常	明显增高	正常或增高
瞳孔	多正常	多正常	患侧有时大	多正常
眼底	动脉硬化	可见动脉栓塞	动脉硬化，可见视网膜出血	可见玻璃体膜下出血
偏瘫	多见	多见	多见	无
脑膜刺激征	无	无	可有	明显
脑脊液	多正常	多正常	压力增高，含血	压力增高，血性
CT检查	脑内低密度灶	脑内低密度灶	脑内高密度灶	蛛网膜下腔高密度影

三、癫　痫

癫痫（epilepsy）是一组由已知或未知病因所引起，脑部神经元高度同步化，且常具自限性的异常放电所导致的综合征。以反复性、发作性、短暂性、刻板性的中枢神经系统功能失常为特征。由于异常放电神经元的位置不同，放电扩展的范围不同，患者的发作可表现为感觉、运动、意识、精神、行为、自主神经功能障碍或兼有之。每次发作称为癫痫发作。持续存在的癫痫易感性所导致的反复发作称为癫痫，这些易感性包括有明确的癫痫家族史，发作间期脑电图有明确的痫样放电，有确切而不能根除的癫痫病因存在等。在癫痫中，由特定症状和体征组成的特定的癫痫现象称为癫痫综合征。癫痫的后果对患者心理、认知及社会因素都有明显的影响。

目前对癫痫的病因认识尚有局限，病因已明确的癫痫称为继发性癫痫（症状性癫痫）（表32-16）。不能明确病因，常在某特定年龄段起病，脑部没有足以引发癫痫发作的结构异常或生化异常，有特征性临床及脑电图表现的称为特发性癫痫，临床更倾向于基因突变

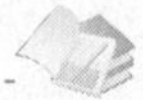

和先天因素所致，有明显的遗传倾向。对临床表现提示为症状性癫痫，但尚不能明确病因者称为隐源性癫痫。

表 32-16　不同年龄组癫痫的常见病因

时期	常见病因
新生儿及婴儿期	先天以及围产期因素（缺氧、窒息、头颅产伤）、遗传代谢性疾病、皮质发育异常所致的畸形等
儿童以及青春期	特发性（与遗传因素有关）、先天以及围产期因素（缺氧、窒息、头颅产伤）、中枢神经系统感染、脑发育异常等
成人期	头颅外伤、脑肿瘤、中枢神经系统感染性因素等
老年期	脑血管意外、脑肿瘤、代谢性疾病、变性病等

传统将癫痫的诊断分为三步：即首先明确是否是癫痫，其次癫痫是原发性还是症状性，最后明确癫痫的病因。2001 年国际抗癫痫联盟提出了癫痫诊断的新方案，由 5 方面组成：①发作期症状学：根据标准描述性术语对发作时症状进行详细的不同程度的描述；②发作类型：根据发作类型表确定患者的发作类型，如可能应明确在大脑的定位；如为反射性发作，需要指明特殊的刺激因素；③综合征：尽可能根据已被接受的癫痫综合征表进行综合征的诊断；④病因：尽可能根据经常合并癫痫或癫痫综合征的疾病分类确定病因、遗传缺欠或症状性癫痫的特殊病理基础；⑤损伤：此为诊断附加指标，主要是关于癫痫造成损伤的程度。损伤的分类将根据世界卫生组织（WHO）ICIDH-2 功能和残障的国际分类标准制定。

（一）病史及体征

1. 病史采集　完整的病史包括：发作史、出生史、生长发育史、热性惊厥病史、家族史等，能够为诊断癫痫提供更多的线索（表 32-17）。

（1）发作史：完整而详细的发作史对区分是否为癫痫发作、癫痫发作的类型、癫痫及癫痫综合征的诊断都有很大的帮助，是确诊癫痫的关键。包括：①首次发作的年龄：有相当一部分癫痫发作和癫痫综合征均有特定的起病年龄范围；②大发作前是否有“先兆”，即刚要发作前的瞬间，患者自觉的第一个感受或表现，实际是一种部分性发作，最常见的先兆如恶心、心慌、胃气上升感、害怕、似曾相识感、幻视或幻听、一侧口角抽动等；发作前不变的先兆不仅有助于诊断部分性癫痫发作，而且对病灶的定位也非常重要；③发作时的详细过程：好发于清醒状态或者睡眠状态，发作时有无意识丧失，有无肢体强直或阵挛性抽搐，有无摔伤以及大小便失禁等，表现为一侧肢体抽动还是两侧肢体抽动，头部是否转向一侧或双眼是否斜向一侧等，发作的持续时间，发作后的状态，是否有头痛、呕吐、发作后谵妄状态及 Todd 麻痹；④发作的类型：一些病史较长的患者需询问早期发作的表现，后来的发作形式有无改变，以及最后一次发作的表现；⑤发作的频率：平均每月或每年发作多少次，是否有短时间内连续的丛集性发作，最长与最短发作间隔等；尤其近 1 ~3 个月的每月发作频率（以及平均数），既可评估发作的严重程度，也可作为以后评估疗效的较好基础；⑥发作的诱因：如睡眠不足、过量饮酒、发热、过度疲劳、情绪紧张以及某种特殊刺激，女性是否与月经有关；⑦是否应用了抗癫痫药物治疗及其效果。

（2）个人史：出生时是否足月出生、出生是否顺利、有无窒息或者产伤等情况，还应该询问母亲在怀孕期间患过何种疾病。出生史异常易于在成长的过程中出现癫痫，尤其对婴儿或者儿童疑诊患者非常关键。了解生长发育情况，重点了解神经精神发育情况，包括运动、语言、智力等，对于癫痫的分类和确定具体的综合征有帮助。

(3) 家族史：如果家族中有癫痫或者有抽搐发作的患者，特别是具体的发作表现与疑诊者相似，则能够为诊断提供积极的信息。

(4) 其他疾病史：是否有头颅外伤史、中枢系统感染史或者中枢神经系统肿瘤等明确的脑部损伤或者疾病的病史，能够提示癫痫的病因。具有热性惊厥史的患者出现癫痫的几率较正常人为高，特别是容易出现某些类型的发作和癫痫。

表 32-17　癫痫诊断的重要病史资料

病史	内容
现病史	首次发作的年龄
	发作频率（每年、每月、每周或每日多少次）
	发作时的状态或诱因（觉醒、困倦、睡眠、饥饿或其他特殊诱发因素）
	发作开始时的症状（先兆，或最初的感觉或运动性表现）
	发作的演变过程
	发作时观察到的表现（姿势、肌张力、运动症状、自主神经症状、自动症等）
	发作时的意识状态（知觉和反应性）
	发作持续的时间（有无持续状态病史）
	发作后表现（嗜睡、朦胧、Todd 麻痹、失语、遗忘、头痛或立即恢复正常）
	有无其他形式的发作
	是否服用抗癫痫药物，服用种类、剂量、疗程及疗效
	发病后有无精神运动发育倒退或认知损失
既往史	有无围产期脑损伤病史
	有无中枢神经系统其他病史（感染、外伤等）
	有无新生儿惊厥及高热惊厥史
家族史	家族中有无癫痫、高热惊厥、偏头痛、睡眠障碍及其他神经系统疾病史

2. 体格检查　体格检查包括一般内科系统查体和神经系统查体。重点应放在神经系统方面，要注意患者的精神状态和智能，注意患者的言语是否正常，在检查眼部时应注意检查眼底。体格检查对癫痫的病因诊断有一定帮助。

(二) 辅助检查

1. 脑电图　EEG 是诊断癫痫发作和癫痫的最重要的手段，有助于明确癫痫发作和癫痫的诊断和分类。临床怀疑癫痫的病例应进行 EEG 检查。

2. 影像学检查　电子计算机 X 线体层扫描（CT）与磁共振成像（MRI）可发现颅内的结构异常，尤其是 MRI 具有很高的空间分辨率，能够发现一些细微的结构异常，对于病因诊断有很高的提示价值，特别是对于难治性癫痫的评估。MRI 特定的成像技术对于发现特定的结构异常十分有效，例如发现海马硬化。

另外，目前应用于癫痫领域的影像学检查发展很快，但很多检查仅仅针对特殊目的如病因学诊断、术前评估等，而并非常规检查，如单光子发射计算机断层扫描（SPECT）、正电子发射断层扫描（PET）、磁共振波谱（MRS）、功能核磁共振等。单光子发射计算机断层扫描（SPECT）通过向体内注射并检测能够发射 γ 射线的放射性示踪药物，反映脑灌注的情况（癫痫源在发作间歇期 SPECT 为低灌注，发作期为高灌注），可作为难治性癫痫术前定位的辅助方法。正电子发射断层扫描（PET）通过观测局部脑代谢变化（癫痫源发作间歇期呈现低代谢，发作期呈现高代谢）进行癫痫源的定位。磁共振波谱（MRS）能够提供癫痫的脑生化代谢状态的信息，有助于定位癫痫源。功能核磁共振（fMRI）能够在不应用示踪剂或者增强剂情况下无创性的描述大脑内神经元激活的区域，是血氧水平依赖技术，主要应用于脑功能区的定位。

3. 其他实验室检查

（1）血液学检查：包括血常规、血糖、电解质、血清免疫学检查（各种病原体和脑膜炎球菌，结核菌，梅毒螺旋体，钩端螺旋体，血吸虫，猪囊虫，弓形虫的抗原或抗体）等方面的检查，能够帮助寻找病因。血液学检查还用于对药物不良反应的检测，常用的监测指标包括血常规和肝肾功能等。

（2）尿液检查：包括尿常规及遗传代谢病的筛查，如怀疑苯丙酮尿症，应进行尿三氯化铁试验。

（3）大便虫卵检查：以排除颅内寄生虫疾病。

（4）脑脊液检查：并非癫痫的常规检查，主要为排除颅内感染等疾病。除常规、生化、细菌培养涂片外，还应做支原体、弓形体、巨细胞病毒、单纯疱疹病毒、囊虫病等病因检查及异常白细胞的细胞学检查。

4. 遗传学检查　尽管目前发现一部分癫痫与遗传相关，特别是某些特殊癫痫类型，但是目前医学发展的阶段还不能利用遗传学的手段常规诊断癫痫。通过遗传学检测预测癫痫的发生风险和通过遗传学的发现指导治疗的研究也在进一步的探索之中。

5. 其他检查　针对临床可疑的病因，可以根据临床需要或者现实条件进行相对应的其他特异性检查，例如，对于怀疑有中毒导致癫痫发作的病例进行毒物筛查，对于怀疑存在代谢障碍的病例进行相关的检查等。有经验的 TCD 操作者在早期即可诊断临床表现为癫痫的烟雾病和烟雾综合征、卵圆孔未闭（PFO）等。

（三）鉴别诊断

癫痫是指疾病或综合征，而癫痫发作是癫痫的临床表现，符合癫痫发作的电生理特性以及临床特征的发作性事件可以诊断为癫痫发作，但是并不意味着能够诊断癫痫。2001 年国际抗癫痫联盟制定的关于癫痫发作和癫痫诊断的新分类方案中，列举有癫痫发作但不应诊断为癫痫的八种情况：①良性新生儿惊厥；②热性惊厥；③反射性发作；④酒精戒断性发作；⑤药物或其他化学物质诱发的发作；⑥外伤后即刻或早发性发作；⑦单次或单簇的癫痫发作一般不诊断为癫痫，除非有持续再发的倾向和基础；⑧极少发生的重复性发作（表 32-18）。

癫痫的诊断还需要同临床其他常见的发作性事件相鉴别，两者发作症状有时非常类似。非癫痫发作包括多种原因，其中一些是疾病状态如晕厥、精神心理障碍、睡眠障碍等，另外一些是生理现象，多在婴儿或者儿童出现。因发病机制与癫痫发作完全不同，并非大脑的过度同步放电所致，且 EEG 不伴有大脑的异常放电。因此，除了详细询问发作病史之外，EEG 是主要的鉴别要点（表 32-18）。

表 32-18 不同年龄段非癫痫性发作的常见疾病

年龄	常见疾病
新生儿	周期性呼吸、非惊厥性呼吸暂停、颤动、新生儿睡眠肌阵挛、胃食管反流
婴幼儿	屏气发作、非癫痫性强直发作、情感性交叉擦腿动作、过度惊吓症
儿童	睡眠肌阵挛、夜惊、梦魇及梦游症、发作性睡病、多发性抽动症、发作性运动障碍、发作性运动诱发性运动障碍
青少年及成人	晕厥、癔症、短暂性脑缺血发作、偏头痛、阵发性内分泌障碍、精神病性发作、发作性运动障碍

（钱义明　常 泰　潘莹莹）

第三十三章 风湿性疾病诊断

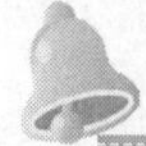

【培训目标】

1. 识记：风湿性疾病诊断常用辅助检查方法的基本原理、适应证、禁忌证及正常参考值。

2. 领会：风湿性疾病常用辅助检查的临床意义；风湿性疾病常见疾病的诊断标准。

3. 运用：风湿性疾病诊断时辅助检查项目的选择及检查结果的分析。

第一节 风湿性疾病诊断常用技术

一、问诊与查体

风湿病最初的定义是指骨骼肌肉的疼痛，而从目前主流观点来看，风湿病是指自身免疫性或自身炎症性疾病，往往累及多系统。因此风湿性疾病的问诊及体检，需要有全面的内科学知识，必要的神经内科学、骨科学等知识作为基础。风湿病的诊断中还有一个与其他系统疾病诊断不同的特点：几乎所有的风湿病都只有分类标准而无诊断标准。相较于诊断标准，分类标准是为了便于将一些症状相同或类似的患者归类，有利于临床研究等目的，但目前也广泛被用于疾病诊断。要注意分类标准往往存在敏感性和特异性，即有可能存在符合标准却不是该疾病，是这种疾病却不符合标准的情况。

风湿性疾病从初次出现症状到就诊往往时间跨度很长，问诊时宜按时间线整理，将患者的症状、体征、辅助检查及治疗反应按时间先后整理，理清逻辑关系，有助于帮助理清诊断。问诊时往往一开始不应带有过强的指向性，一般以患者自然的第一主诉为切入点，逐步展开各系统症状的排查，才能得到完整、客观的病史。

1. 全身症状　发热、疲乏、乏力是风湿性疾病常见的全身症状，但这些症状多缺乏特征性，只能对疾病有提示作用，鉴别诊断难度大。

2. 骨骼肌肉　关节、软组织的疼痛是风湿性疾病最常见的症状之一。炎性疼痛往往在下午或晚间加重。关节检查的要点在于受累关节有无红、肿、压痛、有无关节畸形和功能障碍。通过关节主动、被动运动、按压，进行关节活动度及肿痛的检查。由于髋关节位置较深，不做关节肿胀计数（图 33-1）。掌指关节“天鹅颈”“纽扣花”样畸形见于类风湿关节炎。关节僵硬指经过一段静止或休息后（如清晨），患者试图在活动某一关节时，感到不适，想要达到平时的关节活动范围和程度非常困难，常与关节疼痛肿胀相伴，可见于骨关节炎、类风湿关节炎、风湿性多肌痛等疾病。多肌炎、皮肌炎一般有近端肌无力的改变，近端肌力下降明显严重于远端肌力。

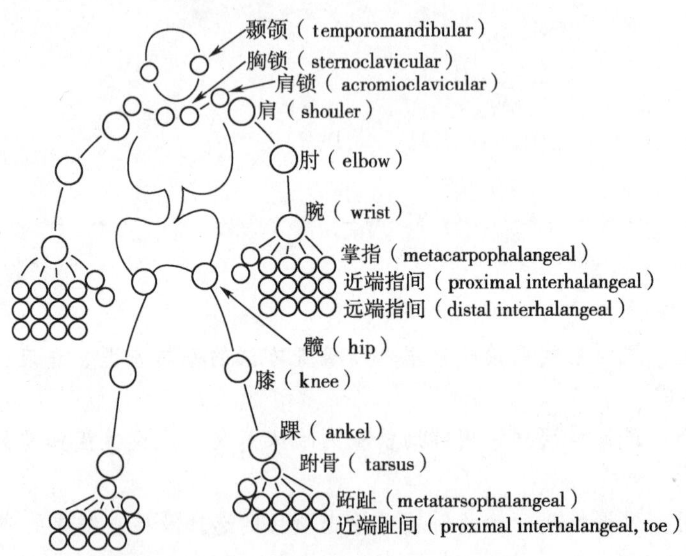

图 33-1　关节肿胀和关节疼痛计数

3. 皮肤黏膜　风湿性疾病常伴有皮肤黏膜病变且有时有特征性提示作用。面颊部蝶形红斑是系统性红斑狼疮的特征性皮疹，狼疮患者还可以出现盘状红斑、脱发、口腔溃疡等皮肤黏膜受累；类风湿关节炎可出现皮肤血管炎、类风湿结节；皮肌炎患者可出现特征性的上眼睑紫红色水肿性红斑和 Gottron's 征（关节伸侧面紫红色斑和扁平丘疹伴有鳞屑、毛细血管扩张）；系统性硬化症可有雷诺氏征、指端颜面皮肤绷紧变硬；风湿热患者伴有环形红斑；贝赫切特病（白塞氏病）伴随口腔及外生殖器溃疡等。

4. 泌尿系统　各类风湿性疾病较常累及泌尿系统，主要表现为急、慢性肾炎，可累及肾小球（肾实质）和肾小管（肾间质）。病因除各类风湿病本身的肾脏累及外，还当考虑治疗药物引起的肾脏损伤。在系统性红斑狼疮患者中，也可发现间质性膀胱炎；痛风患者可出现肾结石。

5. 血液系统　多数风湿性疾病累及血液系统，常表现为血白细胞、红细胞、血小板三系中的一系或多系的减少。在某些风湿性疾病中（如抗磷脂抗体综合征），血小板减少的同时还可伴有血栓形成。在幼年型全身性类风湿关节炎及成人 Still 病中，可出现血白细胞明显升高。

6. 消化系统　在风湿性疾病治疗过程中，可因药物副作用导致胃肠道病变，表现为胃炎，胃、十二指肠溃疡及小肠溃疡。在一些特定疾病中，也会出现疾病本身引起的消化系统病变，如：在系统性红斑狼疮等疾病中，可出现胃肠道累及，表现为腹痛、呕吐、腹泻甚至肠梗阻，也可表现为胰腺受累（胰腺炎）；在系统性硬化症、干燥综合征中，可表现为食管运动障碍，包括吞咽困难、胃食管反流；皮肌炎、多肌炎患者也可有吞咽困难，

如出现特征性吞咽呛咳，往往提示病情较重；在贝赫切特病、脊柱关节病中也可出现类似溃疡性结肠炎、克罗恩病的炎症性肠病表现。

7. 心血管系统　风湿病的心血管累及分为心脏累及和血管累及。

心脏累及的表现又可细分为心肌病变、传导病变、瓣膜病变、心包炎（心包积液）。心肌病变经常可以伴有传导病变，表现为心力衰竭、心律失常，并出现心脏增大。瓣膜病变可能是贝赫切特病等疾病的首发表现，也见于一些接受免疫抑制治疗患者的继发感染。但总体来说，由于现代诊疗技术的进步，除了部分诊断延迟的病例，风湿病的瓣膜累及已经明显减少。如果足够警惕，心包炎确诊一般并不困难，典型的临床表现包括胸闷、胸痛，相应的体检和影像学检查可以提供足够的证据。

风湿病对血管的累及多种多样，其中以系统性红斑狼疮、抗磷脂抗体综合征、各类血管炎和贝赫切特病对血管的影响最常见。表现为各级动静脉的炎症、动静脉闭塞或栓塞，并依累及血管大小、部位不同，显示不同的临床表现。如系统性红斑狼疮患者晚期死亡1/3与累及冠状动脉有关，当累及肺动脉时可产生胸闷、胸痛、发绀、运动耐量降低等肺动脉高压表现。

8. 呼吸系统　呼吸系统受累的症状一般表现为咳嗽、咳痰、呼吸困难、随呼吸而加剧的胸痛等。如果呼吸系统受累且有感染，则多伴有发热。风湿性疾病呼吸系统累及常见类型一般包括：①肺间质疾病；②肺血管疾病；③弥漫性出血性肺泡炎；④细支气管炎；⑤肺实质结节；⑥胸膜病变；⑦其他，如呼吸肌无力、吸入性肺炎等。

9. 神经系统　在风湿性疾病中一旦出现神经系统累及则多意味着病情严重，常见于系统性红斑狼疮、干燥综合征、各类血管炎等，也可见于各种免疫抑制治疗后的感染。按部位可分为中枢神经系统受累、周围神经系统受累以及精神异常。累及中枢时可影响大脑皮质、灰质、脑干、小脑、脊髓等不同部分，表现为相应症状（包括意识障碍、精神障碍、运动障碍、癫痫等）及体征。周围神经系统受累可分为：①多发性单神经病；②非对称性多神经病；③远端对称性多神经病；④感觉神经病；⑤颅神经病；⑥自主神经病；⑦嵌压性神经病等。临床多表现为相应累及部位的感觉减退、消失、异常、运动功能受损或丧失，或自主神经功能受损后出现的心率、循环紊乱。

10. 眼部表现：干燥综合征常发生以眼干为表现的干燥性结膜角膜病变、巩膜炎、边缘性角膜溃疡、虹膜睫状体炎，少数患者可因使用羟氯喹、氯喹导致“牛”眼样色素性视网膜病变。强直性脊柱炎等血清阴性脊柱关节病（SpA）常伴急性虹膜睫状体炎、急性葡萄膜炎；贝赫切特病可伴有葡萄膜炎；复发性多软骨炎常见结膜炎、巩膜炎、葡萄膜炎。

二、血液检查

实验室检查对风湿病的诊断和鉴别诊断意义重大。实验室检查分为两大类，一类是常规的临床实验室检查（如血尿常规、肝肾功能等），另一类是风湿病自身抗体检查。

（一）常规检查

1. 血常规　多数风湿性疾病对血象有负面影响，表现为血白细胞、血红蛋白、血小板下降。但在一些炎症反应强烈的疾病中，可以发现血小板升高，如类风湿关节炎、强直性脊柱炎、痛风性关节炎等；在成人 Still 病中，可以发现血白细胞显著升高。

2. 尿常规　主要可以发现蛋白尿、脓尿、血尿、细胞管型、蛋白管型，也可发现肾小管损伤后出现的尿 pH 值变化。

3. 粪常规　主要用来监测治疗过程中药物引起的胃肠道副作用，了解有无溃疡出血，也可监测炎症性肠病相关性关节炎的肠道病变。

4. 肝功能　肝功能损伤在风湿病中也很常见，可以由疾病本身引起，也可继发于药物。在皮肌炎和多肌炎患者往往可以发现谷丙转氨酶（ALT）、谷草转氨酶（AST）等异常，但这些往往是由损伤的肌肉细胞释放，因此会同时伴有肌酸激酶（CPK）的剧烈升高，其幅度明显高于 ALT/AST 上升幅度，应注意鉴别。胆红素升高也应鉴别是否是由于溶血引起的。

5. 肾功能　肌酐（Cr）、血尿素氮（BUN）上升可见于风湿性疾病的肾脏损伤。而痛风性关节炎患者则往往可以观察到血尿酸水平升高。

6. 血沉和 C 反应蛋白

（1）风湿性疾病活动时常伴有血沉（ESR）升高，但可以引起血沉升高的原因很多，也有许多理化因素会影响检测结果，临床上需要合理判别。

（2）C 反应蛋白（CRP）可作为急性炎症指标，在如类风湿关节炎、强直性脊柱炎、血管炎等疾病活动时常有升高，在系统性红斑狼疮患者活动时常出现 ESR 升高而 CRP 正常的情况，可用来鉴别 SLE 活动与继发感染。

7. 免疫球蛋白　在体液免疫主导的风湿性疾病中常有升高，如系统性红斑狼疮、干燥综合征、类风湿关节炎等。

8. 补体　系统性红斑狼疮患者活动时常有补体下降，而炎症性疾病活动期，特别是类风湿关节炎、强直性脊柱炎等补体常升高。

（二）风湿病自身抗体检查

自身抗体检测对风湿病诊断、鉴别诊断具有重要的临床意义，了解掌握不同抗体在风湿性疾病诊断中的作用是风湿性疾病诊疗流程中必备的一环（表 33-1）。

表 33-1　部分风湿性疾病及其相关自身抗体

疾病	相关抗体
系统性红斑狼疮	抗 ds-DNA、抗 Sm、抗核糖体 P、抗 RNA 解旋酶、抗 PCNA 抗体、抗磷脂抗体
类风湿关节炎	抗环瓜氨酸肽（Anti-CCP）抗体、类风湿因子
系统性硬化症	抗 Scl-70、抗原纤维蛋白，抗 RNA 聚合酶Ⅰ、Ⅲ，抗 To、Th 抗体
抗磷脂抗体综合征	抗磷脂抗体、抗 β2-GP1 抗体
多肌炎和皮肌炎	抗 tRNA 合成酶、抗信号识别颗粒抗体
干燥综合征	抗 SS-A（Ro）、抗 SS-B（La）抗体
原发性胆汁性肝硬化	抗线粒体抗体
韦格纳氏肉芽肿	c-ANCA
系统性血管炎	p-ANCA

必须注意，自身抗体与风湿性疾病的关系并不是简单的必要条件或充分条件。即，存在某种抗体并不意味着一定是某一特定疾病，某一种风湿病也并不一定出现某种自身抗体。相应的抗体检测结果应该和临床表现相结合，才能得出正确的诊断。比

如类风湿因子（RF），其不仅仅出现于类风湿关节炎，也可见于系统性红斑狼疮、干燥综合征等风湿病，甚至见于淋巴瘤、慢性乙型肝炎等疾病，且也不是所有的类风湿关节炎患者均是RF阳性。抗核抗体（ANA）是风湿性疾病中最常见的自身抗体之一，其临床意义变化大（表33-2）。

表33-2　抗核抗体（ANA）临床意义

条件	疾病	ANAs阳性的患者（%）
ANA检测有助于诊断的疾病	系统性红斑狼疮	99～100
	系统性硬化症	97
	多发性肌炎和皮肌炎	40～80
	干燥综合征	48～96
诊断时需要检测ANA的疾病	药物诱导型狼疮	100
	混合性结缔组织病	100
	自身免疫性肝炎	100
检测ANA有可能辅助诊断的疾病	幼年型类风湿关节炎	20～50
	抗磷脂抗体综合征	40～50
	雷诺氏征	20～60
ANA检测较典型但未必有助于诊断的某些疾病	盘状狼疮	5～25
	纤维肌痛	15～25
	类风湿关节炎	30～50
	自身免疫性疾病的相关患者	5～25
	多发性肌炎	25
	特发性血小板减少性紫癜	10～30
	甲状腺疾病	30～50
	硅树脂胸部植入的患者	15～25
	感染性疾病	变化范围较大
	恶性肿瘤	变化范围较大
正常人	≥1:40	20～30
	≥1:80	10～12
	≥1:160	5
	≥1:320	3

（三）其他特异性检查

除了常见的自身抗体检查外，还有一些非自身抗体的风湿性疾病特殊实验室检查，如HLA-B27检查。这是针对特定的人类白细胞抗原位点的检测，在强直性脊柱炎患者中阳性率达90%。但同时应注意，在正常人群中，其阳性率也有6%～8%。也就是说，多数强直性脊柱炎患者 HLA-B27 应该是阳性，但阳性者不一定是强直性脊柱炎。

三、影像学检查

影像学在风湿病学中是一个重要的辅助检测手段，有助于各种关节脊柱病的诊断及鉴别诊断、疾病严重性分期、药物疗效的判断等。同时，也可用于评估肌肉、骨髓系统以外脏器的受累情况。

（一）X 线平片

X 线平片是骨和关节检查最常用影像学技术。投照体位常选用正位及侧位，但还可根据不同疾病及部位的要求选择不同的体位，以最佳显示病变。X 线平片一般可清楚显示骨骼受损或增生性病变，还可发现软组织肿胀及钙化。例如，强直性脊柱炎患者腰椎 X 线平片可观察到特征性影像表现，包括韧带钙化、脊柱“竹节样”变、椎体方形变和椎小关节及脊柱生理曲度改变等。因此，X 线平片有助于关节病变的诊断和鉴别诊断以及随访复查。但 X 线平片也存在诸如不易看清早期细微病变和不能直接显示滑膜、关节囊、软骨、半月板和韧带等缺点，因此，其对早期的关节病变诊断不敏感。

（二）电子计算机体层显像

电子计算机体层显像（CT）可以在一个横断面上准确区分不同组织密度的微小差异，是观察骨关节及软组织细小病变的较理想的检查方法。尤其近年来多层螺旋 CT 的应用，扫描层厚可达亚毫米级，空间分辨率明显提高，对细微结构的显示更为清楚。CT 常用于检测有多层组织重叠的病变部位，如骶髂关节、股骨头、胸锁关节、椎间盘等，其敏感度较 X 线平片高。同时，CT 也可用于其他受累脏器的评估，如：头颅 CT 可用于 SLE 的中枢神经病变的诊断；胸部高分辨率 CT 则可用于发现弥漫性结缔组织并发的早期尚可治疗的肺间质病变和较晚期的肺间质纤维化；多排螺旋 CT 亦可评估大动脉炎的血管情况。

（三）磁共振显像

磁共振显像（MRI）技术因具有多序列、多参数和多平面成像以及良好的软组织分辨力，可以获得较多信息等优点，已经成为临床实践中最常用影像检查手段之一。磁共振对比剂的应用更是极大地拓展了磁共振成像技术的临床适用范围。MRI 可同时发现骨、软骨及其周围肌肉、韧带、滑膜等的早期病变。因此，MRI 可用于各种累及骨、软骨、韧带、肌腱、滑膜及肌肉等的风湿性疾病的累及范围、程度和活动性。

（四）关节造影

关节造影对比剂一般用过滤空气或有机碘溶液，也可同时使用两种，称为双对比造影。关节造影可显示关节软骨、半月板、滑膜和韧带等结构。对关节内病变的诊断很有帮助，多用于四肢大关节，但由于 MRI 的大量应用，目前关节造影已较少临床应用。

（五）骨骼肌肉超声

超声技术具有价廉、易操作、无辐射、重复性强等优点，可从多角度连续动态观察运动时或某种特殊姿势才能表现出来的病变，如滑膜增生、腱鞘炎、滑囊炎、附着点炎、渗出和骨侵蚀等，为早期风湿性疾病提供更为直观、快速的诊断和疗效评估。除用于诊断外，超声引导下的介入性操作能实时显示靶目标、针尖位置、进针路径中的重要结构，一方面显著增加了介入性操作的准确性，另一方面也大大降低了操作的风险，成为四肢肌骨病变介入性操作的重要影像学引导工具。超声还可作为大动脉炎无创性筛查的首选方法，及用于治疗后随访观察、评价疗效。

四、病理检查

病理检查对风湿性疾病诊治有重要的意义。适时的肾脏活检可以帮助系统性红斑狼疮的诊断，协助疾病严重程度的评估，制定合理的治疗方案；肌肉活检可以帮助肌病的诊断和鉴别；唇腺活检对于干燥综合征的诊断有价值；滑液中检出尿酸盐晶体、颞动脉活检的血管慢性炎症细胞浸润可作为痛风及颞动脉炎诊断的金标准。常用风湿性疾病的病理检查归纳如下（表33-3）：

表33-3　风湿性疾病的常用病理检查

病理检查	涉及疾病
肾脏穿刺	系统性红斑狼疮、干燥综合征
唇腺活检	干燥综合征
肌肉活检	多肌炎、皮肌炎
皮肤、皮下组织活检	血管炎、脂膜炎、嗜酸性筋膜炎
滑膜活检	类风湿关节炎、反应性关节炎
滑液检查	痛风性关节炎、假性痛风、感染性关节炎
血管活检	颞动脉炎、血管炎

第二节　常见风湿性疾病诊断及鉴别诊断

一、类风湿关节炎

类风湿关节炎（RA）是一种系统性炎性疾病，主要侵犯多关节的滑膜，表现为关节的肿胀、疼痛、变形、破坏，也可累及关节外多种器官。

（一）症状及体征

1. 关节表现　主要累及四肢关节，也可累及颈部的寰枢关节、面部的颞颌关节，但很少累及腰椎、胸椎。可出现：①晨僵；②关节肿胀：常呈对称性，以手、近端指间关节、腕部受累最常见；③关节痛及压痛：常为对称性，且持续不缓解；④关节畸形，常在病程中晚期出现；⑤关节功能障碍。

2. 关节外表现

（1）类风湿结节：出现多与类风湿因子相伴，常见部位为关节伸面、受压部位或经常受到机械摩擦处，多表现为皮下小结节，可随病情稳定而消失。

（2）血管炎：多发生在高度活动的RA患者，可累及大、中、小血管，依累及血管不同，临床表现各异。累及皮肤的小血管炎，可致皮疹、指端坏疽、腿部溃疡；累及神经者可表现为多发性单神经炎，导致感觉、运动功能障碍；严重者可累及肠系膜动脉，导致肠梗阻、穿孔。

（3）呼吸系统：11%的RA患者伴有肺纤维化，可由疾病本身引起，也可能和治疗药物相关（甲氨蝶呤等）。肺内也可出现类风湿结节。

（4）心脏病变：以心包受累常见，表现为急性心包炎的心包积液、胸痛等，通常随病情控制后缓解。少数患者出现瓣膜关闭不全，但少见瓣膜狭窄。

（5）肾脏病变：可由淀粉样变、血管炎和药物因素引起，表现为肾炎、肾病综合征、肾小管病变等。

（6）神经系统：中枢神经系统症状多继发于颈椎破坏后的脊髓或脑干损伤。外周神经病变可继发于关节炎症对神经系统的压迫，也可以继发于血管炎。

（7）胃肠道受累：多由治疗药物引起，也可继发于血管炎、淀粉样变，表现为消化不良、消化道溃疡，急腹症、甚至肠穿孔。

（8）肝脏病变：活动性 RA 可有肝酶升高，65%的费尔蒂综合征（Felty syndrome，类风湿关节炎伴脾大、白细胞减少）患者伴有肝损害。

（二）辅助检查

1. 实验室检查

（1）血常规：贫血常见，活动期患者可见血小板增多。

（2）血沉：是 RA 中最常用的监测炎症或病情活动的指标，一般血沉随疾病活动而增快，但临床上有5%的患者，虽有疾病活动，但血沉正常。

（3）CRP：急性期蛋白的一种，是目前评价 RA 活动性最有效的实验室指标之一，随疾病活动度增加而增高。

（4）类风湿因子（RF）：既能帮助 RA 诊断，也能帮助判断疾病控制程度。通常 RF 阳性患者病情较重，且较易出现关节损伤。

（5）抗环瓜氨酸肽抗体（anti-CCP antibody）：20 世纪 90 年代人工合成的抗体，对 RA 特异性高达96%～98%，敏感性达70%，且可早于疾病症状出现，现已成为 RA 诊断标准中重要的一环。

2. 影像学检查　类风湿关节炎传统影像学诊断主要依靠常规 X 线检查。近年 MRI 成像技术和骨骼肌肉超声成像技术被越来越多地应用到 RA 的诊断中，优点是可以显示关节软组织早期病变，如滑膜水肿、骨破坏病变的早期表现，MRI 还可显示骨髓水肿等，较 X 线更敏感。

（1）X 线平片：对类风湿关节炎诊断、关节病变分期、病变演变的监测均很重要。初诊至少应摄手指及腕关节 X 线片。根据关节破坏程度将其 X 线改变分为以下四期：①Ⅰ期：无骨质破坏性改变，关节周围软组织肿胀影、关节端骨质疏松；②Ⅱ期：关节间隙变窄；③Ⅲ期：关节面出现虫蚀样改变；④Ⅳ期：关节半脱位和关节破坏后的纤维性和骨性强直（图 33-2）。

（2）MRI 成像：类风湿关节炎关节病变的 MRI 主要表现如下几个方面：滑膜渗出、增生及血管翳形成；关节软骨破坏；骨质侵蚀。

（3）超声检查：关节病变在超声下可见：①滑膜增生（滑膜炎）：表现为关节腔内异常低回声组织，不可移动、无压缩性，可测得血流信号；②骨侵蚀：关节腔内骨皮质的不连续；③关节积液：关节腔内见低回声或者无回声区，可移动、可压缩，无血流信号。

关节周围软组织病变超声下可见：①肌腱炎：肌腱增粗、回声不均匀，可伴有血流信号；②腱鞘炎：腱鞘内组织增厚，呈低回声或无回声，伴或不伴积液，可见血流信号；③附着点炎：肌腱或韧带附着点处异常低回声和（或）增厚，可见血流信号，可伴有骨赘形成或骨侵蚀改变（图 33-3～图 33-6）。

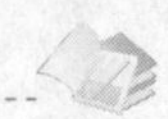

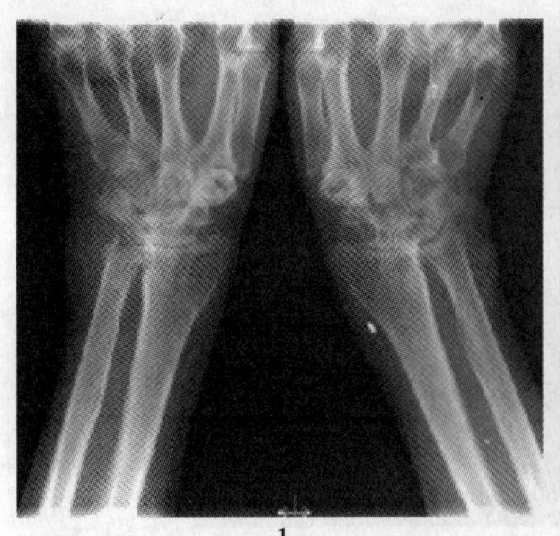

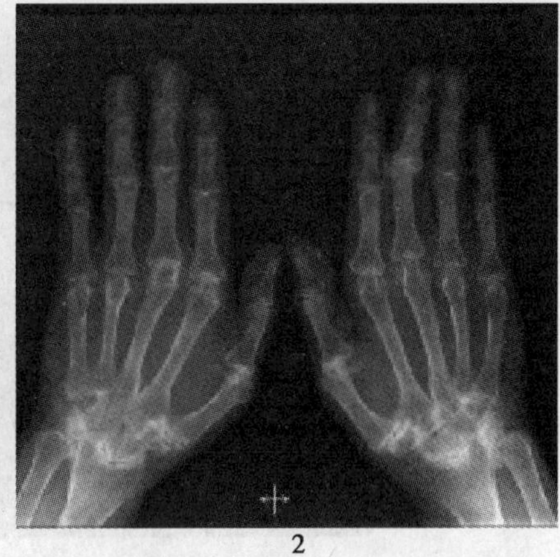

1　　　　　　　　2

图 33-2　双侧腕关节 X 线片

1. 双侧腕关节间隙明显变窄，关节面致密、模糊，多个腕骨及桡骨、尺骨远端关节面下见多个小囊状透亮影；腕关节周围软组织轻度肿胀；2. 双手指间关节间隙变窄，部分关节面骨质增生，部分掌指关节略向外倾斜。双腕各骨质边缘见骨质破坏，关节面略粗糙，关节间隙变窄。部分腕骨融合。

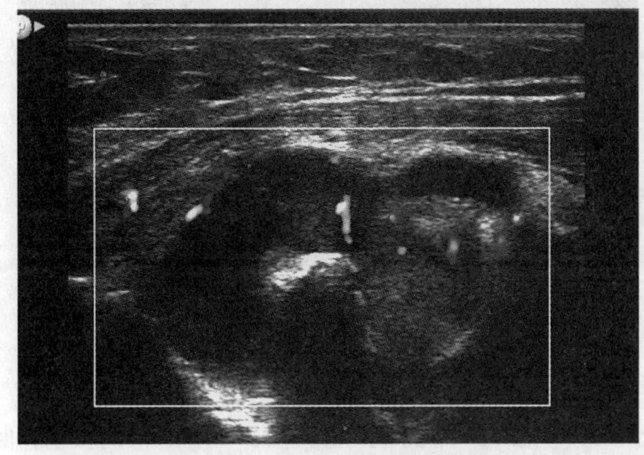

图 33-3　肘关节及关节周围软组织病变

增生滑膜内见较丰富血流信号。

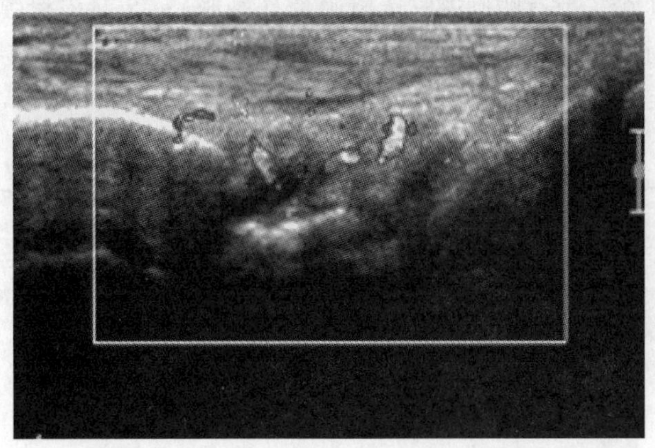

图 33-4　腕关节及关节周围组织超声

类风湿关节炎早期表现：关节周围组织内可见较丰富血流信号。

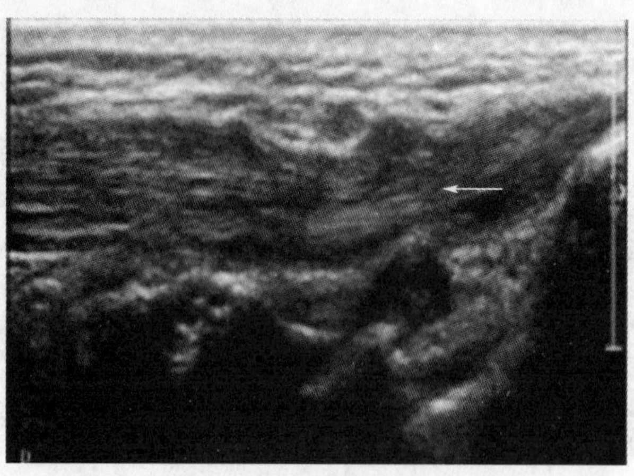

图 33-5　腕关节及关节周围组织超声

肌腱增粗，回声不均匀；腱鞘增厚，内可见低回声组织。

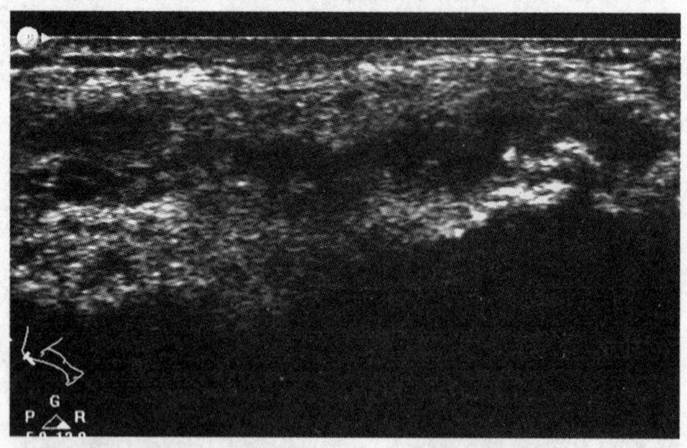

图 33-6　膝关节及关节周围组织超声

骨赘、骨侵蚀和边缘不规则。

（三）分类标准

美国风湿病学会 1987 年修订 RA 分类标准（表 33-4），符合此标准中 4 条及以上可以确诊 RA。但临床上发现上述标准对早期 RA 不敏感，不利于早期诊断、早期治疗。因此，2010 年欧洲抗风湿病联盟与美国风湿病学会联合提出了新的分类标准（表 33-5），此标准适用于：①至少有 1 个关节有明确的临床滑膜炎（肿胀）；②对该滑膜炎不能用其他疾病作更好的解释。此标准中 1 ~4 每项评估中取患者符合的最高分值，如果 1 ~4 评分之和≥6 分，可将患者分类为明确的 RA。

表 33-4　美国风湿病学会 1987 年修订 RA 分类标准

标准
1. 晨僵至少 1 小时（≥6 周）
2. 3 个或 3 个以上的关节受累（≥6 周）
3. 手关节（腕、MCP 或 PIP 关节）受累（≥6 周）
4. 对称性关节炎（≥6 周）
5. 有类风湿皮下结节
6. X 线片改变
7. 血清类风湿因子阳性（滴度 >1∶32）

≥4 条可以确诊 RA。

表 33-5　ACR/EULAR2010 年 RA 分类标准

项目	程度	评分
1. 关节受累	1 个中或大关节	0
	2 ~ 10 个中或大关节	1
	1 ~ 3 个小关节	2
	4 ~ 10 个小关节	3
	> 10 个关节（包含≥1 个小关节）	5
2. 血清试验（至少 1 项试验阳性）	RF 和 ACPA 均阴性	0
	≥1 项低滴度阳性	2
	≥1 项高滴度阳性	3
3. 急性相反应物（至少 1 项试验阳性）	CRP 和 ESR 均正常	0
	≥1 项异常	1
4. 症状持续时间（患者自述受累关节滑膜炎体征或症状如疼痛、肿胀，触痛持续时间）	<6 周	0
	≥6 周	1

* 每项评估中取患者符合的最高分值，总分≥6 分即确诊 RA。

二、系统性红斑狼疮

系统性红斑狼疮（SLE）是一种多因素参与的特异性自身免疫疾病，其临床表现多样，受累脏器广泛，被誉为“自身免疫病的原型”。

（一）症状与体征

SLE 临床表现复杂多样，多数呈隐匿起病，疾病初期可能仅累及 1 ~ 2 个系统，表现轻度的关节炎、皮疹、隐匿性肾炎、血小板减少性紫癜等。有部分患者亦可能起病就累及多个系统，甚至产生狼疮危象。多数患者逐渐出现多系统损害，也有部分患者可由轻型突然转变为重症狼疮，临床可见多系统损害的症状和体征（表 33-6）。SLE 的自然病程多表现为加重与缓解交替。

（二）辅助检查

1. 实验室检查　活动期 SLE 的血细胞三系中可见一系或多系减少；尿液检查可见蛋白尿、红细胞、白细胞及管型，提示肾脏损害。活动期血沉增高而 C 反应蛋白通常不高（合并感染或关节炎者可增高）。补体（C3、C4）与 SLE 活动呈负相关。免疫学检查（即自身抗体检查）在 SLE 诊断中有非常重要的作用，如：免疫荧光抗核抗体（IFANA）是 SLE 的筛选检查（敏感性 95%、特异性 65%）；抗双链 DNA（ds-DNA，敏感性 70%、特异性 95%）与疾病活动性及预后有关；抗 ENA 抗体谱是一组临床意义不相同的抗体，其中抗 Sm 抗体（敏感性 25%、特异性 99%）是诊断 SLE 的标记抗体之一，有助于早期和不典型患者的诊断或回顾性诊断，但它与病情活动性不相关；抗组蛋白、抗 RNP、抗 SSA 和抗 SSB 等抗体亦可阳性，但特异性较低。其他 SLE 的自身抗体包括：与抗磷脂综合征有关的抗磷脂抗体（抗心磷脂抗体、抗 $β_2$GPI、狼疮抗凝物）；与溶血性贫血有关的抗红细胞抗体（现以 Coombs 试验测得）；与血小板减少相关的抗血小板抗体，与神经精神性狼疮有关的抗神经元抗体等组织细胞抗体。SLE 患者还常出现类风湿因子阳性。

2. 影像学检查　影像学检查中胸部 X 线平片、胸部高分辨 CT 有助于发现早期肺间质性病变。神经系统 MRI、CT 对脑部梗死性或出血性病灶的发现和治疗提供帮助。

（1）胸部 X 线：①肺间质性改变：最为常见，占红斑狼疮胸部 X 线改变的 90%，表现为以两肺中下野为主的肺纹理增多、增粗、扭曲、紊乱或呈不规则的条纹影相互交织成网状，于增粗紊乱的肺纹理之中可见模糊的小点状密度增高影或粟粒样结节灶；②胸膜病变：表现为胸膜腔积液或胸膜增厚；③心脏增大及横膈升高。

（2）胸部 CT：主要表现为胸膜、心包病变与肺间质性病变，其次为肺泡病变。胸膜及心包病变主要表现为胸腔、心包腔积液，此是 SLE 的最常见表现，也是 SLE 的活动表现。肺间质病变表现为：①肺纹理增多，两肺广泛累及，多较严重；②磨玻璃征：肺野内大片状透亮度减低区，边缘模糊，肺纹理显示不清；磨玻璃样改变及肺纹理增多往往提示病变处于早期，为可逆性病变，对于其正确判断有利于临床的治疗；③小叶间隔增厚：肺野内索条状、网格状、蜂窝状影及胸膜下线，病变多分布在胸膜下，往往提示病变时间较长。肺泡病变 CT 表现为肺野内分布斑片状、絮状、结节状影及肺实变（图 33-7）。

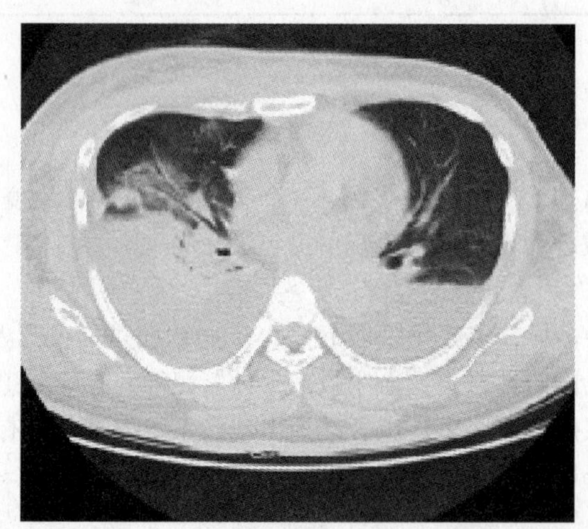

图 33-7　系统性红斑狼疮胸部 CT 扫描

肺窗显示双肺渗出，双下肺膨胀不全，双侧胸腔中量积液。

（3）脑部 CT 和 MRI：可表现为大脑、小脑半球深部白质、基底节区、脑干弥漫较对称性斑片状、斑点状异常密度或信号；占位效应不明显，无水肿带。也可表现为脑梗死样改变，即局限性低密度区或异常信号，可伴局部脑出血改变。

（三）分类标准和活动性及病情轻重的评估

1. 分类标准　SLE 的分类标准经历了多次演变而日益完善。由美国风湿病协会（ARA）1982 年制定及其后于 1997 年修订的 SLE 分类标准曾在相当长时间内通用于 SLE 诊断，先后或同时出现≥4 条标准阳性可分类为 SLE（表 33-6）。

表 33-6　美国风湿病学学会（ACR）1997 年修订的 SLE 分类标准

标准	定义
1. 颧部红斑	固定红斑，扁平或高起，在两颧突出部位
2. 盘状红斑	片状高起于皮肤的红斑，黏附有角质脱屑和毛囊栓，陈旧病变可发生萎缩性瘢痕
3. 光过敏	对日光有明显的反应，引起皮疹，从病史中得知或医生观察到
4. 口腔溃疡	经医生观察到口腔或鼻咽部溃疡，一般为无痛性
5. 关节炎	非侵蚀性关节炎，累及 2 个或更多的外周关节，有压痛、肿胀或积液
6. 浆膜炎	胸膜炎或心包炎
7. 肾脏病变	持续性蛋白尿（>0.5g/24h）或定性试验 + + +；管型（红细胞、血红蛋白、颗粒或混合管型）
8. 神经系统异常	癫痫发作或精神病（非药物或代谢紊乱引起）
9. 血液学异常	溶血性贫血，或 WBC 减少，或淋巴细胞减少，或血小板减少
10. 免疫学异常	抗 ds-DNA 抗体阳性，或抗 Sm 抗体阳性，或抗磷脂抗体阳性（包括抗心磷脂抗体、或狼疮抗凝物阳性、或至少持续 6 个月的梅毒血清试验假阳性三者之一）
11. 抗核抗体	在任何时候和未用药物诱发“药物性狼疮”的情况下，抗核抗体滴度异常

2009 年 SLE 国际临床协作组（SLICC）制定的分类方法取消了一些特异性和敏感性不高的临床表现，更为重视脏器受累，强调临床和免疫的结合而且依然简便易行，新标准优于之前的分类标准。新的 SLE 分类标准如下：

（1）临床标准：①急性或亚急性皮肤狼疮表现；②慢性皮肤狼疮表现；③口腔或鼻咽部溃疡；④脱发；⑤炎性滑膜炎；⑥浆膜炎；⑦肾脏病变（24 小时尿蛋白 >0.5g 或有红细胞管型）；⑧神经系统病变（癫痫发作或精神异常，多发性神经炎，脊髓炎，外周神经或颅神经病变，脑炎）；⑨溶血性贫血；⑩WBC $<4.0\times10^9$/L 至少 1 次，或淋巴细胞 $<1\times10^9$/L 至少 1 次；⑪血小板 $<100\times10^9$/L 至少 1 次。

（2）免疫学标准：①抗核抗体（ANA）效价高于本实验室参考值；②抗 dsDNA 抗体效价高于本实验室参考值（ELISA 法须连续 2 次升高，或结果高于正常参考值上限的 2 倍）；③抗 Sm 抗体阳性；④抗磷脂抗体阳性（抗心磷脂抗体水平升高，狼疮抗凝物阳性，梅毒血清学试验假阳性）；⑤补体水平降低，包括 C3、C4、CH50；⑥直接抗人球蛋白试验（Comb's test）阳性（不伴有溶血性贫血）。

（3）确诊条件：①肾活组织检查证实为狼疮性肾炎且 ANA 或抗 dsDNA 抗体阳性；②满足以上标准中至少 4 条（包括至少 1 条临床标准和至少 1 条免疫学标准）。

总的来说，深刻理解 SLE 分类标准，合理解读实验室和免疫学检查，并适时应用合适的影像学工具帮助病情判断，可以帮助我们正确诊断 SLE 并了解疾病累及器官。

2. 疾病活动性表现　有多种标准做这方面的评估。现用标准来自 SLEDAI、SLAM、SIS、BILAG 等。较为简明实用的为 SLEDAI，内容如下：抽搐（8 分）、精神异常（8 分）、脑器质性症状（8 分）、感觉异常（8 分）、脑神经受累（8 分）、狼疮性头痛（8 分）、脑血管意外（8 分）、血管炎（8 分）、关节炎（4 分）、肌炎（4 分）、管型尿（4 分）、血尿

(4分)、蛋白尿(4分)、脓尿(4分)、新出现皮疹(2分)、脱发(2分)、发热(1分)、血小板减少(1分)、白细胞减少(1分)。根据患者前10天内是否出现上述症状而定分，凡总分在10分或10分以上者考虑疾病活动。

3. 病情的严重性评估　依据于受累器官的部位和程度评价病情的严重性(表33-7)。狼疮危象是指急性的危及生命的重症SLE。对病情轻重程度(重要脏器功能损害程度)的评估，对治疗方案的拟定和预后判断十分关键。

表33-7　重型SLE

脏器	受累特点
心脏	冠状动脉血管受累，Libman-Sacks，心内膜炎，心肌炎，心脏压塞，恶性高血压
肺脏	肺动脉高压，肺出血，肺炎，肺梗死，肺萎缩，肺间质纤维化
消化系统	肠系膜血管炎，胰腺炎
血液系统	溶血性贫血，粒细胞减少(WBC<1000/μl)，血小板减少(<50 000/μl)，血栓性血小板减少性紫癜，动静脉血栓形成
肾脏	肾小球肾炎持续不缓解，急进性肾小球肾炎，肾病综合征
神经系统	抽搐，急性意识障碍，昏迷，脑卒中，横贯性脊髓炎，单神经炎或多神经炎，精神性发作，脱髓鞘综合征
其他	包括皮肤血管炎，弥漫性严重的皮损、溃疡、大疱，肌炎，非感染性高热有衰竭

三、血清阴性脊柱关节病

血清阴性脊柱关节病(seronegative spondyloarthropathies)，或称脊柱关节病(spondyloarthropathies，SpA)，是指以中轴、外周关节以及关节周围组织慢性进展性炎症为主要表现的一组疾病。本组疾病以强直性脊柱炎(AS)为原型，还包括反应性关节炎(ReA)、银屑病关节炎(PsA)、炎症性肠病关节炎(IBDA)、幼年脊柱关节病(JSpA)以及未分化脊柱关节病(USpA)等。

在20世纪70年代之前，强直性脊柱炎还常被冠名以类风湿关节炎中枢型、类风湿脊柱炎和中轴类风湿等名称。这一现象直到HLA-B27与AS关联后才有所改观。所以SpA的所谓血清阴性，是相对于RA患者的类风湿因子(RF)阳性来说的。

SpA是一组慢性炎症性风湿性疾病，具有特定的病理生理、临床、放射学和遗传特征，其临床特点为：①血清RF阴性；②与HLA-B27呈不同程度的相关；③以非对称性下肢关节炎为主的外周关节炎；④伴或不伴脊柱炎的骶髂关节炎；⑤附着点病变(enthesopathy)；⑥不同程度的家族聚集倾向；⑦关节外表现(如眼炎、急慢性胃肠炎、泌尿系统炎、口腔生殖器溃疡、结节性红斑、坏死性脓皮病及血栓性静脉炎，少数患者见主动脉及心脏传导系统改变)。临床表现常相互重叠。

(一)强直性脊柱炎

1. 症状与体征　好发于年轻男性，一般起病隐匿，早期可表现轻度的全身症状，如乏力、消瘦、长期或间断低热、厌食、轻度贫血等，随着病情的进展出现关节病变及全身多系统病变。

（1）关节病变表现

1）脊柱病变：约90%患者首先侵犯骶髂关节，以后上行发展至颈椎。少数患者先由颈椎或几个脊柱段同时受侵犯，也可侵犯周围关节，早期病变处关节有炎性疼痛，伴有关节周围肌肉痉挛，有僵硬感，晨起明显。也可表现为夜间疼痛，经活动或服止痛剂缓解。随着病情发展，关节疼痛减轻，而各脊柱段及关节活动受限和畸形，晚期整个脊柱和下肢变成僵硬的弓形，向前屈曲。

2）周围关节病变：约半数AS患者有短暂的急性周围关节炎，约25%有永久性周围关节损害。一般多发生于大关节，下肢多于上肢。肩关节受累时，关节活动受限，疼痛更为明显，梳头、抬手等活动均受限。侵犯膝关节时则关节呈代偿性弯曲，使行走、坐立等日常生活更为困难。极少侵犯肘、腕和足部关节。此外，耻骨联合亦可受累，骨盆上缘、坐骨结节、股骨大粗隆及足跟部可有骨炎症状，早期表现为局部软组织肿、痛，晚期有骨性粗大。一般周围关节炎可发生在脊柱炎之前或以后，局部症状与类风湿关节炎不易区别，但遗留畸形者较少。

AS的常见体征为骶髂关节压痛，脊柱前屈、后伸、侧弯和转动受限，胸廓活动度减低，枕墙距>0等。主要检查方法有：①Schober试验：常用于腰椎活动度检查。患者直立，在背部正中线髂嵴水平做一标记为0，向下做5cm标记，向上做10cm标记。令患者弯腰（保持双腿直立），测量上下两个标记间距离，增加少于4cm者为阳性。②胸廓活动度检查：患者直立，用刻度软尺测其第4肋间隙水平（女性乳房下缘）深呼、吸之胸围差，小于2.5cm为异常。③枕墙距检查：患者直立，足跟、臀、背贴墙，收颏，眼平视，测量枕骨结节与墙之间的水平距离，正常为0。④“4”字试验：常用于骶髂关节检查。患者仰卧，一腿伸直，另腿屈曲置直腿上（双腿呈“4”字状），检查者一手压直腿侧髂嵴，另一手握屈腿膝上搬、下压，如骶髂部出现疼痛，提示屈腿侧存在骶髂关节病变。

（2）关节外表现：AS的关节外病变，大多出现在脊柱炎后，可侵犯全身多个系统，并伴发多种疾病。

1）心脏病变：以主动脉瓣病变较为常见。临床有不同程度主动脉瓣关闭不全者约1%；约8%发生心脏传导阻滞，可与主动脉瓣关闭不全同时存在或单独发生，严重者因完全性房室传导阻滞而发生阿—斯综合征。当病变累及冠状动脉口时，可发生心绞痛。少数发生主动脉肌瘤、心包炎和心肌炎。

2）眼部病变：长期随访，25%AS患者有结膜炎、虹膜炎、眼色素层炎或葡萄膜炎，后者偶可并发自发性眼前房出血。虹膜炎易复发，病情越长发生率愈高，有周围关节病者常见，少数可先于脊柱炎发生。

3）耳部病变：在发生慢性中耳炎的AS患者中，其关节外表现明显多于无慢性中耳炎的AS患者。

4）肺部病变：少数AS患者后期可并发上肺叶斑点状不规则的纤维化病变，表现为咳痰、气喘，甚至咯血，并可能伴有反复发作的肺炎或胸膜炎。

5）神经系统病变：由于脊柱强直及骨质疏松，易使颈椎脱位和发生脊柱骨折，从而引起脊髓压迫症。如发生椎间盘炎则引起剧烈疼痛。AS后期可侵犯马尾，发生马尾综合征，而导致下肢或臀部神经根性疼痛，骶神经分布区感觉丧失，跟腱反射减弱及膀胱和直肠等运动功能障碍。

6）肾及前列腺病变：AS 有发生 IgA 肾病的报告。AS 并发慢性前列腺炎较对照组增高。

2. 辅助检查

（1）实验室检查：CRP、ESR 可反映 AS 和 SpA 的炎症状态，HLA-B27 在 90% 的 AS 患者中呈阳性，在 SpA 中阳性率较低。

（2）影像学检查：X 线片、CT、MRI 均为临床常用，对于附着点炎等疾病，超声探查也有其优势。

1）X 线片和 CT：临床常规照骨盆正位像，除观察骶髂关节外，还需了解髋关节、坐骨、耻骨联合等部位病变，常见征象有骶髂关节毛糙、模糊、关节变窄等，甚至可出现关节间隙消失、骨性强直。骶髂关节可根据 X 线分级（表 33-8）。腰椎是脊柱最早受累部位，主要表现为韧带钙化、脊柱“竹节样”变、椎体方形变以及椎小关节和脊柱生理曲度改变（图 33-8）。CT 分辨力优于 X 线片（图 33-9，图 33-10）。

表 33-8　骶髂关节 X 线分级

分级	标准
0 级	正常骶髂关节
Ⅰ	可以或极轻微的骶髂关节炎
Ⅱ级	轻度骶髂关节炎，局限性的侵蚀、硬化、关节边缘模糊，但关节间隙无改变
Ⅲ级	中度或进展性骶髂关节炎，伴有以下一项（或以上）变化：①近关节区硬化；②关节间隙变窄或增宽；③骨质破坏或部分强直
Ⅳ级	严重异常，骶髂关节强直、融合，伴或不伴硬化

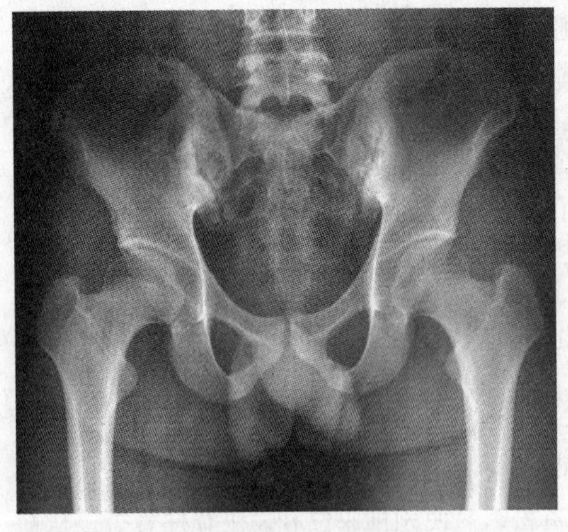

图 33-8　强直性脊柱炎骨盆 X 线片

显示双侧骶髂关节面粗糙、模糊，关节间隙变窄。

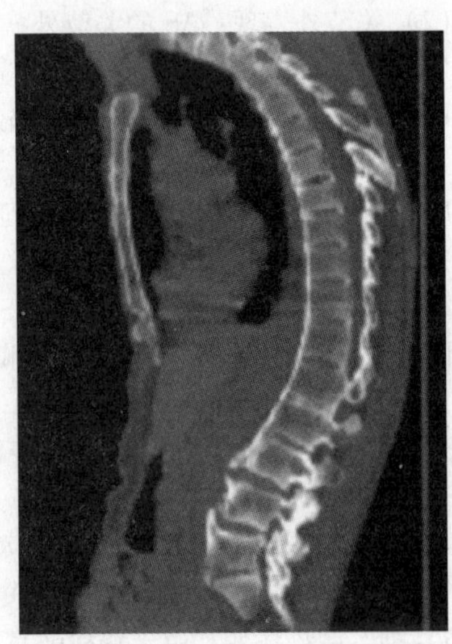

图 33-9　强直性脊柱炎胸腰椎 CT 矢状位

多平面重组显示椎体呈竹节状改变，双侧椎旁韧带钙化病变程度可参照。

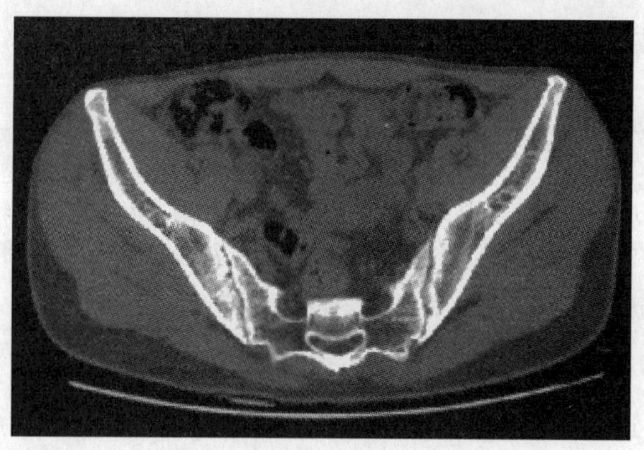

图 33-10　强直性脊柱炎骶髂关节 CT

骨窗显示双侧骶髂关节面骨质破坏、增生、硬化，呈锯齿状改变，关节间隙模糊。

2）MRI 和 CT：MRI 显示的脊柱关节病骶髂关节损伤可分为两种类型：活跃性炎性损伤包括骨髓水肿（骨炎）、关节囊炎、滑膜炎及肌腱端病；慢性炎性损伤包括硬化、腐蚀、脂肪沉积及骨性强直。这些活跃性炎性损伤在 T1 加权成像表现为低信号，而在脂肪抑制成像显示高信号。其中骨髓水肿是重要的 MR 征象，可以发生在髂骨侧，也可以发生在骶骨侧。关节囊附着区的局限性骨髓水肿常提示肌腱端病（图 33-11）。

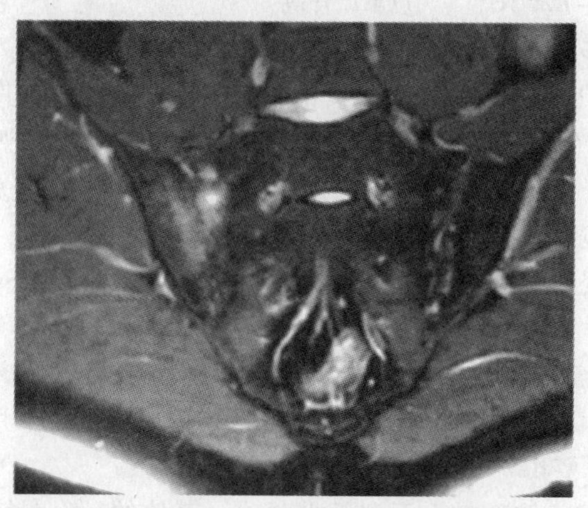

图 33-11　强直性脊柱炎磁共振 T2WI 轴位图像

双侧骶髂关节间隙变窄，关节面毛糙模糊，双侧关节面下可见斑片状长 T1 长 T2 信号影，右侧较明显。

3）超声：超声可以敏感地检测到肌腱附着点炎，有助于强直性脊柱炎的早期诊断。主要表现：①附着点炎：肌腱或韧带附着点部位增厚、回声减低，正常结构消失，可见血流信号，可伴有骨赘形成或骨侵蚀改变；②肌腱炎/腱鞘炎：肌腱纤维走行紊乱，伴有肌腱周围液性暗区和异常低回声，可见血流信号；③骶髂关节炎：骶髂关节位置深在，超声扫查较困难，可以发现骶髂关节内异常血流信号，也可见骨赘形成；④外周关节炎：关节内滑膜增厚及关节腔内积液，增生滑膜内可见血流信号。

3. 分类和诊断标准　AS 诊断主要依靠病史，临床特征及骶髂关节的 X 线检查。目前使用最多的是1984年修订纽约标准（表33-9）。

表33-9　强直性脊柱炎1984年纽约分类标准

	标准
临床标准	①下腰背痛持续至少3个月，疼痛随活动改善，但休息不减轻；②腰椎在前后和侧屈方向活动受限；③胸廓扩展范围小于同年龄和性别的正常值
放射学标准	双侧骶髂关节炎2～4级，或单侧骶髂关节炎3～4级

肯定强直性脊柱炎：满足放射学标准加上临床标准①～③条中的任何1条。

但事实上，通过这一分类标准诊断的患者，多已是中晚期的AS患者，极大地延误了诊断和治疗，对改善患者预后不利。因此近年来，经过不断演化，2009年ASAS（脊柱关节炎国际协作组）出台了中轴型SpA分类标准：起病年龄<45岁和腰背痛≥3个月的患者，符合①或②中的一项可予以诊断：①影像学提示骶髂关节炎加上≥1个SpA临床表现；②HLA-B27阳性加上≥2个SpA临床表现。其中影像学提示骶髂关节炎指的是：MRI提示骶髂关节活动性（急性）炎症，高度提示与SpA相关的骶髂关节炎或明确的骶髂关节炎影像学改变（根据1984年修订的纽约标准双侧2～4级，单侧3～4级改变）。SpA临床表现包括：①炎性背痛；②关节炎；③起止点炎（跟腱）；④眼葡萄膜炎；⑤指（趾）炎；⑥银屑病；⑦克罗恩病，溃疡性结肠炎；⑧对非甾体消炎药（NSAID）反应良好；⑨SpA家族史；⑩HLA-B27阳性；⑪CRP升高。

（二）外周型脊柱关节炎

在其他SpA疾病中，除了AS中可出现的临床表现外，也各有其特征性临床表现。如银屑病关节炎（PsA）存在银屑病皮疹，但有时皮疹晚于关节炎出现，该类患者指炎较AS多见。反应性关节炎（ReA）多存在前驱感染病史。炎症性肠病相关性关节炎多存在炎症性肠病的临床表现如腹泻、脓血便等。

对于仅有外周表现的患者，可应用2010年ASAS推荐外周型SpA分类标准（包括无影像学表现和有影像学表现的两种临床亚型）：

（1）关节炎或附着点炎或指（趾）炎加上下列至少一项SpA特征：①葡萄膜炎；②银屑病；③克罗恩病或溃疡性结肠炎；④前驱感染（发病前1个月内出现的尿道炎或宫颈炎或腹泻等）；⑤HLA-B27（+）。

（2）骶髂关节影像学改变加上下列至少两项（其他的）SpA特征：①关节炎；②附着点炎；③指（趾）炎；④既往炎性背痛病史；炎性背痛应符合40岁以前发病，隐匿起病，活动后缓解，休息后不减轻，夜间痛而起床后好转等5条中至少4条特点；炎性背痛仅限于过去曾出现，如果目前有炎性背痛则应使用中轴型SpA的分类标准；⑤脊柱关节炎家族史：指一级或二级亲属有强直性脊柱炎、银屑病、急性葡萄膜炎、反应性关节炎、炎性肠病等病史。

中轴型加上外周型SpA分类标准，构成通用的脊柱关节炎分类标准。

四、大动脉炎

大动脉炎是血管炎的一种，多发生于年轻女性，是一种主要累及主动脉及其重要分支的慢性非特异性炎性疾病，也常累及肺动脉、冠状动脉，并可继发血栓。

（一）症状及体征

1. 全身症状与体征　部分患者可在出现缺血症状前数周至数月出现乏力、发热、纳差、体重下降、盗汗、月经不调等系统症状。部分患者有皮肤结节红斑、血管神经性水肿、对称性关节肿痛等。一半以上患者由于胸降主动脉、肾动脉狭窄、主动脉瓣关闭不全等原因导致高血压。血管可及杂音，约1/4患者背部脊柱两侧或胸骨旁可闻及收缩期血管杂音，约80%患者上腹部可闻及2级以上高调的收缩期血管杂音，伴主动脉关闭不全者，可及主动脉瓣区舒张期杂音。

2. 组织或器官缺血症状与体征　根据累及血管不同，临床上分为5种类型，症状有所不同（表33-10）

表33-10　缺血部位及临床表现

分型	缺血部位	临床表现	查体
头臂动脉型（主动脉弓综合征）	颈动脉和椎动脉	头昏、眩晕、头痛、记忆力减退、晕厥、抽搐、偏瘫、昏迷、单侧或双侧视力减退、视野缺失、失明	患侧颈动脉、桡动脉、肱动脉搏动减弱或消失，血压降低或测不出。颈部或锁骨上部可听到Ⅱ级以上的收缩期血管杂音，少数伴有震颤
	上肢缺血	单侧或双侧上肢无力、发凉、酸痛、麻木、肌肉萎缩	
	锁骨下动脉或无名动脉	患侧上肢活动时，出现一过性头晕或晕厥	
胸-腹主动脉型	胸、腹主动脉及其分支，尤其是腹主动脉和两侧髂总动脉	下肢发凉、麻木、无力、间歇性跛行	腹部或背部闻及收缩期血管杂音，下肢脉搏减弱或消失，血压降低，上肢血压可升高，可有肠功能紊乱、肠梗阻
主-肾动脉型	主动脉及肾动脉	下肢无力、发凉、酸痛、易疲劳、间歇性跛行、肾血管性高血压、头痛、头晕、心悸	同胸腹主动脉型的血管杂音、下肢脉搏减弱、消失等，最突出的是肾血管性高血压
混合型（广泛型）	上述三种类型中两种或以上的血管组受累	相应受累临床表现	相应查体发现
肺动脉型	肺动脉，常与主动脉炎合并受累	心悸、气短	晚期出现肺动脉高压，肺动脉瓣区闻及收缩期杂音，肺动脉第二音亢进

（二）辅助检查

1. 实验室检查　无特异性，多数患者ESR增快、CRP升高，提示疾病活动，部分患者血白蛋白降低、γ球蛋白升高，血白细胞升高，可伴贫血。

2. 影像学检查　超声检查可从形态上直观显示病变动脉血管，能明确受累血管部位、形态、反映病变血管的解剖结构和血流动力学改变，可测定病变动脉的远、近端血流及波形，肢体动脉压力，准确判断动脉狭窄或阻塞的程度，同时可以区分血管壁的增厚或管腔内血栓。对累及心脏瓣膜的病变，可确定瓣膜关闭不全的程度和心功能状况；超声检查图像清晰、无创伤、无辐射、操作简单、重复性强，可作为大动脉炎首选的无创性筛查方法，也可用于各种治疗后随访观察、评价疗效。动脉造影、数字减影血管造影（DSA）等检查可确定血管病变部位与程度，是目前临床较为广泛采用的方法。X线平片及CT、MRI则可用于辅助诊断。

（1）超声检查：病变动脉的超声特点：①二维超声可显示血管壁呈阶段性或弥漫性增厚，管腔狭窄或扩张、甚至闭塞；②彩色多普勒显示明显狭窄区血流束明显变细、血流明亮；③频谱多普勒显示狭窄区血流明显加快，频带增宽，病变远端血流速度普遍减慢，动脉闭塞时完全无法检测到动脉频谱。因大动脉炎的动脉管壁增厚呈向心性，可与动脉粥样硬化斑块相鉴别。

（2）X线平片：血管病变如累及胸降主动脉及头臂动脉的狭窄性和扩张性病变，胸片上表现为降主动脉中下段或普遍内收和弓降部或（和）降主动脉膨凸、扩张，病变部边缘多不规则或可见钙化。肺动脉受累，则可出现患肺一侧或区域性肺缺血征象。

（3）CT及MRI：CT可显示主动脉壁增厚（1～4mm），多累及全周也可见新月形的局部增厚，并多见动脉中膜或全层钙化。MRI亦可显示主动脉管腔狭窄、阻塞和扩张、动脉瘤形成。

（三）诊断标准

可依据美国风湿病学会（ACR）诊断（分类）标准加以诊断（表33-11）。

表33-11　ACR大动脉炎的诊断标准

条目	定义
发病年龄≤40岁	40岁前出现与大动脉炎相关的症状或体征
肢体缺血	活动时一个或多个肢体尤其是上肢出现逐渐加重的乏力和肌肉不适
肱动脉搏动减弱	一侧或双侧肱动脉搏动减弱
血压差>10mmHg	上肢间收缩压相差>10mmHg
锁骨下动脉或主动脉区杂音	一侧或双侧锁骨下动脉或腹主动脉区可闻及的血管杂音
血管造影异常	主动脉及其分支或上下肢大血管局灶或节段性狭窄或闭塞，除外动脉硬化、动脉纤维肌肉发育不良等原因

符合三项或三项以上者，可诊断为大动脉炎。

五、多发性肌炎和皮肌炎

事实上多发性肌炎（多肌炎）和皮肌炎均是炎性肌病的亚型，均是横纹肌非化脓性炎症过程，临床上均以对称性肢带肌、颈肌及咽肌无力为特征，常累及多种脏器，也可伴发肿瘤和其他风湿性疾病。

（一）症状及体征

通常起病隐匿，患者可有晨僵、乏力、食欲不振、体重减轻、发热、关节疼痛等症状，更有一些患者以关节痛为首发症状。

1. 肌肉表现　通常表现为对称性肌痛、肌无力。累及肌群从常见至罕见分别为：肩胛带及骨盆带肌 > 颈肌及咽喉肌 > 呼吸肌 > 眼轮匝肌及面肌。早期肌肉可表现为非凹性肿胀，晚期可出现肌萎缩和纤维化。肌无力以近端为主，远端少见。咽喉或上段食管横纹肌受累可出现吞咽困难、呛咳、声音嘶哑、发音困难。呼吸肌受累可造成胸闷、呼吸困难。当患者出现吞咽困难、呛咳、呼吸困难，往往提示病情危重。

2. 肺部表现　多肌炎和皮肌炎的肺部表现可以是由于肺外和肺本身因素引起。肺外因素包括呼吸肌无力、充血性心力衰竭、心律失常等。肺部因素主要是肺泡炎、肺间质纤维化、吸入性肺炎等。其中肺间质纤维化是多肌炎/皮肌炎较常见的临床表现。急进性肺泡炎是多肌炎/皮肌炎最严重的并发症，表现为发热、气短、剧咳，快速进展的呼吸困难可导致成人呼吸窘迫综合征。

3. 心脏表现　心脏受累常见，但一般较轻，少有临床表现。常见的表现包括心律紊乱，晚期可出现充血性心力衰竭。患者可有活动时气短、端坐呼吸。体检可发现心动过速、颈静脉怒张、肝肿大伴压痛、下肢水肿。

4. 肾脏病变　少见，有人观察到肌红蛋白尿伴急性肾衰竭。

5. 皮肤表现　除皮疹外，皮肌炎和多肌炎的临床表现均相同。皮肌炎患者可有各种皮肤表现。特征性的皮疹包括：①Gottron 斑丘疹或 Gottron 征：为扁平或微高于皮肤、光滑或略带鳞屑、边缘不整的皮疹；早期淡红至紫红色，晚期可有皮肤萎缩、色素剥脱；常见于掌指关节、指间关节、肘和膝关节伸侧面；②紫丁香样皮疹：上眼睑暗紫红色皮疹，常伴眶周水肿和近睑缘处毛细血管扩张，还可出现在前额、颧部、鼻梁、鼻唇沟、颈前和胸上部（V 形分布）、颈后、上背、肩及上臂外侧（披肩样分布）；③“技工手”：指垫皮肤角化、增厚、皲裂，手掌、足底、躯干和四肢也可有角化过度伴毛囊角化，手指的掌面和侧面出现污秽、暗黑色的横条纹；因上述改变与手工劳动者的手部改变类似，故名“技工手”；④甲周毛细血管扩张；⑤头皮处出现红色萎缩性斑块，上覆鳞屑。

（二）辅助检查

1. 实验室检查　2/3 的患者可出现血沉增快，多数患者有血清肌红蛋白升高，但均缺乏特异性。而有些实验室检查对多肌炎和皮肌炎诊断及病情监测非常重要。

（1）肌酶谱检查：多肌炎/皮肌炎疾病过程中，肌肉来源的酶均可增高，其敏感性从高到低依次为：肌酸激酶（CPK）>醛缩酶（ALD）>谷草转氨酶（AST）>谷丙转氨酶（ALT）>乳酸脱氢酶（LDH）。95% 的患者可有 CK 升高，但以下两种情况下血清 CK 可不增高：①疾病晚期肌肉严重萎缩；②少数早期患者。也有学者提出，血清中可能存在 CK 抑制剂导致某些患者 CK 不升高。

（2）自身抗体检查：多肌炎和皮肌炎患者可能存在 3 类自身抗体：①只在炎性肌病中出现的肌炎特异性自身抗体；②常在炎性肌病中出现，但对肌炎无特异性的自身抗体；③在肌炎和其他疾病重叠的综合征中出现的自身抗体（表 33-12）。

2. 影像学检查

（1）MRI：MRI 是诊断皮肌炎的有效方法。多发性肌炎和皮肌炎在 MRI 上表现为：①多发性肌炎改变：T2WI 和 STIR 上表现为两侧对称性、小片状分布的稍高信号，肌束形态无明显异常，肌束界限清楚；②肌筋膜炎改变：肌筋膜增厚，呈长 T2 线样高信号改变；③皮下结缔组织炎改变：表皮及皮下结缔组织条带状及网格状长 T1 长 T2 异常信号影（图 33-12）。

表 33-12　炎性肌病特异性自身抗体

抗体	临床症状
抗 Jo-1 抗体及其他抗合成酶抗体	起病较急的多肌炎和皮肌炎，发热、间质性肺炎、关节炎、雷诺现象、“技工手”
抗 SRP 抗体	急性发病的多肌炎，常见于秋季。严重肌无力、心悸
抗 M-2 抗体	皮肌炎伴 V 型和披肩样皮疹，表皮生长过度

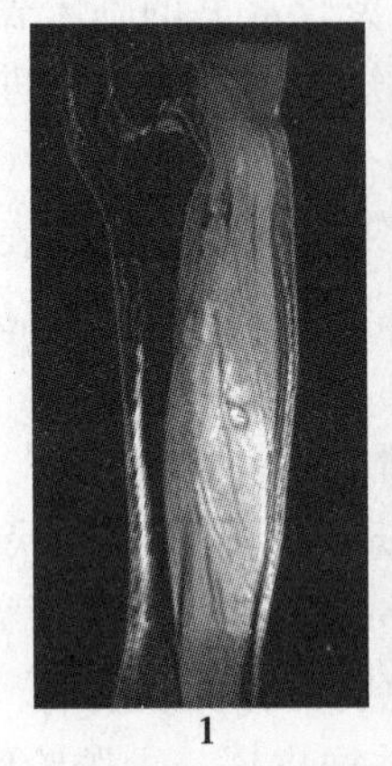
1
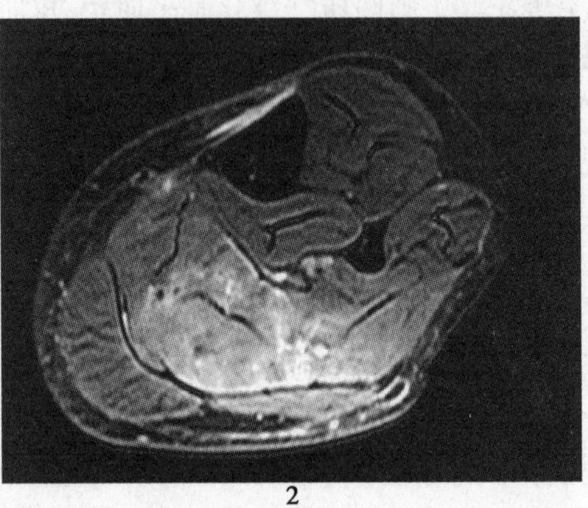
2

图 33-12　皮肌炎 MRI 表现

1. 左下肢磁共振 T2WI 矢状位；2. 轴位示左比目鱼肌及腓肠肌外侧头可见沿肌束分布的信号增高影，边界模糊，局部组织肿胀，皮下脂肪水肿。

（2）超声检查：急性期受累肌肉大小正常或者增大，回声减低，肌肉内纤维间隔显示不清。能量多普勒显示病变肌肉内可见丰富血流信号，此特征可用于超声引导下肌肉穿刺活检。超声造影显示急性期受累病变处血流灌注明显增加。慢性期肌纤维数目减少及脂肪组织浸润，肌肉体积变小、回声增高。

3. 肌电图检查　肌电图检查可发现炎性肌病所致特征性肌电图变化：低波幅，短程多相波（棘波）；插入性激惹增强，出现正锐波，自发性纤颤波；自发性、杂乱、高频放电。在疾病晚期可出现神经源性损害，呈神经源性和肌源性混合相。

4. 病理检查

（1）肌肉活检：多选择肱二头肌、股四头肌，也有通过 MRI 定位后选择受累肌群活检者。应注意避开肌电图针刺部位。病理表现为肌纤维受损，甚至坏死，伴不同程度再生现象，肌纤维粗细不一。炎症细胞可浸润坏死肌细胞，也可浸润未受影响的肌细胞和肌束膜。

（2）皮肤活检：皮肤活检本身没有特异性表现，但皮肤活检可对一些可疑患者进行肿瘤，特别是淋巴瘤、T 细胞淋巴瘤的鉴别。

（三）诊断标准

多肌炎与皮肌炎的诊断标准众多，但缺少公认的标准，1976 年 Bohan 和 Peter 制定的诊断标准因其简便，被多数临床医生采纳（表 33-13）。

表 33-13　Bohan 和 Peter 提出的多肌炎和皮肌炎诊断标准

1. 对称性近端肌无力表现：肩胛带肌和颈前伸肌对称性无力，持续数周至数月；伴或不伴食管或呼吸道肌肉受累
2. 肌肉活检异常：肌纤维变性、坏死，细胞吞噬、再生、嗜碱变性，核膜变大，核仁明显，筋膜周围结构萎缩，纤维大小不一，伴炎性渗出
3. 血清肌酶升高：血清肌酶升高，如 CK、醛缩酶、ALT、AST 和 LDH
4. 肌电图示肌源性损害：肌电图有三联征改变：即时限短、小型的多相运动电位；纤颤电位，正弦波；插入性激惹和异常的高频放电
5. 典型的皮肤损害：①眶周皮疹：眼睑呈淡紫色，眶周水肿；②Gottron 征：掌指及近端指间关节背面的红斑性鳞屑疹；③膝、肘、踝关节，面部、颈部和上半身出现的红斑性皮疹

判定标准：

1. 多肌炎：确诊：应符合 1 ~4 条中的任何 3 条标准；可疑：符合 1 ~4 条中的任何 2 条标准。

2. 皮肌炎：确诊符合第 5 条加 1 ~4 条中的任何 3 条；拟诊：符合第 5 条及 1 ~4 条中的任何 2 条；可疑：符合第 5 条及 1 ~4 条中的任何 1 条标准。

一般来说，皮肌炎因特征性皮疹存在，诊断一般不困难，但应注意与肿瘤副癌综合征的皮疹相鉴别。多肌炎则需要与感染相关性肌病、甲状腺相关性肌病、代谢性肌病、药物性肌病、激素性肌病、肌营养不良症、嗜酸性粒细胞增多性肌炎以及肿瘤相关性肌病等相鉴别。总的来说，多肌炎、皮肌炎患者肿瘤伴发率高，应在疾病诊断和随访中注意肿瘤的排查。

六、干燥综合征

干燥综合征是一种主要累及全身外分泌腺的慢性自身免疫性疾病，以累及唾液腺和泪腺的口干、眼干为主要表现，也会因累及呼吸系统、消化系统、皮肤、阴道等外分泌腺而出现相应表现，也可出现腺体外的病变。

（一）症状及体征

主要表现为浅表及内脏外分泌腺体受累，及其全身多系统病变的表现（表 33-14，表 33-15）

表 33-14　干燥综合征腺体受累的临床表现

部位		临床表现
浅表外分泌腺受累	腮腺、颌下腺	口干燥症：口干、舌干痛、口臭、进干食必须用水送下
		唾液腺肿胀
		猖獗齿：干燥综合征典型表现之一，出现多个严重龋齿，牙齿呈小片状或粉末状脱落
	泪腺	干燥性结膜炎：眼干涩、痒痛、畏光、烧灼感、异物感、眼前幕状遮蔽感、眼疲乏、视力下降、少泪，甚至伤心、眼部受到刺激时流不出眼泪
		严重时角膜混浊、溃疡或穿孔

续表

部位		临床表现
	皮肤汗腺	表皮干燥无华、瘙痒、萎缩
	鼻黏膜腺体	鼻腔干燥、鼻痂、鼻衄、嗅觉下降
	咽鼓管干燥	浆液性中耳炎、传导性耳聋
	咽部腺体	咽干、声音嘶哑
	外阴、阴道	外阴、阴道干燥、萎缩、烧灼感，可有外阴溃疡，易发生阴道念珠菌病
内脏外分泌腺受累	呼吸系统	气管干燥，痰液黏稠，不易咳出，肺间质病变、肺囊性变
	消化系统	萎缩性胃炎，胰腺外分泌功能低下，慢性活动性肝炎、胆汁性肝硬化、大便干结，20%患者有小肠吸收功能低下
	肾脏	远端肾小管损伤：肾性尿崩、酸化障碍（I型肾小管酸中毒）、低钾血症

表 33-15　干燥综合征外分泌腺受累以外的表现

全身症状	发热、疲乏
血液系统	贫血（多为轻度的正细胞正色素性贫血）；白细胞减少、嗜酸性粒细胞或淋巴细胞增多；血小板减少（两系同时减少者少见）
关节痛	
血管炎	高丙种球蛋白血症所致紫癜样皮疹、结节红斑、荨麻疹、皮肤溃疡
神经病变	中枢神经系统受累：单发或多发颅神经炎、偏瘫、偏盲、癫痫、精神意识障碍、多发性硬化样病变、严重的认知障碍 周围神经病变：对称性周围神经病、多发性单神经炎 自主神经损伤：直立性低血压
非炎症性血管病	雷诺现象，遇冷后肢端（手指、脚趾）发白、发紫
自身免疫性内分泌病	甲状腺功能减退、甲状腺炎
淋巴瘤	5%～10%的患者有淋巴结肿大，有学者认为干燥综合征患者淋巴瘤发生率比正常人群高44倍，但在我国发生率低于国外

（二）辅助检查

1. 实验室检查

（1）血常规及血沉：可有红细胞、白细胞和血小板减少，90%患者血沉增快。

（2）免疫学检查：①高球蛋白血症：50%的干燥综合征患者白蛋白减少和多珠峰型球蛋白增高，以IgG增高最明显；②自身抗体：约2/3患者抗核抗体阳性，抗可溶性酸性核蛋白SSA（Ro）和SSB（La）的阳性率分别为75%和52%，其中SSB的特异性高；抗甲状腺球蛋白抗体和抗胃壁细胞抗体阳性率各为30%；③类风湿因子（RF）：2/3的患者RF阳性，以IgM型为主，且部分干燥综合征患者RF上升幅度远远大于类风湿关节炎患者的RF上升幅度，因此在类风湿关节炎患者中如果发现存在高滴度的RF，应注意鉴别有无合并干燥综合征。

（3）唾液腺检查：包括唾液流量测定、腮腺造影、腮腺闪烁扫描和放射性核素测定、腮腺活检等。唾液流量测定由于简便，常被采纳，方法是置小杯于腮腺导管口，在舌边缘滴数滴柠檬汁，一定时间后分别收集两侧腮腺分泌液。腮腺活检虽然是损伤性操作，但由于特异且敏感，是诊断中的重要一环，病变表现为成簇的淋巴细胞、浆细胞浸润，细胞数在 50 个以上为 1 个病灶，所取腮腺如在 $4mm^2$ 内能见到 1 个以上病灶即为阳性。

（4）泪腺检查：①Schirmer's 试验（滤纸试验）：滤纸置入眼睑结膜囊内，5 分钟湿润 $<10mm$ 为阳性；②角膜染色试验：1% 玫瑰红溶液滴入双侧结膜囊内，并迅速用生理盐水洗去，计算角膜和球结膜染色点数；③泪膜破裂时间测定：短于 10 秒为阳性。

（5）影像学检查

1）腮腺超声：干燥综合征时，受累的腮腺及颌下腺主要超声表现为腺体回声不均及低回声区，目前常采用半定量评分方法：0 级 = 正常腺体，回声均匀一致；1 级 = 少量低回声信号，边界不清；2 级 = 多发低回声区，边界清晰，直径 < 2mm；3 级 = 多发低回声区，边界清晰，直径 2 ~ 6mm；4 级 = 多发低回声区，边界清晰，直径 > 6mm 或多发钙化。

2）唾液腺核素检查：干燥综合征时 99TcmO4- 核素动态显像表现为腮腺不显影或不同程度的显影不良与排泄延迟。根据腮腺系列动态影像结合时间--放射性曲线，必要时计算排泄率，可准确判断腮腺的功能状态和受损程度。

3）肺 HRCT：肺 HRCT 可发现干燥综合征的肺部累及，CT 表现包括肺间质病变及肺囊性变，其中肺囊性变在风湿性疾病中仅见于干燥综合征（图 33-13）。

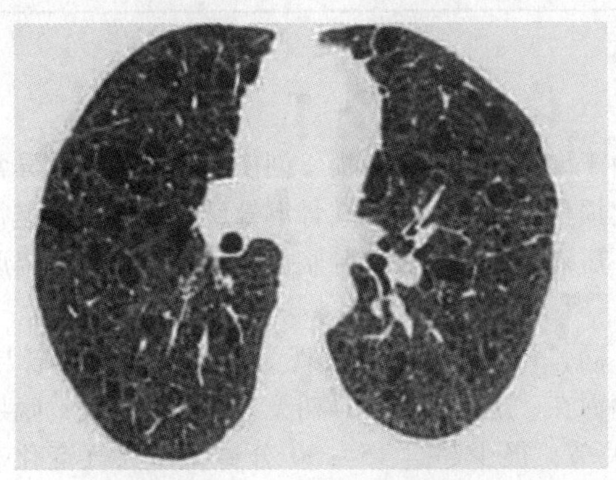

图 33-13　肺囊性病

（三）分类标准

目前使用最多的是 2002 年的干燥综合征国际分类（诊断）标准（表 33-16）。

诊断条件为：

（1）原发性干燥综合征：无任何潜在疾病情况下，按下述两条诊断：①条目中 4 条或 4 条以上，但条目Ⅳ（组织学检查）和条目Ⅴ（自身抗体）需至少有一条阳性；②条目Ⅲ、Ⅳ、Ⅴ、Ⅵ四条中任三条阳性。

（2）继发性干燥综合征：有潜在的疾病（如任一结缔组织病），符合条目Ⅰ和Ⅱ中任何一条，同时符合条目Ⅲ、Ⅳ、Ⅴ中任两条；

诊断必须除外：头颈面部放疗史，丙肝病毒感染、AIDS、淋巴瘤、结节病、GVH 病，抗乙酰胆碱药（如阿托品、莨菪碱、溴丙胺太林、颠茄等）的应用。

表 33-16　2002 年的干燥综合征国际分类

1. 口腔症状	三项中有一项或以上： 每日感到口干持续 3 个月以上 成人腮腺反复或持续肿大 吞咽干性食物时需用水帮助
Ⅱ. 眼部症状	三项中有一项或以上： 每日感到不能忍受的眼干持续 3 个月以上 感到反复的沙子进眼或磨砂感 每日需用人工泪液 3 次或以上
Ⅲ. 眼部体征	下述检查任一项或以上阳性： Schirmer Ⅰ试验（+）：≤5mm/5min 角膜染色（+）：≥4van Bijsterveld 计分法
Ⅳ. 组织学检查	小唇线淋巴细胞灶≥1
V. 唾液腺受损	下述检查任一项或以上阳性： ■ 唾液流率（+）：≤1.5ml/15min ■ 腮腺造影（+） ■ 唾液腺核素检查（+）
Ⅳ. 自身抗体	抗 SSA 或 SSB（双扩散法）（+）

七、骨关节炎

骨关节炎为一种由于增龄、肥胖、劳损、创伤、关节先天性异常、关节畸形等诸多因素引起的关节软骨退化损伤、关节边缘和软骨下骨反应性增生的退行性病变。临床表现为缓慢发展的关节疼痛、压痛、僵硬、关节肿胀、活动受限和关节畸形等。

（一）症状与体征

依据累及的关节不同，骨关节炎可以表现为不同关节的疼痛与活动障碍。主要表现为：①关节疼痛：疼痛深在、定位不佳、早期关节活动后疼痛；晚期休息时关节痛；②僵硬：僵硬局限于受累关节，很少超过 15 ~ 30 分钟，与天气变化有关；③关节摩擦音；④关节活动受限；⑤负重关节突然打软。

骨关节炎患者早期不易出现关节压痛，关节肥大一般是骨赘形成与软骨增生性改变所致，偶尔在急性损伤及重度慢性患者可出现关节积液。关节活动受限可导致肌肉挛缩，晚期患者关节软骨丢失、软骨下骨质塌陷、囊肿形成、骨过度生长等可出现关节畸形、半脱位。

在手的远端指间关节（DIP）背侧出现的骨性增生被称为赫伯登（Heberden）结节，近端指间关节（PIP）相应部位的结节称为布夏（Bouchard）结节。DIP 的屈曲和外偏较为常见，而在其他类型的关节炎中，DIP 外偏不常见，可资鉴别。膝、髋由于是负重关节，其骨关节炎常见，且往往症状明显。

（二）辅助检查

1. 实验室检查　无论是常规实验室检查还是免疫学检查，骨关节炎患者往往无阳性发现，特别是血沉、C 反应蛋白在骨关节炎患者往往正常，可与其他炎症性关节病相鉴别。

2. 影像学检查　放射学检查对本病诊断十分重要，常用的放射学检查方法有超声、X线及MRI。

（1）X线：表现为受累关节软骨下骨质硬化、囊变，关节边缘骨赘形成，受累关节非对称性进行性间隙狭窄（图33-14，图33-15）。

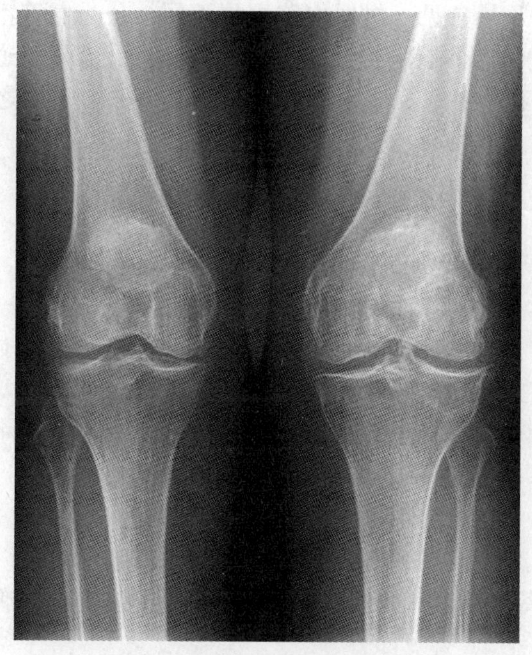

图33-14　骨关节炎双膝关节X线片
胫骨平台边缘及髁间隆突骨质增生，
双膝内侧关节间隙变窄，边缘见骨赘形成。

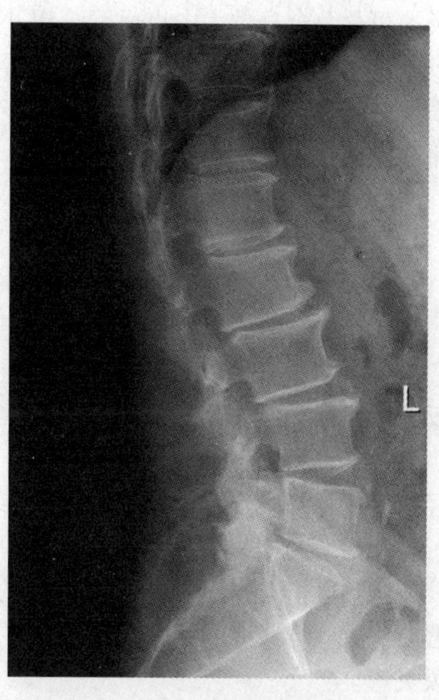

图33-15　骨关节炎腰椎侧位X线片
各腰椎体边缘骨质增生，
并多发骨赘形成。

（2）MRI：MRI能显示早期软骨病变，半月板、韧带等关节结构的异常，有利于早期诊断（图33-16）。

（3）超声：超声检查在骨关节炎中的应用非常广泛，且操作简单、无辐射，对关节周围软组织病变的检出有重要价值，还可用于引导关节腔穿刺和注射。病变早期超声检查较X线更敏感，可发现软骨内部回声弥漫性增高，软骨表面毛糙、不光滑；随病情进展，可见软骨表面小的缺损，严重者软骨明显变薄或缺失，软骨下骨失去平滑界面而呈不规则改变。

（三）分类标准

虽然美国风湿病学会分别对原发性膝、髋、手关节的骨关节炎制定了分类标准，但临床上很少有逐条对照这些标准诊断患者的情况。一般来说，对于老年或重复大量应用某些关节的患者，出现相应部位的关节疼痛、骨性膨大、活动受限，无明显炎症表现、没有血沉升高，伴有相应的影像学表现即诊断患者为OA。

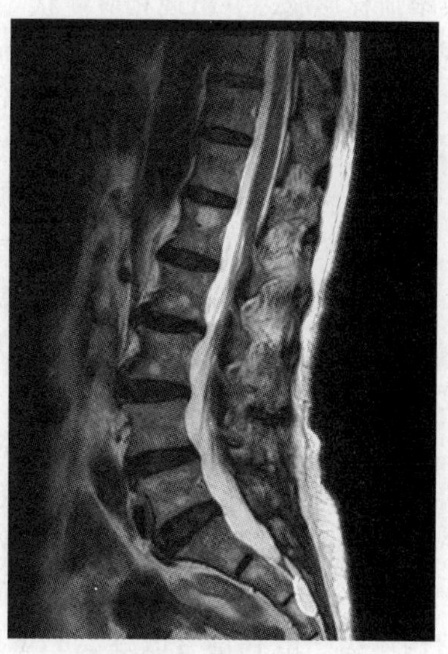

图33-16　骨关节炎腰椎磁共振
T2WI矢状位显示多个椎体斑片状
信号增高，提示退行性变。

八、白塞综合征

白塞综合征，又称贝赫切特病（Behcet's disease，BD），是一种以口腔溃疡、外阴溃疡、眼炎及皮肤损害为临床特征的，可累及多个系统的慢性疾病。其基本病理改变是血管炎，可累及全身的大中小血管，以小静脉累及最常见。根据内脏损伤不同，分为血管型（有大、中动脉，静脉受累者）、神经型（有中枢或周围神经受累者）、胃肠型（有胃肠道溃疡、出血、穿孔者）。由于本病多见于东亚、中东及地中海盆地，所以又称“丝绸之路病”。

（一）症状及体征

1. 基本症状

（1）复发性口腔溃疡：见于98%的患者，是诊断本病的最基本且必需症状。

（2）复发性外阴溃疡：80%的患者有此症状。

（3）皮肤病变：结节红斑、假性毛囊炎、痤疮样毛囊炎、浅表栓塞性静脉炎、针刺反应。

（4）眼炎：最常见为葡萄膜炎，也有视网膜炎、结膜炎、角膜溃疡、脉络膜炎、视神经炎等，反复发作可导致视力障碍甚至失明。

2. 系统症状

（1）消化道病变：自口到肛门的多发性溃疡，以回盲部受累最为多见，表现为腹痛、恶心、呕吐、腹胀、纳差、腹泻、吞咽不适等，重者可致溃疡出血、肠麻痹、肠穿孔、腹膜炎等。

（2）神经系统病变：依受累部位不同，可表现为脑膜炎、脑炎、脊髓受累、颅压增高等，其复发率、死亡率均很高。

（3）血管炎：指大中血管受累，包括动脉与静脉受累，可导致受累部位血管壁增厚、狭窄血栓形成，并出现相应症状。肾动脉、冠状动脉和静脉均可受累，也有心脏受累，表现为主动脉根部瘤样扩张所致主动脉瓣闭锁不全、三尖瓣闭锁不全等。

（4）关节炎：多为非对称性大关节炎。

（5）肺部病变：肺血管受累表现，包括咯血、气短、肺栓塞等。

（6）泌尿系统：血尿、蛋白尿，多为一过性，部分患者可有附睾炎。

（7）发热：见于疾病活动或有心脏累及时。

（二）辅助检查

1. 实验室检查　白塞综合征无特异实验室检查，有时有轻度球蛋白升高，血沉轻中度增快。

2. 针刺反应　使用无菌皮内针头在前臂屈曲面的中部刺入皮内，然后退出，24～48小时于针刺局部出现脓疱或毛囊炎，周边红晕，为针刺反应阳性。

3. 影像学检查　X线、CT、MRI均可应用于白塞综合征各个器官累及的发现及评估。

（1）脑CT及MRI：对脑、脑干及脊髓病变诊断有一定帮助。头颅MRI中线附近结构广泛、散在信号改变，T1WI呈等或低信号，T2WI呈高信号，增强扫描可见强化（图33-17）。

（2）胃肠钡剂造影：白塞综合征可表现为胃肠道的慢性炎症和溃疡，最常见于回盲部，可累及胃肠道多个部位。

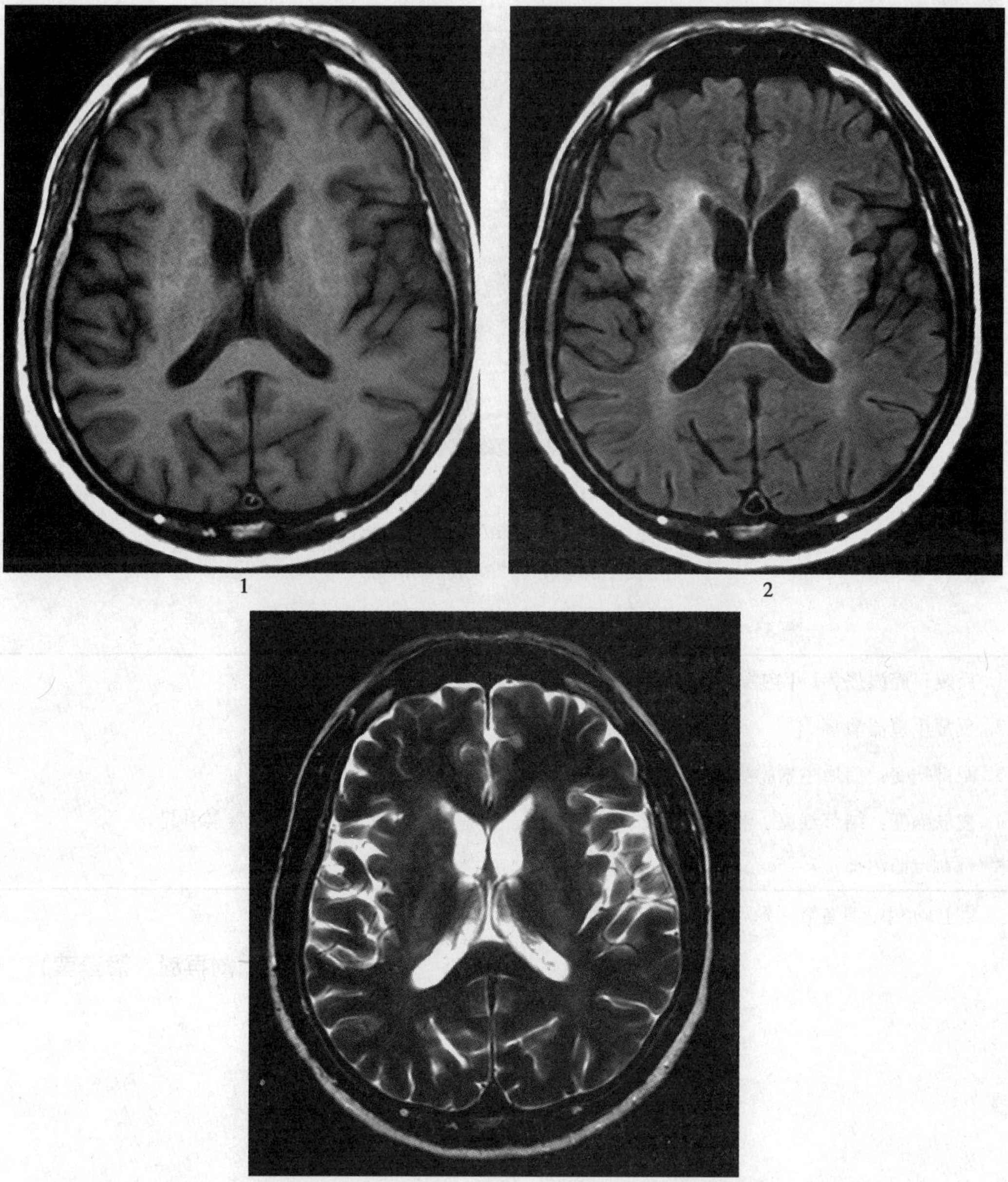

1　　　　2

3

图 33-17　白塞综合征头颅 CT 及 MRI 表现

1. 头部 MRI 扫描显示双侧基底节区见斑片状异常信号影，T1WI 呈等或低信号；2. T2-FLAIR 呈高信号；3. T2WI 呈高信号。

（3）胸部 X 线片及 CT 可显示白塞综合征肺、主动脉及肺动脉累及情况（图 33-18）：肺部病变常表现为单或双侧大小不一的弥漫性渗出或圆形结节状阴影；肺栓塞时可表现为肺门周围的密度增高的模糊影。

（4）动静脉血管造影可显示白塞综合征血管累及：常表现为动、静脉闭塞以及动脉瘤形成。

（三）诊断标准

1989 年国际白塞病委员会制定了白塞病国际诊断标准（表 33-17）。

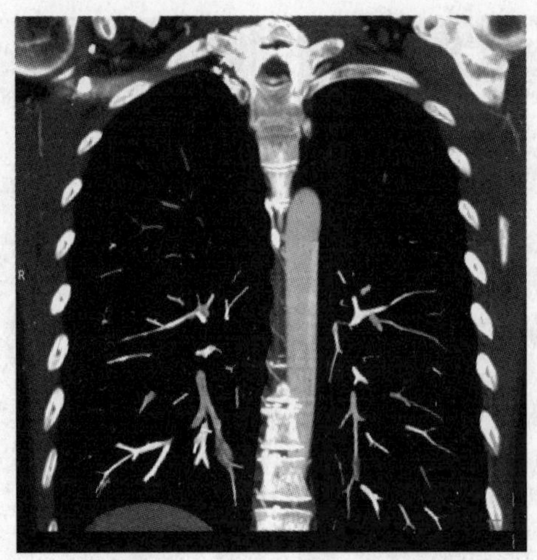
图 33-18　胸部 CT 血管成像
冠状位 MIP 重组显示右下肺内基底段动脉局限性扩张，
提示肺动脉假性动脉瘤形成。

表 33-17　国际白塞病委员会 1989 年的白塞病国际诊断标准

1. 反复口腔溃疡，1 年内发作 3 次
2. 反复生殖器溃疡
3. 眼部病变：前后色素膜炎、玻璃体混浊或视网膜血管炎
4. 皮肤病变：结节红斑、假性毛囊炎、脓性丘疹、痤疮样皮疹（除外类固醇激素引起）
5. 针刺试验阳性

以上 5 项中，具备第一项，并加上其余 4 项中的 2 项，可诊断白塞病。

（李挺　刘再毅　潘莹莹）

主要参考书目

1. 葛均波，徐永健. 内科学［M］. 第8版. 北京：人民卫生出版社，2013.
2. 陈灏珠，林果为，王吉耀. 实用内科学［M］. 第14版. 北京：人民卫生出版社，2013.
3. 王吉耀. 内科学［M］. 第2版. 北京：人民卫生出版社，2013.
4. 万学红，卢雪峰. 诊断学［M］. 第8版. 北京：人民卫生出版社，2013.
5. 戴万亨，张永涛. 诊断学［M］. 第3版. 北京：中国中医药出版社，2012.
6. 欧阳钦. 临床诊断学［M］. 北京：人民卫生出版社，2005.
7. 吴江. 神经病学［M］. 北京：人民卫生出版社，2005.
8. 林三仁. 消化内科学高级教程［M］. 北京：人民军医出版社，2012.
9. 于皆平，沈志祥，罗和生. 实用消化病学［M］. 第2版. 北京：科学出版社，2008.
10. 王肖龙，胡伟国. 心电图读图进阶教程［M］. 上海：上海科学技术出版社，2013.
11. 白人驹，徐克. 医学影像学［M］. 第7版. 北京：人民卫生出版社，2013.
12. 周翔平. 医学影像学［M］. 北京：高等教育出版社，2008.
13. 田德安. 消化疾病诊疗指南［M］. 北京：科学出版社，2013.
14. 郭启勇. 实用放射学［M］. 第3版. 北京：人民卫生出版社，2009.
15. 曹丹庆，蔡祖龙. 全身CT诊断学［M］. 北京：人民军医出版社，2004.
16. 王家駹，李绍白. 肝脏病学［M］. 第3版. 北京：人民卫生出版社，2013.
17. Janusz Jankowski，Richard Sampliner，Dawid Kerr，等. 消化道肿瘤诊断与治疗［M］. 何裕隆，蔡世荣，译. 北京：人民卫生出版社，2012.
18. 高元桂，蔡幼铨，蔡祖龙. 磁共振成像诊断学［M］. 北京：人民军医出版社，2004.
19. 张雪林. 磁共振成像诊断学［M］. 北京：人民军医出版社，2005.
20. 白人驹，张雪林. 医学影像诊断学［M］. 北京：人民卫生出版社，2013.
21. 许乙凯，全显跃. 肝胆胰脾影像诊断学［M］. 北京：人民卫生出版社，2006.
22. 陆再英，钟南山. 内科学［M］. 第7版. 北京：人民卫生出版社，2012.
23. 赵玉沛. 北京协和医院医疗诊疗常规·消化内科诊疗常规［M］. 第2版. 北京：人民卫生出版社，2012.
24. 于中麟. 消化内镜诊断金标准与操作手册［M］. 北京：人民军医出版社，2009.
25. 王志勇. 消化系统疾病内镜诊治［M］. 北京：人民军医出版社，2011.
26. 朱元珏，陈文彬. 呼吸病学［M］. 北京：人民卫生出版社，2004.
27. 廖二元. 内分泌代谢病学［M］. 第三版. 北京：人民卫生出版社，2012.